Andreas Brandhorst

SLEEPLESS

W0397675

Andreas Brandhorst

SLEEP LESS

Thriller

PIPER

Mehr über unsere Autoren und Bücher:
www.piper.de

Wenn Ihnen dieser Thriller gefallen hat, schreiben Sie uns unter Nennung des Titels »*Sleepless*« an empfehlungen@piper.de, und wir empfehlen Ihnen gerne vergleichbare Bücher.

Von Andreas Brandhorst liegen im Piper Verlag vor:
Das Schiff
Die Kantaki-Saga (Reihe)
Omni
Das Arkonadia-Rätsel
Die Tiefe der Zeit
Ewiges Leben
Seelenfänger
Eklipse
Das Flüstern
Das Netz der Sterne
Das Erwachen
Die Eskalation
Mars Discovery
Sleepless (Thriller)
Sleepless (eBook-Reihe)

Abdruck des Zitats von Hermann Hesse mit freundlicher Genehmigung des Suhrkamp Verlags: »Beim Schlafengehen«, aus: Hermann Hesse, Sämtliche Werke in 20 Bänden. Herausgegeben von Volker Michels. Band 10: Die Gedichte. © Suhrkamp Verlag Frankfurt am Main 2002. Alle Rechte bei und vorbehalten durch Suhrkamp Verlag Berlin.

Unser Versprechen für mehr Nachhaltigkeit
• Klimaneutrales Produkt
• FSC®-zertifiziertes Papier
• Hergestellt in Europa

FSC www.fsc.org
MIX
Papier aus verantwortungsvollen Quellen
FSC® C083411

ISBN 978-3-492-06230-5
© Piper Verlag GmbH, München 2021
Satz: Satz für Satz, Wangen im Allgäu
Gesetzt aus der Minion Pro
Druck und Bindung: CPI books GmbH
Printed in the EU

Und die Seele unbewacht
Will in freien Flügen schweben,
Um im Zauberkreis der Nacht
Tief und tausendfach zu leben.

HERMANN HESSE,
BEIM SCHLAFENGEHEN

PROLOG

Der Flammenmann kam aus dem Dunkeln auf ihn zu.

Konstantin bemerkte das Licht, bevor er ihn sah, und er hörte das Knistern und Prasseln des Feuers, noch bevor die Schatten zwischen den alten Lagerhäusern in Bewegung gerieten und flohen. Flammenschein spiegelte sich in den Regenpfützen wider, und dann trat sie hinter der Ecke des nächsten Gebäudes hervor: eine feurige Gestalt, der er zum dritten Mal begegnete.

Diesmal wich er nicht zurück.

»Wer bist du?«, fragte er, seine Stimme rau. »Was willst du?«

Der Flammenmann antwortete nicht, vielleicht konnte er gar nicht sprechen. Langsam setzte er einen brennenden Fuß vor den anderen.

Konstantin blieb stehen. In der rechten Hand hielt er eine Schusswaffe, einen Colt Python aus seiner Sammlung. Er richtete den Revolver auf die lodernde Gestalt. »Bleib stehen!«

Ein weiterer Schritt. Zischend verdampfte das Regenwasser unter glühenden Füßen.

»Ich schieße, wenn du nicht stehen bleibst!«, warnte Konstantin und spannte den Hahn.

Der Flammenmann ging weiter, einen ruhigen Schritt nach dem anderen.

Konstantin drückte ab. Der Knall des Schusses zerriss die Stille der Nacht.

Die lodernde Gestalt gab noch immer keinen Ton von sich,

abgesehen vom Knistern ihrer Flammen, und zeigte sich völlig unbeeindruckt. Sie setzte ihren Weg fort, ohne langsamer zu werden.

Konstantin schoss zwei weitere Male und war sicher, dass er traf. Die großkalibrigen Geschosse hätten einen Menschen zu Boden geschickt, doch dem Flammenmann konnten sie nichts anhaben. Er blieb auf den brennenden Beinen und kam noch näher.

Hitze wogte Konstantin entgegen. Er kniff die Augen zu, geblendet vom hellen Licht des Feuers, und fühlte, wie ihm der Schweiß ausbrach.

»Ich weiche nicht zurück, siehst du?«, rief er. »Ich habe keine Angst vor dir! Dies ist nur ein Traum!«

Zwei letzte Schritte, dann stand der Flammenmann direkt vor ihm. Die Hitze schien unerträglich.

Eine Stimme flüsterte: »Bist du sicher, dass dies wirklich nur ein Traum ist?«

Konstantin öffnete die Augen.

Warmer Wind bewegte die nur halb zugezogenen Gardinen des offenen Fensters. Eine schmale Mondsichel zeigte sich am Nachthimmel. Im Zimmer rührte sich nichts. Von draußen kamen die Geräusche einer Stadt, die nicht mehr schlief.

Konstantin sah zur Uhr auf dem Nachtschränkchen – halb drei. Er hatte nur eine halbe Stunde geschlafen, und es war nicht einmal richtiger Schlaf gewesen, nur ein leichtes Dösen. Trotzdem fühlte er sich frisch und ausgeruht.

Es wurde immer weniger. Zu Anfang waren es noch zwei oder drei Stunden Schlaf gewesen, dann nur noch eine und eine halbe. Wenn es so weiterging, brauchte er am Ende der Woche wahrscheinlich gar nicht mehr zu schlafen.

Konstantin schwang die Beine vom Bett, stand auf und ging zum Fenster. Zwei Lichterteppiche lagen vor ihm ausgebreitet, durch den dunklen Streifen der Straße von Messina voneinander getrennt: hier Archi, nördlicher Stadtteil von Reggio Calabria, und auf der anderen Seite der Meerenge die Stadt Messina auf Sizilien. Musik tönte aus offenen Restaurants und Cafés, zahlreiche Menschen waren unterwegs.

Mit bloßem Oberkörper stand Konstantin am Fenster, spürte den warmen Nachtwind und war sich auf eine seltsam deutliche Art und Weise der eigenen Lebendigkeit bewusst. Die Gerüche der Stadt und des Meeres hatten eine neue Intensität, ebenso das Licht der Straßenlampen, Werbeleuchten und Autoscheinwerfer und die Geräusche, die der Wind zu ihm trug. Wenn er die Augen schloss, glaubte er, die Stimmen von Menschen zu hören, die Hunderte von Metern entfernt sprachen und lachten.

Er betrachtete seine Hände. Sie steckten voller Kraft, voller Leben. Es waren Hände, die töten würden, wenn die Sonne aufging.

Konstantin wandte sich vom Fenster ab und ließ den Blick durchs Zimmer wandern. Es war auf den Namen Frederic Meyers gemietet, seit einem Monat, das gehörte zu den Vorbereitungen.

Er ging zur alten Kommode neben der Tür, bückte sich und öffnete die unterste Schublade. Auf halbem Weg knarrte sie leise und schien zu klemmen. Konstantin tastete mit der Hand hinter die zusammengefaltete Bettwäsche, fand den kleinen Hebel und betätigte ihn, woraufhin sich die Schublade ganz aus der Kommode ziehen ließ.

In der linken Ecke – nur zu erreichen, wenn man den Arm weit in die Kommode streckte – befand sich ein flacher Karton. Konstantin zog ihn näher, nahm den Deckel ab und betrachtete die beiden Waffen, die der Karton enthielt: eine Beretta 92, eine gute Allzweckpistole, und den Colt Python mit sechs Zoll langem Lauf, groß und schwer.

Nachdenklich nahm Konstantin den Revolver und richtete sich auf. Mit dieser Waffe hatte er auf den Flammenmann geschossen.

Langsam drehte er sich um und blickte erneut durchs Zimmer. Der blasse Mondschein erreichte nicht alle Ecken. Dunkelheit herrschte in der dem Fenster gegenüberliegenden Seite, und der Rest war ein Reich des Zwielichts.

Nirgends regte sich etwas. Die einzigen Geräusche kamen von draußen. Eine brennende Gestalt hätte sich kaum in dem Zimmer verstecken können.

Und doch hatte Konstantin noch den Geruch von Feuer in der Nase.

Zum dritten Mal hatte er vom Flammenmann geträumt. Obwohl man eigentlich nicht von Träumen sprechen konnte, denn er hatte in keinem Fall richtig geschlafen, nur ein wenig gedöst.

Er überprüfte den Colt und stellte fest, dass alle sechs Patronen in der Revolvertrommel steckten. Er roch an Hahn und Lauf – die Waffe war schon seit einer ganzen Weile nicht mehr benutzt worden.

Konstantin nahm auch die Beretta, legte beide Waffen aufs Bett, aufs Kopfkissen, und griff nach der Schachtel auf dem Nachtschränkchen. Sie war kleiner als ein Päckchen Zigaretten und wies eine Art Balkendiagramm aus grünen Streifen auf, flankiert von dem großen grünen Sleepless-S. Von den beiden Blistern in der Schachtel war der eine noch gefüllt, der andere enthielt nur noch eine grüne Pille. Konstantin drückte sie heraus und betrachtete sie zwei oder drei Sekunden lang, bevor er sie in den Mund steckte und schluckte. Wache Sinne, darauf kam es in den nächsten Stunden an.

Er ging ins Bad und erleichterte sich. Nach einer kurzen Dusche brachte er Zähneputzen und Rasur hinter sich, streifte Jeans und Hemd über, legte die beiden Waffen in seine kleine Reisetasche und fügte ihnen die Sleepless-Schachtel hinzu. Bevor er das Zimmer verließ, strich er Kissen und Laken glatt.

Unten auf der Straße wich er mehreren Jugendlichen aus, die auf lauten Scootern an ihm vorbeirasten. Seine Armbanduhr zeigte kurz vor drei.

Zeit genug für den Auftrag.

Er machte sich auf den Weg.

HEUTE

1 KONSTANTIN
DER AUFTRAG

BEI REGGIO CALABRIA

Der Wagen stand zwei Straßen weiter, ein in die Jahre gekommener cremefarbener Alfa Romeo Mito mit einer Delle am linken Kotflügel. Ein Mittelsmann hatte ihn vor zwei Tagen in Gioia Tauro gestohlen und mit neuen Nummernschildern versehen.

Konstantin blieb einige Meter entfernt unter einer Markise stehen und gab vor, die Auslagen im Schaufenster zu betrachten, während seine Aufmerksamkeit in Wirklichkeit der Straße galt. Autos fuhren vorbei. Ein Pärchen ging Arm in Arm. Zwei junge Leute stritten laut in einem Hauseingang. Musik plärrte aus einem offenen Fenster.

Konstantin holte den Funkschlüssel hervor, drückte den Knopf, und beim Mito blinkten die Lichter. Er ging zum Wagen, setzte sich ans Steuer und stellte die kleine Reisetasche in den Fond-Fußraum auf der Fahrerseite, damit sie bei einer eventuellen Verkehrskontrolle nicht sofort gesehen wurde.

Als er den Motor startete, öffnete sich plötzlich die Beifahrertür.

»Keine Sorge, ich bin's.« Ein junger Mann stieg ein, gertenschlank und mit schwarzem Haar, an den Seiten rasiert. »Du hast mich nicht bemerkt, oder?« Dario Cutri – »Il Piccolo«, der Kleine, genannt, weil er mit seinen neunzehn Jahren der Jüngste von drei Brüdern war – lächelte zufrieden und zeigte dabei perlweiße Zähne. »Ich hab dich überrascht.«

Konstantin nickte langsam. »Hast du, ja.«

»Ich komme mit.«

»Nein.«

Dario deutete nach vorn. »Fahr los, Kosta.«

»Nein.«

Das Lächeln verschwand aus Darios Gesicht. »Ich komme mit. Ich will dabei sein.«

»Ich arbeite allein«, sagte Konstantin, beide Hände am Lenkrad.

»Diesmal nicht. Sieh es als eine Erweiterung deines Auftrags. Du wirst mir zeigen, wie man es anstellt. Wie man es *richtig* macht. Angeblich bist du einer der Besten.«

»Ich werde mit deinem Vater reden«, sagte Konstantin.

»*Ich* rede mit ihm, wenn du jetzt nicht losfährst«, zischte Dario. »Ich werde ihm sagen, dass du vergessen hast, von wem du deine Anweisungen bekommst.«

Dario war immer ein Hitzkopf gewesen. Vor einigen Jahren hatte das noch keine große Rolle gespielt, weil er zu jung gewesen war, um ernsten Schaden anzurichten, und seine Brüder stets auf ihn aufgepasst hatten. Aber inzwischen war »Il Piccolo« groß genug geworden, um sich ihrer Kontrolle zu entziehen. Er zeichnete sich durch eine gefährliche Art von unreifer, unerfahrener Selbstüberschätzung aus, gepaart mit einer toxischen Portion Ehrgeiz.

Aber er war der Sohn des berüchtigten Don Michele Cutri, dessen Zorn sich niemand zuziehen wollte.

Konstantin nahm eine Hand vom Lenkrad, legte den ersten Gang ein und fuhr los, nach Norden, in Richtung Villa San Giovanni.

»Wie willst du vorgehen?«, fragte Dario nach einer Weile. »Du planst immer alles ganz genau, nicht wahr?«

Konstantin sah ihn kurz an und erkannte die Zeichen. In den letzten Tagen schien er einen besonderen Sinn dafür entwickelt zu haben. Ein oder zwei Blicke genügten, und er wusste, ob jemand Sleepless nahm oder nicht. Er konnte zwischen Wachen und Schläfern unterscheiden. Woran das lag, hätte er nicht zu sagen vermocht: etwas in den Augen und im Gesicht, vielleicht auch in den Bewegungen. Dario Cutri gehörte zu den Wachen, im Gegensatz zu seinen Brüdern und dem Rest der Familie.

»Der Zufall ist ein sehr unzuverlässiger Verbündeter«, sagte Konstantin.

»Immer alles planen und organisieren. Es ist dein deutsches Blut, nicht wahr?« Dario hielt das für lustig und lachte.

Konstantin nahm den Fuß vom Gas, hielt an der dunklen Stelle zwischen zwei Straßenlampen und stellte den Motor ab.

Auf der anderen Seite der breiten Straße erstreckte sich eine der neuen Wohnanlagen mit teuren Villen hinter bewachten Sicherheitszäunen. Dort residierte Francesco Castelli, der aus Mailand stammende Direktor der Banca Antonia.

»Wohnt er da?«, fragte Dario.

»Ja.«

»Das ist eine Gated Community, mit zahlreichen Sicherheitskameras, Bewegungsmeldern und Wachposten. Wie willst du da unbemerkt reinkommen?«

»Will ich nicht.«

»Was hast du vor?«

»Wir warten.« Konstantin sah auf die Uhr. Es war zwanzig vor vier. Noch zwei Stunden bis Sonnenaufgang.

»Wie lange?«

»Zwei Stunden.«

Der junge Dario sah ihn mit großen Augen an. »Zwei Stunden sitzen wir einfach nur hier im Wagen?«

»Wenn sich Castelli an seine übliche Routine hält. Man kann nie wissen. Ausgerechnet heute könnte er es sich anders überlegen. Deshalb bin ich schon jetzt hier und warte.«

Eine Zeit lang schwiegen sie und beobachteten die Wohnanlage. Hinter einigen Fenstern brannte Licht. Zwischen den Bäumen und Büschen erschienen gelegentlich die Silhouetten von Wachleuten.

»Castelli ist ein Schläfer, nicht wahr?«, fragte Dario nach einer Weile.

»Ja«, bestätigte Konstantin. »Aber er steht jeden Tag früh auf. Nur sonntags schläft er etwas länger, meistens bis um acht.«

»Du kennst seine Angewohnheiten.«

»Ich habe mich vorbereitet.«

»Deshalb beauftragt mein Vater dich. Weil er weiß, dass du sorgfältig arbeitest.« Dario lachte kurz. »Früher hab ich mir gewünscht, so zu sein wie du.«

»Heute nicht mehr?«, fragte Konstantin, den Blick noch immer auf die Wohnanlage gerichtet.

»Nein. Heute möchte ich so sein wie mein Vater. Er hat die wahre Macht.«

»Kommt darauf an«, sagte Konstantin leise.

»Worauf?«

»Darauf, wer die Pistole in der Hand hält.«

Dario schien nicht recht zu wissen, was er davon halten sollte. Nach einigen Sekunden entschied er, die Worte als Scherz zu verstehen, und sein kurzes Lachen wiederholte sich.

Wieder schwiegen sie einige Minuten lang. Das Scheinwerferlicht von Autos und Lastwagen strich an ihnen vorbei. Gelegentlich schlenderten Passanten über die Bürgersteige.

»Du bist wach«, sagte Dario.

»Natürlich bin ich wach. Ich habe einen Auftrag zu erledigen.«

»Nein, ich meine, du bist kein Schläfer. Du gehörst zu den Wachen. Ich ebenfalls. Seit einigen Wochen. Hast du gehört, dass sie Sleepless in Deutschland verbieten wollen? Und nicht nur dort. Angeblich wird auf ein weltweites Verbot hingearbeitet.«

»Das wäre dumm«, kommentierte Konstantin. »Wenn sie Sleepless verbieten, wird es wie bei der Prohibition vor hundert Jahren in Amerika.«

»Ich schätze, in dem Fall wartet ein Riesengeschäft auf uns.« Dario lachte zum dritten Mal, diesmal etwas länger.

Konstantin mochte sein Lachen nicht. Er wandte den Kopf und sah Dario an. »Schläfst du überhaupt nicht mehr?«

»Nicht eine Minute. Seit Wochen nicht.«

»Döst du manchmal ein bisschen?«

»Es kommt vor, dass ich mich irgendwo in eine Ecke setze, die Augen schließe und meine Gedanken treiben lasse. Aber ich schätze, Dösen kann man das nicht nennen. Und Schlafen erst recht nicht.«

»Und wenn du die Gedanken treiben lässt ...« Konstantin überlegte, wie er es ausdrücken sollte. »Was siehst und hörst du?«

Dario grinste. »Du willst wissen, was ich sehe, wenn ich die Augen zuhabe? Nichts, Mann! Ich sehe nichts, weil meine Lider nicht durchsichtig sind.«

»Hattest du irgendwann einmal ... Halluzinationen?«

»Hallus? Von Sleepless? Nein, nie. Warum fragst du?«

»Schon gut.« Konstantin beobachtete wieder die Wohnanlage. Ein Wachmann stand zwischen zwei Büschen. Es ließ sich nicht erkennen, in welche Richtung er sah.

Dario schaffte es fast zehn Minuten lang, keinen Ton von sich zu geben. »Zwei Stunden können ziemlich lang sein, wenn man einfach nur dasitzt.«

»Kommt darauf an.«

»Schon wieder? Worauf diesmal?«

Konstantin seufzte. »Ein Mensch wird sterben. Das ist keine geringe Sache. Denk darüber nach, dann wird dir die Zeit nicht zu lang.«

2

Hinter den Bergen im Osten kroch das erste Licht des neuen Tages hervor, als Francesco Castelli seine Villa verließ, wie immer in Begleitung von zwei Leibwächtern. Einer saß neben ihm auf dem Beifahrersitz des kirschroten Lancia, der andere am Steuer eines weißen Fiat Tipo Sport.

Konstantin wartete, bis beide Wagen vorbeigefahren waren,

bevor er den Motor startete. Er wahrte einen Abstand von etwa hundert Metern zu Castelli und seiner Eskorte.

»Endlich«, sagte Dario.

Die beiden Wagen vor ihnen in der Morgendämmerung fuhren ein Stück nach Süden, in Richtung Reggio Calabria, und bogen dann nach links ab. Konstantin blieb auf der breiten Straße.

»Was machst du?«, fragte Dario erstaunt. »Warum folgst du ihnen nicht?«

»Castelli ist nicht dumm«, erklärte Konstantin. »Und seine beiden Leibwächter erst recht nicht. Sie würden merken, dass ihnen jemand folgt.«

»Du weißt, wohin sie fahren.«

»Nach Sambatello. Dort läuft Castelli jeden zweiten Morgen, begleitet von einem der beiden Leibwächter, der manchmal Mühe hat, sein Tempo zu halten. Ich kenne den Ort und die Zeit.«

Nach einem Kilometer bog Konstantin ebenfalls ab und setzte die Fahrt über eine schmale, holprige Straße nach Osten fort, durch eine von Hügeln geprägte Landschaft. Hier gab es kaum Verkehr. Die meisten Wachen, vor allem die Jungen unter ihnen, verbrachten Nacht und frühen Morgen lieber in der Stadt.

»Was hat er ausgefressen?«, fragte Konstantin, als die Lichter der Stadt hinter ihnen zurückblieben.

Dario spähte in die Reste der Nacht. »Ausgefressen?«

»Warum soll Francesco Castelli sterben?«

»Musst du das wissen?«

»Nein«, sagte Konstantin, »muss ich nicht.«

Dario sah ihn von der Seite her an und lächelte dünn. »Aber du würdest gern.«

Konstantin bedauerte bereits, gefragt zu haben. In seiner Branche konnte Neugier an der falschen Stelle sehr gefährlich sein.

Erstes Sonnenlicht erreichte die Gipfel der Berge im Osten, und sie schienen Kronen aus rötlichem Gold zu tragen.

»Mein Vater traut ihm nicht mehr«, sagte Dario und spähte ins Halbdunkel vor ihnen. »Es hat was mit der Banca Antonia zu tun. Beim Geldwaschen soll er zu viel für sich abgezweigt haben, heißt es.«

Sie bogen irgendwann ebenfalls ab, auf eine schmale Straße, kamen an einigen alten Häusern vorbei, die längst nicht mehr bewohnt waren. Der Asphalt wurde zu einem Weg voller Schlaglöcher. Konstantin schaltete die Scheinwerfer aus und fuhr langsam. An den nahen Hängen ragten Feigenkakteen auf.

»Es könnte auch etwas mit Zeta zu tun haben«, fügte Dario hinzu. »Vor ein paar Tagen hat Achille gesagt, Castelli hätte seine Fühler zu weit nach Europa ausgestreckt.«

Achille, das war Bruder Nummer zwei, der Mittlere.

Konstantin hörte zum ersten Mal von »Zeta«, hütete sich aber davor, eine weitere Frage zu stellen. Er hielt vor mehreren Bäumen, stellte den Motor ab und öffnete die Tür. Die Stille der Nacht strömte herein.

»Kommt er bei seinem Lauf hier vorbei?«, fragte Dario. »Warten wir hier auf ihn?«

»Wir haben noch eine kleine Kletterpartie vor uns.« Konstantin beugte sich zwischen die Sitze und zog die kleine Reisetasche aus dem Fußraum des Fond.

»Was ist da drin?«, fragte Dario neugierig.

»Mein Werkzeug.«

»Darf ich mal sehen?«

»Nein.« Konstantin stieg mit der Tasche aus und schaute sich um. Es gab keine Lichter in der Nähe, und die Schatten blieben unbewegt.

Dario verließ den Wagen ebenfalls. Konstantin deutete zum nahen Hang. »Dorthinauf.«

Ein schmaler, halb überwucherter Pfad führte steil nach oben, dem heller werdenden Himmel entgegen. Konstantin kannte jede kleine Kurve und wäre auch im Dunkeln zurechtgekommen. Dario hingegen stolperte mehrmals über Steine und aus dem Boden ragende Wurzeln.

Hundert Meter weiter oben ging Konstantin zwischen zwei Felsen in die Hocke, die kleine Reisetasche an seiner Seite. Dario ließ sich neben ihm nieder.

»Wo sind sie?«, fragte er.

Konstantin streckte den Arm aus und zeigte nach Norden. »Es ist von hier aus nicht zu sehen. Die beiden Wagen stehen hinter der Anhöhe dort, ein ganzes Stück weiter unten, etwa sechs Kilometer von hier entfernt. Der Lancia ist leer. Im weißen Tipo Sport sitzt der zweite Leibwächter und wartet auf Castellis Rückkehr. Wenn er ausgestiegen und ein Stück gegangen ist, was er manchmal macht, könnte er die Schüsse hören. Aber vor einer Viertelstunde kann er nicht hier sein. Wir haben Zeit genug.«

»Und Castelli und der andere Leibwächter?«, fragte Dario leise. »Wo sind sie jetzt?«

Konstantin blickte auf die Armbanduhr. »Wenn Castelli so schnell läuft wie sonst, dürfte er in zwanzig Minuten hier sein.«

»Wo hier?«, wollte Dario wissen. »Wo genau?«

Konstantin deutete auf die Büsche und Bäume weiter unten. Ein kleiner Weg schlängelte sich dort den Hügeln entgegen, hinter denen die Berge des Aspromonte aufragten.

Dario schüttelte den Kopf. »Warum läuft er ausgerechnet hier und um diese Zeit?«

Konstantin zog den Reißverschluss der Reisetasche auf. »Weil es um diese Zeit noch angenehm kühl ist. Und weil ihn an diesem Ort niemand stört. So früh kann er erwarten, hier niemandem zu begegnen.«

»Aber da irrt er sich«, sagte Dario mit einem Grinsen. »Zumindest heute.«

Konstantin nahm die Beretta 92 aus der Reisetasche und überprüfte sie. Dario entdeckte den Revolver.

»He, was ist das?« Er langte nach dem Colt.

»Nicht«, sagte Konstantin scharf. »Leg ihn wieder in die Tasche.«

Dario drehte den Colt bewundernd hin und her. Die Beretta

war dunkel, ein Schatten in Konstantins Hand, doch der Colt glänzte silbern bis auf den hellbraunen Griff.

»Schwer und groß«, stellte Dario fest. »Beeindruckend. Ein echtes Prachtstück.«

»Ein Colt Python aus meiner Sammlung.«

»Schenkst du ihn mir?«, fragte Dario.

Konstantin sah ihn grimmig an.

Der junge Cutri lachte. »War nur 'n Scherz. Ich schätze, so etwas verschenkt man nicht, oder?«

»Nein.«

»Welche Waffe willst du benutzen?«

»Diese hier.« Konstantin hob die Beretta. »Leicht und zuverlässig. Hat mich noch nie im Stich gelassen. Nicht sechs Schuss, sondern fünfzehn. Leg den Colt in die Reisetasche.«

»Nachher, wenn alles vorbei ist«, widersprach Dario. »Ich bin deine Reserve, für den Notfall.«

Ärger regte sich in Konstantin. »Es wird keinen Notfall geben.«

»Man kann nie wissen. Sollte man nicht auf alles vorbereitet sein?«

Einige Minuten vergingen. Die Stille des frühen Morgens schloss sich um sie. Es sangen keine Vögel, es zirpten keine Grillen, es war einfach nur still.

Dann zeigte sich unten ein tanzendes Licht zwischen den Büschen.

»Das ist Castelli«, flüsterte Konstantin. »Er läuft mit Stirnlampe.«

Die Nacht hatte sich noch etwas weiter zurückgezogen, der Morgen war heller geworden. Der Mann, der mit der Stirnlampe über den Hügelpfad lief, trug zitronengelbe Runner-Kleidung, Shorts und ärmelloses Shirt, war um die fünfzig und gertenschlank. Castelli lief konzentriert, sah nur den Weg und sonst nichts.

»Und der Leibwächter?«, fragte Dario leise. »Wo ist er?«

»Einige Hundert Meter hinter ihm, nehme ich an. Er schafft

die Steigungen nicht so gut wie Castelli. Wir warten, bis wir ihn sehen.«

»Warum? Das ist doch eine gute Gelegenheit.« Dario erhob sich und lief den Hang hinunter, den Colt in der rechten Hand.

3

Auf halber Höhe blieb Dario stehen, zielte mit dem Colt – er hielt ihn in beiden Händen – und schoss.

Er traf den linken Arm, und der nächste Schuss ging ins Leere, weil sich Castelli schmerzerfüllt zur Seite wandte.

»Du verdammter kleiner Idiot!«, zischte Konstantin und sprang den Hang hinunter.

Es knallte erneut, zum dritten Mal, und diesmal ging Castelli zu Boden.

Konstantin sah, dass er sich noch bewegte – er versuchte, hinter einen nahen Busch zu kriechen.

Dario erreichte den Weg, war wenige Sekunden später beim Verletzten und schoss ihm in den Kopf.

»Erledigt!«, rief er und drehte sich um. »He, Kosta, er ist tot!«

»Bist du vollkommen übergeschnappt?«, knurrte Konstantin und stapfte auf den jungen Mann zu.

»Auftrag ausgeführt.« Dario Cutri grinste zufrieden und hob den Revolver, der noch zwei Patronen enthielt. »Tolles Ding, dieser Colt.«

Hinter ihm erschien der Leibwächter, verschwitzt und außer Atem, aber mit einer Waffe in der Hand – er hatte die Schüsse natürlich gehört.

Konstantin glaubte, den kleinen Mündungsblitz der Pistole zu sehen, bevor der Knall über die Hügel zog – bis hin zum sechs Kilometer entfernten weißen Tipo Sport mit dem zweiten Leibwächter, der sich vielleicht schon auf den Weg gemacht hatte und in einer Viertelstunde zur Stelle sein würde.

Die Kugel bohrte sich Dario in den Nacken, und sein Hals schien regelrecht zu explodieren. Ihm blieb gerade noch Zeit genug, überrascht zu sein, dann sank er tot zu Boden.

Eine zweite Kugel pfiff dicht an Konstantins Ohr vorbei. Vielleicht hatte sie ihn nur verfehlt, weil der Leibwächter nach dem für ihn sehr anstrengenden Lauf die Waffe nicht ruhig genug hielt.

Konstantin ging in die Hocke, zielte mit der Beretta und schoss dreimal schnell hintereinander. Eine Kugel streifte die Seite des Leibwächters, die beiden anderen schlugen mitten in seiner Brust ein.

Mit einem Schnauben ging er zu Boden, versuchte noch einmal, den Kopf zu heben, und blieb dann reglos liegen.

Die Stille kehrte zurück, dicht und schwer.

Konstantin richtete sich auf, die Beretta bereit. Wie viel Zeit blieb noch? Zwölf oder dreizehn Minuten. Falls der andere Leibwächter im weißen Tipo gesessen oder in dessen Nähe gestanden hatte. Falls er nicht beschlossen hatte, diesmal an dem Lauf teilzunehmen.

Konstantin behielt den Weg im Auge, doch die Schatten zwischen den Büschen, Sträuchern und Felsen blieben unbewegt, und es sprang kein zweiter Mann aus ihnen hervor.

Er bückte sich neben Dario Cutri und tastete nach dem Puls, was gar nicht nötig gewesen wäre – ein Blick auf den Hals und ins Gesicht genügte.

»Dummkopf«, murmelte er und ging zum Leibwächter, der ebenfalls tot war.

Noch elf Minuten.

Er kehrte zu Darios Leiche zurück, nahm den Colt Python und schob ihn halb in die Hosentasche. Dann griff er nach den Händen des Toten und zog ihn vom Weg und den Hang hinauf. Oben angelangt war er ins Schwitzen geraten, hielt kurz inne, legte den Colt in die Reisetasche, streifte den Trageriemen der Tasche über die Schulter und ergriff erneut Darios Hände.

Der Rest des Weges zum Mito vor den Bäumen war leichter, denn es ging bergab. Konstantin öffnete die Heckklappe, verstaute die Leiche im Kofferraum und warf einen Blick auf die Armbanduhr.

Noch fünf Minuten.

Zeit genug.

Als er im Wagen saß, hatte er plötzlich den Geruch von Feuer in der Nase, und aus dem Augenwinkel glaubte er, den Widerschein von Flammen zu sehen. Er blickte sich um.

Nirgends brannte etwas.

Er startete den Motor, wendete und fuhr langsam über den Weg mit den vielen Schlaglöchern zurück in Richtung Sambatello. Nach einer Weile wurde aus dem Weg die schmale Straße, und auf ihr kam er etwas schneller voran.

Als Konstantin wieder auf die Uhr sah, waren die fünf Minuten vergangen – der zweite Leibwächter hatte die beiden Toten erreicht und vielleicht schon die Polizei verständigt. Bis sie eintraf, würden noch einmal zwanzig Minuten oder gar eine halbe Stunde vergehen. Bis dahin konnte Konstantin längst in Reggio Calabria sein.

Aber so weit fuhr er nicht. Er stellte den Mito in einer Seitenstraße von Gallico ab, ein paar Kilometer nördlich von Archi, und nahm den Bus nach Reggio. Unterwegs dachte er darüber nach, wie er Don Michele Cutri die Nachricht vom Tod seines jüngsten Sohns nahebringen sollte.

ZWEI JAHRE ZUVOR

4 ALEXANDER RIEKER SCHLAFLOSE NACHT

Nebel lag über der Elbe, so dicht, dass man das andere Ufer nur schemenhaft ausmachen konnte. Ein Horn ertönte in der Ferne, eine Möwe schrie, doch die Geräusche erklangen nur gedämpft. Links ragte die Elbphilharmonie wie eine Fata Morgana aus den trägen grauweißen Schwaden auf.

Alexander Rieker ging über die Landungsbrücke zur Anlegestelle, wo sich neugierige Nachtschwärmer und Frühaufsteher drängten. Er hatte den Kragen der Jacke hochgeschlagen und die Hände tief in den Hosentaschen. Noch war es kalt an diesem Morgen Anfang Mai, aber nach der Wettervorhersage stand der erste heiße Tag des Jahres bevor, mit Temperaturen bis zu 27°.

Er schob sich an den Gaffern und Neugierigen vorbei und erreichte die Absperrung, an der zwei junge Polizisten, ein Mann und eine Frau, Wache hielten. Der Mann versperrte ihm den Weg, als sich Rieker unter dem rot-weißen Band hinwegducken wollte.

»Sie können hier nicht durch«, sagte der Beamte.

»Ich kann und ich muss.« Rieker zeigte seinen Ausweis.

»Oh, Entschuldigung, Herr Kommissar.« Der junge Beamte hielt das Band für ihn hoch.

»Ist die Spurensicherung schon da?«

»Soll unterwegs sein. Bitte verzeihen Sie meine Neugier, aber sind Sie *der* Kommissar Rieker, der …«

»In die Sache mit dem Innensenator verwickelt war, ja«, kam ihm Rieker zuvor. »Genau der. Wo liegt er?«

Der junge Polizist zeigte zum nächsten Boot.

Rieker sah den Toten: Er hing halb über der Reling, wie ein Betrunkener, der sich übergeben hatte und dabei eingeschlafen war.

In der rechten Schläfe steckte ein Dolch.

Der Kapitän des Ausflugsboots, noch ohne Uniform, stand neben dem alten Harry und sah Rieker entgegen.

»Ich nehme an, Sie sind für diese Sache zuständig«, sagte er, ohne zuvor zu grüßen, als Rieker das Boot erreichte. »Wann wird die Leiche weggebracht? Ich muss mich um mein Schiff kümmern.«

»Auch Ihnen einen schönen guten Morgen«, erwiderte Rieker und nickte Harry zu. »Früh auf den Beinen.«

»Hatte Nachtdienst«, erklärte Harald Bargmann, den alle »Harry« nannten. Er gehörte seit vielen Jahren zum St.-Pauli-Streifendienst und hatte es irgendwie geschafft, nie in ein Büro befördert zu werden. Er war über sechzig, und wenn man ihn fragte, wann er in Rente gehen würde, antwortete er stets: »In ein paar Monaten.« Aber das sagte er schon seit Jahren. »Bin dabei, das junge Gemüse dort drüben einzuarbeiten.«

»Mein Beileid.« Rieker deutete auf den Toten. »Hat ihn jemand angefasst?«

Der alte Harry schüttelte den Kopf. »Du kennst mich, Alex, ich fass keine Toten an, wenn's sich vermeiden lässt. Und meine Lehrlinge sind mit den Regeln vertraut und jung genug, sich daran zu halten.«

»Was ist mit Ihnen?«, wandte sich Rieker an den Kapitän.

Der rümpfte die Nase. »Ich hab Harry gerufen, genügt das nicht? Den Rest überlasse ich gern Ihnen.«

»Wir waren in der Nähe.« Harald Bargmann deutete zum Kuppelbau des alten Elbtunnels, direkt bei der Landungsbrücke Sieben. »Reiner Zufall.«

»Was macht der Mann an Bord Ihres Bootes?«, fragte Rieker.

»Meines *Schiffes*«, sagte der Kapitän. »Ich hab keine Ahnung. Fragen Sie ihn.«

»Er scheint noch sehr frisch zu sein, Alex.« Der alte Harry deutete auf das Blut an der Reling und auf dem Deck.

Rieker ging an Bord, und der Kapitän wich so schnell zur Seite, als hätte der Kommissar eine ansteckende Krankheit.

Die Arme des Toten reichten über die blutverschmierte Reling hinweg, der Kopf war zur Seite geneigt, nach links – der Dolch steckte in der rechten Schläfe. Rieker sah genauer hin und stellte fest, dass noch immer Blut aus der Wunde rann.

»Sieht tatsächlich ziemlich frisch aus«, sagte er.

»Wie ich schon sagte«, brummte der alte Harry. »Kann noch nicht lange tot sein, der Junge.«

Der Dolch allein erklärte nicht das viele Blut auf dem Deck. Rieker trat zur anderen Seite des Toten und entdeckte weitere Verletzungen, im Oberschenkel, an der Hüfte, im Oberkörper.

»Da hat jemand ziemlich oft zugestochen, mindestens fünf- oder sechsmal.« Rieker berührte den Hals des Toten. Kein Puls, wie zu erwarten. Aber die Haut war noch warm.

Er hob den Kopf. »Der Täter kann nicht weit sein.«

»Haben Sie mich gerade angesehen?«, fragte der Kapitän. »Ich hab hiermit nichts zu tun. Ich kenne den Burschen nicht mal. Er hing hier, als ich vorhin an Bord gegangen bin. Keine sehr angenehme Morgenüberraschung.«

Rieker hob die Jacke des Toten an, zog das Portemonnaie aus der Gesäßtasche und öffnete es. Eins der drei Kartenfächer enthielt den Personalausweis.

»Adrian Ludson«, las Rieker. »Neunundzwanzig Jahre, deutscher Staatsbürger, wohnhaft in Stade.«

»Ah, da kommen Maria und Josef von der Spurensicherung«, sagte der alte Harry.

Die beiden jungen Polizisten an der Absperrung ließen zwei Personen passieren, die Rieker gut kannte: Marianne Süder, ernst und in den Vierzigern, mit himmelblauen Augen, das blonde Haar kurz geschnitten, und Joris Goverts, ein paar Jahre älter, mit lichtem braunem Haar und so dünn, dass man glauben konnte, seine Knochen klappern zu hören. Was ihnen den Spitznamen Maria und Josef eingebracht hatte, wusste niemand, aber so nannte man sie seit Jahren.

»Guten Morgen, die Herrschaften«, sagte Marianne. Joris nickte nur. Beide öffneten ihre Taschen und entnahmen ihnen dünne weiße Handschuhe und Kameras. Dann kamen sie an Bord. Der Kapitän wich noch etwas weiter zurück, bis zur Reling auf der anderen Seite.

»Ich gehe davon aus, ihr habt ihn nicht angerührt.« Joris begann damit, den Toten aus verschiedenen Blickwinkeln zu fotografieren. Marianne sah sich das Deck an.

»Wo kämen wir da hin«, brummte der alte Harry.

»Alexander?«, fragte Marianne.

»Er heißt Adrian Ludson und kommt aus Stade. Das hier gehört ihm.« Rieker reichte ihr das Portemonnaie.

»Oh, danke für deine Fingerabdrücke darauf.«

»Gern geschehen«, sagte Rieker gutmütig. »Ich wollte wissen, mit wem wir es zu tun haben. Wie lange braucht ihr, was meinst du?«

»Etwa eine halbe Stunde«, antwortete der dürre Joris. Er war ebenso ernst wie Marianne. »Hast du's eilig?«

Rieker rieb sich die Hände. »Lasst die Leiche anschließend zur Pathologie bringen. Sag Kroge, dass ich die Ergebnisse der Autopsie spätestens um …« Er sah auf die Uhr. »… um elf brauche.«

»Das wird knapp.«

»Nicht, wenn er sich sofort an die Arbeit macht. Ein dringender Ermittlungsfall. Harry?«

»Bin noch hier«, brummte Harald Bargmann. Er stand mit verschränkten Armen da, unter denen sich sein Bauch wölbte.

»Sieh und hör dich um, Harry«, bat Rieker. »Dies ist eine gute Gelegenheit, deinen Lehrlingen beizubringen, wie man Zeugen befragt.«

»Wenn es welche gibt.«

»Nehmt euch die Gaffer dort drüben vor. Vielleicht gaffen einige von ihnen schon lange genug, um wirklich etwas gesehen zu haben.« Rieker ging von Bord.

»Und du?«, fragte Marianne Süder mit ein bisschen Gift in der Stimme. »Was machst du?«

»Ich wollte joggen gehen, als ich den Anruf bekam.« Die Sonne blinzelte durch den Nebel. Rieker blinzelte zurück. »Das hole ich jetzt nach.«

5

Das neue Büro befand sich in einem alten Gebäude, kaum mehr als einen Steinwurf von der Davidwache entfernt. Rieker hatte es nach der Sache mit Innensenator Brois vor drei Monaten zugewiesen bekommen, nicht als Belohnung, so viel stand fest. Er war nicht entlassen worden, das hätte in der Öffentlichkeit für einen noch größeren Skandal gesorgt, aber der Blick in den Altbau-Hinterhof sagte ihm jeden Tag: Leg dich nicht mit einflussreichen Politikern an.

»Hallo, Charlie«, sagte Rieker und schloss die Tür hinter sich.

Seine Assistentin Charlotte Matthiessen saß an ihrem Platz, die schmalen Hände, die so kräftig zuschlagen konnten – sie hatte den Schwarzen Gürtel in Karate –, an der Computertastatur.

Es war halb elf. Der Nebel hatte sich verzogen, die Sonne schien, aber nicht in den Hinterhof.

Charlotte, fast zwanzig Jahre jünger als Rieker, hatte ihr rotblondes Haar an diesem Morgen zu einem Zopf gebunden, was die Sommersprossen auf Wange und Nase zur Geltung brachte. Sie deutete auf die große, alte Uhr an der Wand. Wenn es leise genug war, konnte man sie ticken hören. »Kroge hat zweimal angerufen und nach dir gefragt.«

»Was hast du ihm gesagt?« Rieker ging zu seinem Schreibtisch am Fenster, mit Blick in den Hinterhof. Ein alter Mann saß dort unten neben der einsamen Buche. Seinen Namen kannte

Rieker nicht, aber er wusste inzwischen, dass der Alte jeden Tag dort unten auf der Bank saß, von neun bis zwölf. Er saß einfach nur da, bei jedem Wetter, still und stumm. Rieker fragte sich, was ihm durch den Kopf ging.

»Dass du mit wichtigen Angelegenheiten beschäftigt bist«, antwortete Charlotte. »Wie war der Lauf im Park?«

Rieker setzte sich und schaltete den PC ein. »Abwechselnd Nebel und Sonnenschein.« Er atmete tief durch. »Sehr angenehm.« Er gab das Passwort ein. »Wie war's bei dir gestern Abend? Wie geht es deinen Gegnern heute?«

Charlotte lächelte. »Sie haben wahrscheinlich Schmerzen.«

Das Telefon klingelte.

Charlotte sah aufs Display. »Es ist wieder Kroge. Soll ich …?«

Rieker winkte ab, griff nach dem Telefon und drückte die Taste.

»Ich wollte Sie gerade anrufen«, behauptete er. »Wann bekomme ich die Ergebnisse der Autopsie?«

»Dies ist mein dritter Anruf, Rieker!«

»Tut mir leid, ich musste einige wichtige Dinge erledigen.«

»Ich bin mit der Autopsie, die angeblich so dringend war, vor einer halben Stunde fertig geworden.«

»Und?«

»Ich habe eine gute Nachricht für Sie, Rieker.«

Rieker verzog das Gesicht. Charlotte beobachtete ihn voller Mitgefühl. »Gute Nachrichten höre ich immer gern, Kroge. Wie lautet sie?«

»Ich schlage vor, Sie kommen her und nehmen sie bei mir in Empfang. Können Sie in zehn Minuten hier sein?«

»Das wird knapp«, meinte Rieker.

»Na wunderbar. Also in zehn Minuten.« Kroge unterbrach die Verbindung.

Rieker legte das Telefon auf den Schreibtisch und fuhr den PC herunter. »Ein richtig netter Kerl. Wird mir von Tag zu Tag sympathischer.«

»Er und Innensenator Brois sollen miteinander befreundet

sein«, sagte Charlotte, noch immer mit Anteilnahme in ihren himmelblauen Augen.

Rieker stand auf. »Ich hoffe nur, dass ich nie unter sein Messer gerate.« Er ging zur Tür und öffnete sie. »Oh, da fällt mir ein … Wie lautet dein Motto für heute, Charlie?«

»Funakoshis vierte Karateka-Regel«, antwortete Charlotte. »›Erkenne zuerst dich selbst, dann den anderen.‹«

Rieker nickte anerkennend. »Klingt sehr tiefsinnig. Vielleicht wäre es was für Kroge. Bis später, Charlie!«

6

Professor Dr. Dr. Konrad Kroge residierte in der rechtsmedizinischen Abteilung des Universitätsklinikums Hamburg-Eppendorf und empfing Alexander Rieker in einem blitzblanken Laboratorium.

Er blickte demonstrativ auf die Uhr. »Zehn Minuten hatten wir vereinbart, nicht neunzehneinhalb, Rieker.«

»Der Verkehr, schneller ging's selbst mit dem Fahrrad nicht.« Rieker lächelte gewinnend. »Nun, wie lautet die gute Nachricht, die Sie mir unbedingt persönlich mitteilen wollen?«

Er blickte sich um. Das Laboratorium sah aus, als hätte man gerade die Schutzfolien abgezogen. Alles war sauber, jeder Gegenstand lag millimetergenau an seinem Platz.

»Kommen Sie.« Kroge marschierte los, vorbei an silbernen Tischen und weißen Schränken.

Rieker folgte dem Pathologen, der etwa zehn Jahre jünger war als er, um die vierzig, und selbst in einem weißen Kittel sehr elegant wirkte. Er ging mit langen Schritten und hoch erhobenem Kopf, jede seiner Bewegungen schien zu verkünden: Dies ist mein Reich, Rieker, und Sie sind hier nur ein geduldeter Gast.

Auf dem Obduktionstisch eines Nebenzimmers lag die Leiche von Adrian Ludson, der Brustkorb zugenäht. Hinten bei den Spülbecken stand ein Student an die Wand gelehnt. Er hatte auf sein Handy gestarrt und ließ es rasch verschwinden, als Kroge und Rieker hereinkamen.

Der Pathologe winkte wie jemand, der ein lästiges Insekt verscheuchte. »Sie können gehen, Peter. Wir sind hier fertig.«

Der Student eilte hinaus.

Rieker deutete auf den Toten. »Was haben Sie herausgefunden?«

Kroge trat zum Obduktionstisch und zog das weiße Tuch, das Adrian Ludson bis zu den Hüften reichte, zu den Füßen herunter. »Sehen Sie sich die Wunden an, Rieker.«

»Ich sehe sie.«

»Was fällt Ihnen auf?«

Rieker schaute genauer hin. »Es sind viele, und alle scheinen von dem Dolch zu stammen.«

»Es sind insgesamt siebzehn Stichwunden«, dozierte Kroge. »Sieben in der linken Seite, drei in der rechten, hier, tief unten, sechs in Brust und Bauch und eine in der rechten Schläfe.«

»Dort steckte der Dolch.«

»In der Tat«, sagte Kroge zufrieden.

»Der Täter hat ziemlich oft zugestochen. Das könnte auf einen Raptus hindeuten.«

»Stimmt, Rieker. Ich vermute ebenfalls einen Raptus. Aber von anderer Art, als Sie glauben.« Kroge lächelte. »Es gibt keinen Täter.«

Rieker sah ihn fragend an.

»Ich will Sie nicht mit Fachausdrücken und den Einzelzeiten der Untersuchung langweilen ...«

»Danke.«

Kroge holte einen USB-Stick hervor. »Falls Sie doch Wert darauf legen ... Hier ist die Audiodatei der Untersuchung. Den schriftlichen Bericht bekommen Sie heute Nachmittag.«

»Was meinen Sie damit, es gibt keinen Täter?«

Kroge holte tief Luft und wippte auf den Zehenspitzen. »Adrian Ludson hat sich seine Verletzungen selbst zugefügt. Er hat sechzehnmal auf sich eingestochen, bevor er seinem Leben mit dem Dolchstoß in die rechte Schläfe ein Ende setzte.«

Rieker blickte misstrauisch auf den Toten hinab. »Sicher?«

Kroge wölbte die Brauen. »Ob ich *sicher* bin?«

»Entschuldigung, wie konnte ich nur daran zweifeln.«

»Hier kommen wir zu der guten Nachricht für Sie, Rieker.« Kroge lächelte erneut. »Da es keinen Mord gibt, müssen auch keine Mordermittlungen stattfinden. Für Suizid ist die Mordkommission nicht zuständig. Sie können Ihre Zeit wichtigeren Dingen widmen.«

Kroge langte nach dem weißen Tuch und zog es ganz hoch, bis über den Kopf des Toten.

»Warum sollte jemand auf diese Weise Selbstmord begehen?«, fragte Rieker. »Sechzehn Stiche in den Körper und der siebzehnte in die Schläfe …«

»Warum begeht *überhaupt* jemand Selbstmord, Rieker? Aus Liebeskummer. Aus Verzweiflung über irgendeinen schweren Schicksalsschlag. Es gibt tausend Gründe. In jedem Jahr nehmen sich in Deutschland mehr als neuntausend Menschen das Leben, und jeder von ihnen hat einen eigenen, sehr persönlichen Grund.« Kroge deutete zur Tür. »Hier gibt es nichts mehr für Sie zu tun, Rieker. Auf Wiedersehen!«

Als Rieker eine Dreiviertelstunde später sein Büro betrat, sagte Charlotte: »Er war in Behandlung.«

»Was? Wer?« Rieker ging zu seinem Schreibtisch.

»Adrian Ludson. Ich hab herausgefunden, wo er gewohnt hat und dass er in psychiatrischer Behandlung war. In Altona, in der Psychiatrischen Tagesklinik Sonnenblick.«

»Sonnenblick?«

»So heißt sie.« Charlotte musterte ihn. »Ist dir was über die Leber gelaufen?«

»Ja, Kroge.« Rieker blickte aus dem Fenster. Der Alte unten bei der Buche stand von der Sitzbank auf und schritt langsam, auf einen Gehstock gestützt, zur Hinterhoftür.

»Punkt zwölf«, sagte Rieker. »Man könnte die Uhr nach ihm stellen.« Er drehte sich um. »Sonnenblick?«

»Ja.«

»Wenn Ludson in psychiatrischer Behandlung war … Es würde passen.«

»Wieso?«

»Kroge behauptet – Verzeihung, er ist sich *sicher* –, dass Adrian Ludson Selbstmord begangen hat.«

»Er soll sich den Dolch selbst in die Schläfe gestoßen haben?«

Rieker nickte. »Nach sechzehn Stichen in den Körper. Selbstmord, sagt Kroge. Also braucht ein Kommissar der Mordkommission nicht zu ermitteln. Aber weißt du was?« Er ging wieder zur Tür. »Altona ist gleich nebenan, und Sonnenblick klingt gut. Ich werde mal fragen, wie man Depressionen vorbeugen kann.«

7

Die Psychiatrische Tagesklinik Sonnenblick war in einem hellen, lichtdurchfluteten Gebäude untergebracht, mit großen Fenstern und offenen Türen. Wie von Kindern angefertigte Malereien zierten die weißen, zitronengelben und ockerfarbenen Wände: bunte Farben, lustige Gestalten, lachende Gesichter. Prächtige Topfpflanzen reckten sich aus großen Kübeln, Vasen präsentierten bunte Blumen.

»Sie haben es hübsch hier«, sagte Rieker anerkennend, während ihn die Geschäftsführerin in ein Besucherzimmer brachte.

Dr. Monika Kiepenbusch lächelte zufrieden. »Wir möchten, dass sich unsere Patienten wohlfühlen.«

»Einer von ihnen hat sich offenbar nicht sehr wohlgefühlt«, sagte Rieker, als sie sich an einem Tisch niederließen, auf dem mehrere Zeitschriften lagen. Eine Schlagzeile lautete: *Wie werde ich glücklich?* »Ich spreche von Adrian Ludson. Wir haben ihn heute Morgen tot auf einem Ausflugsboot an den Landungsbrücken gefunden.«

»Oh, das tut mir sehr, sehr leid«, erwiderte Monika Kiepenbusch betroffen. Sie war ein mütterlicher Typ, fand Rieker: etwa fünfundvierzig, etwas mollig, doch durchaus attraktiv, mit dunklem, schulterlangem Lockenhaar und spitzer Nase. »Was ist passiert?«

»Wir fanden ihn mit zahlreichen Stichverletzungen im Körper und einem Dolch in der Schläfe«, erklärte Rieker.

Kiepenbusch hob die Hand zum Mund. »Wie schrecklich!«

»Ja, es war bestimmt kein angenehmer Tod. Adrian Ludson wurde hier bei Ihnen behandelt, nicht wahr? Er war Patient im Sonnenblick.«

»Ja, ja«, murmelte die Geschäftsführerin. »Seit einer Woche. Er kam jeden Tag zu uns, und solange er hier war, ging es ihm besser, das hat er stets gesagt.«

»Weshalb kam er zu Ihnen?«, fragte Rieker. »Woran litt er?«

Kiepenbusch zögerte.

»Die ärztliche Schweigepflicht dient dazu, den Patienten zu schützen«, erklärte Rieker geduldig. »Hier gibt es niemanden mehr, den man schützen könnte. Ihre Angaben würden uns dabei helfen, diesen Fall zu klären, Doktor Kiepenbusch.«

»Ja, Sie haben recht. Bei Adrian … bei ihm wurde der Beginn einer paranoiden Schizophrenie diagnostiziert.«

»Was genau bedeutet das?«

»Er fühlte sich verfolgt«, sagte Kiepenbusch. »Und manchmal hörte er Stimmen, die ihm ›den Weg wiesen‹, wie er sich ausdrückte.«

»Stimmen?«

»Ja. So klar und deutlich, wie Sie meine Stimme hören.«

»Und Sie haben ihn behandelt.«

»Ja«, bestätigte die Geschäftsführerin. »Machen Sie sich keine Notizen?«

Rieker lächelte freundlich. »Ich hab ein gutes Gedächtnis. Sind Ihre Patienten nur tagsüber hier?«

»Die meisten von ihnen. Bei besonders kritischen Fällen – wenn sich der Zustand eines Patienten verschlimmert und wir keine andere Möglichkeit sehen – bieten wir auch Übernachtungen an. Zu diesem Zweck stehen vier Zimmer zur Verfügung.«

»Aber das war bei Adrian Ludson nicht nötig?«

Kiepenbusch schüttelte den Kopf. »Nein. Wie gesagt, wenn er bei uns war, ging es ihm schnell besser.«

»Haben Sie ihm Medikamente gegeben?«

»Ja.«

»Welche?« Als Rieker die Namen hörte, holte er doch Notizbuch und Stift hervor. »Könnten Sie das bitte wiederholen?«

Kiepenbusch nannte noch einmal die Namen der Arzneien. »Wissen Sie schon, wer ihn umgebracht hat?«

Rieker wich der Frage aus. »Kennen Sie Ludsons persönlichen Hintergrund?«

»Der Arzt, der ihn zu uns geschickt hat, kann Ihnen da vermutlich besser helfen. Doktor Heinrichs in Stade.«

Ein Psycho, dachte Rieker. Jemand, der sich verfolgt gefühlt und Stimmen gehört hatte. Es passte zu Kroges Selbstmord-Diagnose. Vielleicht hatte sich Adrian Ludson den Dolch in den Kopf gestoßen, um die Stimmen zum Verstummen zu bringen.

Er stand auf. »Danke, dass Sie sich Zeit für mich genommen haben, Doktor Kiepenbusch.«

Sie begleitete ihn zur Tür. »Da fällt mir ein ... Vielleicht gibt es da noch jemand anders, der Ihnen mehr über den armen Adrian sagen könnte.«

»Wer?«, fragte Rieker auf der Türschwelle. Vögel zwitscherten, das Wasser eines Springbrunnens plätscherte. Die Sonne schien warm und hell. Es war kein Tag, um sich einen Dolch in den Kopf zu rammen.

»Adrian hat von Harmony erzählt. Offenbar war er sehr stolz darauf.«

»Harmony?«

»Ein Unternehmen, das die neuen Smart Drugs herstellt«, sagte Monika Kiepenbusch. Sie blinzelte im Sonnenschein. »Sie haben auch uns welche angeboten. Adrian erzählte, dass er für Harmony arbeitet. Es klang so, als hätte er sich viel davon versprochen.«

»Haben Sie die Adresse von Harmony?«, fragte Rieker.

»Ich hole sie Ihnen.«

8 CAROLIN ALBERTS

Der Besucher stand am breiten Fenster und blickte in den parkartigen Garten. Er trug einen bleigrauen Anzug, der seine schlanke Gestalt betonte.

»Ist es nicht ein wundervoller Tag? Vor einer Stunde sind die letzten Nebelreste verschwunden, die Sonne scheint, es ist richtig warm geworden. Fast ein Sommertag, und das Anfang Mai.«

Er sprach akzentfreies Deutsch, stellte Carolin fest. Sie trug das Tablett zum Tisch des Empfangszimmers, das einem Salon ähnelte, und stellte es ab. Hinter ihr schloss Noah die Tür.

»Möchten Sie Kaffee, Monsieur Fournier?«, fragte Carolin.

Der Mann drehte sich um. Sie schätzte ihn auf etwa vierzig, er hatte dunkles kurzes Haar, glatte Wangen, wache graue Augen und das Gesicht eines Börsenmaklers, der es gewohnt war, seine Emotionen unter Kontrolle zu halten.

»Das ist sehr nett von Ihnen.« Fournier trat auf sie zu und streckte die Hand aus. »Frau Alberts, Herr Gunnason.«

»Bitte nehmen Sie Platz.« Carolin verteilte die Tassen, schenkte Kaffee ein und setzte sich in einen der vier großen, bequemen Sessel. Danach schlug sie die Beine übereinander und nahm Gilbert Fourniers Blick zur Kenntnis. Aber es war ein beiläufiger, kühler Blick, ohne Interesse.

Der Besucher trank einen Schluck, nachdem er sich gesetzt hatte, nickte anerkennend und deutete auf die gerahmten Fotos an den Wänden. Sie zeigten Menschen, junge und alte, in urbanen Landschaften.

»Gute Aufnahmen«, sagte er, die Tasse noch in der Hand. »Wirklich sehr gelungen. Die Bilder stammen von Ihnen, nicht wahr, Frau Alberts?«

Sie lächelte unverbindlich. »Ja. Ich fotografiere gern.« Es war eins von mehreren Hobbys, für die ihr leider allzu oft die Zeit fehlte.

»Sie haben etwas eingefangen«, sagte Fournier. »Eine Ausstrahlung. Die Menschen wirken zufrieden, einige von ihnen sogar glücklich, obwohl man es ihren Gesichtern nicht sofort ansieht. Und das trotz der manchmal eher tristen Hintergründe.« Fournier deutete auf ein Bild, das eine junge Frau zeigte, die dem Betrachter den Rücken zuwandte. Sie stand zwischen zwei alten Gebäuden, deren Fenster leer waren, ohne Glas. »Diese Frau, die man nur von hinten sieht … Vielleicht hat sie in einem der beiden Häuser gewohnt. Man kann das Gesicht nicht erkennen, aber trotzdem spürt man ihre Trauer. Und gleichzeitig vermittelt etwas den Eindruck von Hoffnung. Die Frau trauert um die Vergangenheit und erhofft sich eine bessere Zukunft.«

»Die Bilder haben eine Botschaft«, sagte Noah, der sich um Finanzen und Verwaltung kümmerte. Carolin sah den Schatten der Sorge in seinem Gesicht, vielleicht mit dem Auge der Fotografin. Sie hoffte, dass Gilbert Fournier es nicht bemerkte. »Unser Unternehmen versucht, die Welt ein kleines bisschen besser zu machen, indem wir Menschen helfen.«

Fournier stellte seine Kaffeetasse ab und saß mit geradem Rücken, ohne sich zurückzulehnen. »Bitte verzeihen Sie, wenn ich es ganz offen sage: Ihre Smart Drugs für ›physische und psychische Optimierung‹, wie es in einem Harmony-Slogan heißt, finden nicht gerade reißenden Absatz.«

»Wir sind ein Start-up«, erklärte Carolin. »Es dauert immer eine Weile, einen Markt zu öffnen. Unsere bisherigen Smarties sind nur der Anfang. Wir arbeiten an etwas Vielversprechendem. Man könnte sogar sagen: an etwas Revolutionärem.«

»Sie haben Schwierigkeiten mit der Zulassung«, entgegnete Fournier. »Das deutsche Arzneimittelgesetz ist recht streng. Wir könnten das neue Mittel außerhalb der EU genehmigen lassen.«

Mit »wir« meinte Gilbert Fournier den internationalen pharmazeutischen Konzern Kruither & Voch.

Der Mann von K & V öffnete seinen Aktenkoffer, entnahm ihm ein gefaltetes Blatt Papier und legte es in die Mitte des Tisches. »Das habe ich Ihnen mitgebracht. Ein Angebot.«

Carolin nahm das Blatt, entfaltete es und las eine Zahl. »Fünf Millionen Euro.« Sie lächelte erfreut. »Das ist sehr großzügig von Ihnen. Mit einer so hohen Beteiligung hatten wir nicht gerechnet.«

Fournier blieb ernst. »Es ist ein Übernahmeangebot, Frau Alberts. Wir würden Harmony gern kaufen.«

Aus dem Augenwinkel sah Carolin eine Unmutsfalte auf Noahs Stirn.

»Unser Unternehmen ist mindestens zehnmal so viel wert«, sagte er.

»Vielleicht war es das einmal, Herr Gunnason, aber inzwischen hat sich die Situation geändert. Tatsache ist: Die Banken geben Ihnen kein Geld mehr. Sie können nicht mehr investieren, nicht mehr forschen, nicht mehr weiterentwickeln. Ohne einen durchschlagenden Erfolg werden Sie in einigen Monaten Konkurs anmelden müssen.«

Carolin starrte auf das Papier in ihren Händen. »Wir brauchen … Bedenkzeit«, sagte sie vorsichtig.

Gilbert Fournier von Kruither & Voch stand auf. »Natürlich. Wir sind bereit, bis Freitag auf Ihre Antwort zu warten.«

»Drei Tage?«

»Ja. Und bitte denken Sie daran: Wenn Sie gezwungen sind, Konkurs anzumelden, verlieren Sie alles. Unsere fünf Millionen sind tatsächlich sehr großzügig. Bitte überlegen Sie es sich gut.« Er ging zur Tür. »Sie wissen, wie Sie mich erreichen können. Ich wünsche Ihnen einen schönen Tag.«

9 Carolin sah dem Mann nach, wie er draußen durch den Garten zur Straße ging, den Rücken noch immer gerade, den Kopf noch immer hoch erhoben.

»Ich mag ihn nicht«, sagte sie.

»Leider spielt es keine Rolle, ob du ihn magst oder nicht.« Noah trat ebenfalls zum Fenster und blieb neben ihr stehen.

»Fünf Millionen sind ein schlechter Scherz«, sagte sie. »Nachdem wir so viel Zeit und Geld in Harmony investiert haben ...«

Noah unterbrach sie mit einem Räuspern. »Wir stehen mit dem Rücken an der Wand. Ich bin vorhin bei der Bank gewesen. Ein neuer Kredit ist ausgeschlossen.«

Gilbert Fournier verschwand hinter der hohen Hecke am Ende des Gartens. Carolin fühlte kalten Zorn tief in ihrem Innern, wie einen Klumpen Eis im Magen.

»Wir sind kurz vor dem entscheidenden Durchbruch«, sagte sie.

»Wie kurz davor?«

Sie wandte sich Noah zu. Er kümmerte sich mit großem Geschick um die finanzielle Seite ihres Start-ups, aber auch er konnte das nötige Geld nicht einfach aus dem Hut zaubern. Er wusste natürlich, woran sie in den Laboratorien arbeiteten, ohne jedoch alle Einzelzeiten zu kennen.

Carolin sah Trauer in seinen braunen Augen, eine tiefe Niedergeschlagenheit, die ihr zu Herzen ging. Ihr gemeinsames Start-up – vor vier Jahren gegründet und »Harmony« genannt – war sein großer Traum von einer etwas besseren Welt und einem guten Leben. Er hatte gehofft, etwas bewirken zu können.

Sie hob die Hand zu seiner Wange und strich ihm über den rotbraunen Bart. »Wir schaffen es, Noah. Wir kriegen es hin.«

»Wann?«

»Wir sind nahe dran, ganz nahe dran.« Sie bemühte sich, überzeugt zu klingen. »Nur noch einige Wochen. Sleepless wird alle unsere Probleme lösen, auf einen Schlag.«

»Fournier hat uns drei Tage gegeben. Nächste Woche Dienstag ist eine große Zahlung fällig. Vielleicht kann ich die Gläubiger eine weitere Woche vertrösten, aber dann ist Schluss. Und Fournier hat recht. Wenn wir Konkurs anmelden, verlieren wir alles.«

Carolin suchte in seinem Gesicht nach Hinweisen darauf, was in seinem Kopf vor sich ging. »Du denkst doch nicht etwa daran, sein Angebot anzunehmen, oder?«

»Fünf Millionen … Mit fünf Millionen …« Noah gestikulierte hilflos. »Damit könnten wir noch einmal von vorn anfangen.«

Carolin blickte nach draußen. Eine Wolke schob sich vor die Sonne, Schatten strichen durch den Garten. »Alles noch einmal von vorn?«

Noah seufzte schwer. »Wie weit seid ihr? Ganz ehrlich?«

»Ich habe dafür gesorgt, dass die Entwicklung aller anderen Smarties hinter Sleepless zurückgestellt wird. Und wir sind fast am Ziel, Noah. Die letzten Testergebnisse waren sehr vielversprechend, vielleicht müssen wir die Formel nicht mehr ändern.«

»Bis wir eine Zulassung bekommen, könnte es zu spät sein.«

Carolin holte tief Luft. »Ich kenne da jemanden, der die ganze Sache etwas beschleunigen könnte.«

»Arents?« Noah schnitt eine Grimasse. »Du willst mit ihm …? O ja, das gefällt mir«, sagte er sarkastisch, »das gefällt mir wirklich.«

Sie schlang die Arme um ihn. »Ich lasse mir von jemandem wie Fournier nicht die Früchte meiner jahrelangen Arbeit nehmen. Auf keinen Fall. Das mit Arents wäre bei Weitem das kleinere von zwei Übeln.«

»Aber …«

Es klopfte an der Tür.

Carolin wich von Noah zurück. »Ja?«

Die tüchtige Dorothea vom Empfang sah herein. »Ein Kommissar Rieker möchte Sie sprechen.«

10 ALEXANDER RIEKER

Das Anwesen lag eingebettet zwischen zwei sanften Hügeln, halb hinter einer hohen Hecke verborgen. Auf der linken Seite strömte die Elbe hinter hoch aufragenden, Schatten spendenden Bäumen. Ein Containerschiff, ein blau-roter Riese aus Stahl, glitt dort auf den Hamburger Hafen zu.

Rieker war an mehreren teuren Villen vorbeigefahren. Eine noble Gehend, der Wohnort von Oskar Brois, bevor ihn der Immobilienskandal ins Gefängnis gebracht hatte.

Ein Mann in einem bleigrauen Anzug kam Rieker entgegen, als er vor Harmonys offenem Tor anhielt und vom Rad stieg. Der Mann hatte die schlanke Statur eines Sportlers und bewegte sich mit der Selbstsicherheit von jemandem, der es gewohnt war, Verantwortung zu tragen und wichtige Entscheidungen zu treffen; Rieker hatte ein Auge für so etwas. Der Blick des Mannes streifte ihn, graue Augen musterten ihn kurz, dann stieg der Mann in eine silbergraue Limousine auf dem Parkplatz neben dem Tor, nahm im Fond Platz, hinter abgedunkelten Scheiben, und der Fahrer lenkte den Wagen auf die Straße.

Rieker trat durchs Tor, lehnte das Rad an die hohe Hecke und schritt über den Weg zum Eingang, vorbei an Bäumen, blühenden Büschen und Blumenbeeten, die geometrische Muster bildeten. Als der Weg einen Bogen beschrieb, sah er weitere weiße Gebäude hinter dem ersten, keins von ihnen höher als die

Bäume, die sie umgaben; vom Elbufer aus waren sie sicherlich kaum zu sehen. Die Glastür des Eingangs öffnete sich vor ihm automatisch, und er betrat einen Raum wie die Lobby eines modernen Hotels. Die Frau am Tresen sah auf und lächelte.

»Mein Name ist Dorothea«, stellte sie sich vor. »Wie kann ich Ihnen helfen?«

»Ich bin Alexander Rieker.« Er zeigte seinen Ausweis.

Dorothea wölbte die Brauen. »Kriminalpolizei?«, fragte sie.

»Von der Mordkommission«, präzisierte Rieker. »Ich würde gern mit jemandem sprechen, der Auskunft über Ihr Personal geben kann. Am besten mit dem Geschäftsführer.«

Die junge, augenscheinlich besorgte Dorothea stand auf. »Natürlich. Bitte haben Sie einen Moment Geduld.«

Sie verschwand in einem nahen Flur, kehrte aber schon nach kurzer Zeit zurück.

»Bitte hier entlang, Herr Kommissar.«

Sie führte Rieker in ein Zimmer mit zwei Personen, einem Mann und einer Frau. Der Mann war kräftig gebaut, hatte einen rotbraunen Vollbart und etwas dunkleres, mittellanges Haar, hinter die Ohren zurückgestrichen. Er trug keinen Anzug, sondern eine helle Leinenhose und ein graues Hemd. Rieker schätzte ihn auf Mitte dreißig. Die Frau war einige Jahre jünger, ebenso groß wie der Mann und eine echte Schönheit, gehüllt in eine Aura klassischer Eleganz. Ihr kurzer mintgrüner Rock zeigte viel von den wohlgeformten langen Beinen, und die weiße Bluse darüber betonte die Brüste, ohne sie zu sehr hervorzuheben. Glattes, schulterlanges schwarzes Haar umrahmte ein Gesicht mit vollen Lippen, gerader Nase und großen Augen fast in der gleichen Farbe wie der Rock.

Die Frau reichte ihm die Hand. »Ich bin Carolin Alberts, und das ist Noah Gunnason. Wie können wir Ihnen helfen?«

Das war erstaunlich genug, fand Rieker. Sie fragte nicht: »Um Himmels willen, was ist passiert?«, und sie sprach ruhig und gefasst.

»Gehören Sie zur Geschäftsleitung?« Rieker warf einen Blick

über die Schulter. Dorothea hatte die Tür geschlossen und war vermutlich zum Empfangstresen zurückgekehrt.

»Wir sind die Inhaber.« Carolin Alberts deutete auf den Mann. »Mein Partner Noah und ich. Oh, bitte entschuldigen Sie. Nehmen Sie Platz.«

Drei Kaffeetassen standen auf dem Tisch, wie Rieker bemerkte. Offenbar hatten Alberts und Gunnason Besuch gehabt. Ihm fiel der Mann im bleigrauen Anzug ein, den er draußen gesehen hatte.

»Sie sind von der Kriminalpolizei, hat uns Dorothea mitgeteilt«, sagte Gunnason, als sie saßen. »Von der Mordkommission. Wer ist ermordet worden?«

»Heute Morgen wurde die Leiche von Adrian Ludson bei den Landungsbrücken von St. Pauli gefunden. Ein Dolch steckte in seiner Schläfe.«

»Na so was«, murmelte Gunnason.

»Ach, der arme Adrian«, sagte Carolin Alberts.

»Er hat für Sie gearbeitet, nicht wahr?«

»Ja«, bestätigte Alberts. »Ja, er hat für uns gearbeitet. Er gehörte zu unseren Testpersonen.«

»Testpersonen?«

»Männer und Frauen, die unsere Produkte testen«, erklärte Carolin Alberts bereitwillig. »Sie probieren sie aus, unter kontrollierten Bedingungen.«

»Und in uneingeschränkter Kenntnis der Risiken, die damit verbunden sind«, fügte Noah Gunnason hinzu.

»Ja«, bestätigte Alberts. »Im frühen Stadium lassen sich Nebenwirkungen nicht ausschließen.«

Rieker stellte sich vor, was das bedeutete. »Menschliche Versuchskaninchen?«

Carolin Alberts lächelte nachsichtig. »Nein, ganz und gar nicht. Es handelt sich hierbei um Entwicklungsarbeit. Zur Perfektionierung fast fertiger und nahezu marktreifer Produkte. Wir stellen Smart Drugs her, auch ›Smarties‹ genannt. Wissen Sie, was Smart Drugs sind, Herr Rieker?«

Es klang nicht herablassend, sondern freundlich und hilfsbereit. Gesicht, Stimme und Haltung vermittelten die Botschaft: Ich bedauere zutiefst, was mit Adrian Ludson geschehen ist, und ich bin bereit, alles zu tun, um bei der Aufklärung dieses Falls zu helfen.

»Sogenannte Lifestyle-Medikamente, nicht wahr?«

Alberts nickte. »Sie verbessern Konzentration, Aufmerksamkeit und Aufnahmefähigkeit, erhöhen Intelligenz, Denkfähigkeit und Kreativität.«

»Tuning für das Gehirn.«

»So könnte man es nennen, Herr Rieker«, sagte Gunnason. »Vorstellungsvermögen, Verstehen, Erinnerung ... alles wird auf ein höheres Niveau gehoben. Solche Mittel eignen sich besonders gut für Studium und Beruf, und genau deshalb hat sich Adrian Ludson zur Mitarbeit entschlossen. Weil er sich davon bessere Leistungen im Studium erhoffte. Er hat Medizin studiert, hier in Hamburg, und deshalb wusste er noch besser als die meisten anderen, worauf er sich einließ.«

Carolin Alberts hob wie beschwichtigend die Hand. »Was nicht heißen soll, dass das Risiko sehr hoch war. Wie gesagt, das Produkt, das Adrian nahm, war so gut wie fertig. Wir haben beim Bundesinstitut für Arzneimittel und Medizinprodukte bereits die Zulassung beantragt. Adrian war sehr zufrieden und voll des Lobes.«

Rieker dachte an die sechzehn Stichwunden in Adrian Ludsons Körper und den Dolch in seiner Schläfe. »Was genau hat Ludson von Ihnen bekommen?«

Carolin Alberts und Noah Gunnason wechselten einen Blick.

»Keine Sorge«, sagte Rieker, »ich verrate der Konkurrenz nichts.«

»Unser neues Produkt heißt ›Sleepless‹«, antwortete Alberts. »Schlaflos.«

»Das Gegenteil von einer Schlaftablette?«, fragte Rieker.

»Davon gibt es reichlich«, erklärte Noah Gunnason. »Aufputschmittel. Amphetamine und dergleichen. Kokain, Speed und andere Drogen. Damit haben wir natürlich nichts zu tun.«

»Natürlich«, murmelte Rieker misstrauisch.

»Kennen Sie NZT-48?«, fragte Alberts.

Rieker schüttelte den Kopf. »Nicht, dass ich wüsste.«

»Dann haben Sie den Film ›Ohne Limit‹ vermutlich nicht gesehen.«

»Oh, ich lese lieber.«

»In dem Film – es gibt übrigens auch eine Fernsehserie – bewirkt eine synthetische Droge namens NZT-48, eine Smart Drug, erhebliche Leistungssteigerungen des menschlichen Gehirns. Der Protagonist ist damit zu Dingen fähig, die ihm vorher unmöglich waren. Er wird zu einem Genie, das es zu Reichtum und Macht bringt.«

»Gibt es so etwas wirklich?«

»Nein«, sagte Alberts, »noch nicht. Aber irgendwann könnte tatsächlich etwas wie NZT-48 auf den Markt kommen. Wer auch immer es entwickelt, produziert und verkauft …«

»… darf damit rechnen, steinreich zu werden«, vervollständigte Rieker den Satz.

»Ganz gewiss. Wir sind auf dem Weg dorthin.« Carolin Alberts lächelte erneut. »Sleepless ist zweifellos ein Schritt in die richtige Richtung.«

»Wie wirkt es? Eben haben Sie gesagt, Adrian Ludson nahm es in der Hoffnung, bessere Leistungen in seinem Medizinstudium zu erreichen.«

»Er hat es nicht nur gehofft«, warf Gunnason ein. »Unser Produkt hat bei ihm genau so gewirkt, wie es wirken soll. Das Studium fiel ihm erheblich leichter. Und außerdem bekam er auch noch Geld von uns. Ein doppelter Vorteil für ihn.«

»Sleepless reduziert das Schlafbedürfnis«, erklärte Carolin Alberts. »Wer es regelmäßig nimmt, kommt mit weniger Schlaf aus, ist wacher und geistig leistungsfähiger. Aber«, sie hob den Zeigefinger, »es handelt sich nicht um ein Aufputschmittel. Die natürliche Regeneration des Gehirns wird gefördert, der biochemische Austausch von Informationen zwischen den Neuronen stimuliert. Man kann weniger schlafen, ohne einen Preis dafür zu bezahlen. Auch nach Wochen droht kein Kollaps. Die üblichen Symptome fortgesetzten Schlafentzugs wie Reizbarkeit, Vergesslichkeit, Schwächung des Immunsystems, Verlangsamung des Reaktionsvermögens und kognitive Störungen bleiben vollständig aus.«

»Und man wird nicht müde«, fügte Gunnason hinzu. »Man braucht einfach weniger Schlaf und bleibt die ganze Zeit wach und fit.«

»Wer Sleepless nimmt, hat mehr vom Leben«, sagte Alberts.

»Na ja, das kann man von Adrian Ludson nicht behaupten«, entgegnete Rieker. »Wäre es möglich, dass die Einnahme von Sleepless etwas mit seinem Tod zu tun hat?«

»Das ist völlig ausgeschlossen«, sagte Noah Gunnason sofort.

Carolin Alberts ließ sich etwas mehr Zeit. Sie überlegte sich ihre Worte. »Ich weiß nicht, wo es eine Verbindung zwischen Sleepless und Adrians Ermordung geben könnte.«

»Seit wann hat er als Testperson für Sie gearbeitet?«

»Seit einem Monat«, antwortete Alberts. »Und er war immer guter Dinge. Ich kann Ihnen seine Berichte zeigen, wenn Sie möchten.«

»Jeder unserer Probanden ist zu einem kurzen täglichen Bericht verpflichtet«, erläuterte Gunnason.

»Hat Adrian Ludson in seinem Bericht Depressionen erwähnt?«, fragte Rieker. »Oder dass er sich verfolgt gefühlt und Stimmen gehört hat?«

Carolin Alberts sah ihn groß an und bewies mit den nächsten Worten, dass sie sehr aufmerksam und intelligent war. »Ich glaube, Sie haben uns noch nicht alles gesagt, Herr Rieker.«

»Es besteht die Möglichkeit, dass Adrian Ludson Selbstmord begangen hat. Auf eine ziemlich scheußliche Art und Weise. Mit sechzehn Messerstichen in den Leib und schließlich einem Dolchstoß in den Kopf.«

Carolin Alberts schien etwas blasser zu werden. »Weshalb

sollte sich jemand auf so schreckliche Weise das Leben nehmen?«

»Paranoide Schizophrenie«, sagte Rieker. »Wäre das ein plausibler Grund?«

Alberts schüttelte langsam den Kopf. »Adrian war nicht krank, er war stabil, in sich gefestigt. Alle Kandidaten werden gründlich untersucht und durchgecheckt, bevor wir sie in unser Testprogramm aufnehmen. Es wäre absolut verantwortungslos, einer psychisch kranken Person Smart Drugs zu geben.«

Rieker betrachtete ihr Gesicht. Wie auch immer hier die Rollen verteilt waren, Carolin Alberts schien diejenige zu sein, die letztendlich entschied. »Ludson wandte sich an seinen Hausarzt in Stade, Doktor Heinrichs«, sagte er, »und der verwies ihn an die Psychiatrische Tagesklinik Sonnenblick hier in Hamburg, in Altona. Dort war er seit einer Woche in Behandlung, wegen paranoider Schizophrenie.«

Diesmal bestand kein Zweifel – die Farbe wich aus Alberts Wangen. Sie hielt sich unter Kontrolle, ihr Gesichtsausdruck blieb freundlich, die entspannte Haltung änderte sich nicht. Aber Rieker erkannte, dass sie nicht nur betroffen war, sondern auch sehr besorgt.

»Er hat uns nichts davon gesagt!« Es klang ein wenig defensiv von Gunnason, fand Rieker.

»Wenn die Tagesklinik nichts von Sleepless wusste, wenn Adrian Psychopharmaka bekommen hat …« Carolin Alberts atmete tief durch, und Rieker nahm zur Kenntnis, wie sich dabei ihre Brust hob. Er sah nicht hin, das hatte er sich abgewöhnt, aber manchmal war der männliche Instinkt in ihm stark. »In dem Fall kann es zu gefährlichen Wechselwirkungen zwischen den Psychopharmaka und unserem Produkt gekommen sein. Die Folgen wären …« Sie suchte nach einem geeigneten Wort. »… unabsehbar. Unsere Kandidaten werden ausdrücklich darauf hingewiesen. Es steht in den Bedingungen des Testprogramms: Während der Einnahme von Sleepless sind Medikamente jedweder Art streng untersagt. Ohne unsere Genehmigung hätte Adrian nicht einmal ein Aspirin nehmen dürfen, von Neuroleptika, also Mittel gegen Psychosen, ganz zu schweigen.«

»Allem Anschein nach hat sich Adrian Ludson über dieses Verbot hinweggesetzt«, stellte Rieker fest.

»Aber wenn es wirklich Selbstmord war, Herr Rieker ...«, sagte Carolin Alberts. »Warum sind Sie dann hier? Ich meine, die Mordkommission ermittelt doch nicht bei einem Suizid, oder?«

Rieker stand auf. »Wir ziehen alle Möglichkeiten in Betracht. Frau Alberts, Herr Gunnason ... Ich danke Ihnen sehr für Ihre Hilfsbereitschaft.«

Draußen, auf dem Weg zum Fahrrad an der Hecke, holte Rieker sein stumm geschaltetes Handy hervor. Zwei verpasste Anrufe, einer von Clemens Kowalski, dem Leiter der Mordkommission, der andere von Charlotte.

Er blieb neben der Hecke stehen, rief die Telefonnummer des Büros auf und drückte die grüne Taste.

»Hallo, Alex«, meldete sich Charlotte, die seine Nummer auf dem Display sah.

»Neuigkeiten?«, fragte Rieker. Er richtete den Blick auf das weiße Gebäude, ob er womöglich von einem der Fenster aus beobachtet wurde, von Alberts und Gunnason.

»Kowalski hat angerufen«, antwortete Charlie. »Offenbar liegt ihm bereits Kroges Bericht vor. Er sagte etwas von ›Wo kein Mord, da auch keine Mordermittlungen‹.«

»Was? Ich hab nicht verstanden. Die Verbindung ist schlecht. Ich mache einen Abstecher nach Stade, zu einem gewissen Doktor Heinrichs.«

»Mit dem Rad?«, fragte Charlie verwundert.

»Und ja, mit dem Rad, falls du dich das fragen solltest. Es ist ein schöner Tag, und ich habe nichts Besseres zu tun. Bis später!«

Rieker steckte das Handy ein und radelte los.

11 CAROLIN ALBERTS

Carolin sah aus dem Fenster und beobachtete, wie Rieker durch den Garten ging, zum Tor, wo er sein Fahrrad an der hohen Hecke abgestellt hatte.

»Er ist mit dem Rad gekommen«, sagte Noah neben ihr.

Ein schlanker, sehr sportlicher Mann, um die fünfzig, schätzte Carolin, ein Kommissar der Mordkommission in Jeans, Hemd und weißblauen Sneakern, das aschblonde Haar kurz. Die Offenheit in seinen blaugrauen Augen hatte ihr gefallen.

Er telefonierte kurz mit seinem Handy, bevor er davonradelte.

»Was hältst du von ihm?«, fragte Noah.

»Ein freundlicher Mann«, antwortete Carolin spontan und fügte hinzu: »Aber er trägt die Freundlichkeit wie eine Maske. Dahinter steckt ein messerscharfer Verstand.«

»Wir haben uns nichts zuschulden kommen lassen.«

»Manchmal genügt das nicht. Sagt dir sein Name etwas?«

»Rieker?« Noah schüttelte den Kopf.

»Du hast nur Zahlen, Bestimmungen und Verträge im Sinn«, sagte Carolin liebevoll. Manchmal vergaß Noah den ziemlich großen Rest der Welt. »Vor einigen Monaten, der Immobilienskandal um Innensenator Oskar Brois.«

»Er kam ins Gefängnis, nicht wahr? Brois, meine ich.«

»Ja. Und rate mal, wer ihn ins Gefängnis gebracht hat.«

»Rieker?«

»Genau. Alexander Rieker von der Kriminalpolizei.« Carolin sah wieder nach draußen und ließ den Blick durch den menschenleeren Garten schweifen. »Von der *Mord*kommission. Man munkelt, dass er auf eigene Faust ermittelt hat, weil Oskar Brois ein Verhältnis mit seiner Ex hatte. Offenbar lag ihm die Trennung schwer im Magen. Vielleicht hat er gehofft, seine Ehe doch noch retten zu können.«

»Und Oskar Brois machte diese Hoffnung zunichte?«

»So könnte es gewesen sein«, sagte Carolin. »Die Leute reden viel, das eine oder andere ist sicher erfunden. Die linke Presse hat ihn gefeiert, insbesondere bei den Anarchos galt er als Held. Die Rechten hielten ihn für einen Unruhestifter und Miesmacher. Schlimmer noch, für jemanden, der ihre Geschäfte ruiniert hat. Die Bürokraten wiesen darauf hin, er habe gegen die Regeln verstoßen und die Grenzen seiner Zuständigkeit weit überschritten. Brois hatte Freunde mit Einfluss. Einige von ihnen waren vielleicht ebenfalls in den Skandal verwickelt, ohne dass ihre Namen bekannt wurden. Sie haben jedenfalls für ein mildes Urteil gesorgt, nur ein Jahr, der Rest auf Bewährung. Rieker bekam ein Disziplinarverfahren, soweit ich weiß.«

»Aber er ist noch immer bei der Kriminalpolizei, noch immer bei der Mordkommission.«

»Das ist er, ja.«

»Ein Mann, der mit dem Kopf durch die Wand geht und gegen Regeln verstößt«, sagte Noah. »Eigensinnig und … dumm?«

»Nein, dumm ist er gewiss nicht«, widersprach Carolin. »Alles andere als das. Rieker scheint mir jemand zu sein, der nach eigenen Regeln lebt und sich in erster Linie seinem Gewissen verpflichtet fühlt. Solche Menschen sind selten geworden, Noah. Und sie können sehr, sehr gefährlich sein.«

»Uns trifft keine Schuld«, betonte Noah noch einmal.

Carolin war in Gedanken längst ein Stück weiter. Sie wandte sich vom Fenster ab, ging einige Schritte, blieb am Tisch stehen und blickte auf Gilbert Fourniers Kaffeetasse.

»Weißt du, was passiert, wenn die Sache mit Adrian bekannt wird?«

»Ob es Mord oder Selbstmord war, wir haben nichts damit zu tun.«

»Allein die *Möglichkeit*, allein der *Verdacht*, dass Sleepless etwas damit zu tun hat, könnte uns ruinieren. Endgültig, für immer, aus und vorbei.«

Carolin fühlte sich plötzlich am Rand eines Abgrunds stehen, mit den Zehen über einer bodenlosen Tiefe.

»Adrian, dieser verdammte Idiot!«, entfuhr es ihr. »Wenn er Neuroleptika genommen hat, kann praktisch *alles* passiert sein!«

»Soll ich bei der Klinik nachfragen, was er bekommen hat?«

Für einen Moment schien sich alles um Carolin zu drehen, und sie glaubte zu fallen, in den dunklen Abgrund direkt vor ihr. Sie atmete etwas schneller, schloss die Augen und öffnete sie wieder.

»Wir müssen jetzt schnell sein, Noah«, sagte sie. »Wir brauchen die Zulassung für Sleepless, sofort. Wir müssen Sleepless auf den Markt bringen und allen zeigen: Wer unser Produkt nimmt, hat ein besseres Leben. Sprich noch einmal mit den Banken und Gläubigern. Sag ihnen, dass wir gerade eine große Marketingkampagne vorbereiten und Sleepless noch in dieser Woche auf den Markt bringen.«

»Noch in dieser Woche?« Noah sah sie aus großen Augen an.

»Und ruf Arents an«, fuhr Carolin fort. »Vereinbar einen Termin mit ihm. Sag ihm, dass ich ihm alle Unterlagen bringe. Heute Abend um acht. Er lehnt nicht ab, da bin ich sicher. Auf eine solche Gelegenheit hat er lange gewartet.«

Noah machte ein finsteres Gesicht.

Carolin hauchte ihm einen Kuss auf die Lippen. »Es muss sein, es geht nicht anders.«

»Und du? Was hast du vor?«

Carolin war bereits an der Tür. »Ich gebe den Leuten im Labor Bescheid. Und ich mache beim Marketing Dampf. *All in*, Noah. Wir gehen *all in*. Etwas anderes bleibt uns nicht übrig.«

12

Den Kopf voller Gedanken, schritt Carolin durch Harmonys Laboratorium, das aus sechs großen Räumen bestand. Der größte von ihnen, der »Hexenkessel«, enthielt die Becken und Öfen, in denen neue chemische Verbindungen gewaschen und gebacken wurden. Dort stellte sie sich ans Sichtfenster, beobachtete ölige Flüssigkeiten in Bottichen und die hell erleuchteten Backöfen.

Von den fünf anderen Zimmern blieben vier den Entwicklern vorbehalten, dort arbeiteten Biochemiker mit Computerspezialisten zusammen. Man simulierte die Wirkung neuer, für Smart Drugs infrage kommender Substanzen auf den menschlichen Organismus und das Nervensystem bis in die kleinsten Details, was viel Rechenpower und spezielle Algorithmen aus dem Bereich der künstlichen Intelligenz erforderte. Tierversuche gab es keine; dagegen hatte sich vor allem Noah von Anfang an ausgesprochen. Die Computersimulationen erfüllten den gleichen Zweck, waren viel schneller und lieferten Ergebnisse, die direkt in den Produktionsprozess übertragen werden konnten.

»Wie weit sind wir mit Sleepless?«, fragte sie immer wieder und bekam zur Antwort: »Wir sind fast fertig. Nur noch ein kleines Stück des Weges liegt vor uns, ein letzter Schritt.«

Carolin ließ sich ihre Unruhe nicht anmerken, sie lächelte und sprach in einem gelassenen Ton. »Lassen Sie uns diesen letzten Schritt noch heute machen, alles andere soll ruhen. Das Ziel, es ist so nahe, vielleicht erreichen wir es noch heute, wenn wir uns bemühen, oder spätestens morgen.«

Ihr Lächeln wirkte ansteckend, sie säte Optimismus, Zuversicht und Eifer, und die Männer und Frauen, viele von ihnen jung, setzten ihre Arbeit mit erneuertem Enthusiasmus fort.

Im sechsten Zimmer des Labors, einem Aufenthaltsraum, der auch als »Thinktank« diente – ein Ort für den Austausch von Ideen –, sprach sie von einer großen Zukunft für Harmony und alle, die mit dem Start-up zu tun hatten, das sie gemeinsam aufgebaut hatten. Der große Durchbruch, betonte sie, stehe unmittelbar bevor.

Sie besuchte Mika und Helena vom Marketing, die natürlich längst alles für die große Werbekampagne vorbereitet hatten und nur noch auf den Startschuss warteten. Soziale Medien, Streaming-Dienste, TV und Kino, die Monitore in U- und S-Bahn, Großplakate, Anzeigen in Zeitungen, Zeitschriften und digitalen Magazinen – ein Knopfdruck genügte, und die Welt würde von »Sleepless« erfahren, der neuen Smart Drug, die das Leben leichter, länger und lebenswerter machte.

Zwei Stunden später saß Carolin in ihrem Büro in der Entwicklungsabteilung. Sie legte beide Hände auf die Schreibtischplatte, wie um einen Ruhepunkt zu finden, einen Anker, der ihr Halt gab. Ihre Gedanken flogen und tanzten noch immer, gingen alle Möglichkeiten durch, verwarfen Ideen, drehten andere hin und her.

Dies war der entscheidende Moment. Die nächsten Tage brachten entweder völligen Ruin oder einen Erfolg, der Harmony ganz nach oben bringen konnte.

Carolin betrachtete das Bild an der gegenüberliegenden Wand, ein nicht am Computer bearbeitetes Schwarz-Weiß-Foto, das auch im Besucherzimmer hing. Es zeigte, von hinten gesehen, eine junge Frau, die zwischen zwei alten Gebäuden stand, die Fenster leer, ohne Glas, die Türen offen. Unkraut wuchs aus Rissen im Asphalt der Straße. Es herrschte eine graue Dämmerung ohne Schatten, mit dunklen Wolken am Himmel, doch am Horizont vor der Frau glühte Licht durch eine Lücke in der Wolkendecke.

Man konnte ihr Gesicht nicht sehen, und doch spürte der Betrachter, dass die junge Frau traurig und hoffnungsvoll zugleich war. Es gab keine Resignation in ihr, nur die Gewissheit, dass sie etwas zurückließ und gleichzeitig Neues erwartete.

Plötzlich breitete sich Ruhe in Carolin aus. Sie wusste, was es zu tun galt. Der letzte endgültige Beweis, dass Sleepless harmlos war und dem Menschen das versprochene Geschenk machte.

Sie öffnete die Schreibtischschublade und holte eine kleine

elfenbeinfarbene Schatulle hervor, die grüne Pillen enthielt. Ohne zu zögern, nahm sie zwei davon und schluckte sie.

13

Carolin erwachte mitten in der Nacht in einem fremden Bett. Neben ihr schlief Dr. Felix Arents, Leiter der Zulassungsabteilung beim Bundesinstitut für Arzneimittel und Medizinprodukte, ein Mann in mittleren Jahren, nicht unattraktiv.

Aber ob attraktiv oder nicht, darauf kam es nicht an. Er hatte Einfluss, er konnte entscheiden, seine Unterschrift zählte. Und er würde unterschreiben, da war sich Carolin sicher. Immerhin hatte sie ihm weitere Treffen in Aussicht gestellt, und mit den Sleepless-Unterlagen war alles in Ordnung. Es wurde kein Gesetz gebrochen; es ging nur darum, die ganze Angelegenheit zu beschleunigen.

Sie sah auf die Uhr – es war kurz nach drei.

Es geschah nicht zum ersten Mal, dass sie mitten in der Nacht wach wurde, aber meistens schlief sie sofort wieder ein. Diesmal war es anders. Sie *fühlte* sich anders: ruhig, entspannt, vollkommen ausgeschlafen, jeder Gedanke klar wie Glas, ohne den geringsten Hauch von Benommenheit.

Sie strich die Decke zurück und stand lautlos auf. Arents murmelte leise im Schlaf, bewegte sich aber nicht. Carolin trat ans Fenster, blickte hinaus und beobachtete, wie sich der Mondschein auf der Außenalster spiegelte.

Carolin wandte sich vom Fenster ab, öffnete die Tür des Schlafzimmers und begann mit einer Wanderung durchs Haus. Sie ging die Treppe hinunter, schaltete unten eine Stehlampe ein, sah sich die große Küche und das Esszimmer an und betrachtete die Fotos auf einer Vitrine.

Mehrere von ihnen zeigten eine Frau, die ihr zu jung erschien, um als Partnerin für Arents infrage zu kommen. Vielleicht eine Tochter? Was wusste sie von ihm? So gut wie nichts.

Hellwach stand Carolin in halbdunkler Stille, überlegte und hatte eine Idee. Sie kehrte in die Küche zurück, sah im Kühlschrank und in der Speisekammer nach und lächelte – sie würde Felix Arents mit einem opulenten Frühstück überraschen.

Doch bis dahin blieb noch Zeit, mindestens drei bis vier Stunden. Auf leisen Sohlen ging sie die Treppe hoch, nahm einen Bademantel aus dem Garderobenschrank, streifte ihn unten im Kaminzimmer über, wählte ein Buch, sank in den großen, bequemen Ledersessel und begann zu lesen.

»Das nenne ich eine angenehme Überraschung«, sagte Felix Arents Stunden später am Frühstückstisch. »Womit habe ich einen solchen Luxus verdient?«

Carolin schenkte ihm ihr schönstes Lächeln. »Lass es dir schmecken.«

Arents deutete auf die Speisen. »Das ging nicht im Handumdrehen. Seit wann bist du schon auf den Beinen?«

»Seit drei Uhr in der Nacht.«

»Konntest du nicht schlafen? Habe ich geschnarcht?«

Carolin lächelte erneut. »Ich musste nicht schlafen.« Sie trank einen Schluck Kaffee, ohne den Blick von Arents abzuwenden. »Wie wäre es, wenn du jeden Tag drei, vier oder fünf Stunden mehr Zeit hättest? Für all die Dinge, die du gern tun würdest.«

»Mit dir?«

»Wer weiß«, sagte sie freundlich.

»Bis zu fünf Stunden mehr pro Tag …« Arents dachte darüber nach. »Das wäre eine feine Sache. Ich habe ständig das Gefühl, dass mir Zeit fehlt. Du meinst Sleepless, nicht wahr?«

»Die Unterlagen, die ich dir gestern mitgebracht habe, sind eine Sache«, sagte Carolin. »*Ich* bin eine ganz andere.« Sie griff nach ihrer Handtasche und holte die kleine elfenbeinfarbene Schatulle daraus hervor. »Und ich hab noch etwas anderes für dich, Felix, ein kleines Geschenk.«

Carolin öffnete die Schatulle mit den grünen Pillen. Sie nahm eine, steckte sie in den Mund und trank erneut aus ihrer Kaffeetasse. Dann schob sie die Schatulle über den Tisch.

»Gestern Nachmittag habe ich Sleepless zum ersten Mal genommen, und in der vergangenen Nacht sind mir bereits einige Stunden geschenkt worden. Es ist keine Schlaflosigkeit. Ich bin nicht müde. Ganz im Gegenteil, ich fühle mich vollkommen ausgeschlafen. Was auch immer dieser Tag bringen mag, ich bin bereit.«

Felix Arents blickte auf die Schatulle.

»Eine pro Tag, das ist die Dosis«, fuhr Carolin fort. »Möchtest du ein besseres, längeres Leben? Möchtest du mehr Zeit für all die Dinge, die dich interessieren? Sieh mich an, mir hat Sleepless nicht geschadet.« Sie hob die Kaffeetasse wie zu einem Trinkspruch. »Sei wach und lebe!«

Arents zögerte nicht länger, nahm eine der grünen Pillen und schluckte sie.

»Ich bin gespannt«, sagte er.

Carolin zwinkerte ihm zu. »Du wirst nicht enttäuscht sein.«

HEUTE

14 KONSTANTIN ABSCHIED

REGGIO CALABRIA

Der Sarg aus pechschwarzem Ebenholz ruhte auf rotem Samt, und zu beiden Seiten brannten dicke weiße Kerzen, jede von ihnen einen Meter lang. In ihrem Schein glänzten die silbernen Griffe des Sargs, der Rest der kleinen Kapelle blieb in gnädigem Schatten.

Nur noch wenige Personen saßen auf den Bänken weiter hinten: Sofia Benedetta Cutri, Don Micheles Frau, flankiert von ihren beiden Söhnen Achille und Marco, sowie einige Onkel und Tanten. Die Bestatter warteten beim Eingang, zusammen mit mehreren Leibwächtern, die ebenfalls schwarze Anzüge trugen, mit Waffen unter den Jacketts.

Konstantin stand vorn neben dem kleinen Altar, nur einen Schritt von Don Michele entfernt, der den Kopf gesenkt hielt und zu beten schien. Als er schließlich die Hand hob und winkte, verklang die leise Trauermusik, und für einige Sekunden war es still in der Kapelle.

»Marco«, sagte Don Michele gerade laut genug, »bring deine Mutter nach draußen. Wir kommen gleich nach. Bitte …« Er hob die Stimme ein wenig und sprach zu den Bestattern und Leibwächtern. »Lasst mich einen Moment allein mit meinem Sohn.«

Als der große, dunkle Achille ebenfalls gehen wollte, gebot Don Michele: »Nein, Achille, du bleibst hier. Ich brauche dich noch.«

Konstantin räusperte sich. »Möchten Sie, dass ich …?«

»Nein«, unterbrach ihn Don Michele. »Bleib!«

Er trat vor und legte beide Hände auf den Sarg. Der obere Teil war geöffnet, damit die Trauergäste Abschied von Dario Cutri nehmen konnten. Die Bestatter hatten gute Arbeit geleistet. In seinem friedlichen Gesicht zeigte sich nichts von der Dummheit, die ihn umgebracht hatte.

»Mein Sohn«, sagte Don Michele leise. »Dario.«

Achille näherte sich, ein großer Mann, der selbst in einem weißen Anzug dunkel gewirkt hätte. »Vater?«

»Erzähl es mir noch einmal, Kosta«, sagte Don Michele, die Hände noch immer auf dem Sarg. »Wie es passiert ist. Wie Dario gestorben ist.«

Konstantin wiederholte seinen Bericht. Er sprach nicht von Dummheit, sondern von Mut und Entschlossenheit, von Darios Willen, sich zu beweisen.

»Er war immer ein Hitzkopf.« Don Michele löste die Hände vom Sarg, drehte sich halb um und wechselte einen Blick mit Achille.

»Er war sehr tapfer«, sagte Konstantin.

»Du hattest alles gut vorbereitet, Kosta«, wandte sich Don Michele an ihn. »Alles war minutiös geplant.«

»Ja.«

»Und doch ist mein Sohn tot.«

»Es tut mir leid«, sagte Konstantin.

Don Michele nickte traurig. Er war kleiner als Achille und Konstantin und kämpfte seit Jahren gegen sein Übergewicht. Wer ihn zum ersten Mal sah, hätte ihn für einen netten, gemütlichen Mann gehalten, der niemandem etwas zuleide tun konnte. Aber dieser Eindruck trog.

»Ich glaube, dass es dir leidtut, Kosta.« Don Michele verzog das runde Gesicht. »Doch das macht meinen Dario nicht wieder lebendig.«

»Er wäre auch mit dem anderen Mann fertiggeworden«, sagte Konstantin. »Wenn er ihm nicht den Rücken zugewandt hätte.«

»Dir wäre das nicht passiert, Kosta, oder?«

Konstantin gab ehrlich Antwort. »Nein.«

Ein Windzug ließ die beiden Kerzenflammen flackern. Konstantin roch Feuer.

»Du hast den Leibwächter ebenfalls zu spät gesehen«, sagte Don Michele.

»Ja.«

»Weil du auf meinen Sohn geachtet hast, nehme ich an.«

»Ja.«

»Ach, ach!« Don Michele schüttelte den Kopf. »Hättest du ihn nur nicht mitgenommen.«

»Er wollte unbedingt mit«, sagte Konstantin. »Und er war *Ihr* Sohn, Don Michele.«

»Ich verstehe, Kosta, ich verstehe.« Mit beiden Händen ergriff er Konstantins Rechte. »Ich danke dir, für alles. Du wolltest heute noch abreisen, nicht wahr? Nach Rom, wenn ich mich richtig erinnere.«

»Ja.«

Don Michele ließ Konstantins Hand los. »Achille, bitte sei so nett und bring unseren Freund zum Bahnhof. Du brauchst nicht bei der Beerdigung dabei zu sein, Kosta. Es genügt mir, dass du hier gewesen bist, bei uns in unserer Kapelle.«

Konstantin deutete eine Verbeugung an und begleitete Achille nach draußen.

Er kannte Don Michele gut genug, um zu wissen, dass gerade das Todesurteil über ihn gesprochen worden war.

15

Im Wagen wurde der Brandgeruch stärker, und in Konstantins Augenwinkeln flackerte es wie vom Widerschein eines Feuers. Er saß im Fond, hinter dem Fahrer, neben sich Giorgio, der zu Don Micheles persönlicher Garde zählte, nicht älter als dreißig und der lebende Beweis dafür, dass Muskelmasse nicht immer Mangel an Hirn bedeutete.

Der große, dunkle Achille auf dem Beifahrersitz war zwar

nicht so kräftig gebaut wie Giorgio, aber ebenso intelligent. Der Fahrer war für Konstantin ein unbeschriebenes Blatt: jung und schmächtig, mit knochigem Gesicht und tief in den Höhlen liegenden Augen. Er wirkte nicht sonderlich gefährlich, aber es war immer besser, niemanden zu unterschätzen.

Konstantin kannte das Prozedere, und es erstaunte ihn ein wenig, dass sie auf diese Art und Weise vorgingen. War ihnen nicht klar, dass er Bescheid wusste?

Nach einer Weile wies Achille den jungen Fahrer an: »Bieg dort ab!« Als Erklärung fügte er hinzu: »Wir vermeiden den Verkehr im Zentrum.«

Hielten sie ihn für so dumm?, fragte sich Konstantin. Er beobachtete Achille und wartete auf die entscheidende Bewegung.

Die linke Hand des dunklen Mannes ruhte im Schoß, die rechte befand sich außerhalb von Konstantins Blickfeld.

Der Fahrer bog nach links von der Hauptstraße ab. Zu beiden Seiten ragten alte mehrstöckige Wohngebäude auf. Putz bröckelte von Wänden, Wäsche hing auf Balkonen zum Trocknen.

Konstantin fragte sich, wie lange Achille und Giorgio noch warten wollten.

Nicht lange, wie sich herausstellte.

Im Schatten zwischen zwei hohen Wohnhäusern, als der Fahrer einem in zweiter Reihe parkenden Fiat auswich, bewegten sich Achille und Giorgio gleichzeitig.

Konstantin duckte sich, griff nach Achilles rechter Hand, mit der er eine Pistole auf ihn zu richten versuchte, und drückte sie zur Seite, damit der Lauf nicht auf ihn zeigte, sondern auf Giorgio. Ein Schuss fiel – die Kugel traf Giorgio im Schritt und hinderte ihn daran, auf Konstantin zu schießen, der seine linke Faust gegen Achilles Schläfe schmetterte.

Der dunkle Mann verlor nicht das Bewusstsein, war aber so benommen, dass Konstantin ihm die Pistole aus der Hand ziehen konnte.

Ein zweiter Schuss traf Giorgio, diesmal in Höhe des Herzens, und eine Sekunde später schickte Konstantin eine Kugel durch den Beifahrersitz in Achilles Rücken.

Blut spritzte aufs Armaturenbrett und an die Windschutzscheibe.

Der Fahrer hatte auf die Bremse getreten, der Wagen stand. Draußen liefen Menschen über die Bürgersteige – sie hatten die Schüsse gehört und ergriffen die Flucht.

Konstantin warf einen Blick auf den toten Giorgio, schoss dem stöhnenden Achille in den Kopf und wandte sich an den Fahrer.

»Nein, nein!«, stieß der hervor. »Ich weiß von nichts, ich hab damit nichts zu tun!«

Konstantin stieg aus.

Der Fahrer sah erleichtert zu ihm hoch.

Konstantin schoss zweimal auf ihn, durch das geschlossene Seitenfenster, hob die Waffe und gab einen weiteren Schuss ab, nach oben, in die leere Luft.

Die letzten Passanten verschwanden. Fensterläden wurden heruntergelassen. Die Straße lag still und menschenleer vor ihm.

Konstantin lief los, Achilles Pistole noch immer in der Hand. Zwei Straßen weiter wischte er sie ab und warf sie in einen großen Müllbehälter. Noch einmal eine Straße weiter mischte er sich unter die Menschen und wurde zu einem unter vielen.

Natürlich machte er nicht den Fehler, den Hauptbahnhof von Reggio Calabria oder einen der anderen Bahnhöfe aufzusuchen, um wie geplant einen Zug nach Rom zu nehmen. Den nahen Flughafen strich er ebenfalls von der Liste, denn auch dort würde man nach ihm suchen. Womit rechneten Don Michele Cutri und seine Leute gewiss nicht?

Konstantin fuhr mit dem Bus nach Villa San Giovanni und setzte mit der Fähre nach Sizilien über. In Messina angelangt, nahm er einen Zug nach Süden und erreichte zwei Stunden später Catania.

Die nächste Etappe führte, erneut mit dem Bus, zum südlich

der Ätna-Stadt gelegenen Flughafen. Ein Flug ins Ausland außerhalb der Europäischen Union kam nicht infrage, denn dafür hätte er einen Pass benötigt, und er führte nur einen Personalausweis bei sich, lautend auf den Namen Hans-Martin Borkam.

Er wählte einen Flug nach Marseille, wo es nicht nur eine Notunterkunft gab, sondern auch einen guten Freund. Er bezahlte in bar und ging drei Stunden später unbehelligt an Bord.

ZWEI JAHRE ZUVOR

16 ALEXANDER RIEKER EINE SCHWARZE LILIE

Rieker stand am Fenster seines Büros, blickte in den Hinterhof und beobachtete, wie der Alte um Punkt neun Uhr zur Buche ging und dort auf der Sitzbank Platz nahm. Ein einsamer alter Mann, der drei Stunden lang neben einem einsamen alten Baum sitzen würde.

»Er ist wieder da, wie jeden Morgen«, sagte er. »Was ist das für ein Leben? Jeden Tag drei Stunden neben einem Baum zu sitzen und ins Leere zu starren.«

»›Es geht einzig darum, den Geist zu befreien‹«, erwiderte Charlotte, die schon seit einer Stunde an ihrem Platz saß.

»Das klingt nach einem Zitat.«

»Funakoshis sechste Karateka-Regel. Vielleicht meditiert der alte Mann dort unten. Vielleicht lässt er jeden Morgen von neun bis zwölf sein Leben Revue passieren. Vielleicht fühlt er sich wohl dabei.«

Rieker schüttelte langsam den Kopf. Er kannte den Alten nicht, er hatte nie ein Wort mit ihm gesprochen, aber irgendetwas sagte ihm, dass er nicht glücklich war.

»Du wirkst heute Morgen sehr nachdenklich«, bemerkte Charlotte.

»Oh, ich denke immer nach, auch wenn es nicht danach aussieht.« Rieker setzte sich an seinen Schreibtisch.

»Du hast noch nicht erzählt, wie es gestern in Stade gelaufen ist.«

»Der gute alte Doktor Heinrichs.« Ein kleiner, greisenhafter Mann, verschrumpelt wie ein Apfel, den man in der Obstschale vergessen hatte, dachte Rieker und fuhr fort: »Fünfundsiebzig Jahre alt und noch immer im Einsatz. Früher war er viel unterwegs, mit Hausbesuchen und so, aber inzwischen empfängt er seine Patienten nur noch in der Praxis. Den Stress von damals will er sich in seinem Alter nicht mehr antun, sagt er. Adrian Ludson kannte er schon als kleines Kind.«

»Hat sich was ergeben?«, fragte Charlotte.

»Wie man's nimmt.« Rieker hatte den Computer noch nicht eingeschaltet und blickte auf den leeren Monitor. »Heinrichs hat mir erzählt, Adrian Ludson sei immer kerngesund gewesen. Ein netter Junge, der sich zu einem netten Jugendlichen und dann zu einem netten jungen Mann entwickelt hat. Intelligent und aufgeweckt. Offenbar haben sie oft über den Arztberuf gesprochen. Vielleicht war das einer der Gründe, warum sich Ludson für ein Medizinstudium in Hamburg entschieden hat.«

»Irgendwelche psychologischen Probleme?«, fragte Charlotte.

»Keine. Nichts, nada. Nach der Meinung von Doktor Heinrichs war Adrian Ludson ein Musterbeispiel an geistiger Stabilität. Bis vor zehn Tagen. Da kam ein völlig veränderter Adrian zu ihm, einer, den er kaum wiedererkannte. Er diagnostizierte den Beginn einer Psychose und überwies ihn an die Psychiatrische Tagesklinik Sonnenblick.«

»Und eine Woche später brachte sich Adrian Ludson an den Landungsbrücken von St. Pauli um«, sagte Charlotte. »Mit einem Dolchstoß in die Schläfe.«

»Nachdem er sich den Dolch zuvor sechzehnmal in den Leib gerammt hat.«

»Weil er übergeschnappt ist?«

»Genau das ist die Frage.« Rieker merkte, dass er mit den Fingern der rechten Hand auf den Schreibtisch klopfte. Er zog die Hand zurück.

Charlotte musterte ihn, das Gesicht offen und voller Sommersprossen.

»Es lässt dir keine Ruhe«, stellte sie fest.

»Nein. Ich werde das Gefühl nicht los, dass Harmony etwas damit zu tun hat. Adrian war eine ihrer Testpersonen.«

»Es gibt da ein Problem, Alex.«

»Ich weiß, ich weiß. Wo kein Mord, da auch keine Mordermittlung.«

»Gestern, als die Telefonverbindung so schlecht war …«

»O ja, ich konnte dich kaum verstehen«, behauptete Rieker, ohne mit der Wimper zu zucken. »In Blankenese scheint das Netz nicht besonders gut zu sein.«

»Kann passieren«, entgegnete Charlotte. »Ein Funkloch. Ich wollte dir sagen, dass Kowalski mehrmals angerufen hat, auch später am Nachmittag, als du nach Stade unterwegs warst. Mit dem Fahrrad.«

Rieker nickte. »War 'ne schöne Tour. Bis auf den Rückweg, da hat's geregnet.«

»Vielleicht solltest du zurückrufen, Alex.«

Es klopfte an der Tür, und gleich darauf schwang sie auf. Herein kam jemand, den Rieker gut kannte: ein gut vierzig Jahre alter Mann mit Halbglatze, der sich gern sportlich kleidete, wobei es ihm allerdings immer ein wenig an Geschmack mangelte. Erschwerend kam hinzu, dass er zu Übergewicht neigte. Clemens Kowalski, Leiter der Mordkommission, lebte in ständiger Diät, seit er vor einigen Jahren mit dem Rauchen aufgehört hatte.

»Schönen guten Morgen allerseits«, sagte er. »Da der Herr Kommissar nicht auf meine Anrufe reagiert, habe ich mir gedacht: Schau einfach mal vorbei. Charlotte, Alexander …« Er blieb in der Mitte des Raums stehen. »Schön haben Sie's hier.«

»Mit herrlichem Blick in den Hinterhof.« Rieker deutete zum Fenster.

»Offenbar sind Sie ein sehr beschäftigter Mann, Alexander. So sehr beschäftigt, dass Sie keine Telefonanrufe entgegennehmen können.«

»Seit gestern stimmt mit meinem Handy was nicht.«

»Na so was.« Kowalski sah sich um. Diesmal trug er ein etwas zu knapp sitzendes hellblaues Hemd und eine etwas zu weite beigefarbene Stoffhose. »Gibt es hier einen Ort, wo wir uns ungestört unterhalten können?«

Rieker lächelte. »Kein Problem. Wir können aufs Klo gehen. Ich überlasse Ihnen dort den einzigen Sitzplatz.«

Clemens Kowalski verzog das Gesicht. Hinter ihm schmunzelte Charlotte, wurde aber sofort ernst, als Kowalski den Kopf wandte. Sie richtete den Blick auf den Monitor und tippte auf der Tastatur.

Kowalski nahm einen Stuhl und setzte sich vor Riekers Schreibtisch. »Der Fall ist abgeschlossen.«

»Ich nehme an, Sie meinen Adrian Ludson.«

»Wen sonst? Doktor Kroge hat in seinem Autopsiebericht ausdrücklich auf Suizid hingewiesen. Ludson wurde nicht ermordet. Er hat sich selbst umgebracht. Damit ist der Fall erledigt. Der viel beschäftigte Kommissar hat etwas weniger zu tun.«

Rieker lächelte strahlend. »Klasse. Dann kann ich für den nächsten Marathon trainieren. Ihnen würde etwas mehr Bewegung auch nicht schaden.« Er deutete aufs stramm sitzende Hemd.

Kowalski zog den Bauch ein. »Auf die faule Haut legen können Sie sich nicht.« Er holte einen USB-Stick hervor und platzierte ihn auf der Schreibtischplatte. »Ihr neuer Fall. Offizieller Auftrag des LKA 41. Petersen ist krank; was mit der Prostata, der arme Kerl. Sie übernehmen.«

Rieker blickte auf den Stick.

»Alle relevanten Daten sind darauf gespeichert. Dies ist das digitale Zeitalter. An die Arbeit, Rieker!« Clemens Kowalski stand auf. Wenn er »Rieker« sagte, meinte er es ernst. »Sie sind ein tüchtiger Mann, bis heute Abend erwarte ich erste Resultate. Vielleicht ist der Fall bei Ihnen sogar besser aufgehoben als bei Petersen. Sie haben doch schon ein wenig bei Harmony herumgeschnüffelt, wegen der Ludson-Sache. Jetzt können Sie dort weiterschnüffeln.«

Rieker hob fragend die Brauen.

»Es geht um einen Laborassistenten, der dort gearbeitet hat. Einen gewissen Henkens. Kein Selbstmord, so viel steht fest. Er wurde erschossen. Ist alles da drin.« Er deutete auf den USB-Stick und richtete dann einen mahnenden Zeigefinger auf Rieker. »Und keine Mätzchen wie bei Sie wissen schon. Ich weiß Eigeninitiative durchaus zu schätzen, aber sie sollte auf den Fall beschränkt bleiben. Noch einen schönen Tag allerseits.« Er ging zur Tür und verließ das Büro.

Charlotte hörte auf zu tippen.

»Ein richtig netter Kerl«, sagte Rieker.

Charlotte verzichtete auf einen Kommentar.

Rieker deutete auf den Stick. »Wir sollten das Ding auf Viren überprüfen. Es würde mich nicht überraschen, wenn Kowalski die eine oder andere Überraschung darin verpackt hat.«

17

Der »offizielle Auftrag«, wie Kowalski ihn genannt hatte, betraf einen gewissen Manfred Henkens, in der Szene »Sabinchen« genannt und erschossen von Erik Meurer, einem stadtbekannten Dealer, der seit einem Tag in Untersuchungshaft saß. Es konnte kein Zweifel daran bestehen, dass Meurer tatsächlich der Täter war, denn er hatte ein umfangreiches Geständnis abgelegt. Allerdings mit dem ausdrücklichen Hinweis auf Notwehr, wie es im Vernehmungsprotokoll hieß.

Rieker und Charlotte betrachteten auf ihren Monitoren die Bilder der Wohnung, in der Manfred Henkens' Leben ein gewaltsames Ende gefunden hatte.

»Sieht ziemlich wüst aus«, bemerkte Rieker. Dass ein Kampf stattgefunden hatte, ließ sich auf den ersten Blick erkennen: umgestürzte Stühle und Sessel, ein auf der Seite gelandeter kleiner Tisch, der große Flachbildfernseher auf dem Boden, verstreut liegende Bücher und Fotos, Blutflecken auf dem beigefarbenen Teppich, eine Leiche unter einem Tuch.

Charlotte konsultierte die Datenblätter. »Henkens wurde erschossen, und zwar mit einer SFP 9 von Heckler & Koch. Ein Schuss aus großer Nähe traf ihn ins linke Auge. Die Waffe gehört Meurer.«

»Waffenschein?« Ein etwas unscharfes Bild zeigte eine Vitrine mit offenen Schubladen. Davor lagen aufgerissene Schachteln, die nach Medikamentenpackungen aussahen. Rieker vergrößerte das Bild, aber dadurch wurde die Aufschrift der Packungen nur unleserlich.

»Hat er«, bestätigte Charlotte. »Seltsam, oder? Ein Dealer mit Waffenschein?«

Rieker zuckte mit den Schultern. »Vielleicht ein Sportschütze. Oder er hat gute Beziehungen. Das ist Meurers Wohnung, nicht wahr?«

»Ja.«

»Sieht teuer aus.« Rieker rief weitere Bilder auf den Monitor. »Elegante Einrichtung, keine billigen Möbel. Eine große, heil gebliebene Vase mit Pharaonendarstellungen und ägyptischen Hieroglyphen. Die Geschäfte scheinen ausgesprochen gut zu gehen.«

»Vielleicht sogar noch besser als gut«, sagte Charlotte. »Die Wohnung, ein Penthouse, befindet sich in St. Georg, an der Langen Reihe. Eine nach der Gentrifizierung ausgesprochen teuer gewordene Gegend.«

St. Georg beim Hauptbahnhof, das frühere Schmuddelviertel von Hamburg, geprägt von Drogenhandel und Prostitution. Vor etwa fünfzehn Jahren waren die ersten Mietshäuser saniert worden, und damit hatte es angefangen. Inzwischen galt St. Georg mit dem Hansaplatz als angesagtes Szeneviertel; eine Eigentumswohnung kostete dort ein kleines Vermögen.

»Meurer behauptet, angegriffen worden zu sein«, fügte Charlotte hinzu. »Henkens sei plötzlich durchgedreht, hat er bei der Vernehmung behauptet.«

»Hast du bessere Bilder?«, fragte Rieker. »Ich würde gern wissen, was es mit den Schachteln und Packungen vor der Vitrine auf sich hat.«

»Da muss ich leider passen.«

Rieker wechselte zu den Datenblättern. »Haben wir eine Liste der Dinge, die in der Wohnung gefunden wurden?«

Tasten klickten unter Charlottes Fingern. »Leider nein. Es befindet sich alles in der Asservatenkammer. Auch Meurers Notebook. Noch eingeschaltet. Für den Fall einer Passwortsicherung beim Hochfahren. Unsere Computerleute wollen sich später darum kümmern.«

Rieker klickte zu dem Bild von der Vitrine zurück. »Ich frage mich, ob Meurer so dumm war, Drogen bei sich zu Hause aufzubewahren.«

»Ein so dummer Dealer könnte sich keine Wohnung in der Langen Reihe leisten«, antwortete Charlotte sofort.

»Ja, das denke ich auch. War Manfred Henkens drogensüchtig oder krank? Irgendwelche Beschwerden? Wurde bei der Obduktion was gefunden?«

»Darauf gibt es keine Hinweise in Kowalskis Bericht.«

»Das ist der Kleinkram, den wir erledigen dürfen.« Rieker stand auf. »Ich hole den Schlüssel und sehe mir die Wohnung an. Anschließend mache ich einen kleinen Abstecher zur Asservatenkammer.« Er warf einen Blick auf die tickende Uhr. »Es ist noch früh. Vielleicht schaffen wir es tatsächlich, Kowalski bis heute Abend einen ersten Bericht vorzulegen.«

»Er rechnet bestimmt nicht damit.«

»Genau deshalb. Eine kleine Überraschung für ihn. Ein Beweis für die Effizienz des Teams Charlotte und Alexander, inspiriert von der angenehmen Arbeitsatmosphäre des neuen Büros.«

Als Rieker hinter seinem Schreibtisch hervortrat, kam er am Fenster vorbei und sah in den Hof hinab. Der Alte saß noch immer neben der Buche und dachte vielleicht über sein Leben nach.

18

Gegen elf stand Alexander Rieker auf der großen Dachterrasse von Erik Meurers teurer Penthouse-Wohnung in St. Georg und überlegte, wie viel Geld man mit Drogen verdienen konnte. Im warmen Sonnenschein blickte er auf die Lange Reihe hinab und erinnerte sich daran, dass dieses Viertel von Hamburg früher ganz anders ausgesehen hatte. Prostitution und Drogen waren von den Straßen verschwunden, alles wirkte, wenn nicht neu, so doch mit Sorgfalt erneuert. Gentrifizierung nannte man so etwas, was nicht nur Verschönerung bedeutete, sondern auch: arm raus, reich rein. Die Menschen, die hier früher gewohnt hatten, konnten sich die hohen Mieten nach der Sanierung nicht mehr leisten, von einer Eigentumswohnung ganz zu schweigen. Erik Meurer hatte für sein Penthouse zweifellos einen hohen sechsstelligen, wenn nicht gar siebenstelligen Betrag bezahlt. Und Meurer zeigte, dass zumindest die Drogen nicht ganz aus St. Georg verschwunden waren. Sie hatten sich nur umgezogen und trugen jetzt maßgeschneiderte Anzüge.

Rieker verließ die Dachterrasse und schritt erneut langsam durch die Zimmer der Wohnung. Sie sahen fast genauso aus wie auf den Fotos. Im Wohnzimmer lagen Stühle und Sessel noch immer umgekippt, der Tisch auf der Seite. Die Schubladen der Vitrine waren geöffnet, doch der Boden davor präsentierte keine Schachteln und Packungen mehr.

Markierungen zeigten die Stelle, wo die Leiche von Manfred Henkens gelegen hatte. Rieker betrachtete die dunklen Blutflecken auf dem beigefarbenen Teppich und dachte daran, wie schnell ein Leben enden konnte.

Im Flur blieb er stehen und lauschte eine Zeit lang der Stille, bevor er die Wohnung verließ und sich auf den Weg zur Asservatenkammer machte.

»Keine Drogen?«, fragte Rieker und betrachtete die Gegenstände auf dem Tisch. Die Objekte in den Regalen um ihn herum erzählten von mehr als zwanzig Jahren Kriminalgeschichte.

»Zumindest keine illegalen.« Die junge Frau namens Nicole Barletti – aus Lübeck stammend und neu im Hamburger Dienst, wie sie kurz erzählt hatte – deutete auf die Arzneischachteln. »Aber aus den Zutaten könnte man mit ein wenig Mühe was Illegales backen oder kochen.«

Rieker musterte sie kurz und erkannte in Augen und Gesicht etwas von dem Enthusiasmus, an den er sich aus jüngeren Jahren erinnerte. »Warum sollte sich ein Dealer wie Meurer solche Mühe machen?«

»Ja, warum?«, erwiderte Nicole Barletti. »Wenn Sie mir eine persönliche Bemerkung gestatten, Kommissar Rieker …«

»Alexander. Aber klar.«

Sie lächelte. »Ich find's gut, das mit dem Innensenator. Dass Sie hartnäckig geblieben sind und die Sache bis zum Schluss durchgezogen haben.«

»Sie haben in Lübeck davon gehört?«

»Oh, man hört so einiges, wenn man die Ohren offen hält.«

Rieker erwiderte das Lächeln. »Ganz meine Meinung.« Er nahm einige Arzneipackungen, drehte sie hin und her, legte sie wieder hin. »Erik Meurer ist nicht krank. Warum enthielten die Schubladen seiner Vitrine so viele Medikamente? Kopfschmerzen, Herz-Rhythmus-Störungen, Magenverstimmungen, was gegen Verstopfung … das volle Programm.«

»Einige dieser Substanzen kann man auch als Aufputschmittel verwenden«, erklärte Nicole Barletti. »In der richtigen Dosierung. Vielleicht ging es darum.«

Rieker schüttelte langsam den Kopf. »Es passt nicht zu Meurer. Der spielt in einer ganz anderen Liga. Es sei denn …« Er öffnete eine der Schachteln. »Ist der Inhalt untersucht worden? Vielleicht enthalten die Packungen nicht das, was sie zu enthalten scheinen.«

»Ich könnte nachfragen.«

Rieker nahm eine weitere Schachtel, die sich von den anderen unterschied. Sie zeigte weder Namen noch Firmenlogo, nur eine Art Balkendiagramm aus grünen Streifen. Er öffnete sie und betrachtete mehrere grüne Pillen, mit einem »S« gekennzeichnet. Darunter stand so klein, dass man sehr genau hinsehen musste, um den Schriftzug zu entziffern: »Sleepless«.

Als er die Schachtel drehte, entdeckte er auf der Rückseite ein geprägtes Wort in der linken unteren Ecke: »Harmony«.

»Oh«, sagte er.

»Haben Sie was entdeckt?«, fragte die junge Leiterin der Asservatenkammer.

»Könnte sein«, sagte Rieker, »könnte sein.« Was hatte Erik Meurer, Nobeldealer in St. Georg, mit Harmony zu tun?

Rieker legte die Schachtel mit dem grünen Balkenmuster und den grünen Pillen auf den Tisch. Zwei Sekunden später überlegte er es sich anders, griff wieder nach der Schachtel und steckte sie ein. »Die nehme ich mit.«

»Ich weiß nicht, ob das zulässig ist«, wandte Nicole Barletti ein.

»Ist es nicht, aber wie heißt es so schön: Ein guter Wille schafft Wege.«

Die junge Frau lächelte erneut. »Ich glaube, es heißt etwas anders, aber ich verstehe, was Sie meinen.«

»Keine Sorge«, meinte Rieker. »Ich leihe mir die Schachtel nur kurz aus und bring sie später zurück. Sie könnte bei meinen Ermittlungen sehr hilfreich sein.« Dann fragte er: »In den Unterlagen, die ich bekommen habe, war auch von einem Notebook die Rede.«

Nicole führte ihn in ein Nebenzimmer mit PCs, Tablets und Notebooks. Einige der Geräte waren mit dem Stromnetz verbunden, darunter ein Notebook, das Rieker sofort durch ein großes E-Ink-Display im Bildschirmdeckel auffiel.

»Das stammt von Meurer?«, vergewisserte er sich.

»Ja.«

»Schick, elegant und wahrscheinlich sehr teuer.«

»Ja, ja, und eigentlich nicht«, erwiderte Nicole. »Ein ThinkBook Plus von Lenovo. Kostet um die tausend Euro, glaube ich. Es gibt Notebooks, die viel teurer sind.«

Rieker klappte den Deckel hoch, und auf dem Bildschirm erschien eine Passwortabfrage.

»Das war dumm«, sagte er.

Nicole sah ihn fragend an.

»Das Schließen des Deckels«, erklärte Rieker. »Wer auch immer dafür verantwortlich ist, er hat nicht daran gedacht, dass er das Notebook damit schlafen schickt. Und wenn es anschließend aus dem Stand-by-Modus erwacht, wird das Passwort abgefragt.«

Er drückte den Deckel so vorsichtig zu, als könnte er die Passwortabfrage dadurch überlisten. Anschließend zog er den Stecker ab, nahm das Kabel und rollte es zusammen.

»Aber …«, begann Nicole.

»Schlafend verbraucht das Ding nur wenig Strom.« Rieker nahm das Notebook und ging zur Tür.

Nicole folgte ihm rasch. »Aber …«

»Eine zweite Leihgabe.« Er zwinkerte ihr zu. »Sie kriegen beides zurück, hoch und heilig versprochen.«

»Was wollen Sie damit anfangen? Ich meine, ohne das Passwort …«

»Ich kenne da jemanden, der sich an Passwortabfragen und so weiter nicht stört. Eine schwarze Lilie kann uns helfen.«

19

Black Lily – Königin der Hacker, wie sie sich manchmal nannte, oder zumindest eine Darknet-Prinzessin – residierte in Hamburg Winterhude, in Sichtweite des Polizeipräsidiums am Bruno-Georges-Platz.

Rieker sicherte sein Fahrrad, blickte zu dem großen Gebäude und winkte, nur für den Fall, dass Kowalski am Fenster stand und ihn sah. Dann betrat er das Mietshaus, verzichtete auf den Fahrstuhl und drückte im dritten Stock einen Klingelknopf. Nach wenigen Sekunden spürte er Bewegung hinter der Tür und lächelte freundlich in den Spion.

Eine Frau öffnete: Ende dreißig, schwarzes Haar, dunkle Augen, Finger- und Fußnägel in Pearl Black. Rieker sah die Fußnägel – und noch mehr –, weil Black Lily nur ein knappes dunkles Hemd und einen ebenfalls recht knappen dunklen Slip trug.

»Empfängt man so einen Besucher?«, fragte er, als sie beiseitetrat und ihn einließ.

»Kommt darauf an, wer der Besucher ist«, erwiderte Lily mit rauchiger Stimme.

»Nettes Outfit«, kommentierte Rieker Hemd und Höschen. »Ich nehme an, du ziehst dich um, bevor du einkaufen gehst, oder?«

»Gefalle ich dir?« Lilys Stimme war Sinnlichkeit pur.

»Ich liebe dich, das weißt du doch.« Rieker hob Notebook und Kabel. »Hab dir was mitgebracht.«

»Oh, ein Geschenk für mich?«

»Nicht unbedingt. Das Ding gehört einem Dealer, der jemanden erschossen hat. Dummerweise wurde der Deckel geschlossen.«

»Anmeldepasswort.«

»Genau. Ich hab mir gedacht, die schwarze Lilie kennt bestimmt einen Trick, wie man das Passwort umgehen kann.«

Das weckte Lilys professionelles Interesse. Sie arbeitete als Freelancerin und führte Verwundbarkeits- beziehungsweise Penetrationstests für große und kleine Unternehmen durch – sie prüfte deren Computernetze auf Schwachstellen, die Angreifer ausnutzen konnten. Rieker kannte sich gut genug mit diesen Dingen aus, um zu wissen, dass man so etwas »ethisches Hacken« nannte. Er wusste auch, dass Black Lily viel im Deep Web und im Darknet unterwegs war. Was genau sie dort anstellte, entzog sich seiner Kenntnis. Er vermutete eine Verbindung zu irgendeinem der deutschen Geheimdienste, war da aber nicht ganz sicher und wollte auch keine Nachforschungen anstellen, um niemanden aufzuscheuchen. Die Sache mit Innensenator Brois hatte ihm genug Ärger eingebracht, und außerdem konnte Black Lily sehr nützlich sein. Das hatte sie mehr als nur einmal bewiesen.

Lily nahm das Notebook entgegen. »Scheint ziemlich neu zu sein. Mit einem E-Ink-Screen, der schick aussieht, den aber niemand wirklich braucht.«

»Am besten schließt du das Gerät sofort an. Es befindet sich im Stand-by-Modus, und ich weiß nicht, wie es um die Ladung des Akkus bestellt ist.«

Lily führte Rieker in einen großen Raum, der ihm wie eine Mischung aus Schlafzimmer, Büro, Küche und Rumpelkammer erschien. Auf dem wuchtigen Schreibtisch an der Wand mit dem von einer Spotlampe angestrahlten Meeresbild stand ein breiter, gewölbter Monitor. Ein aktiver Bildschirmschoner ahmte die scrollenden grünen Zeichen aus dem Film »Matrix« nach.

Auf der anderen Seite, neben dem Fenster mit den heruntergelassenen Jalousien, stand ein ungemachtes Doppelbett.

Lily bemerkte seinen Blick. »Platz für zwei.«

»Sogar reichlich. Offenbar hab ich dich aus dem Bett geholt.«

Lily kam etwas näher. »Du könntest mich auch wieder hineinbringen. Es ist noch warm.«

»Ein anderes Mal. Es wartet Arbeit auf uns.«

»Auf mich, meinst du wohl.«

»Du würdest mir einen großen Gefallen tun, Lily«, sagte Rieker betont freundlich.

»Liebst du mich, Herr Kommissar?«

»Über alles, mein Schatz.«

»Wenn das so ist ...« Lily ging barfuß zum großen Schreibtisch, klappte das Notebook auf, drückte die Ausschalttaste und machte sich daran, das Gerät aufzuschrauben.

»Was hast du vor?«, fragte Rieker.

»Ich nehme das Ding auseinander und hole die SSD heraus, um mir das Dateisystem direkt anzusehen. Normalerweise ist das der schnellste Weg.«

»Wie lange brauchst du?«

»Kommt darauf an, wonach ich suchen soll.« Lily setzte sich, noch immer nur in Hemd und Slip.

Rieker überlegte. »Nach jemandem namens Manfred Henkens, den man auch ›Sabinchen‹ nannte. Und nach Sleepless.«

»Sleepless? Wie ›schlaflos‹?«

»Du hast das Zeug zur Dolmetscherin.«

»Nur der Name und dieses eine Stichwort?«

Rieker überlegte erneut. »Harmony.«

»Wie …«

»Genau. Wie Harmonie, nur mit Ypsilon.«

Lily löste die ersten kleinen Schrauben. »Es wird etwas dauern, ein oder zwei Stunden.«

Rieker sank in einen Sessel. »Kein Problem. Hast du was zu lesen?«

20 CAROLIN ALBERTS

Carolin betrat Noahs Büro. Die Jalousien waren heruntergelassen, die Schreibtischlampe brannte. Mit dem Licht des Monitors im blassen Gesicht schrieb Noah auf der Tastatur.

»Warum sind die Jalousien unten?«, fragte sie fröhlich. »Die Sonne scheint, es ist ein weiterer herrlicher Frühlingstag.«

Sie ging zum Fenster und zog die Jalousien hoch.

Noah blinzelte im hellen Licht. Er sah müde aus.

»Hast du hier die ganze Nacht verbracht?«, fragte Carolin erstaunt.

»*Du* scheinst eine sehr angenehme Nacht hinter dir zu haben«, antwortete er.

»Ach, Noah.« Sie trat hinter seinen Stuhl und legte ihm die Hände auf die Schultern. »*All in,* haben wir gesagt.«

»Das hast *du* gesagt«, entgegnete Noah. »*War* sie angenehm, deine Nacht?«

Sie war sogar sehr angenehm, dachte Carolin. Sie fühlte sich so gut wie lange nicht mehr. Aber das konnte sie Noah nicht sagen, er hätte es falsch verstanden.

Noah hatte E-Mails an die Banken geschrieben, stellte sie fest.

»Ich hab sie.«

»Was hast du?«

Carolin lächelte triumphierend. »Die Zulassung. Sie liegt in meinem Büro. Ich spreche gleich mit Marketing und Vertrieb. Wir können loslegen.«

Sie drückte Noahs Schultern und gab ihm einen Kuss auf die Wange. Der Bart kitzelte – Carolin fühlte es mit einer Deutlichkeit wie nie zuvor.

Sie zeigte auf den Monitor. »Die E-Mails an die Banken müssen umgeschrieben werden. Du solltest noch heute Termine vereinbaren. Leg ihnen die Zulassung vor. Sag ihnen, dass wir unsere Marketingmaschine bis zum Anschlag hochfahren. Das Geschäft startet *jetzt,* und es wird ein verdammt gutes Geschäft, das größte, das wir bisher hatten. Die Aussichten sind … hervorragend.«

Die Worte strömten nur so aus ihr hervor.

Noah sah zu ihr hoch. »Was ist los mit dir?«

Carolin wich ein wenig zur Seite. Der durchs Fenster fallende Sonnenschein, ein goldenes Funkeln, erreichte sie, und sie drehte sich, als wollte sie darin baden.

»Sieh mich an, Noah«, sagte sie. »Ich habe nur ein paar Stunden geschlafen, nicht mehr als zwei oder drei.«

»War sie so toll, deine Nacht mit Arents?«

»Lieber Himmel, nein, das meine ich nicht.« Sie musterte ihn, einen müden, übernächtigten und traurigen Mann. Rasch kehrte sie zurück und gab ihm einen Kuss auf den Mund. »Manchmal muss man Dinge tun, die man nicht tun möchte, das weißt du. Ich habe dabei an uns gedacht, an unsere Firma.«

»Du hast daran gedacht, als du …«

»Ich habe daran gedacht, als ich mich darauf einließ.« Carolin verstand den Grund für Noahs Niedergeschlagenheit, aber sie konnte nicht anders, als fröhlich zu sein. Sie fühlte sich beschwingt, durch und durch positiv, wie nach mehreren sehr guten Nachrichten. In ihrem Innern war alles aufgeräumt, alles an seinem richtigen Platz. Sie saß wie auf einem Vulkan, einem ruhigen, freundlichen Vulkan, in dem jedoch eine heiße Kraft brodelte, die sie anzapfen konnte, ohne sich zu verbrennen. »Manchmal heiligt der Zweck tatsächlich die Mittel.«

Noah seufzte schwer.

»Du solltest es ebenfalls nehmen«, sagte Carolin.

»Was?«

»Sleepless.«

Er sah sie mit großen Augen an.

»Ich habe gestern zwei Pillen genommen.« Carolin trat wieder in den Sonnenschein und breitete die Arme aus. »Ich bin der definitive Beweis, dass Sleepless so wirkt, wie wir es uns erhofft haben.«

»Eine Pille pro Tag ist die empfohlene Dosis«, sagte Noah langsam.

»Es geht mir gut. Es geht mir sogar hervorragend. Vielleicht sollten wir die empfohlene Dosis erhöhen. Dürfte dem Verkauf nicht schaden. Wir haben eine Goldmine, Noah! Ich glaube, Sleepless ist noch besser, als wir gedacht haben. An die Arbeit! Erledige das mit den Banken, und leg dich anschließend schlafen. Oder nimm Sleepless, dann geht's dir besser. Ich rede jetzt mit Marketing und Vertrieb und bringe alles ins Rollen. Es geht los, Noah, es geht *richtig* los!«

Voller Eifer und Tatendrang eilte sie zur Tür, drehte sich dort jedoch noch einmal um und schenkte Noah ein strahlendes Lächeln.

»Der Abend gehört dir«, fügte sie hinzu.

»Was ist mit der Nacht?«

»Wer weiß?« Carolin winkte. »Bis später!«

21 ALEXANDER RIEKER

»Hallo, aufgewacht!«

Rieker öffnete die Augen.

»Ich wusste gar nicht, dass Kommissare im Dienst schlafen«, sagte Lily.

»So was passiert nie«, behauptete Rieker. »Ich hab nicht geschlafen, sondern nachgedacht.«

»Über mich?«, fragte Lily. »Über uns?«

Rieker griff nach dem Buch, das ihm aus den Händen gerutscht war. Der Titel lautete *On the Silk Road Again.*

»Gefällt dir das Buch?«, fragte Black Lily mit ihrer rauchigen Stimme. Inzwischen trug sie Jeans und T-Shirt und hatte Gelegenheit gefunden, Lippenstift aufzutragen, natürlich schwarz.

»Ist sehr … technisch.«

»Sagt dir der Autorenname was?«

Rieker las ihn. »Rossella Ulbricht. Es gab da mal einen Walter Ulbricht …«

Lily rollte mit den Augen. »Es gab auch einen Ross William Ulbricht, Gründer und Erstbetreiber des Darknet-Schwarzmarkts ›Silk Road‹.«

»Ach, und dieses Buch ist von seiner Schwester?«, fragte Rieker.

»Es ist von mir«, sagte Lily. »Ich hab mir ein passendes Pseudonym zugelegt.«

»Du schreibst?«

»Kleiner Nebenverdienst.«

Riekers Blick strich über die Bücherregale neben dem großen Doppelbett. »Wahrscheinlich bist du längst steinreich.«

Lily stemmte die Hände in die Hüften. »Macht mich das interessanter für dich?«

Rieker legte das Buch beiseite und stand auf. »Ich liebe dich auch ohne Geld, mein Schatz.« Er zeigte zum Schreibtisch. »Hast du was entdeckt?«

Das Notebook, wieder zusammengebaut, stand mit geschlossenem Deckel vor dem langen, gewölbten Monitor. Daneben lag ein Blatt Papier mit handschriftlichen Notizen. Lily nahm es und reichte es Rieker.

Er las den Text.

»Wie hast du das mit dem Passwort geschafft?«, fragte er.

»Betriebsgeheimnis.«

Rieker starrte auf das Blatt und versuchte, die Zusammenhänge zu verstehen.

»Harmony ist ein Start-up in Blankenese, schon ziemlich groß geworden«, erklärte Lily. »Inhaber sind Carolin Alberts und Noah Gunnason. Sie scheinen ein Paar zu sein, aber so ganz klar ist das offenbar nicht. Vielleicht eine Art On-off-Beziehung, so ähnlich wie bei du weißt schon. Ich hab ein bisschen nachgeforscht und festgestellt, dass das Unternehmen sehr schnell gewachsen ist und derzeit finanziell mit dem Rücken an der Wand steht. Die letzten Smart Drugs, die es auf den Markt gebracht hat, sind zwar erfolgreich, aber nicht erfolgreich genug. Den Durchbruch erhofft man sich mit Sleepless.«

Rieker dachte an die Pillenschachtel, die er aus der Asservatenkammer mitgenommen hatte.

»Übrigens hat Harmony für die Vermarktung von Sleepless seit heute Morgen eine offizielle Zulassung«, fuhr Lily fort. »Das ist bemerkenswert, weil so etwas normalerweise länger dauert. Manfred Henkens – in der Schwulenszene als ›Sabinchen‹ bekannt – hat als Laborassistent bei Harmony gearbeitet. Offenbar hat er immer wieder Smarties mitgehen lassen und an Erik Meurer verkauft, der sie im Darknet anbot.«

»Auch Sleepless?«

»Auch und gerade Sleepless. Seit einem guten Monat. Der Preis dafür ist im Darknet in den letzten zwei Wochen um das Dreifache gestiegen. Mit diesen Geschäften dürfte allerdings Schluss sein, sobald Sleepless auf den Markt kommt.«

»Ein kleiner Nebenverdienst für Manni Henkens?«, fragte Rieker. »Das war alles? Er ließ bei Harmony Smarties mitgehen und vertickte sie an Meurer?«

»Sieht so aus«, sagte Lily.

»Könnte er selbst Kunde bei Meurer gewesen sein? War er drogensüchtig?«

»Offenbar nicht. Ich habe einen Blick in den Obduktionsbericht geworfen …«

»Ach, hast du bei Meister Kroge und Co vorbeigeschaut?«, fragte Rieker.

»Es gibt Mittel und Wege, Herr Kommissar.« Lily deutete zu ihrem Computer. »Wie dem auch sei, es wurden keine Hinweise auf Drogen gefunden. Was allerdings nicht viel bedeutet. Der neue synthetische Kram lässt sich nur sehr schwer nachweisen.«

Rieker dachte nach. »Meurer verkauft also Drogen im Darknet. Was Henkens' Tod anbelangt, will er sich mit Notwehr herausreden, und vielleicht schafft er das sogar. Könnten wir ihn mit den Drogen festnageln?«

»Das sollte nicht unmöglich sein, wenn es gelingt, die IP-Adressen in den Darknet-Verkaufsbörsen seinem Computer zuzuordnen. Was aber wiederum nicht ganz leicht ist, weil er das anonyme Tor-Netzwerk benutzt. Allem Anschein nach lautet sein Nick ›Sweet Dreams‹.«

»Süße Träume? Lieber Himmel!« Rieker dachte an Carolin Alberts, schob diesen Gedanken aber zunächst beiseite. »Das alles hast du in einer Stunde herausgefunden?«

Black Lily hob die dunklen Brauen. »In vierzig Minuten. Ich hab dich etwas länger schlafen lassen.«

»Na so was.« Rieker blickte auf die Uhr. »Schlafen ist verlorene Zeit.«

Lily lächelte. »Kommt darauf an, mit wem.«

»Wenn ich um etwas bitten dürfte …«, sagte Rieker.

Lily kam einen Schritt näher. »Ja?«

»Könntest du weitere Nachforschungen anstellen? Was Meurers Drogengeschäfte im Darknet betrifft. Seine Verbindungen und so. Alles, was du herausfinden kannst.« Rieker überlegte kurz. »Außerdem würde ich gern wissen, wer Sleepless gekauft hat. Namen und Adressen wären sehr nützlich.«

»Das ist alles?«, erwiderte Black Lily mit unüberhörbarer Ironie. »Mehr nicht?«

»Leute wie Meurer müssen aus dem Verkehr gezogen werden«, sagte Rieker und ging zur Tür. »Deine Nachforschungen wären dabei eine große Hilfe.«

Lily folgte ihm. »Was krieg ich dafür?«

»Meine ewige Dankbarkeit.« Rieker öffnete die Tür.

»Aber es geht dir nicht nur darum, oder?«, fragte Lily. »Warum interessierst du dich so sehr für Sleepless?«

Rieker zögerte, die Tür halb geöffnet. »Stell dir vor, du müsstest nicht mehr schlafen. Stell dir vor, du wärst immer munter und frisch …«

»Schlaflos wie Sleepless?«

»Ja.«

»Ohne einen Kollaps nach ein paar Tagen?«

»Ohne einen Brummschädel oder was in der Art«, sagte Rieker. »Tag und Nacht, immer hellwach und fit.«

Lily nickte langsam. »Klingt nach einem guten Angebot. Es könnte nicht schaden, mehr Zeit zu haben. Für viele Dinge. Sehen wir uns heute Abend?«

»So gegen neun. Es wäre toll, wenn du bis dahin was herausfinden kannst.«

22

Erik Meurer war ein unscheinbarer Mann: ein paar Jahre älter als Rieker, Mitte fünfzig, grauweißer Haarkranz, eine Brille mit dünnem Gestell und runden Gläsern – ein gesetzter, biederer Typ, den man sich gut dabei vorstellen konnte, wie er mit Ärmelschonern an einem Schreibtisch saß und Zahlen addierte. Doch in seinen Augen gab es etwas, das nicht zu diesem Bild passte, etwas, das aufmerksam beobachtete und nach schwachen Stellen Ausschau hielt.

Neben Meurer im Vernehmungszimmer der Untersuchungshaftanstalt Hamburg, von den Gefangenen »Dammtor« genannt, saß Antonius Jarre von »Jarre & Jarre«, der Ältere der beiden Jarre-Brüder, einer der teuersten Anwälte weit und breit. Er hatte auch Brois vertreten und dafür gesorgt, dass der ehemalige Innensenator eine überraschend milde Strafe erhielt und nur ein Jahr ins Gefängnis hatte gehen müssen, während der Rest zur Bewährung ausgesetzt worden war.

»So sieht man sich wieder, Kommissar Rieker«, sagte Antonius Jarre und lächelte. Erik Meurer lächelte nicht. Er saß wie ein Häufchen Elend da und sah aus wie jemand, der Mitleid verdiente.

»Wie geht's Brois?« Rieker setzte sich an den Tisch, den beiden so verschiedenen Männern gegenüber, die offenbar nur eins gemeinsam hatten: ihre Liebe zum großen Geld. »Grüßen Sie ihn von mir.«

Jarre, wie fast immer in einen dunklen Anzug gekleidet, legte ein Smartphone auf den Tisch. »Ich zeichne das Gespräch auf, wenn Sie gestatten.«

Rieker zuckte mit den Schultern und wandte sich an Meurer. »Ihre Geschäfte scheinen gut zu laufen. Ich meine, das Penthouse in der Langen Reihe hat bestimmt eine Stange Geld gekostet.«

Meurer seufzte nur.

»Die ›Sweet Dreams‹ haben Ihnen ein hübsches Einkommen beschert, nicht wahr?«, fragte Rieker.

Meurer blinzelte.

»Wir kennen Ihren Nick.« Rieker lehnte sich zurück und verschränkte die Arme. »Wir kennen Ihre Darknet-Geschäfte. Und da Sie uns netterweise Ihr Notebook hinterlassen haben, werden wir auch imstande sein, die IP-Adressen mit Ihnen in Verbindung zu bringen.«

Der unscheinbare Mann schüttelte den Kopf. »Ich weiß nicht, wovon Sie reden.«

»Von Ihren Geschäften mit Drogen. Eine schwarze Blume ist gerade damit beschäftigt, ihnen auf den Grund zu gehen.«

»Was?«, entgegnete Meurer verwundert.

»Eine Blume, schwarz. Dunkel wie das Darknet, in dem Sie gern unterwegs sind. Hat einen sehr scharfen Blick, diese Blume. Sie wird finden, was wir brauchen. Wir kriegen Sie dran, Herr Meurer. Vergessen Sie Ihr hübsches Penthouse. Vergessen Sie Ihre lukrativen Geschäfte. Wir bringen Sie wegen Drogenhandel hinter Gitter, für mindestens zehn Jahre.«

Meurer sah ihn nur an.

»Wenn Sie erlauben, Kommissar Rieker«, warf der Anwalt ein. »Mein Mandant sitzt nicht wegen Drogenhandel in Untersuchungshaft, sondern weil ihm Mord zur Last gelegt wird. Ich schlage vor, Sie kommen zur Sache.«

»Wir sind bei der Sache, meiner bescheidenen Meinung nach«, erwiderte Rieker ruhig, ohne Jarre anzusehen. »Eine Auseinandersetzung zwischen zwei Dealern, einem kleinen und einem großen. Und der große erschießt den kleinen. Sozusagen ein geschäftlicher Konflikt, der eskaliert ist.«

»Es war Notwehr«, sagte Antonius Jarre. »Mein Mandant wurde plötzlich angegriffen.«

»Hat sich Sleepless gut verkauft?«, fragte Rieker.

Die Augen hinter den runden Brillengläsern beobachteten ihn.

»Wie viel hat Ihnen Manfred Henkens beschafft?«, fuhr Rieker fort. »Von Sleepless und den anderen Smart Drugs, die Harmony entwickelt? Er saß direkt an der Quelle. Kleiner Nebenverdienst für ihn. Wollten Sie mehr von ihm, Meurer? Mehr, als

Henkens liefern konnte? Kam es deshalb zu einer Auseinandersetzung? Weil Sie mehr von ihm verlangt haben, als er beschaffen konnte?«

Erik Meurer schwieg noch immer.

»Oder ging es vielleicht um etwas ganz anderes? Betraf der Streit eine sehr persönliche Sache zwischen Ihnen beiden?« Rieker lächelte. »Waren Sie ein Paar? Hatten Sie ein Verhältnis mit Sabinchen?«

Das kratzte ein bisschen an Meurers gleichgültiger Fassade. »Ich bin nicht homosexuell.«

»Pech für Sie. So was scheint heutzutage zum guten Ton zu gehören.«

»Sind *Sie* schwul, Kommissar Rieker?«, fragte Antonius Jarre.

Rieker zuckte mit den Schultern. »Ich war verheiratet. Mit einer Frau, wenn Sie's genau wissen wollen.«

»Vielleicht hat Ihre Frau deshalb Schluss gemacht«, sagte Jarre. »Vielleicht ist sie deshalb zu Brois.«

Rieker merkte, dass er sich ärgerte. Und dann ärgerte er sich darüber, dass er sich ärgerte. Es war dumm, sich von jemandem wie Antonius Jarre provozieren zu lassen.

»Warum haben Sie Manfred Henkens erschossen, Meurer?«

»*Herr* Meurer!«, intervenierte Jarre.

»Um mein Leben zu retten«, antwortete Meurer.

»Er hatte keine Waffe«, sagte Rieker. »Sie hatten eine Pistole.«

»Sie hätten ihn sehen sollen.« Meurers Worte klangen seltsam. Sie hatten eine Eindringlichkeit, der sich Rieker nicht entziehen konnte. »Als er zu mir kam, dachte ich zuerst, er hätte Fieber. In seinen Augen lag ein seltsamer Glanz, und er hatte Schweiß auf der Stirn ...«

»Warum kam er zu Ihnen?«, warf Rieker ein.

Erik Meurer achtete nicht darauf. »Er konnte nicht still sitzen, stand immer wieder auf und ging unruhig umher. Wie ein Raubtier in einem Käfig. Und dann wurde er plötzlich fuchsteufelswild. Er begann zu schreien, riss Bilder von den Wänden und warf mit Gegenständen um sich. Er geriet völlig außer sich.

Schließlich schnappte er sich einen Aschenbecher und wollte mir damit den Schädel einschlagen.«

Rieker nickte bedächtig. »Rauchen schadet der Gesundheit.«

»Ich rauche nicht, Kommissar«, erwiderte Erik Meurer ungerührt. »Der Aschenbecher war ein Ziergegenstand, ein Souvenir aus Massa Carrara in Italien. Aus rotem Marmor.«

»Hoffentlich ist er nicht zerbrochen«, kommentierte Rieker.

»Ihre seltsame Art von Humor ist hier fehl am Platz, Kommissar Rieker«, betonte der Anwalt. »Das Leben meines Mandanten stand auf dem Spiel.«

»Ich holte meine Pistole hervor, um Henkens in Schach zu halten, um ihn abzuschrecken und zur Vernunft zu bringen«, sagte Meurer. »Aber er wurde noch verrückter und wollte sich auf mich stürzen. Sie hätten ihn erleben sollen, es war unglaublich.«

»Und da haben Sie geschossen.«

»Ich wollte das Bein treffen.«

»Sie haben auf das Bein gezielt und den Kopf getroffen?«, vergewisserte sich Rieker.

»Es ging drunter und drüber«, entgegnete Meurer. »Ich wollte ihn nicht töten, nur aufhalten.«

»Ein klarer Fall von Notwehr«, sagte Antonius Jarre. »Wir haben bereits Haftentlassung beantragt. Ich bin guter Hoffnung, dass mein Mandant bis heute Abend wieder auf freiem Fuß ist.«

Rieker stand auf. »Versprechen Sie Ihrem Mandanten nicht zu viel. Ich werde der Staatsanwaltschaft neue Ermittlungsergebnisse vorlegen und bin ziemlich sicher, dass sie dann auch Anklage wegen Drogenhandel erheben wird.«

Er ging zur Tür.

»Bestellen Sie Brois einen schönen Gruß«, sagte er zum Abschied.

»Ich richte es ihm gern aus«, erwiderte Antonius Jarre ungerührt. »Ihm und Ihrer Ex.«

23 CAROLIN ALBERTS

Carolin sah besser, hörte mehr und dachte schneller. Es erinnerte sie an ihre besten Zeiten, wenn die Arbeit wie zu einem Rausch wurde, zu einer Art angenehmer Besessenheit, wenn sich alles schnell und leicht zusammenfügte, als hätte sie es mindestens ein Dutzend Mal geübt. Sie beobachtete sich selbst, während sie mit Mika und Helena vom Marketing sprach und den vorbereiteten Werbekampagnen den letzten Feinschliff gab. Sie lauschte den eigenen Worten und hörte Klarheit in ihnen. Alles war deutlicher. Ein grauer Schleier schien von der Welt gezogen, die Farben waren kräftiger, die Kontraste schärfer. Damit einher ging eine schattenlose gute Stimmung, keine gefährliche Euphorie, die die Vernunft trübte, sondern ein permanenter, unerschütterlicher Optimismus, eine Zuversicht, die alles leicht von der Hand gehen ließ.

Bei Produktion und Vertrieb steckte sie Jonathan, Nils und Erika mit ihrem Enthusiasmus an. »Es geht los«, sagte sie. »Große Geschäfte stehen in Aussicht, ein steiler Aufstieg, von dem alle profitieren werden, wir sind wie eine große Familie.«

Die eigenen Produktionskapazitäten reichten natürlich nicht aus, es musste mit Lizenznehmern verhandelt werden. »Kein Problem, wir kümmern uns um alles«, bekam Carolin zur Antwort. »Wir sprechen mit unseren Partnern, wir fahren die Produktion hoch, Sleepless steht ab sofort an der Spitze unseres Smarties-Angebots.«

Als Carolin auf die Uhr sah, stellte sie fest, dass vier Stunden vergangen waren, und sie hatte das Gefühl, in dieser Zeit mehr geschafft zu haben als sonst in zwei Tagen.

Auf dem Weg zum Büro kam ihr Dorothea vom Empfang entgegen. »Er ist wieder da.«

»Wer?«, fragte Carolin und dachte daran, ob sie eine weitere Pille nehmen oder bis zum Abend damit warten sollte. Eine pro Tag, das war die empfohlene Dosis, Noah hatte sie daran erinnert. Aber vielleicht waren zwei besser.

»Der Kommissar von der Kriminalpolizei«, sagte Dorothea. »Von der Mordkommission. Er wartet im Besucherzimmer.«

Die gute Stimmung verließ Carolin nicht, als sie das Besucherzimmer betrat. Rieker stand dort, wo tags zuvor Gilbert Fournier von Kruither & Voch gestanden hatte – betrachtete das Foto der jungen Frau zwischen den beiden alten Gebäuden.

»Hallo, Frau Alberts«, sagte er freundlich. »Ein erstaunliches Bild. Die Frau ist traurig, man spürt es irgendwie. Vielleicht hat sie in einem der beiden Häuser gewohnt. Gleichzeitig strahlt sie irgendwie Zuversicht aus.«

»Manchmal kann man mit der Kamera mehr einfangen, als das Auge sieht«, erwiderte Carolin. »Darf ich Ihnen etwas anbieten? Möchte Sie einen Kaffee?«

»Nein danke. Von wem stammen die Bilder? Sie haben mich schon bei meinem ersten Besuch beeindruckt.«

»Von mir.«

Rieker nickte anerkennend. »Offenbar sind Sie eine sehr begabte Fotografin.«

»Ich wünschte, ich hätte mehr Zeit dafür«, antwortete Carolin. Und dann dachte sie voller Freude: Jetzt *habe* ich mehr Zeit dafür. Ich kann abends und nachts auf Motivsuche gehen.

Sie deutete auf einen der Sessel. »Ich hoffe, es ist nicht wieder jemand ermordet worden.«

Rieker setzte sich. Carolin nahm auf der anderen Seite des

Tisches Platz. Sie saß mit geradem Rücken, die langen Beine zur Seite geneigt.

»Adrian Ludson wurde nicht ermordet«, sagte Rieker. »Er beging Selbstmord. Aber jemand anders wurde erschossen. Jemand, den Sie kennen.«

»Ach?« Sie hätte besorgt sein sollen, das wusste sie, aber sie war nur neugierig. An ihrer guten Stimmung änderte sich nichts.

»Manfred Henkens«, sagte Rieker.

Er wartete auf eine Reaktion. Carolin wich seinem Blick nicht aus und sah ihren ersten Eindruck bestätigt. Kommissar Rieker von der Kriminalpolizei trug seine Freundlichkeit tatsächlich wie eine Maske, hinter der ein messerscharfer Verstand steckte. Aber mit ihrer besonderen Klarheit sah sie noch etwas mehr: einen Mann, der immer und überall nach seinen eigenen Prinzipien lebte, jemanden, der nur dann Kompromisse einging, wenn es seine Vorstellungen von Moral und Ethik zuließen. Als Freund und Verbündeter war ein solcher Mann eine große Hilfe, doch wenn man ihn zum Gegner hatte, konnte man schnell in Schwierigkeiten geraten. Ein Unbestechlicher: Es hatte keinen Sinn, seinem Ego zu schmeicheln, auf welche Art auch immer, denn das Ego spielte keine Rolle für ihn.

»Einer unserer Laborassistenten«, sagte Carolin.

»Man hat seine Leiche in der Wohnung eines Drogendealers in St. Georg gefunden. Ich habe mit dem mutmaßlichen Täter gesprochen, der in Untersuchungshaft sitzt. Angeblich war es Notwehr. Henkens soll durchgedreht sein.«

Carolin erkannte sofort die Verbindung. »So wie Adrian Ludson?«

Rieker zuckte mit den Schultern. »Auch möglich, dass sich der Dealer damit herausreden will. Notwehr, das bekommen wir oft zu hören. Was meinen Sie?«

»Sie fragen mich nach meiner Meinung?«, wunderte sich Carolin.

»Warum nicht?«

Ein Test, dachte sie. Er stellt mich auf die Probe.

»Der arme Manfred«, sagte sie. »Ich hab ihn gemocht. Er hat immer gute Arbeit geleistet und war sehr nett.«

»Er hat Sie beklaut.«

»Wie bitte?«

Rieker holte eine Schachtel mit grünem Balkenmuster hervor und legte sie auf den Tisch. »Kommt Ihnen das bekannt vor?«

»Natürlich«, antwortete Carolin sofort. »Das ist eine unserer Packungen.«

»Sie wurde bei dem Dealer gefunden.«

»Und wie kam sie dorthin?«

»Wie es scheint, hat ihm Manfred Henkens Ihre neuen Smart Drugs verkauft, darunter auch das hier.« Rieker deutete auf die Schachtel. »Sleepless.«

Carolins gute Stimmung trübte sich ein wenig. Hier bahnte sich etwas an, das ihr nicht gefiel.

Sie streckte die Hand nach der Schachtel aus, aber Rieker kam ihr zuvor und steckte die Packung mit dem grünen Balkenmuster wieder ein.

»Tut mir leid«, sagte er. »Beweismaterial.«

»Ich verstehe. Sie vermuten einen Zusammenhang.«

Rieker lehnte sich zurück und faltete die Hände im Schoß. »Adrian Ludson stieß sich einen Dolch sechzehnmal in den Leib und rammte ihn sich dann in die Schläfe. Zuvor war er eine Woche in psychiatrischer Behandlung. Er nahm Ihre Testversion von Sleepless, einen Monat lang.«

Carolin hörte stumm zu.

»Und dann haben wir Manfred Henkens, der zwar gute Arbeit geleistet hat und nett war, wie Sie sagen, aber nicht ehrlich. Er ließ Ihre Smarties mitgehen und hat sie einem Dealer verkauft, der im Darknet mit Drogen aller Art handelt. Und auch Henkens ist durchgedreht.«

»Behauptet der Dealer«, warf Carolin ein.

Rieker nickte. »Behauptet der Dealer. Der sich, wie gesagt,

vielleicht nur herausreden will. Immerhin hat er Henkens erschossen und möchte sich nicht wegen Mord verantworten müssen. Wissen Sie, Frau Alberts, unsere forensischen Spezialisten verstehen ihr Handwerk. Es sind wirklich gute Leute. Sie sind dabei, jedes noch so klitzekleine Detail des Kampfes, der in der Wohnung des Dealers stattfand, zu rekonstruieren. Außerdem gibt es im Universitätsklinikum Hamburg-Eppendorf einen Gerichtsmediziner, den ich gut kenne und der bei der Obduktion sehr gründliche Arbeit leisten wird. Wir werden herausfinden, ob Henkens durchgedreht ist oder nicht. Wir stellen auch fest, ob er selbst Sleepless genommen hat.«

»Selbst wenn, was würde es beweisen?«

»Die Gefährlichkeit Ihrer neuen Smart Drug?«, entgegnete Rieker freundlich.

»Sie ist nicht gefährlich«, sagte Carolin ganz ruhig, aber mit Nachdruck. »Ganz im Gegenteil, sie schenkt den Menschen ein besseres, längeres, erfüllteres Leben. Wir haben die Zulassung bekommen und können Sleepless endlich auf den Markt bringen. Außerdem … Sehen Sie mich an!«

»Ich sehe Sie an«, sagte Rieker mit einem angedeuteten Lächeln.

»Ich nehme selbst Sleepless. Halten Sie mich für jemanden, der gleich Amok laufen könnte?«

Rieker schwieg einige Sekunden und hielt den Blick auf sie gerichtet. Carolin fragte sich, was ihm durch den Kopf ging. Sein Gesicht verriet nichts.

»Ich halte Sie für eine sehr kluge Frau«, sagte er schließlich und stand auf.

Carolin erhob sich ebenfalls. »Wenn ich Ihnen irgendwie behilflich sein kann …«

»Dann komme ich gern auf Sie zurück.« Rieker ging zur Tür, öffnete sie und zögerte. »Da wäre noch eine Sache.«

»Ja?«

»Wer hat die Zulassung für Sleepless erteilt?«

Carolin gab sofort Antwort, alles andere wäre dumm gewesen. »Doktor Felix Arents, Leiter der Zulassungsabteilung beim Bundesinstitut für Arzneimittel und Medizinprodukte.«

Rieker nickte. »Ich wünsche Ihnen viel Erfolg«, sagte er und ging.

24 GILBERT FOURNIER

Ein Besucher, der die Büroräume im zehnten Stock erreichte, bekam das Gefühl, eine Welt kühler grauer Eleganz zu betreten. Sie passte zu dem Mann, der gern bleigraue Anzüge trug und schon früh am Schreibtisch des größten Büros saß. Die breiten Fenster boten Blick auf die Elbphilharmonie, doch das urbane Panorama interessierte Gilbert Fournier nicht. Ihn faszinierten die Zahlen auf den drei Computermonitoren.

Sie berichteten von Geschäften, erzählten von Gewinnen und Verlusten, Krediten, Aktienkursen, Sicherheiten und Prognosen. Ihre Geschichten steckten voller Spannung und Überraschungen. Nur wenige von ihnen gaben Auskunft über Verkäufe von Arzneien und Medikamenten aus dem Angebot von Kruither & Voch. Die meisten betrafen geschäftliche Erweiterungen: Tochtergesellschaften, Mehrheitsbeteiligungen an formell unabhängigen Unternehmen, geplante Übernahmen, Wachstum in Entwicklungsmärkten wie Osteuropa und vielversprechende Start-ups, die genau beobachtet wurden.

Das finanzielle Geflecht, das diese Zahlen beschrieben, bildete, wenn man es mit den Augen des Ästheten sah, ein Gemälde von stiller, erhabener Schönheit, das Gilbert Fournier stundenlang genießen konnte, wenn ihm genug Muße blieb.

Eins der Unternehmen auf der Beobachtungsliste war mit einem Prioritätszeichen markiert. Es hieß Harmony.

Für einen gewöhnlichen Bilanzprüfer hätten die Zahlen

schlecht ausgesehen: hohe Entwicklungs- und Personalkosten, zu geringe eigene Produktion, eine Verwaltung, der es an Effizienz mangelte – der Ertrag stand in keinem angemessenen Verhältnis zum Kapitalaufwand. Aber Fournier konnte in die verborgenen Tiefen hinter diesen Daten blicken, und was er dort sah, erfreute ihn. Er war Wachstumsmanager, der beste, den Kruither & Voch je gehabt hatten. Er wusste, auf welche Zahlen es im großen Bild ankam, und er hatte ein Gespür für ihre Entwicklungen, für die Richtung, die sie einschlagen würden.

Deshalb hatte er wie bei anderen Gelegenheiten auf sein Netzwerk aus Kontakten und guten Beziehungen zurückgegriffen, um den Weg für eine schnelle Übernahme zu ebnen, bevor sich Harmonys finanzielle Lage besserte und aus dem Start-up, das relativ billig erworben werden konnte, ein Unternehmen von nationaler oder gar internationaler Bedeutung wurde, ein Konkurrent von Kruither & Voch.

Fournier hatte dafür gesorgt, dass die Banken mit ihren Krediten weniger großzügig wurden, was den finanziellen Spielraum von Harmony immer mehr einengte. Mit dem Einsatz solcher Mittel musste man natürlich sehr vorsichtig sein, aber man konnte damit große Wirkung erzielen. Es würde nur noch wenige Tage dauern, bis Carolin Alberts und Noah Gunnason gar keine andere Wahl blieb, als Harmony zu verkaufen, wenn sie einen ruinösen Konkurs vermeiden wollten.

Mit tiefer Zufriedenheit betrachtete Gilbert Fournier die Zahlen. Fünf Millionen Euro für ein Unternehmen, das tatsächlich zehnmal so viel wert war, wie Gunnason gesagt hatte. Und das in wenigen Monaten, spätestens in ein, zwei Jahren, fünfhundert Millionen Euro wert sein konnte.

Für Fournier bedeutete die erfolgreiche Transaktion einen Bonus von dreihunderttausend Euro. Er mochte Zahlen, auch auf seinem Konto.

Ein kleines akustisches Signal wie das Läuten einer fernen Glocke wies auf den Eingang einer Nachricht hin. Fournier klickte mit der Maus, ein Bildschirmfenster öffnete sich, und er las den Text.

Schon nach wenigen Sekunden bildeten sich dünne Falten auf seiner Stirn.

Es hatte zwei Tote gegeben, die womöglich mit Sleepless in Verbindung standen, dem neuen Produkt, in das Carolin Alberts und Noah Gunnason so große Hoffnung setzten. Die Polizei ermittelte, ein gewisser Kommissar Rieker …

Der Name berührte etwas in Fournier. Er hatte ein gutes Gedächtnis und erinnerte sich an den Mann, dem er unmittelbar nach seinem Besuch bei Harmony vor dem Anwesen der Firma begegnet war. Das Gesicht hatte vertraut gewirkt, und nun bekam es einen Namen:

Alexander Rieker, der Polizeikommissar, der Innensenator Brois zu Fall gebracht hatte. Ein neugieriger Mann, der sehr hartnäckig sein konnte – so beschrieben ihn Gilbert Fourniers Kontakte. Der Skandal hatte hohe Wellen geschlagen, aber nicht alles an die Oberfläche gespült. Nur ein kleiner Teil von dem, was hinter den Kulissen von Stadt und Senat geschah, war ans Licht gekommen. Der Rest befand sich noch immer in den Schatten, die gute Geschäfte ermöglichten, unsichtbar für die meisten.

Auch die zweite wichtige Information in der Mail betraf das neue Produkt von Harmony: Sleepless hatte eine offizielle Zulassung des Bundesinstituts für Arzneimittel und Medizinprodukte bekommen. Vertrieb und Verkauf konnten beginnen.

Dadurch veränderte sich die Situation. Die Karten wurden neu gemischt.

Sleepless würde frisches Geld in Harmonys Kassen bringen, und dadurch bekamen Carolin Alberts und Noah Gunnason neuen finanziellen Spielraum. Mit anderen Worten: Sie würden ihre Firma nicht in wenigen Tagen für fünf Millionen Euro verkaufen müssen!

Gilbert Fournier überlegte.

Nach einer Minute griff er nach seinem Handy und wählte eine Nummer.

Beim zweiten Klingeln nahm jemand ab. »Ja?«

»Ich bin in zwanzig Minuten bei Ihnen«, sagte Fournier, unterbrach die Verbindung und steckte das Handy ein.

Er fuhr den PC herunter, nahm ein leeres Blatt Papier, schrieb eine Zahl darauf, faltete das Blatt und schob es in die Innentasche des Jacketts.

Dann stand er auf und verließ das Büro.

Die Schaufenster zeigten Bilder von Eigentumswohnungen, Villen und Ferienhäusern in Südeuropa.

Richard M. Richardson aus Leeds, Yorkshire, führte seit mehr als zwanzig Jahren eine erfolgreiche Immobilienagentur, die aber nur Fassade für seine eigentlichen Geschäfte war – er handelte vor allem mit Informationen.

Fournier trat ein. Ein junger Mann in elegantem Anzug und mit Krawatte und Gel im modisch gestylten Haar sah vom Schreibtisch auf. »Guten Tag«, sagte er betont freundlich. »Wie kann ich Ihnen helfen?«

»Herr Richardson erwartet mich«, erwiderte Fournier.

Richard Mason Richardsons mehr als zwanzig Quadratmeter großes Büro war eingerichtet wie ein altenglischer Salon, mit dunklem Holz an Wänden und Decke, wuchtigen Polstermöbeln und einem vier Meter langen Schreibtisch aus Mahagoni. Der alte Richardson – inzwischen war er fast achtzig – erhob sich mit steifer britischer Würde, nickte einen wortlosen Gruß und deutete auf den großen Sessel vor dem Schreibtisch.

Gilbert Fournier setzte sich. Die Vorhänge am Fenster waren halb zugezogen – zu viel Licht blendete den alten Richardson.

»Ich brauche Ihre Hilfe«, sagte Fournier.

Richardson nickte bedächtig. »Wie wichtig ist es?«, fragte er mit einer rauen Stimme, die etwas mühsam klang. »Und wie eilig?«

»Sehr wichtig und sehr eilig.«

Richardson sah ihn aus wässrigen grauen Augen an. Sein

blasses Gesicht war eine Faltenlandschaft. »Das kostet extra, wie Sie wissen.«

Fournier zog das gefaltete Blatt aus der Innentasche des Jacketts, legte es auf den Schreibtisch und schob es zur anderen Seite.

Richardson betrachtete das Papier einige Sekunden lang, bevor er es nahm und entfaltete.

»Das ist sehr großzügig«, sagte er.

Es lohnte sich nicht, knauserig zu sein, fand Fournier. Und außerdem musste er den hohen Betrag nicht aus eigener Tasche zahlen, er konnte ihn unter »Spesen« verbuchen.

»Worum geht es?«, fragte Richardson.

»Wir möchten ein Start-up namens Harmony kaufen und benötigen Informationen, die den Kauf erleichtern.«

Gilbert Fournier erklärte, was er meinte.

25 ALEXANDER RIEKER

Die schwarze Lilie hatte aufgeräumt – sie hatte sich richtig Mühe gegeben, das musste man ihr lassen. Der große Raum, der wie eine Mischung aus Schlafzimmer, Büro, Küche und Rumpelkammer war, sah nicht mehr ganz so wüst aus, das Bett war gemacht und mit zwei roten Kissen geschmückt. Der Essenstisch am Fenster war für zwei Personen gedeckt, eine Kerze brannte zwischen den Tellern.

Rieker sah sich um. »Hübsch.«

»Gefällt's dir?« Das schwarze Haar offen, die Augen dunkel, Fingernägel wie üblich in Pearl Black, dazu ein Kleid aus schwarzer Spitze, schwarze Strümpfe und schwarze Schuhe – Black Lily sah aus wie die Gothic-Version von Schneewittchen.

»Bei dir braucht man nicht lange zu raten, was deine Lieblingsfarbe ist«, bemerkte Rieker.

Lily deutete zum Tisch. »Setz dich. Es gibt dein Lieblingsgericht.« Sie ging zur Küchenzeile, wo die Dunstabzugshaube über dem Herd summte. »Spaghetti.«

»Schwarze?«, fragte Rieker.

Er nahm am Tisch Platz und sah aus dem Fenster. Es war dunkel geworden. Hier und dort brannte noch Licht hinter den Fenstern des nahen Polizeipräsidiums am Bruno-Georges-Platz.

»Einige deiner Kollegen sind weiterhin fleißig«, sagte Lily und brachte den Salat.

»So sieht's aus.«

Sie warf ihm ein dunkles Lächeln zu. »Von hier aus wäre es für dich nur ein Katzensprung zur Arbeit.«

Rieker seufzte laut. »Mein neues Büro befindet sich in St. Pauli, mit herrlichem Blick in einen Hinterhof, wo ein alter Mann von neun bis zwölf neben einer alten Buche sitzt, jeden Tag, bei jedem Wetter, ob es regnet oder stürmt.«

»Klingt nach einem interessanten Typen.« Lily kam mit den Spaghetti. Sie waren weiß, mit roter Frutti-di-mare-Soße.

»Klingt nach ziemlich viel Einsamkeit, wenn du mich fragst.« Rieker probierte die Spaghetti und nickte anerkennend. »Hervorragend!«

Lily nickte zufrieden.

»Wie war dein Tag?«, fragte sie beim Essen, eine dunkle, anmutige Präsenz auf der anderen Seite des Tisches. »Bist du weitergekommen?«

»Du willst Ermittlungsdetails wissen? Tut mir leid, die dürfen niemandem außerhalb des Polizeidienstes anvertraut werden.«

»Du isst meine Spaghetti«, sagte Lily.

»Stimmt. Tja, also … Ich bin bei Meurer in der Untersuchungshaft gewesen. Er streitet alles ab. Ich meine, er streitet ab, Manfred Henkens ermordet zu haben. Er besteht auf Notwehr.« Die Spaghetti waren wirklich gut. Rieker aß mit Heißhunger.

»Kein Wunder in seiner Situation.« Lily trank einen Schluck Wein. Rieker blieb wie üblich bei Orangensaft.

»Anschließend bin ich noch einmal bei Harmony gewesen und habe mit Carolin Alberts gesprochen. Eine sehr beeindruckende Frau.«

Lily schürzte die dunklen Lippen. »Muss ich eifersüchtig werden?«

»Ach, ich liebe nur dich, mein Schatz«, sagte Rieker munter. »Zwei Tote, und bei beiden war Sleepless im Spiel, die neueste Smart Drug von Harmony. Ich habe Carolin Alberts die Schachtel mit den Pillen gezeigt, die wir bei Henkens gefunden haben.«

»Und?«

»Und nichts. Sie nimmt selbst Sleepless, hat sie gesagt. Ob sie aussehe wie jemand, der gleich Amok laufen würde?«

»Hat sie so ausgesehen?«

Rieker sah sie vor dem inneren Auge, langbeinig und schön, sehr intelligent, sehr selbstsicher, sehr aufmerksam und sehr, sehr wach. »Definitiv nicht.«

»Also ist Henkens nicht durchgedreht, zumindest nicht wegen Sleepless. Übrigens wird das Smartie seit heute verkauft.«

»Oh, das ging schnell.« Rieker genoss die Spaghetti, schloss genießerisch die Augen und reckte den Daumen nach oben. »Carolin Alberts hat die Zulassung erwähnt, aber ich dachte, bis zu Vertrieb und Verkauf würde es einige Tage dauern.«

»Es dürfte alles gut vorbereitet gewesen sein. Ebenso das Marketing. Die Sleepless-Werbung ist ganz groß angelaufen. Online ist sie geradezu omnipräsent, in allen sozialen Medien, ganz groß bei YouTube. Die bekanntesten Influencer sind voll des Lobes.«

»Weil sie dafür bezahlt werden.«

»So läuft das, ja. Die Influencer heißen eben nicht umsonst Influencer, wenn du das kleine Wortspiel gestattest. Sie haben Einfluss. Über sie erreicht man mehr Menschen und mehr potenzielle Kunden als über die traditionellen Marketingkanäle. Harmony darf mit einem glänzenden Geschäft rechnen. Und Meurer kann Sleepless von der Liste seines Angebots streichen.«

Rieker legte die Gabel auf den leeren Teller. »Hast du was herausgefunden, Lily?«

»Genug, um Erik Meurer festzunageln, denke ich. Nicht wegen Mordes, aber wegen Drogenhandel im Darknet. Er ist schlau und sehr vorsichtig gewesen, aber selbst die Schlauen und Vorsichtigen machen Fehler, vor allem dann, wenn sie sich sicher fühlen.«

»Konntest du die IP-Adressen zuordnen?«

Lily lächelte hintergründig. »Ich habe den ganzen Nachmittag damit verbracht, seine Spuren im Darknet zu verfolgen.« Sie deutete zum Schreibtisch mit dem langen gewölbten Monitor. »Es ist alles fertig. Eine Liste, die du Kowalski vorlegen kannst. Wie auch immer die Sache mit Manfred Henkens ausgeht, ob Meurer mit Notwehr durchkommt oder nicht, ihr könnt ihn auf jeden Fall wegen Drogenhandel drankriegen.«

»Sehr gut«, sagte Rieker. »Danke, Lily!«

»Mehr hast du nicht zu bieten?« Sie gab vor zu schmollen. »Nur ein Danke?«

Rieker lächelte.

»Das ist noch nicht alles«, fügte sie ernster hinzu. »Ich habe auch einige Nachforschungen hinsichtlich Harmony angestellt. Was man im Internet so findet. Was man so sieht und hört, wenn man aufmerksam ist.«

Rieker schwieg und fragte sich erneut, ob Black Lily Verbindungen zum Geheimdienst hatte. Ihre »besonderen Quellen«, die sie manchmal erwähnte, befanden sie sich vielleicht beim Bundesnachrichtendienst? Oder bei einer der Abteilungen für die Abwehr von Cyberangriffen? Er hatte Lily nie direkt danach gefragt, weil er sie nicht zu einer Lüge zwingen wollte.

»Der internationale pharmazeutische Konzern Kruither & Voch hat Interesse an Harmony.« Lily drehte ihr Weinglas in den Händen. »Angeblich gab es einen Deal mit den Banken: Eine finanzielle Durststrecke sollte Harmonys Inhaber zum Verkauf zwingen.«

»Hat offenbar nicht funktioniert«, meinte Rieker.

»Nein. Aber es war sehr, sehr knapp. In einigen Tagen hätten Alberts und Gunnason verkaufen müssen, denn die Banken hatten weitere Kredite abgelehnt. Jetzt scheint Harmony aus dem Schneider zu sein.«

»Mit Sleepless.«

»Genau. Sie haben die Zulassung gerade rechtzeitig bekommen. Bald fließt neues Geld in die Kassen, und dann ist der finanzielle Engpass endgültig vorbei.« Lily stellte ihr Glas ab. »Es ging ziemlich schnell mit der Zulassung. Schneller als sonst. Es heißt, Carolin Alberts habe sich persönlich darum gekümmert.

Auf *sehr* persönliche Weise. Sie traf sich mehrmals mit Doktor Felix Arents, dem ...«

»... Leiter der Zulassungsabteilung beim Bundesinstitut für Arzneimittel und Medizinprodukte«, fiel ihr Rieker ins Wort. »Carolin Alberts sagte mir, dass die Zulassung von ihm kam.«

»Sie verbrachte die vergangene Nacht bei ihm«, erklärte Lily. »Und siehe da, am Morgen hatte sie die Zulassung.«

»Sie ist mit ihm ins Bett gegangen?«

»Glaubst du etwa, sie hat auf dem Sofa geschlafen?« Lily rümpfte die Nase. »Nun ja, ich bin nicht dabei gewesen. Kommen wir noch mal zu Kruither & Voch ...«

»Ja?«

»Es gibt Verbindungen zwischen K & V und der Finanzgruppe um Innensenator Brois. Du hast Brois ins Gefängnis gebracht, aber sein Netzwerk in Politik und Wirtschaft existiert noch. Die großen grauen Eminenzen von Geld und Macht in Stadt und Land haben ihren Einfluss nicht verloren.«

»Ich weiß«, sagte Rieker. »Ich verdanke ihnen mein neues Büro.« Harmony, Kruither & Voch und Brois' Finanzclique – das war ein echtes Wespennest, und wenn er es anstieß ... Rieker stellte sich vor, selbst einmal ein alter Mann zu sein, der allein in irgendeinem Hinterhof saß und drei Stunden am Tag über die großen Fehler seines Lebens nachdachte.

»Und noch etwas.« Lily richtete ihren dunklen Blick auf ihn. »Es gibt jemanden, der Nachforschungen anstellt, der Informationen über Harmony, Sleepless und die beiden Toten sammelt. Er geht sehr, sehr geschickt vor.«

»Du meinst, so geschickt wie du?«

»Ja.« Lily blieb ernst. »Ja, so geschickt wie ich. Und er tarnt sich gut. Es ist mir nicht gelungen, ihn zu identifizieren. IP-Adressen bringen uns hier nicht weiter. Er hat auch nach Informationen über dich gesucht, vermutlich, weil du im Zuge deiner Ermittlungen Kontakt mit Harmony hattest.«

»Ein mysteriöser Unbekannter«, murmelte Rieker.

»Ja.«

»Das alles hast du an einem einzigen Nachmittag herausgefunden?«

»Es war harte Arbeit«, betonte Lily.

»Ich frage mich, was du herausfinden könntest, wenn du ein paar Tage Zeit hättest.«

»Nach ein paar Tagen lägen alle Geheimnisse deines Lebens offen vor mir.« Lily stand auf. »Ich bin gleich wieder da.«

»Ich laufe nicht weg.«

Rieker sah aus dem Fenster. Noch immer brannte Licht im Polizeipräsidium. Er stellte sich vor, dass Kowalski dort in seinem Büro saß und überlegte, wie er einem gewissen Alexander Rieker das Leben schwer machen konnte.

Zwei Tote und Sleepless als gemeinsames Element. Ein aufstrebendes junges Unternehmen, das einem großen pharmazeutischen Konzern trotzte und dessen Inhaberin sich auf sehr persönliche Weise für den Erfolg einsetzte. Während im Hintergrund die alte Finanzseilschaft von Innensenator Brois werkelte, höchstens ein wenig angekratzt von dem Immobilienskandal, der Brois ins Gefängnis gebracht hatte. Hinzu kam ein gewiefter Unbekannter, der Informationen über alle Beteiligten sammelte.

Lily kehrte zurück, trat aber nicht zu ihrer Seite des Tisches, sondern legte von hinten die Arme um Rieker.

»Komm ins Bett.«

Er drehte den Kopf. Lily stand hinter ihm, nackt, warm und geschmeidig.

»Und wenn ich jetzt sagen würde, dass ich Kopfschmerzen habe?«, fragte er.

»Dann würde ich antworten, du lügst.« Sie ergriff seine Hand. »Komm!«

26 CAROLIN ALBERTS

Noah schlief tief und fest, das Gesicht entspannt, ohne die Sorgen, die sich während der letzten Tage darin eingegraben hatten. Carolin hörte seinen Atem, ruhig und gleichmäßig.

Eine Zeit lang stand sie reglos und erforschte die eigenen Empfindungen. Wie lange hatte sie geschlafen? Eine Stunde, mehr nicht. Wieder fühlte sie sich frisch und ausgeruht, wie nach dem kurzen Schlaf in der vergangenen Nacht. Ein angenehmes Prickeln erfüllte sie, wie von Tatendrang nach längerer Ruhezeit, ein Eifer, der sie dazu antrieb, etwas zu *tun*.

Noah hätte sich darüber gefreut, neben ihr zu erwachen. Vielleicht war er sogar mit der Hoffnung eingeschlafen, ihr das Frühstück ans Bett zu bringen, so ein Typ Mann konnte er sein, altmodisch romantisch.

Was für eine Verschwendung, dachte Carolin, den Blick noch immer auf Noah gerichtet. Wir vergeuden ein Drittel unseres Lebens, manche mehr, andere etwas weniger. Fünfundzwanzig Jahre. Vielleicht sogar dreißig. Wir schlafen und werden älter, ohne die vergeudete Zeit nutzen zu können.

Sleepless war mehr als nur eine Goldmine – Sleepless, begriff Carolin, würde die Welt verändern.

Ein Hochgefühl erfasste sie. Am liebsten hätte sie Noah geweckt und mit ihm getanzt. Mit stillem Bedauern widerstand sie der Versuchung; er wäre zu müde gewesen, zu schlaftrunken, um sie zu verstehen.

Sie nahm ihre Sachen und trat in den Flur. Dort staunte sie darüber, wie hell das Nachtlicht dicht über der Fußleiste geworden war. Noah mochte die Dunkelheit nicht, er hatte immer irgendwo Licht brennen und ließ die Tür ein wenig offen, damit es im Schlafzimmer nicht völlig finster wurde. Er nahm sogar eine kleine Lampe mit, wenn er auf Reisen war und in Hotels übernachtete.

Mit bloßen Füßen ging sie über den Teppichboden zur Küche, hörte ein Knistern und merkte, dass es vom Flaum unter ihren nackten Sohlen stammte. Plötzlich wurde ihr klar: Nicht das Licht und der Teppichboden hatten sich verändert, sondern ihre Wahrnehmung. Sleepless, erkannte sie, machte alles klarer und deutlicher, wie schon in der vergangenen Nacht. Sie versuchte, sich daran zu erinnern, ob sie auch tagsüber so empfunden hatte. Ihr fiel ein, dass einige Testpersonen von »besonderem Wachsein« berichtet hatten. War das damit gemeint?

In der Küche blieb Carolin stehen, lächelte und drehte sich im Kreis, umgeben von Licht und Schatten und kleinen Geräuschen, von deren Existenz sie ohne Sleepless gar nichts gewusst hätte. Als sie sich anzog, überlegte sie, was sie mit den nächsten Stunden, dem langen Rest der Nacht, anfangen sollte.

Sie sah sich in der Küche um. Sollte sie Noah überraschen und das Frühstück für *ihn* vorbereiten, so wie für Felix Arents eine Nacht zuvor? Nein, dafür war es zu früh.

Sie nahm Zettel und Kugelschreiber und schrieb eine Nachricht, damit Noah nicht dachte, sie hätte ihn einfach so verlassen.

Lieber Noah,
wir haben einen richtig schönen Abend verbracht, nicht wahr? Bitte sei mir nicht böse, wenn Du allein erwachst. Stell Dir vor, ich habe nur eine Stunde geschlafen und bin vollkommen frisch und ausgeruht. Es gibt keine unangenehmen Nebenwirkungen, alles ist in bester Ordnung, ich fühle mich wunderbar. Du solltest ebenfalls Sleepless nehmen, dann gehört die Nacht auch Dir.

Ich gehe jetzt auf Streifzug durch die Stadt. Endlich habe ich Zeit und Gelegenheit für nächtliche Bilder. Bin gespannt, was ich entdecken werde.
Bis später!
Ein Kuss, Carolin

Sie legte den Zettel auf den Tisch, nahm ihre Kamera, die sie zu Noah mitgebracht hatte, und brach auf.

27

Hamburg schlief nie, aber in der tiefen Nacht kehrte ein wenig Ruhe ein. Im Norden und Westen der Stadt leuchteten Ampeln über leeren Straßen, das Licht der Straßenlaternen fiel auf verlassene Bürgersteige. Fast alle Fenster waren dunkel.

Carolin machte einen Bogen um das Rotlichtviertel, um nicht für eine der Bordsteinschwalben gehalten und angesprochen zu werden, fotografierte Obdachlose, die auf Sitzbänken schliefen, einen Waschbären, der zwischen Abflussrohren an einem Gebäude emporkletterte, Bagger und Bulldozer, die wie Ungetüme vor einem halb abgerissenen Haus aufragten. Die Nacht schuf eine andere Welt, kleidete Vertrautes in neue Gewänder. Das Spiel von Licht und Schatten und die manchmal fließenden Übergänge, wo Helligkeit und Finsternis miteinander zu ringen schienen, faszinierten Carolin.

Gelegentlich verharrte sie an dunklen Stellen, unter Bäumen oder zwischen zwei weit auseinanderstehenden Straßenlaternen, und fotografierte andere Nachtschwärmer: Betrunkene, die den Weg nach Hause suchten; Arbeiter, die von der Spätschicht heimkehrten; Jugendliche, die von irgendwelchen Partys kamen. Sie alle hatten eins gemeinsam: die Suche nach dem Schlaf, sie kapitulierten vor ihm oder sehnten sich nach ihm. Schlaf, der Vergessen brachte, Mattigkeit und Schwäche abbaute, die Gedanken neu ordnete und Perspektiven zurechtrückte. Schlaf, der all diesen Menschen eine Zeitspanne ihres Lebens stahl.

Aber nicht mehr lange, dachte Carolin und lächelte in der Nacht, als sie an einer Plakatwand mit der neuen Werbung für Sleepless vorbeikam: *Sei wach und lebe!*, hieß es über einem glücklichen, abenteuerlustig wirkenden jungen Paar.

In Blankenese wanderte sie am Elbufer entlang und beobachtete ein großes Containerschiff, das in Richtung Nordsee über den dunklen Fluss glitt. Der Hafen im Osten erschien ihr wie eine Stadt in der Stadt, voller Lichter.

Als ein erstes mattes Glühen am Horizont die Morgendämmerung ankündigte, nahm Carolin auf einer Sitzbank am Elbufer Platz, nicht, weil sie müde war, sondern weil sie diesen besonderen Moment genießen wollte, das Ende der Nacht. Sie war lange in der Stadt unterwegs gewesen und spürte die zurückgelegten Kilometer in den Beinen, doch geistig war sie immer noch frisch und entspannt. Sie horchte in sich hinein, prüfte sich selbst und fand nicht die geringsten Anzeichen von Müdigkeit.

Jemand näherte sich von Westen, eine Silhouette, die aus der Dunkelheit zwischen den Bäumen kam. Ein Mann, hochgewachsen, die Hände in den Jackentaschen. Weit und breit war sonst niemand zu sehen

Carolin beobachtete ihn und dachte an den Taser in ihrer Handtasche. Sie blieb entspannt und fühlte sich zu gut für Sorge.

»Hallo«, sagte der Mann, als er die Sitzbank erreichte. Carolin schätzte ihn auf Mitte dreißig. Ein sportlicher, athletischer Typ. »Sie sind früh auf den Beinen.«

Carolin nickte freundlich.

Der Mann deutete über den Fluss. »Ist es nicht wunderbar um diese Zeit? Wenn die Stadt doch immer so ruhig und friedlich wäre.«

Carolin nickte erneut. Das Problem bestand darin, dass manche Männer zu viel Freundlichkeit als Einladung verstanden.

»Darf ich mich zu Ihnen setzen?«

Carolin rückte ein wenig zur Seite.

Eine Zeit lang saßen sie still nebeneinander und beobachteten ein Frachtschiff, das in Richtung Hafen lief und von einem Schlepper in Empfang genommen wurde.

»Sind Sie allein?«, fragte der Mann plötzlich.

In seiner Stimme hörte Carolin eine Veränderung, die ihr nicht gefiel. Sie wollte aufstehen, doch plötzlich fühlte sie eine Hand auf der Schulter. »Bleiben Sie doch sitzen. Lassen Sie uns ein wenig plaudern.«

»Bitte lassen Sie mich los«, sagte sie ruhig, aber unmissverständlich.

Stattdessen rückte der Mann näher und wandte sich ihr zu. Seine andere Hand erschien direkt vor ihrem Gesicht.

Die Ruhe verschwand aus Carolin, verwandelte sich aber nicht in Angst. Es blieb keine Zeit, den Taser aus der Handtasche zu holen. Sie musste sich mit dem zur Wehr setzen, das ihr zur Verfügung stand.

Carolin schlug zu, nicht einmal, sondern mehrmals schnell hintereinander. Ihre Fäuste flogen, gelenkt von kaltem Zorn, trafen Kehle und Nase. Sie hörte ein Ächzen, die Hand verschwand von ihrer Schulter, der Mann stand plötzlich. Carolin sprang auf, schlug und trat, bis er schließlich neben der Sitzbank auf dem Boden lag und sich nicht mehr rührte.

Sie starrte auf ihn hinab, verblüfft von der eigenen Kraft und Schnelligkeit. Nach einigen Sekunden bückte sie sich, betastete den Hals des Reglosen und stellte erleichtert fest, dass er noch lebte.

Sie ging einige Schritte, unsicher, den Kopf voller ungeordneter Gedanken, machte kehrt und nahm Handtasche und Kamera.

Der Mann bewegte sich noch immer nicht. Sollte sie den Notarzt verständigen? Es hätte Unannehmlichkeiten bedeutet, vielleicht sogar eine Vernehmung durch die Polizei. Sie hätte erklären müssen, wie es ihr gelungen war, einen viel kräftigeren Mann niederzuschlagen.

Ihre Beine trafen die Entscheidung. Mit schnellen, zielstrebigen Schritten ließ Carolin den Mann zurück. Es war nicht weit bis zu dem Ort, wo sie ihre nächtliche Wanderung begonnen hatte.

28

Carolin hörte Noah unter der Dusche, als sie die Wohnung betrat. Sie trat leise ins Badezimmer, zog sich aus und schlüpfte zu ihm unter den Wasserstrahl.

»Oh«, sagte er erfreut. »Oh!«

Sie schlang die Arme um ihn, ließ das warme Wasser auf sich herabprasseln und glaubte, jeden einzelnen Tropfen zu spüren.

»Ich hab deine Nachricht gelesen«, sagte er und seifte sie liebevoll ein. »Bist du die ganze Nacht unterwegs gewesen?«

»Ohne müde zu werden«, antwortete Carolin mit geschlossenen Augen. »Ich bin so frisch, als hätte ich die ganze Nacht tief und fest geschlafen. Es ist wundervoll.«

Sie fühlte sich durch und durch lebendig, auf eine fast berauschende Weise. Der unliebsame Zwischenfall am Elbufer änderte nichts daran – er war nur ein kleiner dunkler Fleck auf einem hellen, herrlich bunten Bild.

Etwas später, am Frühstückstisch, fragte Noah: »Was ist mit deinen Händen?«

Carolin betrachtete sie und sah die Abschürfungen an den Knöcheln. Ein Fingernagel war gebrochen.

Ein wenig Sorge kroch ins Hochgefühl, löste sich aber sofort wieder auf.

»Ach, ich hab im Dunkeln nicht aufgepasst und bin gefallen.«

Als Noah ins Arbeitszimmer ging, um seine Sachen für die Firma zu holen, öffnete Carolin ihre Handtasche, entnahm der kleinen Schatulle darin eine grüne Pille und gab sie in Noahs Kaffee.

»Sei wach und lebe«, flüsterte sie. »Mit mir zusammen.«

HEUTE

29 KONSTANTIN EIN ALTER FREUND

MARSEILLE

Eine Möwe saß auf dem dunklen Straßenpoller, kaum drei Meter von den Tischen des Cafés »Le Quai du 7ème« am Alten Hafen von Marseille entfernt. Konstantin staunte über ihre Größe und Furchtlosigkeit.

»Sieh dir den Vogel an, Pascal«, sagte er. »Wie groß er ist. Und er hat überhaupt keine Angst, nicht einmal dann, wenn ihm jemand sehr nahe kommt.«

Konstantin nahm ein Stück vom Brot auf seinem Teller und warf es vor den Poller. Eine Taube wollte danach schnappen, aber das ließ die Möwe nicht zu. Mit ausgebreiteten Flügeln sprang sie vom Poller, vertrieb die Taube mit einem lauten Krächzen und schnappte selbst nach dem Brotstück. Dann stieg sie auf und flog zu den nahen Jachten.

»Wenn man groß genug ist, braucht man keine Angst zu haben«, entgegnete Pascal. »Und erst recht nicht, wenn man auch noch Flügel hat und jederzeit wegfliegen kann.«

»Ich schätze, in diesen Worten verbirgt sich eine tiefe Weisheit.«

Pascal, genannt »der Korse« – vielleicht wegen des auf den rechten Oberarm tätowierten Mohrenkopfs, der ein helles Kopfband trug, nicht über der Stirn, sondern vor den Augen, wie auf der Flagge Korsikas vor 1755 –, zuckte mit den Schultern. »Kommt darauf an, was man hören will.«

Konstantin trank einen Schluck Kaffee, lehnte sich zurück,

schloss die Augen und fühlte den warmen Sonnenschein im Gesicht. Vom Meer her wehte ein angenehmer kühlender Wind und trug das Knarren von Masten und Tauen zu ihm.

»Was macht dein Leben, alter Freund?«, fragte er, die Augen noch immer geschlossen. »Bist du zufrieden?«

Pascal hatte sich vor einigen Jahren in den Ruhestand zurückgezogen und lebte seitdem in Marseille und auf Korsika. Ihm war es gelungen, ein gewisses Gleichgewicht zu schaffen: Die früheren Auftraggeber fürchteten sein Wissen, das sie in Gefahr bringen konnte, aber noch größer war ihre Sorge, dass sein Wissen an die Öffentlichkeit geriet, wenn ihm etwas zustieß. Pascal hatte sich abgesichert, mit Datensticks in Schließfächern von Banken und bei Notaren.

»Es ist ruhiger«, sagte Pascal. »Ich muss nicht dauernd über die Schulter sehen. Im Gegensatz zu dir.«

Konstantin öffnete die Augen. Pascal gehörte zu den wenigen Menschen, denen er vertraute: siebenundfünfzig Jahre alt, das strohblonde Haar kurz, das wettergegerbte Gesicht von der Sonne gebräunt, die Schultern breit. Etwas an ihm erzählte noch immer von jugendlicher Kraft.

Konstantin fragte sich für einen Moment, ob Pascal Sleepless nahm. Es gab gewisse Anzeichen dafür – den Glanz in den graugrünen Augen und eine besondere Wachheit, die ihn wie eine Aura umgab –, aber ganz sicher war er sich nicht.

»Du hast davon gehört«, sagte er.

»Von der Sache in Kalabrien? Ja.«

Konstantin trank noch einen Schluck Kaffee, brach ein weiteres kleines Stück von dem Brot ab und warf es der Taube zu, die vor der Möwe geflohen war. »Du weißt noch immer Bescheid.«

»Hier in Marseille laufen viele Fäden zusammen«, antwortete Pascal. »Ich hab sie nicht direkt in der Hand, aber ich kenne die entsprechenden Leute. Und ich höre, was man sich erzählt. Don Michele ist traurig und wütend. Das kann eine sehr, sehr ungesunde Mischung sein, Kosta, gerade bei einem Kalabresen. Von drei Söhnen ist ihm nur einer geblieben, der älteste namens

Marco. Und du hast nicht nur Achille Cutri erschossen, sondern auch zwei von Don Micheles Männern.«

»Sie wollten mich umbringen.«

Pascal nickte langsam. Er saß entspannt, halb im Schatten der Markise, die Hände im Schoß gefaltet. »Wegen der Sache mit Castelli, bei der Dario gestorben ist.«

»Ohne meine Schuld.«

»Wenn du das sagst, glaube ich dir. Aber für Don Michele spielt es keine Rolle. Du bist vor Ort gewesen und hast Darios Tod nicht verhindert, und das genügt ihm. Er konnte dich nicht einfach so gehen lassen.«

»Natürlich nicht«, sagte Konstantin und beobachtete die Taube.

»Was du gewusst hast. Deshalb warst du im Wagen bereit, als es geschah.«

Die Taube fraß das Brot, gurrte dankbar und trippelte davon.

»Es hätte schiefgehen können«, sagte Konstantin.

»Ist es aber nicht. In meinem Leben hätte ebenfalls viel schiefgehen können, und sieh mich an, hier sitze ich, quicklebendig. Allerdings …« Pascal hob die rechte Hand zu einer vagen Geste und ließ sie wieder sinken. »Du solltest vorsichtig sein, Kosta. Don Michele wird es nicht dabei bewenden lassen. Seit wann bist du in Marseille?«

»Seit zwei Tagen.«

»Ich habe gestern die Mitteilung erhalten, dass du hier bist. Inzwischen dürfte auch Don Michele Bescheid wissen. Er wird jemanden schicken oder seine hiesigen Verbindungen nutzen.«

Konstantin schob den Teller mit den Brotresten beiseite. »Dass Dario Cutri gestorben ist, war nicht meine Schuld. Mit dem Versuch, mich zu töten, hat Don Michele den Vertrag gebrochen. Außerdem steht noch die Hälfte meines Honorars aus.«

»Du willst dich rächen?«, fragte Pascal.

Konstantin schüttelte den Kopf. »Nein. Es geht mir nicht um Rache. Ich werde ein Zeichen setzen.«

»Du willst darauf hinweisen, dass Vereinbarungen eingehalten werden müssen, unter allen Umständen. Und dass Leute, die dich hintergehen wollen, mit dem Schlimmsten zu rechnen haben.«

Konstantin hörte etwas in den Worten, das ihm nicht gefiel, einen kleinen Unterton, der ihm wie ein Missklang erschien. »Hältst du das für falsch?«

»Wenn du etwas gegen Don Michele unternimmst, bekommst du es nicht nur mit seinen Leuten zu tun, sondern auch mit den anderen Kalabresen. Es wäre eine Kriegserklärung. Bisher ist es nur eine Art … Missverständnis. Vielleicht solltest du besser versuchen, die Wogen zu glätten.«

Konstantin glaubte zu verstehen. »Bietest du dich als Vermittler an?«

»Ich könnte helfen«, sagte Pascal bedächtig und bewegte die breiten Schultern. »Ich könnte mit gewissen Leuten reden.«

»Man hört noch immer auf dich?«

»Man hört mich an, das ist wenigstens etwas.« Der Korse beugte sich vor. »Verlass die Stadt, Kosta. Ich weiß, wo sich dein Notfallquartier befindet, und vielleicht wissen das auch andere. In Marseille bist du nicht sicher, hier gibt es zu viele Augen und Ohren. Lass dich irgendwo in der Provinz nieder. Sei unberechenbar. Ruf mich in ein paar Tagen an, dann kann ich dir mehr sagen.«

»Eine letzte Frage, Pascal.«

»Ja?«

»Hast du etwas von ›Zeta‹ gehört? Was hat es damit auf sich?«

»Zeta? Wie der sechste Buchstabe des griechischen Alphabets?«

»Ich weiß nicht, worauf sich das Wort bezieht«, sagte Konstantin. »Aber offenbar gibt es einen Zusammenhang mit Francesco Castelli, dem Direktor der Banca Antonia, den ich für Don Michele eliminieren sollte.«

Pascal zögerte zwei oder drei Sekunden. »Zeta«, wiederholte er nachdenklich. »Ich hör mich um, Kosta. Wie gesagt, ruf mich in ein paar Tagen an.« Er griff in die Hosentasche und holte einen Schlüssel hervor. »Hier, ich leih dir meinen Reservewagen. Steht dort drüben.« Er deutete zur anderen Seite des Alten Hafens. »Im Q-Park, Place Jules Verne. Neben der Rampe. Ich bin dort Dauerparker, die Karte liegt im Wagen. Ein blauer Renault, der schon bessere Zeiten gesehen hat. Tank halb voll, wenn ich mich richtig erinnere. Verlass Marseille und tauch in irgendeiner kleinen Stadt unter, in der dich garantiert niemand kennt. Wir sprechen uns in ein paar Tagen, einverstanden?«

Konstantin nahm den Schlüssel. »Das ist sehr großzügig von dir. Danke, alter Freund!«

30

Konstantin ging nach Osten, landeinwärts, wandte sich einige Hundert Meter weiter nach Norden, folgte ein kurzes Stück dem Verlauf des Quai des Belges, einer gepflasterten Straße mit lebhaftem Verkehr, und schritt dann über den Quai du Port nach Osten, erneut am Hafenbecken mit den vielen Segelbooten entlang. Wolken schoben sich vor die Sonne und brachten Schatten, aber die Hitze machte ihm nichts aus, sie hatte ihn noch nie gestört.

Er ging langsam, wie einer der Touristen, die jede Menge Zeit hatten, mit ihren Handys fotografierten, bei den Anlegestellen verweilten und von Bootsreisen sprachen. Immer wieder sah er sich unauffällig nach Verfolgern um, ohne einen zu entdecken.

Beim Hotel de Ville fand Konstantin die Q-Park-Tiefgarage und ging die Treppe hinunter. Bei der Rampe, hatte Pascal gesagt. Er entdeckte einen kleinen himmelblauen Clio, so dicht neben einer Säule, dass die Beifahrertür blockiert war. Konstantin nahm den Schlüssel, drückte die Taste, hörte ein Klacken und sah, wie die Lichter einmal blinkten. Er öffnete die Fahrertür, stieg ein, fand die Dauerparkkarte, steckte den Schlüssel ins Zündschloss … und zögerte.

Pascal der Korse war ein guter Freund, sie kannten sich seit vielen Jahren. Aber wie viel war Freundschaft in diesen Tagen noch wert? Die Welt veränderte sich, Loyalitäten veränderten sich. Im Lauf der Zeit wandelten sich nicht nur die Strukturen der Macht, sondern auch persönliche Perspektiven und Blickwinkel. In Konstantins Geschäft lautete ein wichtiges Prinzip: Trau niemandem.

Er zog den Zündschlüssel vorsichtig aus dem Schloss und betrachtete ihn nachdenklich. Dann stieg er aus und sah sich auf dem Parkdeck um. Auf der anderen Seite setzte ein silbergrauer Peugeot aus einer Parknische, rollte an den anderen Fahrzeugen vorbei und verschwand über die Rampe.

Konstantin sank neben dem Renault auf die Knie und blickte unter das Fahrzeug. Nichts. Auch in den vier Kotflügeln blieb seine Suche ohne Ergebnis. Er beugte sich in den Wagen, löste die Sperre und hob dann langsam und vorsichtig die Motorhaube.

Auf den ersten Blick schien auch im Motorraum alles in Ordnung zu sein, doch als Konstantin noch etwas genauer hinsah, entdeckte er links unten ein silbergraues Bündel, etwa halb so groß wie die Lichtmaschine. Jemandem, der nicht danach suchte, wäre das Objekt sicher nicht aufgefallen.

Behutsam senkte Konstantin die Motorhaube und drückte sie zu.

»Ein schöner Freund bist du mir«, murmelte er und verriegelte die Fahrertür, damit sich niemand zu einem Versuch eingeladen fühlte, den alten Renault kurzzuschließen und zu stehlen.

Dann machte er sich wieder auf den Weg.

31

Der Nachmittag ging in den Abend über, das Licht des Tages schwand, und es begann eine weitere Nacht voller Leben auf den Straßen.

Konstantin saß in der dunkelsten Ecke des Wohnzimmers und wartete. Im Lauf der Jahre hatte er gelernt, geduldig zu sein, und Sleepless half. Er wurde nicht müde, er blieb hellwach und vertrieb sich die Zeit damit, gründlich über alles nachzudenken, über die Ereignisse, die ihn hierhergeführt hatten, in diese teure, großzügig bemessene Wohnung unweit des Hauptbahnhofs. Er hörte Musik von draußen, manchmal eine Sirene in der Ferne und schließlich, eine halbe Stunde nach Mitternacht, ein Klicken und Klacken.

Er blieb ruhig sitzen, ein von Schatten umgebener Schemen, als Pascal seine Wohnung betrat und hinter sich abschloss. Der Korse ging ins Bad, Konstantin hörte es plätschern und dann die Spülung der Toilette. Kurz darauf stapfte Pascal durch den Flur, erreichte das Wohnzimmer und wollte das Licht einschalten.

»Lass es aus«, sagte Konstantin.

Der Korse erstarrte.

»Wie bist du hier reingekommen?«, fragte er nach einigen Sekunden. »Ich hab das Sicherheitsschloss erst vor ein paar Wochen einbauen lassen, und es war unangetastet.«

»Es gibt immer einen Weg«, sagte Konstantin. »Setz dich dort in den Sessel. Langsam, nicht zu schnell.«

Pascal nahm Platz. Konstantin sah ihn deutlich genug. Nur das Gesicht blieb verborgen, doch das spielte keine Rolle.

»Ich nehme an, du hast eine Waffe.«

»Hab ich, ja.« Die Pistole lag in Konstantins Schoß, seine rechte Hand war um den Griff geschlossen.

»Du wirst mich erschießen.«

»Ja.«

»Weil du glaubst, dass es sein muss.«

»Ja.«

Pascal seufzte schwer.

»Warum?«, fragte Konstantin.

»Ich hab mir schon so was gedacht, als es im Q-Park nicht zu einer Explosion kam«, brummte der Korse. »Aber ich habe nicht damit gerechnet, dass du hier auf mich wartest. Woher weißt du überhaupt, wo ich wohne?«

»Es gibt immer einen Weg«, wiederholte Konstantin. »Ich nehme an, es hätte nach einem fehlgeschlagenen terroristischen

Anschlag ausgesehen. Eine Autobombe, die durch einen dummen Zufall zu früh explodiert ist. Warum, alter Freund?«

»Weil Don Michele es so wollte. Und wer bin ich schon, dass ich ihm widersprechen könnte?«

»Er hat dich unter Druck gesetzt«, sagte Konstantin, die Pistole noch immer im Schoß, nicht auf Pascal gerichtet.

»Er ließ mir keine Wahl. Er hat meinen Sohn.«

»Ich wusste gar nicht, dass du einen Sohn hast.«

»Lucien, fünf Jahre alt. Lebt bei seiner Mutter in Juan-les-Pins. Das heißt, dort war er bis gestern.« Pascal seufzte erneut. »Leg dich nicht mit Don Michele an, Kosta. Er steckt in etwas drin, das größer ist als Kalabrien und Italien.«

»Zeta.«

»Ja.«

»Um was geht es?«

»Warum sollte ich dir das sagen?«, fragte Pascal.

»Vielleicht um dein Gewissen zu erleichtern. Um den Verrat wiedergutzumachen und etwas von deiner Ehre wiederherzustellen.«

»Bevor du mich erschießt.«

»Ja.«

Einige Sekunden lang saß Pascal still und stumm. »Wenn ich sterbe, gelangen bestimmte Informationen an die Öffentlichkeit. Du weißt ja, dass ich mich abgesichert habe. Don Michele wird dir auch dafür die Schuld geben. Es macht alles noch schlimmer für dich.«

»Was ist Zeta?«, fragte Konstantin. Gewisse Dinge ließen sich nicht ändern, ebenso wenig wie man Wasser trocken machen konnte.

»Ich weiß nur, was ich hier und dort aufgeschnappt habe.«

»Das genügt mir vorerst.«

Pascal bewegte sich, aber nur ein wenig, nicht genug, um Konstantin zu veranlassen, die Waffe zu heben. Er war vollkommen wach, das lange Warten hatte seine Aufmerksamkeit nicht gedämpft.

»Zeta ist der Name einer geheimen Organisation, die man mit Licio Gellis Loge P2 beziehungsweise Propaganda Due vergleichen könnte. Bist du mit diesem Begriff vertraut?«

»Ja«, bestätigte Konstantin. Anfang der 1980er-Jahre hatte der Skandal um die von Licio Gelli geführte Freimaurerloge Propaganda Due in Italien hohe Wellen geschlagen. Die Loge war als konspiratives Netzwerk aus wichtigen Personen bei Polizei, Militär, Wirtschaft, Politik, der Organisierten Kriminalität und den Geheimdiensten entlarvt worden. Der Geheimbund hatte in den 1970er-Jahren das politische System mit angeblichen Terroranschlägen destabilisiert, um einen Staatsstreich zu ermöglichen. 1981 hatten Ermittler in Gellis Landhaus in Arezzo eine Liste mit neunhundertzweiundsechzig P2-Mitgliedern gefunden, unter ihnen die drei amtierenden Leiter der italienischen Geheimdienste, der amtierende Premierminister Arnaldo Forlani sowie sein Kabinettschef, der Unternehmer und spätere Premierminister Silvio Berlusconi, und der Sohn des letzten Königs von Italien, Viktor Emanuel von Savoyen.

»Propaganda Due war auf Italien beschränkt«, sagte Pascal. »Diese Organisation namens Zeta ist in mehreren europäischen Ländern aktiv und hat offenbar den Ehrgeiz, ihren Einflussbereich in der ganzen Welt auszuweiten.«

»Und Don Michele steckt da mit drin?«, fragte Konstantin.

»Er versucht, die 'Ndrangheta ins Geschäft zu bringen«, antwortete Pascal aus der Dunkelheit. »Zeta ist viel größer als die Mafia, Kosta. Größer als Cosa Nostra, 'Ndrangheta, Sacra Corona Unita und Camorra zusammen.«

»Und warum musste Castelli sterben?«

»Weil er auf eigene Faust gehandelt und in die eigene Tasche gewirtschaftet hat. Weil er glaubte, Don Michele Konkurrenz machen zu können.«

»Gib mir einen Namen«, forderte Konstantin, die Pistole weiterhin im Schoß. »Jemand weit genug oben, um Dinge in Bewegung zu setzen.«

»Hier geht es auch um Politik«, entgegnete Pascal. »Um internationale Politik. Das ist gleich mehrere Nummern zu groß für Leute wie uns.«

»Ein Name«, beharrte Konstantin.

»Du kannst das nur überleben, wenn du dich ein paar Jahre irgendwo verkriechst, und selbst dann brauchst du viel Glück.«

»Machst du dir plötzlich Sorgen um mein Überleben?« Konstantins Finger schlossen sich etwas fester um den Griff der Pistole.

»Es hat auch etwas mit Sleepless zu tun«, sagte Pascal. »Ich weiß, dass du Sleepless nimmst, Kosta. Man sieht es an den Augen, wenn man sich damit auskennt. Hast du gewusst, dass sie Sleepless in Deutschland verbieten wollen? Und nicht nur dort. Von einem Verbot in der ganzen EU ist die Rede oder sogar einem weltweiten.«

»Gib mir einen Namen«, forderte Konstantin mit etwas mehr Nachdruck.

»Na schön, wie du willst. Riccardo Mancini, Rom.«

»Mancini«, murmelte Konstantin. »Der Staatssekretär im Innenministerium?«

»Genau der. Ist mit Don Michele bekannt. Sein Geld hat ihm den Weg nach Rom geebnet.«

»Gut.« Konstantin nickte und stand auf.

Pascal sprang im gleichen Moment.

Er war nicht bereit, sich einfach so mit dem Unvermeidlichen abzufinden, und es gab für ihn nichts mehr zu verlieren.

Konstantin hatte das gewusst. Seine Pistole folgte der Bewegung, und der Schuss traf Pascal in der Seite. Der Korse fiel, bevor er in den Flur entkommen und die Tür erreichen konnte.

Konstantin trat zu ihm. »Du hast es schwerer für dich gemacht.«

»Ach, ein paar Sekunden mehr Leben.« Pascal ächzte und rang sich ein Lächeln ab.

Konstantin beendete es mit einem Schuss in den Kopf.

ZWEI JAHRE ZUVOR

32 CHRISTIAN LANGWER KALTES GIFT

Christian Langwer, Krischi genannt, atmete die Nacht in tiefen Zügen und fühlte seine Flügel wachsen. Er hörte ihr Knistern, die dünnen Knochen in seinem Fleisch, die Federn im Wind.

Hinter ihm wurde die Musik etwas lauter und dann wieder leiser, als sich die Tür öffnete und schloss.

»Was machst du hier?«

Bettys Stimme. Sie war ihm gefolgt.

Er drehte sich nicht um und lächelte im kühlen Nachtwind. Der Mondschein spiegelte sich auf der nahen Außenalster.

»Ich fliege«, antwortete er.

Betty hinter ihm lachte. »Wohin?«

Christian deutete nach oben. »Vielleicht zum Mond.«

»Nimmst du mich mit?«

Er warf einen Blick über die Schulter. Sie stand bei der Tür der Dachterrasse, in fransiger Jeans und dünnem, ärmellosem Shirt, etwas jünger als er, gerade erst zwanzig. Licht fiel aus den Fenstern neben ihr, Silhouetten tanzten.

»Ich weiß nicht, ob meine Flügel dafür kräftig genug sind.«

Betty kam etwas näher und fröstelte. »Es ist kalt hier draußen.«

Christian breitete die Arme aus. »Sieh sie dir an! Sind sie nicht wunderschön, meine Flügel?«

»Tolles weißes Gefieder«, sagte Betty. »Komm wieder rein und lass uns was trinken.«

Etwas an ihr hatte ihn den ganzen Abend und die halbe Nacht

gestört. Jetzt wusste er, was ihm nicht gefallen hatte. Das Trinken. Alkohol war uncool.

»Meine Flügel sind rot«, sagte Christian. »Rot wie Rubin. Ich drehe eine Runde über der Außenalster.« Er stieg auf den Stuhl an der Brüstung.

»Ach, Krischi, lass den Quatsch.«

Die Tür öffnete sich erneut, das dumpfe Wummern der Musik wurde lauter.

»He, ihr beiden Turteltauben ...« Die Stimme eines Mannes. Ronny oder vielleicht Tom. Christian sah nicht hin, es interessierte ihn nicht. Er beobachtete, wie der Mondschein die Außenalster in Silber verwandelte.

»Was macht er da?«, fragte Ronny oder Tom.

»Er will fliegen.« Betty kicherte. »Mit seinen tollen Flügeln, die nicht weiß sind, sondern rot.«

»Was?«

»Er spinnt.«

Christian schlug mit den Flügeln. Ja, sie waren groß genug, das Gefieder dicht. Er trat vom Stuhl auf die Brüstung.

»Mach keinen Unsinn«, erklang erneut die Stimme des Mannes. »Komm da runter.«

Zehn Stockwerke weiter unten parkten Autos zu beiden Seiten der leeren Straße. Zwei Passanten bemerkten die Gestalt oben auf der Brüstung. Beide holten ihre Handys hervor und filmten die Szene.

Christian beugte die Knie für den Sprung.

Betty quiekte einen halben Schrei.

Der Mann lief. Christian hörte seine schnellen Schritte und sah aus dem Augenwinkel eine Hand, die ihn festhalten und zurückziehen wollte.

Er sprang.

Etwas geschah mit seinen Flügeln. Sie schrumpften, das Gefieder verlor an Dichte, Federn lösten sich, Lücken entstanden.

Christian flog nicht, er fiel, stürzte senkrecht in die Tiefe.

Nach zehn Stockwerken schlug ihm das Pflaster ins Gesicht.

33 ALEXANDER RIEKER

Alexander Rieker lief im Mondschein durch eine Stadt, die ihm weniger still erschien als sonst in den frühen Morgenstunden. Er hatte keine Schmerzen in den Füßen, die Beine fühlten sich auch nach fast zwanzig Kilometern noch leicht an, der Atem war synchron mit der Bewegung – alles fühlte sich gut an.

»Bist immer noch fit«, lobte sich Rieker selbst, als er nach einer Stunde und vierzig Minuten zu dem großen Neustadt-Wohnhaus zurückkehrte, in dem er seit der Trennung von Daniela in einem Zwei-Zimmer-Apartment wohnte. Der Berufsverkehr hatte eingesetzt und machte Hamburgs Straßen wieder laut. Trotzdem hörte Rieker ein Klappern, als er das Gebäude betreten wollte.

Der große Fahrrad-Unterstand neben dem vierstöckigen Wohnhaus war fast leer. Jemand machte sich dort an einem der beiden letzten Räder zu schaffen. Als Rieker genauer hinsah, stellte er fest, dass sein Sportrad das Objekt der Begierde war.

Rieker trat näher. »Kann ich helfen?«

Ein junger Mann – nicht älter als fünfundzwanzig, kräftig gebaut, mit struppigem Haar und in Jeans und abgewetzter Lederjacke – zerrte an der Kette. »Das verdammte Schloss geht nicht auf.«

»Na so was«, meinte Rieker. »Wollen Sie's hiermit versuchen?«

Er hatte den kleinen Rucksack abgesetzt und entnahm ihm

ein Schlüsselbund, an dem auch der Schlüssel für das Fahrradschloss hing.

Der junge Bursche drehte sich um. »Dein Rad, was?«

Rieker lächelte. »Bingo!«

»Und jetzt?« Der Mann trat drohend vor. »Was willst du alter Knacker machen? Die Polizei rufen?«

Riekers Lächeln wurde zu einem Grinsen. »Brauch ich nicht. Die ist schon hier.« Er zeigte seinen Dienstausweis.

Der junge Mann sprang an ihm vorbei und lief zur Straße. Rieker sah ihm nach und beobachtete, wie er hinter der nächsten Ecke verschwand.

Neben der Einfahrt parkte eine Limousine mit getönten Scheiben. Die Fahrertür öffnete sich, und eine Frau stieg aus: um die vierzig, blond, schlank, elegant. Rieker erkannte sie sofort und fühlte sein Herz schneller schlagen, trotz allem.

»Bist früh auf den Beinen, Danny.«

»Sogar noch früher, als du denkst«, erwiderte Riekers Noch-Ehefrau Daniela. »Ich warte seit einer Stunde auf dich.«

Rieker deutete zur Limousine. »Dein neuer Wagen?«

»Nein. Er gehört Felix.«

Rieker nickte anerkennend. »Schick. Ich hab nur ein Sportrad zu bieten, das mir eben jemand klauen wollte.«

»Du hast den Dieb nicht festgehalten.«

Rieker zuckte mit den Schultern.

»Die Kleinen lässt du laufen und knöpfst dir stattdessen die Großen vor?«

»Besser als umgekehrt, nicht wahr?«, entgegnete Rieker. »Wem oder was verdanke ich die Ehre deines Besuchs?«

Daniela kam näher. Rieker roch ihr Parfüm, das er so gut kannte.

»Ich wollte dir nur etwas sagen.«

»Sag's mir drinnen.« Rieker deutete zur Tür. »Wie du gesehen hast, komm ich gerade vom Laufen und hab feuchte Sachen am Leib. Du willst doch nicht, dass ich mir 'ne Lungenentzündung hole, oder?«

Er ging zur Tür, öffnete sie mit einem Schlüssel des Schlüsselbunds und hielt sie auf. Daniela zögerte kurz, bevor sie ihm ins Haus folgte.

In seinem Apartment sah sie sich um. Alles lag an seinem Platz. Das Bett war gemacht, Decke und Laken glatt. Es gab kaum persönliche Gegenstände, und es fehlte ein Fernseher. Dafür mangelte es nicht an Büchern. Sie standen dicht gedrängt und säuberlich nach Autorennamen sortiert in Regalen, die zwei Wände des Wohnzimmers bedeckten.

»Eine Junggesellenwohnung stellt man sich anders vor«, meinte sie.

»Ich bin kein Junggeselle, sondern verheiratet.«

»Aber nicht mehr lange. Ich habe die Scheidung eingereicht.«

Rieker blieb vor der Tür des Badezimmers stehen. »Wolltest du mir das sagen?«

»Das und noch etwas anderes.«

»Bitte gedulde dich ein paar Minuten, ich dusche nur schnell.« Er öffnete die Badezimmertür. »Willst du mit unter die Dusche?«

Daniela lachte auf. »Soll das ein Witz sein?«

Nein, dachte Rieker mit einem kurzen Anflug von Wehmut, als warmes Wasser auf ihn herabströmte. Es war kein Witz. Es wäre schön gewesen, wie in alten Zeiten.

Zehn Minuten später kehrte er in Jeans und Hemd ins Wohnzimmer zurück. Daniela saß am leeren Tisch.

Er deutete zur Küchennische. »Du hättest Kaffee kochen können.«

»Ich bin nicht mehr deine Bedienstete.«

»Das bist du nie gewesen. Und ich meinte: Du hättest Kaffee *für dich* kochen können, wenn du welchen möchtest. Dort steht alles bereit.«

Daniela sah auf ihre silberne Armbanduhr. »Den letzten Kaffee hab ich um vier getrunken.«

»Konntest du nicht schlafen?«, fragte Rieker erstaunt.

Daniela lächelte geheimnisvoll. »Ich musste nicht.« Sie deutete auf die Bücherregale. »Mir scheint, es sind noch mehr geworden. Was machst du nur mit all den Büchern?«

»Lesen.«

»Tolle Wohnung, übrigens.« Daniela nickte wie anerkennend. »Mein Hobbyraum ist in etwa so groß. Wie viele Quadratmeter sind es? Fünfundvierzig?«

»Siebenundvierzig«, sagte Rieker. »Und es ist nicht *dein* Hobbyraum, sondern der von Felix. Er kann ihn leider nicht mehr genießen, weil er im Knast sitzt.«

»Wo du ihn hingebracht hast«, erwiderte Daniela kühl.

»Mit großer Freude.«

»Sollte ein Kommissar nicht neutral sein?«

»Das verwechselst du mit einem Richter, Danny. Kommissare fühlen mit den Opfern und verabscheuen den Täter. Das motiviert sie, ihn zu finden und zu überführen.«

»Felix hat niemanden umgebracht!«

Sie sprach anders, stellte Rieker fest. Nicht mit dem feurigen Zorn früherer Auseinandersetzungen, sondern mit Eiszapfen in der Stimme. Und auch ihr Gesicht war anders. Es wirkte nicht mehr so weich wie noch vor einigen Monaten, scharfe Kanten schienen sich darin gebildet zu haben.

»Er gehört zu der Finanzclique, die mit Manipulationen von Immobilienfonds Tausende um ihr Erspartes gebracht hat. Das hübsche Häuschen, in dem du jetzt wohnst, ist Teil der Beute.«

»Es gehört seinen Eltern!«

»Dein Felix hat es ihnen rechtzeitig überschrieben«, sagte Rieker. »Mittels einer Scheinfirma. Leider konnten wir es nicht beweisen – der Rest der Clique hielt seine schützende Hand darüber.«

Rieker suchte nach Worten, um das Gespräch in eine neue, bessere Richtung zu lenken. Er fand keine und fragte schlicht: »Warum bist du zu mir gekommen, Danny?«

»Es hat nur Felix getroffen«, sagte sie. »Nur er sitzt im Gefängnis.«

»Weil er einen Fehler gemacht hat. Weil die anderen schlauer waren als er.«

Daniela schüttelte den Kopf. »Nein, weil du es vor allem auf ihn abgesehen hattest. Dir ging es hauptsächlich um Felix, alles andere hat dich nicht interessiert. Du wolltest dich rächen!«

»Danny …«

»Aber er wird nicht lange im Gefängnis bleiben«, fuhr Daniela fort. »Ich werde auf ihn warten und mit ihm ein besseres Leben führen, als ich es je mit dir hatte. Du wirst hier in deiner kleinen Wohnung sitzen, dich erinnern und alles bereuen, jeden Tag.«

»Danny …«, begann Rieker erneut. Er hatte sich eine Chance erhofft. »Denk daran, was wir gehabt haben. Erinnere dich.«

»Oh, ich denke daran, und ich erinnere mich sehr gut. Deshalb habe ich die Scheidung eingereicht.«

Rieker war plötzlich traurig. »Es ist der letzte Schritt, Danny. Nach der Scheidung gibt es kein Zurück. Dann ist alles vorbei.«

»Lieber Himmel, Alex! Hast du vielleicht gedacht, dass ich es mir anders überlege?« Daniela sprach noch immer mit Eis in Stimme und Augen. Es schien eine andere Frau zu sein, die dort vor Rieker saß. »Ich *will,* dass es endgültig vorbei ist, so schnell wie möglich. Zehn Jahre meines Lebens habe ich an dich vergeudet. Zehn meiner besten Jahre. Weißt du, was das für eine Frau bedeutet?«

»Auch für mich waren es zehn Jahre«, erwiderte Rieker. »Oder sind zehn Jahre für eine Frau mehr als für einen Mann?«

Daniela stand auf und strich ihr blondes Haar zurück. Rieker blieb sitzen.

»Du bist traurig, ich sehe es dir an«, sagte sie. »Du kannst so etwas schlecht verbergen. Gut so, *sei* traurig. Denk an all das, was hätte sein können. Sei traurig und voller Reue, ich gönne es dir.«

»Was habe ich dir getan, Danny?«, fragte Rieker und sah zu ihr hoch. »Warum der Hass?«

»Das war's. Ich habe alles gesagt, was ich sagen wollte.« Daniela ging zur Tür.

Es war gar kein Hass, begriff Rieker, als er ihr folgte. Daniela hasste ihn nicht, sie verabscheute ihn. Und dass sie mit der Scheidung einen Schlussstrich zog, erfüllte sie mit tiefer Genugtuung.

Daniela öffnete die Tür. »Ich wünsche dir noch einen guten Tag.« Sie ging die Treppe hinunter.

Rieker trat zum Geländer und sah ihr nach. Er stand noch dort, als sie längst draußen war.

Schließlich drehte er sich um und bemerkte einen braunen Umschlag neben der Tür seines Apartments. Er bückte sich und hob ihn auf. »Rieker« stand auf der Vorderseite.

Wieder in seiner kleinen Wohnung, stand er im Wohnzimmer und starrte dorthin, wo Daniela eben gesessen hatte. Ihr Parfüm hing noch in der Luft.

Er betrachtete den braunen Umschlag und fragte sich, ob er bereits vor der Tür gelegen hatte, als er mit Daniela eingetroffen war. Schwer zu sagen. War er so sehr von ihr abgelenkt gewesen, dass er ihn nicht gesehen hatte?

Rieker ging in die Küche und öffnete den Umschlag mit einem Messer. Er enthielt ein einmal gefaltetes Blatt Papier, auf dem geschrieben stand:

HARMONY: Es sind nicht zwei Tote, sondern bereits fünf.
Ein Freund

34

Als Rieker um neun Uhr morgens sein Rad auf den Hinterhof in St. Pauli schob, öffnete sich auf der anderen Seite eine Tür, und der Alte erschien. Mit kleinen, langsamen Schritten ging er zur Mitte des Hofs und setzte sich dort auf die Bank neben der Buche. Rieker winkte ihm zu, aber der alte Mann, der dort jeden Tag saß, immer von neun bis zwölf, winkte nicht zurück.

Rieker stellte sein Rad ab, sicherte es mit der Kette und deutete nach oben. »Sieht nach Regen aus.«

»Jo«, antwortete der Alte.

Vor der Tür zum Treppenhaus blieb Rieker stehen. »Alles in Ordnung?«

Der Alte nickte. »Jo.«

Rieker überlegte, ob er sich zu ihm setzen und versuchen sollte, ein bisschen mit dem einsamen alten Mann zu plaudern. Doch für ein fröhliches Gespräch hatte dieser Tag zu schlecht begonnen, deshalb ging er die Treppe zum Büro hoch.

Charlotte saß bereits an ihrem Platz.

»Heute Morgen hat mich jemand ›alter Knacker‹ genannt«, sagte Rieker.

»Hat's sehr wehgetan?«

»Es schmerzt noch immer.« Er ging zu seinem Schreibtisch auf der anderen Seite des Zimmers, vorbei an der großen, alten Wanduhr, die man ticken hörte, wenn es leise genug war. Am Fenster blieb er stehen und blickte in den Hof hinab, wo der Alte reglos neben der Buche saß.

»Ich hab mit ihm gesprochen«, sagte Rieker und deutete nach unten.

»Was hat er gesagt?«

»Jo.«

»Klingt sehr tiefsinnig.« Charlotte zeigte aufs Telefon. »Kowalski hat angerufen. Er möchte dich sprechen. Persönlich.«

Rieker holte sein Handy hervor und stellte fest, dass es noch ausgeschaltet war. »Er zitiert mich zu sich.«

»Sieht so aus.«

Rieker wandte sich vom Fenster ab, kehrte zu Charlottes Platz zurück und legte ihr den braunen Umschlag auf den Schreibtisch.

»Heute Morgen habe ich das hier vor meiner Tür gefunden, Charlie«, sagte er, ohne die Begegnung mit Daniela zu erwähnen.

Charlotte zog das Blatt aus dem Umschlag und las es.

»Oh«, kommentierte sie. »Da möchte jemand, dass du tiefer bohrst.«

Rieker nickte. »Scheint mir auch so. Fünf Tote? Mir sind nur zwei bekannt.«

»Adrian Ludson, ein Smart-Drug-Tester, der sich einen Dolch in die Schläfe rammte …«

»… nachdem er ihn sich sechzehnmal in den Körper gestoßen hat.«

»… und Manfred Henkens, der als Laborassistent bei Harmony gearbeitet hat, erschossen von einem Drogendealer namens Erik Meurer. Der behauptet, in Notwehr gehandelt zu haben.«

»Und den wir auf jeden Fall wegen Drogenhandel im Darknet drankriegen. Was ist mit den anderen drei?«

Charlotte schüttelte den Kopf, wodurch ihr Pferdeschwanz in Bewegung geriet. »Ich hab keine Ahnung.« Sie betrachtete den Umschlag und das Blatt Papier daneben. »Ich schätze, es hat keinen Sinn, nach Fingerabdrücken zu suchen, oder?«

»Versucht es dennoch.« Rieker überlegte. »Hast du viel zu tun, Charlie?«

»Ich komme um vor Arbeit.« Charlotte deutete auf ihren leeren Schreibtisch. Seit Riekers Verbannung in das Hinterhofbüro war nicht mehr viel los.

»Wir haben Listen, nicht wahr?« Rieker blickte noch immer auf das Blatt mit den wenigen Worten. »Über die Testpersonen, die für Harmony arbeiten. Und von Erik Meurers Kunden.«

»Die Kundenliste besteht zum größten Teil aus IP-Adressen«, antwortete Charlotte. »Mit denen sich nicht viel anfangen lässt, weil sie nicht den realen Adressen entsprechen.«

Rieker nickte. »Wegen des anonymisierenden Tor-Netzwerks.«

»Die Cyber-Spezialisten sind noch immer damit beschäftigt, den Adressen Namen zuzuordnen. Es wird eine Weile dauern, falls es überhaupt gelingt.«

»Und von Meurer dürfen wir wohl kaum erwarten, dass er uns sein Adressbuch überlässt. Überprüf die Listen, die wir haben, Charlie. Finde heraus, ob jemand gestorben ist, der mit Harmony und den Smart Drugs in Verbindung stand.«

»Sleepless?«

»Ja, vor allem Sleepless. Und nimm dir die Meldungen der letzten Tage vor. Such nach etwas … Ungewöhnlichem.«

»Allein auf Todesfälle beschränkt?«, fragte Charlotte.

»Nein. Nimm dir alles vor, was dir seltsam erscheint.« Rieker ging zur Tür. »Auf zum Präsidium und zu Kowalski. Hältst du hier die Stellung, bis ich zurück bin?«

»Tapfer und entschlossen.«

Schon halb im Flur, drehte sich Rieker noch einmal um. »Du hast mir noch nicht das Motto für heute genannt.«

Charlotte dachte kurz nach. »Funakoshis zwölfte Karateka-Regel: ›Denke nicht ans Gewinnen, doch denke darüber nach, wie du nicht verlierst.‹«

35 CAROLIN ALBERTS

Als Carolin Alberts die Büroräume im zehnten Stock betrat, hatte es zu nieseln begonnen. Die Stadt jenseits der großen Fenster schien ihre Farben zu verlieren.

Gilbert Fournier saß an einem breiten Schreibtisch mit drei großen Computermonitoren.

Carolin sah ihn mit der besonderen Klarheit, die sie begleitete, seit sie Sleepless nahm: ein kühler, eleganter Mann um die vierzig in einem kühlen, eleganten Büro, dessen Grautöne zu seinem bleigrauen Maßanzug passten. Kurzes Haar, hohe Stirn, das Gesicht noch faltenlos, in den grauen Augen eine wache Aufmerksamkeit, die es fast mit ihrer eigenen aufnehmen konnte. Ein Mann, der auf ihre weiblichen Reize nicht so reagierte wie andere Männer. Deshalb trug Carolin an diesem Morgen keinen kurzen Rock, sondern einen türkisfarbenen Hosenanzug. Sie wollte Gilbert Fournier mit seinen eigenen Waffen schlagen, mit ruhiger Rationalität.

Fournier stand nicht auf, um sie zu begrüßen, sondern rollte auf seinem Bürosessel ein wenig zur Seite, damit die drei Monitore ihm nicht den Blick versperrten.

»Es freut mich, Sie hier empfangen zu können, Frau Alberts«, sagte er ohne eine erkennbare Regung in der Miene.

Carolin nahm vor dem Schreibtisch Platz.

»Die Frist ist abgelaufen«, sagte Fournier. »Ich nehme an, deshalb sind Sie hier.«

Carolin legte die Hände in den Schoß. Die Hautabschürfungen an den Fingerknöcheln, Erinnerung an den nächtlichen Zwischenfall, waren kaum mehr zu sehen.

»Ich halte es für angebracht, Ihnen persönlich Antwort auf Ihr Angebot zu geben.« Sie lächelte unverbindlich. »Hat sich etwas daran geändert? Ist man bei Kruither & Voch inzwischen zu der Einsicht gelangt, dass fünf Millionen Euro für ein aufstrebendes Unternehmen wie Harmony zu wenig sind?«

»Meiner bescheidenen Meinung nach sind fünf Millionen Euro für ein hoch verschuldetes Unternehmen wie das Ihre ein angemessener Preis«, erwiderte Gilbert Fournier kühl. »Bei einem Konkurs würden Sie alles verlieren. Wie lautet Ihre Entscheidung?«

Carolin sah den Mann auf der anderen Seite des breiten Schreibtischs mit der Deutlichkeit, die ein gelungenes Foto vermittelte. Die Konturen seines Gesichts traten schärfer hervor, der Glanz in den Augen schien von einem inneren Licht zu stammen. Mit etwas mehr Zeit wäre sie vielleicht in der Lage gewesen, seine Gedanken zu erraten.

Du hältst dich für schlau, dachte sie. Aber ich durchschaue dich.

»Kennen Sie die Antwort nicht?«, erwiderte sie. »Wir haben die Zulassung für Sleepless bekommen. Marketing, Vertrieb und Verkauf laufen auf Hochtouren.«

»Ich bin über die jüngsten Ereignisse informiert«, sagte Fournier.

Das klang zweideutig, fand Carolin, und sie fragte sich, welche Botschaft hinter den Worten steckte. Fourniers Gesicht blieb unbewegt.

»Der Verkauf übertrifft schon jetzt unsere besten Erwartungen«, fuhr Carolin fort. »Und es ist erst der Anfang. Wir werden die Raten der laufenden Kredite bezahlen, Monsieur Fournier. Und die Banken werden uns neue geben, wenn wir sie brauchen. Von jetzt an ist Geld kein Problem mehr. Für Sleepless bahnt sich ein enormer Erfolg an. Harmony wird wachsen, wir werden noch mehr produzieren und noch mehr verkaufen. Sie können uns nicht mehr unter Druck setzen, Monsieur Fournier. Sie haben das Spiel verloren.«

Die Worte schienen an Gilbert Fournier abzuprallen. »Ich nehme an, Ihre Antwort lautet Nein.«

Carolin stand auf, frisch und voller Kraft, obwohl sie in der vergangenen Nacht nicht einmal eine Stunde geschlafen hatte. »Nein, wir nehmen Ihr Angebot nicht an. Und ich möchte Ihnen etwas ankündigen.«

Gilbert Fournier hob die Brauen.

»Richten Sie Ihren Vorgesetzten aus: In zwei, spätestens drei Jahren übernehmen *wir* Kruither & Voch.«

Die Worte sprangen ihr aus dem Mund, sie waren unüberlegt. Aber sie hörte, dass Wahrheit in ihnen lag, und dachte an Unternehmen wie Google und Facebook, die, aus dem Nichts entstanden, innerhalb weniger Jahre zu Global Playern geworden waren.

»Ich wünsche Ihnen noch einen guten Tag.« Carolin ging zur Tür.

»Halten Sie dies für ein *Spiel,* Frau Alberts?«

Sie blieb an der Tür stehen und drehte sich um.

»Das ›Spiel‹ ist noch nicht aus«, sagte Gilbert Fournier. »Ich weiß, wie Sie die Zulassung für Sleepless bekommen haben. Ich weiß von den Toten. Wenn das bekannt wird, ist es mit Ihrem Erfolg schnell vorbei. Ich gebe Ihnen drei weitere Tage Bedenkzeit, Frau Alberts. Wir sind noch immer bereit, Harmony zu übernehmen. Nicht für fünf, sondern für vier Millionen Euro.«

Carolin lächelte erneut. »Sie haben meine Antwort bekommen. Auf Wiedersehen, Monsieur Fournier!«

»Ja«, erwiderte Gilbert Fournier ungerührt, »wir *werden* uns wiedersehen.«

Carolin öffnete die Tür und verließ das Büro.

36

Wie viel wusste Gilbert Fournier?, fragte sich Carolin, als sie draußen durch den grauen Schleier eines leichten Nieselregens zu ihrem Wagen ging. Sie überlegte, ob sie Noah anrufen oder ihm eine Nachricht schicken sollte, entschied sich aber dagegen. Warum ihn beunruhigen? Er freute sich über die viel besser gewordenen Zahlen der Firma; sollte er sie genießen.

Mehrere Minuten lang saß sie nachdenklich am Steuer und beobachtete, wie der Nieselregen Tausende von winzigen Wasserperlen auf der Windschutzscheibe bildete. Bluffte Fournier? Carolin neigte zu dieser Annahme, denn warum sonst verlängerte er die Frist? Was die Toten betraf … Carolin erinnerte sich an die Begegnungen mit Kommissar Rieker, der bei Adrian Ludson und Manfred Henkens eine Verbindung mit Sleepless vermutet hatte, die sie jedoch für Unsinn hielt. Ludson hatte Neuroleptika genommen, Medikamente gegen Psychosen, wodurch es zu unvorhersehbaren Nebenwirkungen gekommen war. Und Manfred Henkens, der seine Tätigkeit als Laborassistent genutzt hatte, um Smart Drugs zu stehlen, war erschossen worden. Sleepless konnte damit nichts zu tun haben.

Kommissar Rieker schien seine Ermittlungen anderenorts fortzusetzen – wenn er überhaupt noch Nachforschungen anstellte –, denn seit einigen Tagen hatte Carolin nichts mehr von ihm gehört.

Dass Fournier offenbar von der Sache mit Arents wusste, missfiel ihr. Wollte er bei ihm ansetzen? Glaubte er, auf diese Weise Druck ausüben zu können? Carolin wusste, dass sie nicht den Fehler machen durfte, den Mann von Kruither & Voch zu unterschätzen.

Carolin warf einen Blick auf die Uhr am Armaturenbrett und beschloss, mit Felix Arents zu reden. Er würde sich freuen, sie zu sehen; sie konnte das Treffen auch zur Pflege ihrer Beziehung nutzen und ihm einige weitere Sleepless-Pillen geben, falls er sich inzwischen nicht welche gekauft hatte. Sie schienen ihm zu gefallen.

Sie ließ den Motor an und fuhr los, nach Westen, in Richtung Osdorf. Schon nach kurzer Zeit kehrte die gute Stimmung zurück. Carolin sah die Stadt nicht grau im Nieselregen, sondern wie einen Schmelztiegel voller Möglichkeiten. Sie hatte gerade erst damit begonnen, sie zu erkunden und das wahre Potenzial eines neuen Lebens zu erkennen. Immer voller Tatendrang zu sein, nicht mehr müde zu werden, sich immer gut zu fühlen, nicht nur den Tag, sondern auch fast die ganze Nacht zur Verfügung zu haben … Wer konnte einer solchen Verlockung widerstehen? Sleepless war wie ein Schlüssel, der die Tür zu einer neuen, lebenswerteren Welt öffnete. Konnte es bessere Voraussetzungen für einen Riesenerfolg geben?

Carolin erinnerte sich an die überhasteten, unbedachten Worte, die sie an Gilbert Fournier gerichtet hatte. Vielleicht würde Harmony in zwei, drei Jahren tatsächlich zu einer Übernahme von Kruither & Voch imstande sein.

»Nein«, sagte sie laut, als sie an einer Ampel hielt. »Nicht in zwei oder drei Jahren. In einem!«

Sie lachte zuversichtlich und zufrieden.

Ein Rettungswagen stand direkt vor Felix Arents' Haus. Carolin parkte so neben ihm, dass sie ihn nicht behinderte. Als sie ausstieg, wurde eine Bahre nach draußen getragen. Ein Mann lag darauf, Felix Arents, reglos, die Augen geschlossen.

Carolin wich zur Seite und beobachtete, wie die Bahre in den Rettungswagen geschoben wurde. Einer der beiden Sanitäter blieb mit drin, der andere schloss die Heckklappe und setzte sich ans Steuer. Wenige Sekunden später rollte der Rettungswagen auf die Straße und bahnte sich mit eingeschaltetem Signalhorn einen Weg durch den dichten Verkehr.

Irma, die Haushälterin, stand in der offenen Tür.

»Was ist passiert?«, fragte Carolin.

»Ach, Frau Alberts, ich hab ihn in der Küche gefunden«, antwortete die gutmütige Irma mit Tränen in den Augen. »Auf dem Boden neben dem Tisch.«

»Was ist mit ihm?«

»Er hat gestöhnt und versucht zu sprechen«, jammerte Irma, »aber ich konnte ihn nicht verstehen!«

»Haben Sie den Notarzt sofort verständigt?«

»Was?« Irma wischte eine Träne fort. »Ja. Ja, natürlich.«

»Was hat er gesagt?«

»Verdacht auf Schlaganfall. Ach, und gestern war er doch noch so gesund und munter. Er steckte voller Kraft, man sah es ihm an. Und dann so etwas.«

Carolin begleitete Irma ins Haus und kochte Kaffee. Während die kummervolle Haushälterin im Esszimmer am Tisch saß, den warmen Kaffeebecher in beiden Händen, wanderte Carolin durch die Zimmer, wie auf der Suche nach etwas. Im Schlafzimmer fand sie das Bett gemacht, Laken und Decke glatt, die Kissen gerade nebeneinander. Auf dem Nachtschränkchen lag eine kleine Schachtel mit grünen Streifen wie ein Balkendiagramm.

Wieder im Esszimmer, fragte Carolin: »Hatten Sie bereits mit der Arbeit begonnen, als sie Felix gefunden haben?«

»Nein.« Irma schüttelte den Kopf. »Nein, ich bin zuerst durchs Haus gegangen, weil ich nichts von ihm gehört habe, und wollte nachsehen, ob er schon zur Arbeit ist.«

Zehn Minuten später hatte sich die Haushälterin beruhigt, und Carolin kehrte nach draußen zurück, ihre Gedanken in Aufruhr. Das Bett war unbenutzt gewesen, Felix hatte nicht geschlafen. Er war die ganze Nacht mit Sleepless wach gewesen und hatte kurz vor Irmas Eintreffen einen Kollaps erlitten.

Als Carolin im Wagen saß und den Motor starten wollte, merkte sie plötzlich, dass ihre Hände zitterten.

37 ALEXANDER RIEKER

An diesem Morgen gab sich Clemens Kowalski gönnerhaft. »Sie haben gute Arbeit geleistet bei Meurer«, sagte er anerkennend. »Die Staatsanwaltschaft glaubt, dass die Beweise ausreichen.«

»Wegen Drogenhandel im Darknet?«, fragte Rieker. Kowalskis Schreibtisch stand direkt am Fenster im dritten Stock des Polizeipräsidiums am Bruno-Georges-Platz. Man konnte das Gebäude sehen, in dem Black Lily wohnte.

Kowalski nickte.

»Was ist mit Mord?«, fragte Rieker. »Er hat Henkens erschossen.«

»In seiner Wohnung hat ein Kampf stattgefunden.« Kowalski lehnte sich zurück und faltete die Hände hinter dem Kopf. »Maria und Josef haben alles genau untersucht und können nicht ausschließen, dass Meurer tatsächlich in Notwehr gehandelt hat.«

»Haben Sie mich deshalb herbestellt?«, fragte Rieker. »Um mir zu sagen, dass ich gute Arbeit geleistet hab?«

»Ist das nicht eine nette Überraschung für Sie?« Kowalski ließ die Arme sinken und beugte sich wieder vor. »Er kommt bald raus.«

»Vielleicht sollten Sie sich etwas genauer ausdrücken.«

»Ihr spezieller Freund«, sagte Kowalski. »Innensenator Oskar Brois. Er wird bald aus der Haft entlassen. Wegen guter Führung. Und wegen der Gesundheit.«

»Wegen der Gesundheit«, wiederholte Rieker und dachte an die Begegnung mit Daniela.

»Es geht ihm schlecht«, sagte Kowalski.

»Und wenn es einem schlecht geht, darf man nicht im Gefängnis sitzen?«

Kowalski zuckte mit den Schultern. »Es ist nicht meine Entscheidung. Wenn's nach mir ginge, würden wir bei manchen Häftlingen den Zellenschlüssel wegwerfen. Wie dem auch sei: Oskar Brois kommt hauptsächlich deshalb frei, weil er einen verdammt guten Anwalt hat.«

»Antonius Jarre.«

»Von Jarre & Jarre. Der ältere der beiden Brüder. Der gewieftere, wenn Sie mich fragen.«

»Er vertritt auch Meurer und war dabei, als ich ihn vernommen habe.«

»Die Sache mit den Drogen kann er mit keinem noch so geschickten rhetorischen und juristischen Trick wegreden«, sagte Kowalski. »Hervorragend, wie Sie die IP-Adressen aus dem anonymen Darknet zurückverfolgt haben. Wie haben Sie das in so kurzer Zeit geschafft?«

Rieker gab die Antwort, die ihm Lily gegeben hatte. »Betriebsgeheimnis.«

Kowalski nickte. »Was Brois betrifft … Ich wollte, dass Sie rechtzeitig Bescheid wissen und es nicht aus der Presse erfahren.«

»Und Sie möchten, dass ich auf ›Mätzchen‹ verzichte, wie Sie es genannt haben.«

Kowalski beugte sich noch etwas weiter vor und stützte die Ellenbogen auf den Schreibtisch. »Ins Schwarze getroffen, Rieker. Sie sind ein guter Polizist, ein guter Kommissar. Manövrieren Sie sich nicht endgültig ins Abseits, indem Sie diesen persönlichen Rachefeldzug fortsetzen.«

Rieker seufzte. »Es gibt keinen persönlichen Rachefeldzug. Brois sitzt im Gefängnis, weil er es verdient.«

»Sie sollen Beweise gefälscht haben.«

»Behauptet Antonius Jarre«, erwiderte Rieker.

»Das Gericht sah sich genötigt, einen Teil des von der Staatsanwaltschaft vorgelegten Beweismaterials zurückzuweisen«, stellte Kowalski in einem belehrenden Ton fest. Das Gönnerhafte war verschwunden und wich dem ernsten Groll eines Mannes, der Scherereien befürchtete. »Eine sehr peinliche Sache, für uns alle.«

Rieker strahlte. »Sie hat mir ein hübsches neues Büro eingebracht, mit Blick in einen hübschen alten Hinterhof. Was kann man sich mehr wünschen?«

»Sie können froh sein, dass es Sie nicht den Job gekostet hat! Wir haben uns alle für Sie eingesetzt!«

Rieker nickte. »Sie an erster Stelle, nehme ich an.«

Kowalski breitete die Arme aus. »Ich habe Sie eben ausdrücklich gelobt. Ist das der Dank? Und ich habe Sie vorgewarnt. Sehen Sie darin so etwas wie einen persönlichen Gefallen. Wenn ich Ihnen einen guten Rat geben darf: Halten Sie sich von allem fern, was Brois betrifft, wenn er wieder auf freiem Fuß ist. Vermeiden Sie alles, was Sie mit ihm in Verbindung bringen könnte. Vergessen Sie, dass Ihre Ex jetzt in seinem Bett liegt.«

Rieker verzog das Gesicht. »Ist das ein Rat oder eine dienstliche Anweisung?«

»Vergessen Sie Ihre Ex«, sagte Kowalski grimmig. »Das ist in jedem Fall besser, glauben Sie mir. Ich weiß, wovon ich rede.«

»Wann?«, fragte Rieker. »Wann kommt er frei?«

»In den nächsten Tagen.«

»Will er in die Politik zurück?«

»Hat er mir nicht verraten«, sagte Kowalski. »Halten Sie Abstand, und das *ist* eine dienstliche Anweisung. Kommen Sie ihm nicht in die Quere.« Er hob den Zeigefinger. »Damit würden Sie sich mehr schaden als ihm.«

Rieker wollte aufstehen. »Ist das alles?«

»Ich habe noch etwas für Sie.« Kowalski zog eine Schublade auf und holte einen kleinen USB-Stick hervor. »Das hier.«

Rieker nahm den Stick entgegen. »Was ist es diesmal? Wieder Drogen?«

»Harmony. Es gibt einen weiteren Toten. Christian Langwer, zweiundzwanzig Jahre alt. Ist heute am frühen Morgen vom zehnten Stock in den Tod gesprungen.«

»Selbstmord? Wenn ich Herrn Professor Doktor Doktor Konrad Kroge von der Pathologie zitieren darf: ›Wo kein Mord, da auch keine Mordermittlung.‹«

»Christian Langwer war Gast bei einer Penthouse-Party bei der Außenalster«, erklärte Kowalski. »Reichlich Drogen der neuen Art. Smart Drugs.«

»Smarties«, sagte Rieker.

»So nennt man sie. Zu meiner Zeit war damit noch was anderes gemeint.«

»Schokodinger.«

»Genau. Wie dem auch sei … Langwers Freundin, eine Betty Soundso – Sie finden den Namen in den Dateien – hat ausgesagt, Langwer sei plötzlich übergeschnappt. Er habe geglaubt, fliegen zu können, ist auf die Brüstung geklettert und meinte, er wolle eine Runde über der Außenalster drehen. Dann sprang er in den Tod. Passanten haben die Sache mit ihren Handys gefilmt. Das Ergebnis ihrer Anteilnahme lässt sich bei YouTube bewundern. Falls die makabren Filmchen noch online sind.« Kowalski sah Rieker erwartungsvoll an. »Eigentlich sollten Sie jetzt fragen: Was hat das mit Harmony zu tun?«

»Sleepless«, sagte Rieker.

»Genau. Betty Soundso hat ausgesagt, dass Christian Langwer Sleepless nahm. Wie auch einige der anderen Partygäste.«

»Aber von denen hat niemand geglaubt, ein Vogel zu sein?«

»Nein.« Kowalski lehnte sich wieder zurück und verschränkte die Arme. Als er merkte, dass dadurch sein Bauchansatz zur Geltung kam, legte er die Hände auf die Armlehnen des Drehstuhls. »Damit haben wir jetzt drei Tote, die auf die eine oder andere Weise mit Harmony in Verbindung stehen.«

»Fünf«, sagte Rieker und steckte den USB-Stick ein.

»Wie bitte?«

»Es sind fünf Tote. Das behauptet zumindest ein Unbekannter, der mir eine entsprechende Mitteilung geschrieben hat. Sie lag heute Morgen vor meiner Wohnungstür.«

»Na so was«, kommentierte Kowalski. »Ein Grund mehr für Sie, Ihre Ermittlungen bei Harmony fortzusetzen. Das war's, herzlichen Dank für Ihren Besuch, an die Arbeit.«

38

Rieker verließ das Polizeipräsidium nicht sofort, sondern machte zuerst einen Abstecher zu Lars Jordan vom LKA 5, Abteilung Wirtschaftskriminalität. Als er sein Büro betrat, rollte Lars mit den Augen.

»Du hast es erfahren«, ächzte er.

»Gerade eben. Von Kowalski.«

Rieker zog sich einen Stuhl heran. Auf Lars Jordans Schreibtisch stapelten sich Ordner, Hefter und Ausdrucke. Eingezwängt zwischen den Papierbergen stand ein Computermonitor, den Lars aber nur benutzte, wenn es sich nicht vermeiden ließ.

Lars Jordan wich auf seinem rollbaren Bürostuhl ein wenig von seinem überladenen Schreibtisch zurück. Er war korpulent, hatte einen kugelrunden, kahlen Kopf und einen großen weißen Schnurrbart. Stirn und Schädel glänzten selbst im matten grauen Nieselregenlicht, das durchs nahe Fenster sickerte.

»Du hättest nicht herkommen sollen«, schnaufte er. »Wenn man dich bei mir sieht …«

»Hab ich vielleicht eine ansteckende Krankheit?«, fragte Rieker. »Wie sieht's aus?«

»Wie sieht was aus?«

»Ihr seid doch noch am Ball, oder? Der Immobilienskandal, der Brois vor drei Monaten ins Kittchen gebracht hat, war nur die Spitze des Eisbergs. Der Betrug mit Immobilien und Investmentfonds ist wie ein Spinnennetz, das Brois und seine Kumpane über die Stadt gelegt haben, und vielleicht reichen die klebrigen Fäden sogar viel weiter, durch ganz Deutschland und Europa.«

»Du bist dafür nicht zuständig, Alex«, erwiderte Lars. »Wir kümmern uns um alles.«

»Tut ihr das?«

»Was soll das heißen?«, fragte Lars scharf.

»Er kommt wieder raus«, knurrte Rieker. »Dieser Schmierenkomödiant von Brois. Er hat viel Geld verdient mit seinen Betrügereien und seinen Machenschaften als Innensenator, aber er ist nicht die Spinne, die das Netz gesponnen hat. Wo versteckt sie sich und wartet auf ihre Opfer?«

Lars Jordan musterte ihn mehrere Sekunden lang. »Du nimmst das noch immer sehr persönlich, nicht wahr?«

»Unter Kollegen, Lars: Wie kommt ihr voran?«

Der korpulente Mann auf der anderen Seite des Schreibtischs schnaufte erneut. »Langsam. Die Verflechtungen in Wirtschaft und Politik sind weitläufig und kompliziert. Wir schauen einigen Leuten auf die digitalen Finger.«

Für Rieker klang es wie *Wir treten auf der Stelle.*

»Druck von oben?«, fragte er.

Lars Jordan zögerte. »Kein direkter. Aber manchmal bekommen wir zu spüren, dass dies eine Sache ist, an der man sich leicht die Finger verbrennen kann.«

Rieker betrachtete seine Hände. »Ist noch alles heil.« Er stand auf. »Ich hoffe, du fürchtest nicht, in ein anderes Büro versetzt zu werden, weit abseits dieses hübschen Präsidiums, mit Blick in einen Hinterhof. Und ich hoffe, du erinnerst dich daran, was es bedeutet, bei der Polizei zu sein.«

Lars Jordan erhob sich ebenfalls und stützte sich mit den Fäusten auf den Schreibtisch. »Was willst du damit sagen, Alex?«

»Wir sind Polizisten«, betonte Rieker ernst. »Wir lassen die Großen nicht laufen. Wer auch immer gegen das Gesetz verstößt, wir kriegen ihn. Oder versuchen es zumindest.« Er ging zur Tür.

»Alex?«

Rieker drehte sich um.

»Wir dürfen es nicht zu persönlich nehmen«, sagte Lars Jordan. »Wir müssen Abstand wahren und objektiv bleiben.«

»Zum Teufel mit der Objektivität!«, erwiderte Rieker. »Bleiben wir bei einem Kindermörder ›objektiv‹? Oder bei sadistischen Serienkillern? Je persönlicher wir es nehmen, desto besser, denn es motiviert uns, die Mistkerle ins Gefängnis zu bringen.«

Rieker winkte und ging.

39

Vom Polizeipräsidium am Bruno-Georges-Platz war es ein Katzensprung zur schwarzen Lilie. Rieker stellte sein Rad ab, sicherte es und betrat das Mietshaus, in dem Black Lily wohnte.

Im dritten Stock stellte er sich vor den Spion, klingelte und war überrascht, als die Tür fast sofort geöffnet wurde.

Die schwarze Lilie stand schwarz vor ihm: dunkles Haar, dunkle Augen, dunkler Lippenstift, die Fingernägel in Pearl Black lackiert, gekleidet in eine schwarze Jogginghose und einen leichten schwarzen Pulli.

Rieker trat ein. »Wenn du dir neue Sachen kaufst, brauchst du nie lange nach Farben zu sortieren.«

»Was ist denn das für eine Begrüßung?« Sie streckte ihm die Arme entgegen.

Einige Sekunden lang standen sie eng umschlungen. Rieker genoss Lilys warme, duftende Präsenz. Es gab noch eine andere Welt.

»Ich dachte, ich müsste dich aus dem Bett klingeln«, sagte er und wich ein wenig zurück.

»Heute nicht.« Lily führte ihn in einen großen Raum, der Rieker stets wie eine Mischung aus Wohnzimmer, Schlafzimmer, Büro, Küche und Rumpelkammer erschien. Kleidungsstücke, Bücher und andere Dinge lagen verstreut, aber wenn man mit Lilys Eigenheiten vertraut war, konnte man eine gewisse

Ordnung darin erkennen. »Ich bin schon seit vier Stunden auf den Beinen.«

Sie ging zum Schreibtisch und drückte eine Taste des Computerkeyboards, woraufhin auf dem breiten, gewölbten Monitor der »Matrix« nachempfundene Bildschirmschoner aktiv wurde.

»Stör ich bei der Arbeit?«, fragte Rieker.

Lily lächelte verführerisch. »Du störst nie.« Sie kam wieder näher. »Hast du an mich gedacht?«

»Oh, ich denke immer an dich, mein Schatz. Lily …«

»Ja?« gurrte sie.

»Bin ich voreingenommen, Lily? Trage ich Scheuklappen? Sehe ich nur das, was ich sehen will?«

»Solange du mich siehst …«

Rieker sank in den Sessel am Fenster, mit Blick auf das Präsidium. »Brois kommt raus.«

»Ich weiß.«

»Woher?«, fragte er überrascht.

Sie deutete zum Schreibtisch mit Computer und Monitor. »Recherche für einen Kunden. Dabei bin ich auf den Namen gestoßen. Kaffee?«

Rieker hätte am liebsten gefragt, bei welcher Recherche der Name des ehemaligen Innensenators aufgetaucht war und wer sich dafür interessierte.

Lily kehrte mit zwei Kaffeebechern – der eine weiß, der andere schwarz – von der Kochnische zurück, gab ihm den weißen und setzte sich auf einen nahen Stuhl. »Du hast getan, was du tun konntest.«

Rieker trank einen Schluck. »Schöne Worte, klingen gut. Man benutzt sie oft, um das Gewissen zu beruhigen.« Er wies mit einem Kopfnicken zum Fenster und zum Präsidium. »Ich komm gerade von Kowalski, der mich zu sich bestellt hat, um mir die frohe Botschaft höchstpersönlich zu präsentieren. Da fällt mir ein …« Er griff in die Tasche und holte den USB-Stick hervor. »Könntest du das hier untersuchen?«

Lily nahm den Stick entgegen.

»Ich hab ihn von Kowalski«, erklärte Rieker. »Er gab mir den offiziellen Auftrag, meine Ermittlungen in Hinsicht auf Harmony fortzusetzen. Dabei sprach er von drei Toten, die damit in Zusammenhang stehen. Ich weiß von fünf.« Er bemerkte die Frage in Lilys dunklen Augen und fügte hinzu: »Heute Morgen lag ein anonymer Brief vor meiner Tür. Darin war von Harmony und fünf Toten die Rede.«

Lily betrachtete den kleinen USB-Stick. »Worauf soll ich ihn untersuchen?«

»Viren. Malware. Was in der Art. Ich möchte nur auf Nummer sicher gehen.«

Die schwarze Lilie ging zu ihrem Schreibtisch und steckte den Stick in einen freien USB-Port. Die grünen Buchstaben- und Zeichenkolonnen des »Matrix«-Bildschirmschoners verschwanden, als sie ein Programm startete, und kehrten wenige Sekunden später auf den Monitor zurück.

»Wie kann ich helfen?«, fragte Lily, als sie wieder auf dem Stuhl saß.

»Die Listen der Probanden von Harmony, aktuelle und ehemalige«, sagte Rieker. »Und von Erik Meurers Kunden. Könntest du die Namen überprüfen? Charlotte stellt bereits Nachforschungen an, aber vielleicht kannst du noch mehr herausfinden.«

Lily schmollte. »Muss ich wegen Charlotte eifersüchtig sein?«

»Ich liebe nur dich, mein Schatz«, entgegnete Rieker, doch es kam ihm nicht so leicht über die Lippen wie sonst. Der Tag hatte schlecht begonnen und war noch nicht viel besser geworden.

Lily stellte ihren schwarzen Kaffeebecher ab. »Das ist noch nicht alles, oder?«, fragte sie sanft.

»Na ja …« Rieker suchte nach den richtigen Worten.

»Ich helfe dir, wenn ich kann, das weißt du.«

»Nach dem Gespräch mit Kowalski bin ich kurz bei Lars Jordan gewesen.«

Lily nickte. »LKA 5. Wirtschaftskriminalität.«

»Ja. Ich wollte wissen, wie der Stand der Ermittlungen ist.«

»Und?«

»Sie sind noch nicht viel weiter. Brois war und ist ein großer Fisch, aber hinter ihm gibt es noch größere. Er kommt mir vor wie ein Barrakuda in einem Haifischbecken.«

»Und er hat Daniela.«

»Fang du nicht auch noch an«, ächzte Rieker. »Sie hat mich heute Morgen abgepasst, als ich vom Laufen nach Hause kam.«

»Was hat sie gewollt?«

»Mir mitteilen, dass sie sich scheiden lässt. Dass sie zehn Jahre ihres Lebens an mich vergeudet hat und sich bei Brois, der bald entlassen wird, viel besser fühlt. Sie meint, ihr Hobbyraum sei so groß wie meine ganze Wohnung. Außerdem gab sie mir zu verstehen, dass sie mir alles Schlechte dieser Welt wünscht. Sie verabscheut mich, Lily. Was hab ich ihr getan, dass sie mich so sehr verabscheut?«

Lily legte ihm die Hand aufs Knie. Sie war warm, diese zarte, sanfte Hand, und Rieker fühlte, wie ihm die Wärme durchs Bein kroch.

»Daniela ist dumm«, sagte Lily schlicht.

»Es ging mir nicht um sie, was Brois betrifft«, fuhr Rieker fort. »Und es geht mir auch jetzt nicht um sie. Ich mag es nur nicht, wenn Leute wie Brois, die Jahre hinter Gittern verbringen sollten, schon nach wenigen Wochen wieder auf freiem Fuß sind. Sobald er draußen ist, macht er weiter wie bisher. Zusammen mit seiner Clique wird er erneut hinter den Kulissen im großen Stil abkassieren.«

»Er könnte versuchen, sich an dir zu rächen«, sagte Lily ernst. »Nicht sofort, das wäre zu auffällig, aber in einigen Monaten.«

Rieker ließ sich das durch den Kopf gehen. »Daran habe ich noch gar nicht gedacht …«

Lily zog die Hand zurück und nahm ihren schwarzen Kaffeebecher in beide Hände. »Wobei soll ich dir helfen, Alex?«

»Wenn Brois rauskommt … behalt ihn im Auge.«

»Ich nehme an, du meinst meine digitalen Augen.« Lily trank einen Schluck und beobachtete ihn über den Becher hinweg.

»Verfolge die Spuren, die er im Internet hinterlässt. Überprüfe seine Kontakte. Finde heraus, was er und was seine Freunde anstellen und planen.«

»Ich soll ihn hacken?«, fragte Lily. »Seine E-Mails mitlesen? Und ebenso WhatsApp und die anderen Messenger anzapfen?«

»Vielleicht auch noch die Kontobewegungen überwachen, wenn's keine zu große Mühe macht.«

»Dir ist doch klar, dass das vollkommen illegal ist, oder?«

Rieker strahlte. »Ich wusste, dass du mich verstehst!«

Vom Schreibtisch mit dem großen Bildschirm kam ein akustisches Signal, das nach einem Xylofon klang.

»Oha«, sagte Lily und huschte flink wie eine Katze zu ihrem Computer. Tasten klickten unter den flinken Fingern der schwarzen Lilie, mehrere Bildschirmfenster öffneten sich, Daten scrollten.

Rieker stand auf und näherte sich. »Was ist los?«

»In dem USB-Stick steckt ein hübsches kleines Malware-Paket«, antwortete Lily. »Hier haben wir ›Showdown‹, einen Keylogger, mit dem Tastatureingaben überwacht werden können. Und das hier ist ›Bridge779‹, ein Rootkit für Windows. Ihr benutzt Windows in eurem Büro, nicht wahr? Du und Charlotte?«

»Ist so von der Dienststelle vorgegeben.«

»Ob vorgegeben oder nicht, ihr solltet auf Linux umsteigen, ist viel sicherer.« Ihre Finger tanzten noch immer auf der Tastatur. »Jedenfalls, hier fährt jemand ziemlich schweres Geschütz auf und wollte eure Computer infizieren.« Die Hände mit den schwarzen Fingernägeln verharrten über der Tastatur. »Soll ich den Kram löschen?«

Rieker nickte sofort. »Ich bitte darum.«

Wieder klickten Tasten. Ein Bildschirmfenster nach dem anderen schloss sich, und Lily zog den Stick aus dem USB-Port.

Rieker nahm ihn entgegen. »Überwachung«, murmelte er.

»Jemand möchte wissen, wie es um meine Harmony-Ermittlungen steht. Und vielleicht interessiert er sich auch für die Rückverfolgung der IP-Adressen aus dem Darknet, mit denen wir Meurer seinen Drogenhandel beweisen konnten. Kowalski hat mich darauf angesprochen.«

Lily sah ihn an. »Hast du mich erwähnt?«

»Wo kämen wir da hin? Du bleibst mein süßes Geheimnis.« Rieker ließ den Stick in seine Jackentasche verschwinden.

»Glaubst du, Kowalski steckt dahinter?«

Rieker überlegte kurz. »Vielleicht jemand über ihm. Ich kann mir nur schwer vorstellen, dass sich Clemens Kowalski auf so etwas einlässt. Er ist im Grunde ein guter Mann.«

»Trau, schau, wem.«

»Stimmt auch wieder. Danke, dass du mir hilfst, Lily. Du bist wirklich ein Schatz.«

Sie schlang die Arme um ihn. »Vergiss das nie.« Sie begleitete ihn zur Tür. »Übrigens … Hast du dich gefragt, warum du bei Harmony weitermachen sollst? Ausgerechnet jetzt?«

»Hab ich, ja. Es liegt auf der Hand, nicht wahr? Ich soll abgelenkt werden von Brois und Co. Das ist die eine Sache. Aber es erklärt nicht den anonymen Brief von heute Morgen.«

»Es könnte noch mehr dahinterstecken.«

»Ja. Und deshalb brauche ich deine digitalen Augen und Ohren.«

Lily lächelte. »Du bekommst noch mehr, wenn du möchtest. Heute Abend?«

»Ich freue mich«, sagte Rieker ehrlich, hauchte einen Kuss auf schwarze Lippen und ging.

40 GILBERT FOURNIER

Gilbert Fournier betrat das Büro der Immobilienagentur, deren Schaufenster für luxuriöse Eigentumswohnungen, Villen und Ferienhäuser in Südeuropa warb, schloss seinen Regenschirm und stellte ihn in die Ecke. Der junge Mann, der ihn beim letzten Mal empfangen hatte, saß an seinem Schreibtisch einem Kunden gegenüber, stand aber sofort auf, als er den Besucher erkannte.

»Herr Richardson erwartet Sie«, sagte er und deutete nach hinten. »Sie kennen den Weg?«

»Ja«, erwiderte Gilbert Fournier mit einem knappen Nicken. Er betrat den kleinen Flur, der in den rückwärtigen Bereich der Agentur führte, öffnete eine unscheinbar wirkende Tür und betrat das wie ein altenglischer Salon eingerichtete Büro von Richard Mason Richardson.

»Es freut mich, Sie wiederzusehen, Monsieur Fournier.« Richardson deutete auf den Sessel vor dem Schreibtisch. »Ich hoffe, Sie sind mit unseren bisher geleisteten Diensten zufrieden.«

Gilbert Fournier setzte sich und saß mit geradem Rücken, ohne sich zurückzulehnen. »Ich benötige mehr. So bald wie möglich.«

Der alte Brite auf der anderen Seite des Schreibtischs wölbte die Brauen. Fournier stellte fest, dass die Vorhänge nicht wie bei seinem letzten Besuch halb zugezogen waren. Es nieselte, der Tag war grau, das trübe Licht blendete Richardson nicht.

»Es sind nur wenige Tage vergangen. Sie haben bereits wichtige Informationen erhalten.«

»Sie genügen nicht.« Fournier dachte an die Begegnung mit Carolin Alberts in seinem Büro, an ihre Worte, an ihr Lächeln, das kühlen Triumph zum Ausdruck gebracht hatte. Groll, Wut und ähnliche Empfindungen lagen ihm fern. Schon vor vielen Jahren hatte er gelernt, dass solche Emotionen zu Fehlern verleiteten, und Fehler waren gefährliche Stolpersteine auf dem Weg zum Erfolg. Persönliche Angelegenheiten durften bei geschäftlichen Transaktionen wie der, die er in die Wege zu leiten versuchte, keine Rolle spielen. Es kam vor allen Dingen auf die richtigen Zahlen an.

Und doch …

Etwas an Carolin Alberts Gebaren – etwas in ihrem Ton, ihren Worten und vielleicht dem Blick ihrer grünen Augen – hatte an seinem Panzer aus Gelassenheit gekratzt. Für sie war es nicht nur eine geschäftliche, sondern auch eine persönliche Angelegenheit, eine Auseinandersetzung zwischen ihm und ihr, zwischen Kruither & Voch auf der einen und Harmony auf der anderen Seite. Sie hielt sich für die Siegerin, und die Zahlen schienen ihr – auf den ersten Blick betrachtet – recht zu geben. Doch Gilbert Fournier verlor nicht gern, zumal es auch für ihn um viel Geld ging.

»Ich möchte, dass Sie einen großen Teil Ihrer Ressourcen einsetzen«, sagte er ruhig. »Ihre besten Leute.«

Richardsons Brauen blieben oben.

Fournier zog ein gefaltetes Blatt Papier aus der Innentasche seiner Jacke, legte es auf den Schreibtisch und schob es langsam zur anderen Seite.

Richard Mason Richardson nahm das Blatt entgegen, entfaltete es und las den Betrag, den Fournier darauf niedergeschrieben hatte.

»An was haben Sie gedacht?«, fragte Richardson.

»Harmony ist seit einigen Tagen sehr erfolgreich. Ich brauche etwas, das den Erfolg beenden könnte.«

»Etwas, das Sie in eine bessere Verhandlungsposition bringt.«

»Etwas, das mir die Möglichkeit gäbe, Harmony zu ruinieren«, sagte Fournier.

»Beziehungsweise damit zu drohen.«

»Ja.«

»Ich verstehe.« Der alte Richardson überlegte, die eine Hälfte seines von Falten durchzogenen Gesichts im grauen Licht, die andere im Schatten. »Möchten Sie echte, verifizierbare Informationen, oder genügen gute, schwer zu widerlegende Fakes?«

»Die Computersysteme von Harmony«, antwortete Fournier. »Die Datenbanken. Wie wäre es mit den Zulassungsunterlagen? Die komplette Historie einschließlich aller klinischen Tests. Und die chemische Formel für Sleepless.«

»Solche Informationen sind nicht leicht zu beschaffen«, gab Richardson zu bedenken.

Fournier gestattete sich ein dünnes Lächeln. »Deshalb wende ich mich an Sie.«

»Bis wann brauchen Sie die Daten?«

»Bis heute Abend?«

»Oh«, sagte der alte Richardson. »Das ist sehr kurzfristig.«

»Setzen Sie alles in Bewegung. Sofort.« Gilbert Fournier stand auf. »Ich erwarte noch heute Antwort von Ihnen.«

Richardson blieb sitzen. »Ich werde sehen, was wir tun können.«

Fournier nickte und ging.

Richard Mason Richardson betrachtete das von Gilbert Fournier stammende Blatt Papier, auf dem eine Zahl geschrieben stand. Ein hoher Betrag, ebenso großzügig wie der erste. Ein lohnender Auftrag, zweifellos, wodurch ihm der Franzose allerdings nicht sympathischer wurde. Fournier hielt sich für einen Strippenzieher, für jemanden, dessen Entscheidungen viel bewirken konnten. Er glaubte fest an die Macht des Geldes, aber da irrte er sich. Nicht Geld regierte die Welt, sondern Informationen. Sie waren das wahre Gold der modernen Gesellschaft.

Der internationale pharmazeutische Konzern Kruither & Voch war an Harmony interessiert, und zwar mehr denn je. Gilbert Fournier, der sich selbst zu den Mächtigen zählte, konnte auf nicht unbeträchtliche Mittel zurückgreifen, um ein Start-up zu kaufen, das sich anschickte, zu einem großen, erfolgreichen Unternehmen zu werden. Doch hinter dieser geplanten Übernahme steckten geschäftliche Strategien und finanzielle Verflechtungen, die auch für andere Unternehmen und gewisse Personen in der Politik von Interesse sein mochten.

Richardson überlegte.

Nach einigen Minuten streckte er die Hand aus, griff zum Telefon und führte zwei kurze Gespräche, das erste mit jemandem, der sich Hannibal nannte und in der Lage war, an die Informationen zu gelangen, die Gilbert Fournier wünschte.

Das zweite Telefongespräch diente dazu, eigene Nachforschungen einzuleiten. Es konnte nicht schaden, besser über die Hintergründe und Verbindungen Bescheid zu wissen.

41 ALEXANDER RIEKER

»Hallo, Charlie«, sagte Rieker, als er sein Büro betrat, dann stutzte er. »Warum siehst du mich so an? Stimmt was nicht?«

»Du hast da was am Mund.«

Er wischte sich den Mund ab und entdeckte schwarzen Lippenstift an den Fingern.

»Na so was.« Auf der kleinen Toilette entfernte er den Rest von seinen Lippen und wusch sich die Hände.

Wieder im Büro, sagte er: »Muss die Schokolade gewesen sein, die ich vorhin gegessen habe.«

Charlotte nickte. »Zweifellos.«

Am Fenster neben seinem Schreibtisch blieb er stehen. Unten im Hof saß der alte Mann neben der alten Buche. »Er sitzt noch immer da.«

Charlotte deutete auf die tickende Wanduhr. »Es ist noch nicht zwölf.« Sie fügte hinzu: »Was wollte Kowalski, wenn ich fragen darf?«

»Mir zuckersüß mitteilen, dass Brois in den nächsten Tagen entlassen wird. Wegen guter Führung und seiner angeschlagenen Gesundheit.«

»Oh.«

»Ja, dachte ich auch.« Rieker setzte sich und fuhr den Computer hoch. »Außerdem hat er mir das hier gegeben.« Er hob den USB-Stick, bevor er ihn in einen Port des PCs steckte. »Er möchte, dass wir die Ermittlungen in Bezug auf Harmony fortsetzen.«

»Wie seltsam«, kommentierte Charlotte. »Ich meine, nach dem anonymen Brief heute Morgen …«

»Ja.« Auch Rieker fragte sich, ob es einen Zusammenhang gab. Jemand wollte, dass weiterhin gegen Harmony ermittelt wurde. Warum? Wer hatte ein Interesse daran? »Übrigens enthielt der Stick nicht nur Daten, sondern auch Malware, die uns ausspionieren sollte.«

»Wie hast du das entdeckt?«, fragte Charlotte überrascht.

Rieker zögerte. »Jemand … hat für mich nachgesehen und das Zeug entfernt.«

»Eine gewisse Hackerkönigin?«

»Ja.«

Für einen Moment erschien so etwas wie Bedauern in Charlottes Gesicht, doch es verschwand so schnell, dass Rieker nicht sicher war, ob er es wirklich gesehen hatte.

»Was ist mit deinen Nachforschungen?«, fragte er und startete das Mail-Programm. »Hat sich was ergeben?«

Charlotte beugte sich vor. »Ich schick dir die Daten rüber.«

Rieker überprüfte seine Inbox, und sofort fiel ihm eine E-Mail mit dem Absender »Ein Freund« auf. Er öffnete sie, nachdem er sich vergewissert hatte, dass er damit nicht auch einen Anhang aufrief, in dem sich Viren verbergen konnten. Der Betreff lautete: *Vielleicht bald Nummer sechs?*

Rieker las:

Dr. Felix Arents vom Bundesinstitut für Arzneimittel und Medizinprodukte hat heute Morgen einen Schlaganfall erlitten. Carolin Alberts ist mit ihm befreundet. Bevor sie die Zulassung für Sleepless erhielt, hat sie die Nacht bei ihm verbracht. Wie sie selbst hat er Sleepless genommen und liegt jetzt auf der Intensivstation des Universitätsklinikums Hamburg-Eppendorf. Könnte er bald die Nummer sechs sein? – Ein Freund.

»Na so was«, sagte Rieker erneut.

Charlotte sah ihn fragend an.

»Der anonyme Briefschreiber hat sich erneut gemeldet, diesmal per E-Mail.« Rieker las den Text vor.

»Er scheint sehr gut informiert zu sein«, meinte Charlotte. »Woher weiß er das mit Arents? Wussten wir das?«

Rieker schüttelte den Kopf, öffnete den Dateibrowser und sah sich den Inhalt des USB-Sticks an. Er enthielt die bereits bekannten Namenslisten sowie geschäftliche Daten, die Harmony, das Angebot von Smart-Drugs sowie Vertrieb und Verkauf betrafen.

»Der Stick ist so gut wie wertlos«, brummte er. »Er enthält nichts, das uns nicht schon bekannt wäre. Abgesehen vielleicht von den geschäftlichen Daten. Was bedeutet …« Er hob den Blick vom Monitor. »Was bedeutet, dass der Stick vor allem als Vehikel für die Malware dienen sollte.«

»Jemand möchte uns auf die Finger sehen«, sagte Charlotte.

»Genau. Nur hat er sich nicht besonders schlau dabei angestellt.«

»Der Unbekannte hat nur den Aufwand betrieben, den er für nötig hielt«, meinte Charlotte. »Er wusste nichts von Lily.«

Rieker hörte in ihrer Stimme einen Unterton, den er nicht einzuordnen wusste.

Er drückte Tasten und öffnete das Datenpaket, das ihm seine Assistentin geschickt hatte. »Gibt es etwas, auf das ich bei deinen Daten achten sollte?«

»Es sind tatsächlich fünf Tote, wie es in dem anonymen Brief hieß. Adrian Ludson, Testperson bei Harmony. Manfred Henkens, Laborassistent bei Harmony. Christian Langwer, Physikstudent, der glaubte, fliegen zu können …« Charlotte las weiter von ihrem Monitor. »Monika Sester, Ärztin, fuhr gestern in Winterhude mit ihrem Wagen gegen einen Baum. War nicht angeschnallt und sofort tot. Man fand eine Schachtel mit Sleepless bei ihr. Und schließlich Julius Voigt, der gestern seinen Flug nach Kapstadt antreten wollte. Er erlitt einen Kollaps, als er an

Bord ging, und starb auf dem Weg zum Krankenhaus.« Charlotte hob den Kopf. »Die Passagiere können von Glück sagen, dass es *vor* dem Flug passiert ist. Voigt war der Pilot.«

Rieker betrachtete die Daten auf dem eigenen Computerschirm. »Bei ihm wurde ebenfalls Sleepless gefunden.«

»Ja«, bestätigte Charlotte.

»Und Felix Arents vom BfArM könnte die Nummer sechs sein.«

»Arents, der offenbar ein Verhältnis mit Carolin Alberts hat und von ihr Sleepless bekommt.«

»Das gemeinsame Element ist klar, die neue Smart Drug. Aber gibt es ein gemeinsames Muster? Nicht alle sind durchgedreht. Es gab einen Unfall und zweimal gesundheitliche Probleme. Was ist mit den übrigen Testern von Harmony? Und mit den Leuten, die von Meurer Sleepless erhalten haben?«

»Nichts«, antwortete Charlotte. »Zumindest hat sich bei meinen Nachforschungen nichts ergeben. Alle sind quicklebendig und gesund, auch die übrigen Testpersonen von Harmony.«

Rieker sah aus dem Fenster. Es nieselte nicht mehr. Blauer Himmel zeigte sich in ersten Wolkenlücken.

»Fünf Menschen sind tot«, sagte er langsam. »Vielleicht sind es bald sechs. Sie alle haben Sleepless genommen. Die Frage lautet: Ist Sleepless der Grund? Wenn ja, muss so schnell wie möglich etwas dagegen unternommen werden.«

»Die neue Smart Drug wird bereits seit einigen Tagen verkauft«, erinnerte Charlotte. »Und sie kommt gut an. Gerade bei jungen Leuten erfreut sie sich großer Beliebtheit, zum Beispiel bei Zockern und Computerspielfreaks, die mit Sleepless die ganze Nacht vor dem Bildschirm sitzen können, ohne müde zu werden. Oder bei Partygängern, die tage- und nächtelang feiern. Oder bei Workaholics, die endlich durcharbeiten können, ohne sich um Schlaf zu scheren.«

Rieker sah sich die auf dem USB-Stick gespeicherten Geschäftsdaten von Harmony an. Vertrieb und Verkauf der Smart Drugs liefen auf Hochtouren, und der Spitzenreiter in Harmonys Smartie-Angebot, Sleepless, fand reißenden Absatz, nicht nur in Hamburg, sondern überall in Deutschland und im Rest von Europa. Aus den neuesten Daten ging hervor, dass der Verkauf in Osteuropa, Asien und in Übersee gerade begonnen hatte, und dort zeichneten sich ähnliche Erfolge ab.

»Bei Harmony klingeln die Kassen«, stellte er fest.

»Ich habe mir vorhin die neuesten Statistiken angesehen«, sagte Charlotte. »Der nächtliche Stromverbrauch ist bereits signifikant gestiegen. ›Signifikant‹ im Sinne von: Es zeichnet sich ein deutlicher Trend ab. Außerdem hat der Verkehr nach zweiundzwanzig Uhr zugenommen.«

Rieker erinnerte sich an seinen Morgenlauf durch eine Stadt, die ihm zu früher Stunde weniger still als sonst erschienen war. Für einen Moment kam ihm der Gedanke, was das für die Umwelt und den Naturschutz bedeutete. Mehr Verkehr, vierundzwanzig Stunden lang, enorm gesteigerter Energieverbrauch, wenn nachts überall das Licht brannte …

»Wenn mit Sleepless etwas nicht stimmt«, fügte Charlotte nachdenklich hinzu, »müssten dann nicht viel mehr Menschen betroffen sein?«

»Sollte man meinen, nicht wahr? Es sei denn, es kommen noch andere Faktoren hinzu, von denen wir nichts wissen. Einnahme von Medikamenten, die sich nicht mit Sleepless vertragen, individuelle Unverträglichkeiten, Krankheiten … etwas in der Art.«

»Soll ich das überprüfen?«

Rieker nickte. »Keine schlechte Idee.« Er nahm sich die Daten vor, die ihm Charlotte geschickt hatte. Unter der Rubrik »Ungewöhnliches« fanden sich Links zu Zeitungsartikeln.

Er rief sie nacheinander auf, las die Meldungen und fand reichlich Skurriles, wie zum Beispiel die Meldung von einem jungen Mann, der vor zwei Nächten versucht hatte, an der Glasfassade der Elbphilharmonie emporzuklettern. Doch solche Narren gab es auch ohne irgendwelche Smart Drugs.

Der letzte Link führte zu einem Artikel mit der Überschrift

Mann von Frau niedergeschlagen. Rieker las ohne großes Interesse und hielt verdutzt inne, als er zur Beschreibung der Frau kam.

Er wechselte zum Browser, googelte den Namen »Carolin Alberts« und beschränkte die Suche auf Bilder.

»Die Beschreibung passt«, sagte er laut.

Charlotte sah ihn fragend an.

»Die Sache mit dem Mann, der von einer Frau niedergeschlagen wurde, die sich angeblich in eine ›Furie‹ verwandelt hat ... Die Beschreibung passt haargenau auf Carolin Alberts.« Rieker wählte eins der Fotos und schickte es zum Laserdrucker in der Ecke, der sofort zu summen begann.

Tasten klickten unter Charlottes Fingern. »Martin Blacher. Wurde von einem Jogger bewusstlos aufgefunden, am Elbufer. Im Krankenhaus hat er die Ereignisse geschildert und Anzeige erstattet, sie wenige Stunden später aber wieder zurückgezogen.«

»Ach. Und warum?«

»Keine Angaben.«

Rieker stand auf und blickte aus dem Fenster. Unten im Hof saß der Alte neben der Buche, reglos und allein.

»Was wissen wir über Blacher?«, fragte er.

»Bin gerade dabei, es herauszufinden.«

Rieker ging zum Printer, nahm das ausgedruckte Foto und betrachtete es. Carolin Alberts, kein Zweifel. Jung und sehr, sehr attraktiv.

»Martin Blacher«, sagte Charlotte. »Vierunddreißig, wohnhaft in Wandsbek, ledig. Von Beruf Architekt. Baut gerade mehrere Reihenhäuser in Tonndorf, nicht weit vom Ostender Teich. Sieht nicht schlecht aus. Ein sportlicher, athletischer Typ.«

Rieker trat hinter Charlottes Schreibtisch und betrachtete ein Bild des Mannes.

»Geht regelmäßig ins Fitnessstudio, heißt es hier«, fügte Charlotte hinzu.

»Bemerkenswert. Ist Carolin Alberts vielleicht Wonder

Woman, dass sie jemanden aus der Muckibude zusammenschlägt?«

Charlotte las den Rest des Datenbankeintrags. »Er ist vorbestraft.«

»Wegen …?«

»Sexueller Belästigung. Hat vier Monate auf Bewährung bekommen. Das war vor zwei Jahren.«

»Und der Zwischenfall mit der Frau, die ihn niedergeschlagen hat, fand wann statt? Früh am Morgen?«

»Ja.«

»Interessant. Da könnte Martin Blacher an die Falsche geraten sein. Vielleicht lohnt es sich, mit ihm zu reden.« Rieker ging zur Tür. »Halt hier die Stellung, Charlie. Bis später!«

42

Zwischen Ostender Teich und Kupferteich in Hamburg-Tonndorf gab es eine große Baustelle. Zwei Wohnhäuser waren abgerissen worden, und ihren Platz sollten moderne Reihenhäuser einnehmen, die aussahen wie ineinander verschachtelte Bauklötze.

Rieker schob sein Rad durch die Lücke im Bauzaun, sah sich um und bemerkte zwischen den Baumaschinen einen hochgewachsenen Mann mit halblangem blondem Haar, der einen Tabletcomputer in der Hand hielt und mit jemandem in Arbeitskleidung sprach. Immer wieder deutete er auf das Tablet und dann zu den in Bau befindlichen Häusern.

Rieker näherte sich. »Herr Blacher?«

Der Blonde drehte sich um und sah ihn fragend an.

»Ich würde gern mit Ihnen reden«, sagte Rieker. »Wo kann ich hier mein Rad abstellen, ohne zu riskieren, es später nicht mehr wiederzufinden?«

»Halten Sie das hier für einen Parkplatz, guter Mann?«

»Autos werden geparkt, lieber Herr Blacher«, sagte Rieker freundlich, »Fahrräder stellt man ab.« Er schob sein Rad zu einem nahen Bauschuppen und lehnte es an die Wand.

Blacher starrte ihn an. »Wer sind Sie?«

»Wie gesagt, jemand, der Sie sprechen möchte. Und zwar allein, in Ihrem eigenen Interesse.«

Die Antwort verärgerte den großen Blonden. »Hören Sie, wer auch immer Sie sind, wir haben hier zu tun! Nehmen Sie Ihr Rad und verschwinden Sie!« Er wandte sich wieder dem Mann in Arbeitskleidung zu und zeigte ihm etwas auf dem Tablet.

»Allein, in Ihrem eigenen Interesse, hab ich gesagt. Mein Name ist Rieker. Ich bin von der Kriminalpolizei.«

Martin Blacher ließ sein Tablet sinken und richtete einige leise Worte an den anderen Mann, der daraufhin nickte und zu den Arbeitern beim Rohbau stapfte. Dann drehte sich Blacher um und ging zum Bauwagen, wo Rieker, der vorgegangen war, bereits auf ihn wartete.

»Haben Sie einen Ausweis?«, fragte der Architekt.

»Aber sicher.« Rieker zeigte ihn vor. »Sie sehen gut erholt aus. Abgesehen von dem Pflaster auf der linken Wange. Ich nehme an, es war vor allem der Stolz, der gelitten hat.«

»Wie bitte?«

»Wollen wir uns hier draußen unterhalten? Oder setzen wir uns da rein?« Rieker deutete auf den Bauwagen.

»Ich habe nicht viel Zeit.«

Rieker zuckte mit den Schultern. »Wie Sie meinen. Dann kann ich wenigstens mein Fahrrad im Auge behalten.« Er holte das ausgedruckte Foto hervor und zeigte es dem großen Blonden. »Kommt Ihnen diese Dame bekannt vor?«

In Blachers Gesicht veränderte sich etwas. Rieker bemerkte es und wusste, dass er Carolin Alberts erkannte.

»Nie gesehen«, behauptete Blacher.

»Ach? Sind Sie ganz sicher, dass diese Frau Sie nicht vor ein paar Tagen morgens am Elbufer niedergeschlagen hat?«

»Ich habe die Anzeige zurückgezogen«, sagte Blacher. »Und außerdem, was hat die Kriminalpolizei damit zu tun?«

»Oh, wir kümmern uns um dies und das. Auch um kräftige junge Männer, die frühmorgens von jungen Frauen verprügelt werden. Schließlich gilt es zu vermeiden, dass die Weltordnung aus den Fugen gerät. Ich meine, Frauen, die starke Männer wie Sie einfach so k.o. schlagen ... Das können wir nicht zulassen, oder?«

Martin Blacher wusste nicht, was er von den Worten halten sollte. »Was wollen Sie?«

Rieker steckte das Foto wieder ein. »Sie sind vorbestraft, nicht wahr?«

Blachers Gesicht schien zu versteinern. »Das wissen Sie. Ein Blick in Ihre Dateien genügt. Eine Dummheit vor zwei Jahren. Und eine dumme Frau, die mich falsch verstanden hat.«

»Was kann man an sexueller Belästigung falsch verstehen?«, fragte Rieker. »Was kann man falsch verstehen, wenn die ›dumme Frau‹ Nein sagt?«

»Sie waren nicht dabei, Rieker.« Blacher zögerte. »Kommissar Rieker ... Da war doch mal was, oder?«

Rieker lächelte. »Wenn Sie sich daran erinnern, ist es mit Ihrem Gedächtnis nicht zu schlecht bestellt. Obwohl die betreffenden Ereignisse schon einige Monate zurückliegen. Im Gegensatz zu dem Zwischenfall am Elbufer. Was ist geschehen? Wieso waren Sie dort so früh unterwegs? Die Sonne ging gerade auf, nicht wahr?«

»Ich wollte ein wenig frische Luft schnappen.«

»Dagegen gibt es nichts einzuwenden«, entgegnete Rieker großzügig. »Bei Ihrem gemütlichen Morgenspaziergang haben Sie diese Frau gesehen, die alles andere als hässlich ist. Sie war mutterseelenallein, und da ist natürlich der männliche Beschützerinstinkt in Ihnen erwacht, richtig?«

Blacher schwieg und starrte ihn an.

»Was ist passiert?«

Der Blonde zögerte.

»Ich kann Ihnen auch eine offizielle Vorladung zukommen lassen«, meinte Rieker. »Für ein Gespräch im Präsidium. Oder in meinem neuen Büro, das Ihnen gefallen dürfte. Es befindet sich in einem Altbau, der Ihr Architektenherz erfreuen würde.

Prächtige Gelegenheit für das, was man heute Gentrifizierung nennt, so wie hier.« Er zeigte auf die neuen Reihenhäuser, die bereits im Rohbau teuer aussahen.

»Ich hab mir nichts zuschulden kommen lassen«, verteidigte sich Blacher.

»Sie sind während der Morgendämmerung ganz gemütlich am Elbufer spazieren gegangen, und plötzlich sprang eine Frau aus dem Gebüsch und hat Sie niedergeschlagen?«

Martin Blacher verzog das Gesicht. »Sie saß auf einer Bank, und ich hab gefragt, ob ich mich zu ihr setzen darf. Sie hat genickt. Ich wollte nur ein bisschen mit ihr reden.«

»Natürlich.«

»Und plötzlich ist sie ausgerastet«, fuhr Blacher fort. »Ich war völlig perplex. Bevor ich mich wehren konnte, lag ich auch schon am Boden. Ging verdammt schnell.«

»Eine Frau, die von einem Augenblick zum anderen zur ›Furie‹ wurde«, sagte Rieker.

»Ja! Ich meine, ich betreibe Krafttraining, fast jeden Tag, und es ist nicht unbedingt mein Hobby, mich niederschlagen zu lassen. Ich hätte mich zur Wehr gesetzt, wenn mir Zeit genug geblieben wäre.«

»Und es war die Frau, deren Bild ich Ihnen eben gezeigt habe?«

Blacher zögerte erneut.

»Ich könnte sie hierherbringen oder in Ihr Büro«, bluffte Rieker. »Für eine nette kleine Gegenüberstellung.«

»Ja, es war die Frau«, gestand Blacher. »Wer ist sie? Was ist los mit ihr?«

»Danke sehr für Ihre Hilfsbereitschaft«, sagte Rieker. »Ich wünsche Ihnen noch einen schönen Tag.«

Er ging zurück zu seinem Rad und winkte Blacher zu, bevor er die Baustelle verließ.

Auf dem Bürgersteig angelangt, holte Rieker sein Handy hervor und rief Charlotte an.

»Hallo, ich bin's«, sagte er. »Hab gerade mit Martin Blacher gesprochen. Es war tatsächlich Carolin Alberts, die ihn niedergeschlagen hat. Wie war sie dazu fähig?, frag ich mich. Warum hat sie sich in eine ›Furie‹ verwandelt?«

»Sleepless?«, erwiderte Charlotte.

»Könnte sein, wer weiß. Vielleicht ist Carolin Alberts eine verkappte feministische Superheldin, die nachts und am frühen Morgen die Stadt durchstreift, um wollüstigen Männern das Handwerk zu legen. Ist ja alles möglich. Hat sich bei dir was ergeben?«

»Ich bin noch immer dabei, die Namen zu überprüfen«, sagte Charlotte. »Ein Muster bei Vorerkrankungen und Medikamenteneinnahmen ist bisher nicht erkennbar.«

»Mach weiter, vielleicht stößt du auf irgendetwas. Und versuch bitte, vom Bundesinstitut für Arzneimittel und Medizinprodukte die Zulassungsunterlagen für Sleepless zu bekommen. Ich würde gern wissen, ob damit alles in Ordnung ist.«

»Mach ich.« Und dann sagte sie: »Ich habe wegen Arents nachgefragt.«

»Wie geht es ihm?«

»Ziemlich schlecht. Vielleicht überlebt er den heutigen Tag nicht.«

»Nummer sechs«, murmelte Rieker. Und etwas lauter: »Wenn ich bis heute Nachmittag um drei nicht zurück bin, verständigst du am besten den Notarzt. Dann hat mir Wonder Woman eine Abreibung verpasst.«

HEUTE

43 KONSTANTIN EIN MANN NAMENS MANCINI

ROM

Geduld haben, nichts überstürzen, beobachten, auskundschaften und planen – sich diese Grundsätze zu eigen zu machen, bedeutete in Konstantins Branche überleben lernen.

Aber in diesem besonderen Fall drängte die Zeit. Riccardo Mancini, Staatssekretär des Viminale, des italienischen Innenministeriums, hielt sich nur noch bis Ende des Monats in Rom auf. Im August ging er wie fast alle Italiener in Urlaub, und dann gehörte die Ewige Stadt am Tiber vor allem den Touristen.

Die Begegnung musste also spätestens Ende Juli stattfinden, wenn Konstantin nicht gezwungen sein wollte, bis Anfang September zu warten. Vier, fünf oder gar sechs zusätzliche Wochen hätten Don Michele Gelegenheit gegeben, Konstantins Spur zu finden und zu verfolgen. Konstantin machte nicht den Fehler, Michele Cutri zu unterschätzen, dem genug Ressourcen zur Verfügung standen, jemanden aufzuspüren, den er finden wollte. Um zu überleben, brauchte Konstantin nicht nur Geduld und gute Planung, sondern auch Informationen. Er musste mehr über Zeta herausfinden, etwas, mit dem er Druck ausüben und die »Balance« wiederherstellen konnte. Etwas, das Don Michele in die Schranken wies und ihn davon abhielt, ihm weiterhin nach dem Leben zu trachten.

Konstantin führte zwei Kreditkarten bei sich, eine von ihnen eine Platinum Card von American Express ohne Limit, die ihm fast überall auf der Welt finanzielle Unabhängigkeit gewährte.

Doch er wagte nicht, Gebrauch von ihnen zu machen, denn Kreditkartenzahlungen ließen sich zu leicht zurückverfolgen.

Er öffnete sein Bankschließfach bei der Société Générale und nahm das Bargeld, das er dort vor ein paar Jahren als kleine Sicherheitsreserve deponiert hatte, knapp zwanzigtausend Dollar, nicht unbedingt viel, wenn man auf der Flucht war und seine Spuren verwischen wollte. Aber neben dem Umschlag mit den Banknoten und einem amerikanischen Pass lag eine passwortgeschützte Hardware-Wallet, ein Trezor von SatoshiLabs, darin gespeichert zwanzig Bitcoin und vierhundert Ethereum, Kryptowährungen, die er vor mehreren Jahren gekauft hatte.

Nach dem letzten Halving war der Bitcoin-Kurs auf achtzigtausend Dollar pro BTC gestiegen, insgesamt also eins Komma sechs Millionen Dollar, und der Wert der vierhundert Ethereum belief sich auf etwas mehr als hunderttausend USD.

Um Bitcoin oder Ethereum in eine lokale Währung zu tauschen, zum Beispiel in Euro, brauchte er ein Konto bei einer Online-Bank und Zugang zum Internet und einer Börse für Kryptowährungen wie zum Beispiel Binance oder Coinbase. Beides ließ sich relativ leicht bewerkstelligen. Außerdem konnte er mit Bitcoin im Darknet auch direkt bezahlen, für Dinge, die sich nicht unbedingt in einem Laden kaufen ließen.

Zwei Stunden nach dem Ende von Pascals Leben verließ Konstantin Marseille an Bord eines Schiffes, das ihn nach Korsika brachte. Wenige Stunden später ging die Reise weiter nach Civitavecchia, von wo es nur noch ein Katzensprung bis nach Rom war. Dort bezog er am Stadtrand Quartier, in einem kleinen Hotel im römischen Stadtbezirk La Giustiniana, wo er als Richard Stanley Morane eincheckte, Amerikaner aus Wyoming, der angeblich Fotos für einen Bildband über Roms Vogelwelt machen wollte. An seinen Englischkenntnissen gab es nichts auszusetzen; nur ein US-Amerikaner hätte bemerkt, dass er kein Muttersprachler war.

Die neue Reisetasche, die er noch in Marseille gekauft hatte, enthielt eine Kamera, die teuer genug war für jemanden, der sich als Fotograf ausgab, und ein Notebook, das ihm Zugang zum Internet ermöglichte.

Eine halbe Stunde nach seiner Ankunft setzte er sich in seinem Zimmer an den kleinen Tisch, schaltete das Notebook ein und verband sich mit dem WLAN des Hotels. Mit den im Speicher der Hardware-Wallet abgelegten Programmen installierte er ein VPN, ein Virtual Privat Network, das eventuelle Lauscher im öffentlichen WLAN des Hotels daran hinderte, neugierige Blicke auf seinen Datenverkehr zu werfen. So abgesichert griff er auf seinen Cloud-Speicher zu und lud alle Daten herunter, die er brauchte, unter anderem den Link einer Agentur, die besondere Dienstleistungen anbot.

Konstantin öffnete einen von drei anonymen Accounts, die er bei der Agentur eingerichtet hatte, und übermittelte sein Anliegen. Er brauchte Informationen über vier Personen des öffentlichen Lebens in Rom: einen bekannten Notar, der bei städtischen Immobiliengeschäften eine wichtige Rolle spielte; eine Schauspielerin, von der es hieß, dass sie sich heimlich mit dem verheirateten Ministerpräsidenten traf; einen Telecom-Italia-Manager, der schnelle Autos und das schöne Leben liebte; und einen Politiker namens Riccardo Mancini.

Die Anfrage ließ sich nicht auf ihn zurückführen, und niemand konnte vermuten, dass es ihm vor allem um Mancini ging und die anderen drei Personen nur von dem Politiker ablenken sollten.

Kaum eine Minute später bekam er Antwort: Die gewünschten Auskünfte kosteten einen halben Bitcoin, umgerechnet vierzigtausend Dollar, zehntausend pro Kopf. Konstantin gab den Code der Hardware-Wallet ein und überwies den verlangten Betrag an die angezeigte Bitcoin-Adresse.

Er ließ das Notebook eingeschaltet und die VPN-Verbindung aktiv, nahm eine grüne Sleepless-Pille, legte sich aufs Bett und schloss die Augen. Natürlich schlief er nicht; er blieb wach, mit Gedanken klar wie Glas, und dachte gründlich nach.

Seine finanzielle Situation machte ihm keine Sorgen, auch

wenn er die Kreditkarten nicht benutzen konnte. Doch die Investition in Kryptowährungen zahlte sich aus, damit kam er eine Weile zurecht. Allerdings nicht endlos lange. Das Leben auf der Flucht und im Untergrund war teuer; Schweigen und Anonymität hatten einen hohen Preis. Irgendwann, spätestens in einigen Jahren, brauchte er neue Aufträge, und die konnte er nur bekommen, wenn es ihm gelang, seine gegenwärtigen Probleme zu lösen.

Während er mit geschlossenen Augen auf dem Bett lag, durch das offene Fenster den Verkehr auf der nahen Straße hörte und die eigenen Gedanken hin und her schob, begann sich ein anderer Weg abzuzeichnen. Eine Krise, wie sie auch beschaffen sein mochte, bot immer auch eine Chance. Pascals Worte deuteten darauf hin, dass es sich bei Zeta um eine große Sache handelte, um eine internationale Verflechtung von viel Geld und Politik. Das klang nach Macht auf beiden Seiten, in der Wirtschaft und im Staat. Ein Geheimbund vergleichbar mit Propaganda Due, aber größer, viel größer, nicht nur auf eine Region oder einen Staat beschränkt. Francesco Castelli hatte geglaubt, sich ein Stück von diesem verlockenden Kuchen abschneiden zu können, mit dem Ergebnis, dass er jetzt im Grab lag.

Noch wusste Konstantin nicht genug, um konkret zu planen, aber mit der Klarheit von Sleepless erkannte er neue Möglichkeiten wie einen Silberstreif am Horizont. Wenn es ihm gelang, mehr über Zeta herauszufinden, wenn er etwas entdeckte, mit dem sich Don Michele in Schach halten ließ … Dann konnte er vielleicht nicht nur überleben, sondern *richtig* Geld verdienen, mehr als mit den bisherigen Aufträgen. Genug, um sich irgendwo an einem schönen Ort zur Ruhe zu setzen.

Um neun Uhr besuchte Konstantin das kleine Gartenrestaurant des Hotels und aß eine Kleinigkeit im Lampenschein. Anschließend kehrte er in sein Zimmer zurück und wartete bis um Mitternacht. Als sein Notebook bis dahin noch immer keine Antwort von der Agentur empfangen hatte, brachte er es in den passwortgeschützten Stand-by-Modus, indem er den Deckel zuklappte, steckte die Hardware-Wallet ein, nahm die Kamera und schickte sich an, das Hotel zu verlassen.

In der kleinen Lobby begegnete er der Inhaberin, einer Frau an der Grenze zum Alter. Einige Fotos an der Wand hinter dem Empfangstresen zeigten, dass sie früher einmal sehr schön gewesen war.

»Wollen Sie nachts Vögel fotografieren, Mister Morane?«, fragte sie erstaunt.

»Ich hoffe, eine sehr spezielle Vogelart zu finden«, erwiderte er und gab vor, die Einstellungen seiner Kamera zu überprüfen. »Die Zwergohreule. Eigentlich ist die in der Toskana beheimatet, aber die ist ja nicht weit weg.«

Konstantin begann mit einer Wanderung durch den Ort, vorbei an Cafés, die noch immer geöffnet hatten, und an Häusern, hinter deren Fenstern Licht brannte. Auch hier schlief kaum mehr jemand. Er wählte schmale Straßen und Wege, die ihn durch die offene Landschaft führten, unter einem Firmament, das nur wenige Sterne zeigte – es leuchteten zu viele Lampen, und im Südosten strahlten die Lichter von Rom gen Himmel.

Gut drei Stunden später kehrte er zum Hotel zurück, winkte in der Lobby der Inhaberin zu, die mit zwei Freundinnen an einem Tisch saß und Karten spielte, und vergewisserte sich in seinem Zimmer mit einer kurzen Überprüfung, dass es während seiner Abwesenheit niemand betreten hatte. Er klappte den Deckel des Notebooks hoch, gab das Passwort ein und stellte fest, dass eine Antwort der Agentur eingetroffen war: eine komprimierte Datei, geschützt mit dem Zugriffscode seines Accounts.

Konstantin sah auf die Uhr – es war halb vier. Er setzte sich, öffnete die Datei, betrachtete Fotos und begann zu lesen. Eine Stunde später glaubte er, Riccardo Mancini zumindest ein wenig zu kennen, obwohl er ihm noch nie begegnet war. Er begann mit vorsichtigen Suchanfragen, natürlich über ein neues VPN, um ihren Ursprung zu verschleiern, und suchte dabei auch nach Begriffen, die nichts mit dem Staatssekretär im italienischen

Innenministerium zu tun hatten – niemand, auch kein schlauer Algorithmus, sollte ein Muster erkennen können.

Gegen sechs Uhr glaubte er sich gut genug vorbereitet für eine Recherche vor Ort. Er fragte die Busverbindungen von La Giustiniana ab, verschaffte sich einen Überblick über den öffentlichen Nahverkehr in Rom, insbesondere über die Linien der Metropolitana di Roma, der römischen U-Bahn, und fand heraus, wo er einen Wagen mieten konnte, falls er einen brauchte.

Um sieben suchte er den kleinen Frühstücksraum des Hotels auf und nickte der Inhaberin, die ihn mit einem Lächeln begrüßte, freundlich zu. Eine Dreiviertelstunde später fuhr er mit dem Bus nach Rom, um Riccardo Mancini zu beobachten.

44

Riccardo Mancini war fünfundfünfzig Jahre alt und ein Karrieremensch, der nach Möglichkeit nichts dem Zufall überließ. Seinen Aufstieg in der italienischen Politik hatte er vor vielen Jahren geplant und dabei auf die Hilfe einflussreicher Freunde zurückgegriffen, wodurch im Lauf der Zeit ein Netz aus gegenseitigen Verpflichtungen und Verbindlichkeiten entstanden war, typisch für »la casta« – die Kaste –, wie viele Italiener ihre Politiker nannten: Du hilfst mir, und später, wenn ich wichtige Entscheidungen treffen kann, helfe ich dir.

Mancini war schlank und achtete sehr auf seine Figur – mehrmals in der Woche besuchte er ein Fitnessstudio, um sich in Form zu halten. Seinen Arbeitstag von acht bis sechs hatte er im Viertelstunden-Takt durchorganisiert. Abends besuchte er Versammlungen, nahm an Besprechungen teil oder empfing Besuche von Parteifreunden und Lobbyisten in einer Wohnung unweit des Palazzo Montecitorio, Sitz der Abgeordnetenkammer des italienischen Parlaments.

Der Palazzo del Viminale, wo Riccardo Mancini tagsüber den größten Teil seiner Zeit verbrachte, kam für derartige Begegnungen natürlich nicht infrage. Bei seinen Fahrten zu Terminen in Rom begleitete ihn eine Eskorte, denn als Staatssekretär genoss er Personenschutz. Was die abendlichen Besprechungen betraf, glänzte der Agenturbericht nicht gerade mit Einzelheiten. Fast alle von ihnen fanden in der Wohnung beim Montecitorio statt, und Konstantin überlegte eine Zeit lang, ob er dort versuchen sollte, einen Kontakt herzustellen. Er entschied sich dagegen, weil es zu viele Unwägbarkeiten gab.

Ein kleines Geheimnis von Mancini erschien ihm geeigneter. An jedem zweiten Donnerstag fanden nach der Arbeit im Viminale keine Besprechungen statt – der Abend blieb einer Kokain-Party in einem Luxusapartment vorbehalten, das Mancini von einem seiner Förderer zur Verfügung gestellt wurde. Es waren Partys im kleinen Kreis: der Herr Staatssekretär und zwei oder drei Frauen, die Schönsten der Schönen, extra nach seinen Vorlieben ausgewählt.

An dieser Stelle erwähnte der Agenturbericht ein wichtiges Detail: Das Kokain für die Partys stammte von Luciano Pallucca, einem Dealer in den Diensten des Services, der auch die Edelprostituierten zur Verfügung stellte. Luciano, »Lucky« genannt, war so etwas wie ein »kleiner Großhändler«, der seine Ware nicht selbst an die Konsumenten verkaufte, sondern ein Dutzend Straßenhändler belieferte, und zwar im Rione XIII Trastevere, dem dreizehnten Stadtteil von Rom, der als ursprünglichstes und authentischstes Viertel der Stadt galt. Für gewöhnlich residierte er im »Eldorado«, einem hippen Café unweit der Piazza dei Ponziani. Die nächste Party, so hieß es in dem Bericht, sollte am kommenden Donnerstag stattfinden, in drei Tagen.

Drei Tage waren nicht viel Zeit, konnten aber genügen, wenn sich bei den Vorbereitungen keine besonderen Probleme ergaben. Konstantin dachte darüber nach, als er am Montagmittag im »Eldorado« eine Kleinigkeit aß und das Kommen und Gehen der Gäste beobachtete; »Lucky« Luciano war nicht unter ihnen, er kam meistens erst am Abend, gegen sechs. Die Alternative bestand darin, zwei Wochen zu warten, bis zum nächsten Party-Donnerstag.

Mindestens zwei Fluchtwege, für den Fall, dass etwas schiefging. Ein Ausweichquartier, in dem er für einige Tage untertauchen konnte, sollte es notwendig werden. Ein Schließfach mit einer Reisetasche, die Kleidung, einen Teil des Geldes und das Notebook enthielt. Ein Wagen, besser gemietet als gestohlen, denn ein gestohlenes Fahrzeug konnte die Polizei genau dann auf den Plan rufen, wenn man sie am wenigsten brauchte. Und eine Telefonnummer, die sehr wichtig sein konnte, wenn sich die Dinge in die falsche Richtung entwickelten.

Für die Suche nach der richtigen Telefonnummer kaufte er kein Handy, denn selbst für Prepaid-Handys musste man einen Ausweis vorlegen, und er wollte auch als Richard Stanley Morane aus Wyoming nicht mehr Spuren hinterlassen als unbedingt nötig. Konstantin benutzte sein Notebook und einen alten Skype-Account, der dem Angerufenen eine Telefonnummer aus Mailand vorgaukelte.

Bei einer nicht sehr aufwendigen Online-Recherche ergaben sich mehrere Nummern, und er rief sie der Reihe nach an, bis er die richtige fand: Es meldete sich die Sekretärin des Abgeordneten Sergio Enrico Cordero, Vorsitzender der größten Oppositionspartei im italienischen Parlament und der schärfste politische Gegner von Riccardo Mancinis Regierungspartei.

Konstantin unterbrach die Verbindung, ohne ein Wort zu sagen, notierte die Telefonnummer und steckte den Zettel in sein Portemonnaie.

Drei Tage oder siebzehn. Schnell handeln oder lange warten.

Konstantin verbrachte den Dienstag damit, eine geeignete kleine Unterkunft im Norden der Stadt zu suchen, und fand sie im Stadtbezirk Pinciano beim Park Villa Ada. Er kaufte eine neue Reisetasche und Kleidung in verschiedenen Geschäften, fand ein Schließfach im Hauptbahnhof und mietete bei Europcar einen fast zehn Jahre alten dunkelgrauen Lancia Thema, den er in einem Parkhaus in der Nähe des Vatikans abstellte, vom Luxusapartment, in dem sich Mancini einmal alle zwei Wochen vergnügte, in nur zehn Minuten zu Fuß erreichbar.

Die Planung der beiden Fluchtwege nahm mehr Zeit in Anspruch als vorgesehen. Konstantin war den ganzen Mittwoch unterwegs, und als er abends gegen neun das »Eldorado« aufsuchte, brach Luciano »Lucky« Pallucca, Mancinis Koks-Lieferant, gerade mit einem Freund oder Kunden auf. Sie stiegen in einen silbergrauen BMW und fuhren zur nahen Brücke über den Tiber, der Ponte Palatino.

Konstantin saß draußen an einem Tisch, aß Spaghetti Carbonara, beobachtete die Passanten und überlegte, wie er vorgehen sollte. Er dachte auch später darüber nach, als er mit einer langen Wanderung durch Rom begann, eine Stadt, die nachts etwas Frenetisches bekam. Die Menschen, denen er begegnete – die meisten von ihnen Wache –, erschienen ihm wie außer Rand und Band. Sie freuten sich nicht nur darüber, dank Sleepless den Schlaf besiegt zu haben, immer wach und voller Tatkraft zu sein; sie gierten geradezu nach Leben und waren hyperaktiv, wie am ADHS-Syndrom leidende Kinder.

In den Cafés und Restaurants gab es keine leeren Tische, die Geschäfte waren voller Kunden, die Straßen voller Autos und Scooter. Überall erklang Musik, Jung und Alt tanzten auf Bürgersteigen und kleinen Plätzen, abenteuerlustige Touristinnen wateten halb nackt durch den Trevi-Brunnen und hielten nach Bewunderern Ausschau. Rom war wie im Rausch, wie bei einem riesigen, mit Begeisterung gefeierten Fest.

In fast allen Großstädten ging es so zu, wusste Konstantin. Die Welt schlief nicht mehr. Es gab immer mehr Wache, die ihr Leben auskosten wollten. Die Schläfer waren in den vergangenen beiden Jahren zu einer Minderheit geworden, die immer weiter schrumpfte.

Als der Morgen dämmerte, kehrte er zu dem kleinen Hotel in La Giustiniana zurück, ohne eine Entscheidung getroffen zu haben. Die Inhaberin spielte wieder Karten, diesmal nicht mit zwei, sondern drei Freundinnen, und fragte: »Welche Vögel haben Sie heute Nacht fotografiert, Mister Morane?«

Konstantin blieb kurz am Damentisch stehen. »Ich verrate

Ihnen ein Geheimnis«, entgegnete er. »Heute Nacht hatte ich es gar nicht auf Vögel abgesehen.«

»Auf was dann?«

»Auf den Mond«, sagte Konstantin in einem vertraulichen Ton. »Ich habe den Mond fotografiert. Hoffentlich sind mir einige gute Aufnahmen gelungen.«

Auf dem Weg zum Lift fühlte er die Blicke von vier älteren Frauen im Rücken.

In seinem Zimmer nahm er eine Sleepless-Pille, spülte sie mit einem Schluck Wasser hinunter und spürte, dass die Entscheidung in ihm heranreifte. Er legte sich aufs Bett, nicht um zu schlafen, sondern um ein wenig zu dösen und die Gedanken treiben zu lassen. Es war alles vorbereitet. Warum noch zwei Wochen warten, wenn sich in wenigen Stunden eine Gelegenheit bot?

Konstantin beschloss, um achtzehn Uhr im »Eldorado« zu sein. Wenn er dort Luciano »Lucky« Pallucca sah, würde er seinen Plan sofort ausführen.

45

Konstantin saß seit einer halben Stunde draußen vor dem »Eldorado« und trank einen Eistee, als Luciano Pallucca eintraf, ein kleiner, schmächtiger Mann in seinem Alter, um die vierzig, mit einem Gesicht, das etwas Raubvogelartiges hatte, vielleicht wegen der zu großen krummen Nase. Er verdiente viel Geld mit seinem Drogenhandel, war aber nicht so dumm, mit einer Rolex oder teuren Designerklamotten zu protzen, sondern trug Jeans, Hemd und Sneakers, ein ganz normaler Mann, der durch nichts auffiel.

In der Regel verbrachte Pallucca den größten Teil des Abends im »Eldorado«, aber am Donnerstag stand eine wichtige Lieferung auf dem Programm, und er war offenbar nur gekommen, um kurz einen Kaffee am Tresen zu trinken.

Konstantin trat zu ihm.

»Hallo«, sagte er freundlich und mit amerikanischem Akzent.

Luciano Pallucca wandte den Kopf. »Kennen wir uns?«

»Wir könnten uns kennenlernen. Ich habe das hier.« Konstantin zog einen Umschlag aus der Hemdtasche und öffnete ihn, damit der kleine Mann seinen Inhalt sehen konnte. Dann steckte er ihn wieder ein.

»Zehntausend Dollar«, sagte Konstantin und senkte dabei die Stimme.

»Wofür?«

»Für etwas von Ihrer Ware. Genug, um mit ein paar Freunden ein wenig Spaß zu haben.«

»Wer sind Sie?«

»Oh, verzeihen Sie.« Konstantin lächelte. »Mein Name ist Smith. John Smith.«

Pallucca leerte seine Espresso-Tasse und stellte sie ab. »Hören Sie, Mister ... Smith. Ich weiß nicht, was Sie von mir erwarten, aber ...«

»Die Zehntausend sind nur der Anfang«, sagte Konstantin. »Ich habe da noch einige andere Freunde, die sich ebenfalls vergnügen möchten. Morgen noch einmal zehntausend. Würde Sie das interessieren?«

Es interessierte ihn, das war deutlich zu sehen, aber er blieb argwöhnisch. Plötzlich lächelte Pallucca und fragte: »Sind Sie von der Polizei?«

»Ja«, antwortete Konstantin, der amerikanische Akzent wurde noch etwas deutlicher. »Vom FBI.« Er holte den Umschlag erneut hervor und legte ihn auf den Tresen. Nach einigen Sekunden schob er ihn zu Pallucca. »Heute zahle ich im Voraus. Um zu zeigen, dass ich es ernst meine. Ich warte draußen auf Sie.«

Konstantin wandte sich ab und verließ das Café. Draußen blieb er abseits der Tische stehen, neben einem fast zwei Meter großen Zitronenbaum in einem Kübel aus Waschbeton. Was auch immer geschah: Die zehntausend Dollar waren nicht verschenkt und verloren. Er würde sie wiederbekommen, so oder so.

Einige Minuten verstrichen. Gäste kamen und gingen. Stimmen und Musik drangen aus offenen Fenstern. Die Menschen bereiteten sich auf eine weitere lebhafte Nacht vor, unter ihnen ein gewisser Riccardo Mancini.

»Mister Smith?«

Konstantin drehte sich um. Lucky Luciano hatte den Köder geschluckt. Zehntausend Dollar waren auch für ihn viel Geld, erst recht dann, wenn er die Summe am nächsten Tag verdoppeln konnte.

»Hier bin ich«, sagte Konstantin und lächelte freundlich.

»Wenn ich bitten darf …« Pallucca vollführte eine einladende Geste. »Wir müssen ein kleines Stück fahren.«

»Kein Problem«, erwiderte Konstantin.

Lucky Luciano – der an diesem Abend feststellen würde, dass er seinen Spitznamen nicht verdiente – führte ihn zu seinem silbergrauen BMW, der in einer Nebenstraße parkte.

»Es ist nicht weit«, sagte er, als sie im Wagen saßen. Er startete den Motor und fuhr zur Brücke, zur Ponte Palatino. »Sie werden verstehen, dass ich meine Ware nicht immer bei mir habe.«

»Oh, wir brauchen Ihre Ware gar nicht.« Konstantin hielt plötzlich die Pistole in der Hand, mit der er Pascal den Korsen erschossen hatte, und drückte den Lauf Luciano Pallucca in die Seite. »Kleine Änderung des Programms. Wir fahren nicht zu Ihrem Warenlager, sondern in die Nähe des Palazzo Montecitorio.«

Der kleine Mann am Steuer starrte auf die Waffe. »Was soll der Blödsinn?«

»Sehen Sie auf die Straße«, sagte Konstantin. »Wir besuchen jemanden, einen gemeinsamen Freund. Riccardo Mancini.«

Der Wagen wurde langsamer.

Konstantin drückte mit der Pistole noch etwas fester. »Nein, nicht langsamer werden, Lucky.«

Angst hatte er nicht, der kleine Mann. Er war nur überrascht und verärgert.

»Sie wissen nicht, auf was Sie sich einlassen, Mister John Smith.«

»Keine Sorge, das weiß ich genau.« Mit der freien Hand deutete Konstantin nach vorn. »Am Ende der Brücke nach links, dann die erste Straße rechts, zur Via del Foro Olitorio. Anschließend wieder nach links, auf die Via del Teatro. Versuchen Sie keine Tricks, ich kenne den Weg.«

Pallucca bog nach links ab. »Was wollen Sie machen? Wären Sie wirklich bereit, auf mich zu schießen?«

»Sie sollten besser nicht daran zweifeln«, sagte Konstantin.

Der kleine Mann warf ihm einen Blick zu. »Haben Sie eine Ahnung, mit wem Sie sich anlegen?«

»Mein lieber Freund, ich weiß, wer du bist und wo du wohnst. Ich weiß von deiner Freundin Renata und der anderen Freundin, mit der du ein Kind hast, eine drei Jahre alte Tochter namens Monica. Ich weiß genug, um dich jederzeit zu finden, wo auch immer du dich verkriechst. Und du weißt jetzt, dass es mir *überhaupt nichts* ausmachen würde, dich zu erschießen. Absolut kein Problem für mich, auch während du fährst.«

Pallucca klappte den Mund zu, schwieg und bog nach rechts, auf die Via del Foro Olitorio.

»Nachdem wir das geklärt haben, darfst du mich in aller Ruhe zu Riccardo Mancini bringen. Oh, und bevor ich es vergesse: Ich hätte gern den Umschlag mit dem Geld zurück.«

46

»Wir gehen ganz gemütlich die Treppe hoch«, sagte Konstantin, als sie das sanierte Gebäude in der Via de' Burrò erreichten, nur wenige Gehminuten vom Palazzo Chigi, dem Sitz des Ministerpräsidenten, und vom Palazzo Montecitorio entfernt, dem Sitz der Abgeordnetenkammer. »Den Lift überlassen wir Leuten, die es eilig haben.«

Auf dem Weg über die Treppe begegneten sie niemandem,

was Sinn der Sache war – alle anderen nahmen den Aufzug. Mancinis Wohnung befand sich im vierten und obersten Stock; jemand wie er wollte niemanden über sich haben, wenn es sich vermeiden ließ. Pallucca wusste eine schussbereite Pistole in seinem Rücken und blieb gehorsam.

Als sie das Ende der Treppe erreichten, versuchte er es noch einmal. »Glauben Sie mir, Sie machen einen großen Fehler.«

»Und wenn schon, es ist *mein* Fehler«, sagte Konstantin. »Für dich spielt's keine Rolle. Warte!«, fügte er hinzu, als Luciano Pallucca die Flurtür öffnen wollte. »Er erwartet dich, nicht wahr?«

»Ja.«

»Wann? Um diese Zeit?«

»Etwa.«

»Ist die Tür seines Apartments gesichert?«, fragte Konstantin. »Gibt es eine Kamera?«

Der kleine Mann zögerte.

»Ich schätze, das ist ein Ja. Bevor er die Tür öffnet, sieht Mancini also, dass du nicht allein kommst. Du wirst ihm sagen, dass ich deine Vertretung bin, weil du heute in zwei Wochen verhindert bist. Du willst mich ihm vorstellen, damit die nächste Party wie geplant stattfinden kann, mit allem Drum und Dran. Hast du verstanden?«

Pallucca nickte. Er schien noch immer keine Angst zu haben und wirkte vor allem genervt.

»Die Pistole ist immer da«, mahnte Konstantin. »Sie verschwindet nicht, auch wenn du sie nicht mehr siehst. Hast du auch das verstanden?«

»Ja«, knurrte der kleine Mann verärgert.

Konstantin folgte ihm durch den Flur zu einer Tür und verbarg die Pistole unter seinem Hemd. Er blieb hinter Pallucca stehen, als der klingelte. Wenige Sekunden später erklang eine Stimme.

»Wer ist der Mann hinter Ihnen?«, fragte Mancini auf der anderen Seite der Tür.

Pallucca erzählte die kleine Geschichte, die ihm Konstantin aufgetragen hatte.

»Na schön«, brummte die Stimme. Es klickte, die Tür öffnete sich.

Plötzlich roch es nach Feuer, und aus dem Augenwinkel glaubte Konstantin, eine halb geduckte Gestalt auszumachen, die in Flammen stand. Flackerndes Licht huschte über die Flurwände und das misstrauische Gesicht des Staatssekretärs.

Nicht jetzt, dachte Konstantin und versuchte, den Flammenmann allein mit der Kraft seines Willens zu verscheuchen.

Der Brandgeruch wich aus seiner Nase.

»Solche Überraschungen mag ich gar nicht«, sagte Riccardo Mancini und öffnete die Tür etwas weiter. Er trug eine kurze Hose, Sandalen und ein weites Shirt – offensichtlich hatte er es sich bereits gemütlich gemacht.

Sie betraten das Apartment, und als Mancini die Tür hinter ihnen schloss, hielt Konstantin plötzlich wieder die Pistole in der Hand.

»Diese Überraschung gefällt Ihnen wahrscheinlich noch weniger«, verkündete er.

»Tut mir leid«, wandte sich Pallucca an Mancini. »Ich hab ihm gesagt, dass er nicht weiß, worauf er sich einlässt.«

»Und ich habe geantwortet, dass es mir sehr wohl klar ist.« Auch das flackernde Licht war verschwunden, stellte Konstantin erleichtert fest. Der Flammenmann war ihm nicht gefolgt. An Pallucca gerichtet, sagte er: »Du kannst jetzt gehen.«

»Was?«

»Du wirst hier nicht mehr gebraucht.«

Lucky Luciano wich langsam zur Tür zurück und behielt dabei die Pistole im Auge.

»Keine Sorge, ich habe nicht vor, auf dich zu schießen«, sagte Konstantin. »Du hast deinen Zweck erfüllt.«

Pallucca streckte die Hand nach dem Türknauf aus.

»Ich kann einfach so gehen?«, fragte er ungläubig.

»Einfach so. Denn du bist schlau genug zu wissen: Wenn du

mit Verstärkung zurückkehrst, gibt es hier eine Schießerei, in der Wohnung eines Staatssekretärs. Ein Skandal wäre die Folge, man würde gründliche Ermittlungen anstellen und früher oder später auf deinen Namen stoßen. Du würdest nicht nur einen guten Kunden verlieren, sondern mit ziemlicher Sicherheit auch deine Freiheit. Und denk dran: Was du auch anstellst, es besteht immer die Möglichkeit, dass ich mit heiler Haut davonkomme. Wie gesagt, ich weiß, wo du wohnst, und ich weiß auch, wo deine kleine Tochter wohnt. Es liegt in deinem eigenen Interesse, in aller Ruhe abzuwarten, bis ich mit diesem Herrn hier fertig bin. Niemand hat etwas zu befürchten. Ich möchte nur ein paar Auskünfte.«

Pallucca schlüpfte hinaus in den Flur.

Konstantin verriegelte die Tür und wandte sich dem Staatssekretär zu.

»Wir beide führen jetzt ein kleines Gespräch«, sagte er und winkte mit der Pistole.

ZWEI JAHRE ZUVOR

47 CAROLIN ALBERTS TREFFEN WIR UNS?

Voller Unruhe eilte Carolin durch Harmonys Laboratorium. Sie blieb kurz beim breiten Fenster des »Hexenkessels« stehen, dem größten von sechs Räumen, und besah sich die chemischen Becken und Öfen, die dem Waschen und Backen neuer chemischer Verbindungen dienten. Zwei Techniker kontrollierten soeben die Anlage, überprüfen die öligen Flüssigkeiten in den Bottichen und justierten die Backöfen. Sie nickten ihr zu, und Carolin erwiderte den Gruß, bevor sie mit schnellen Schritten weiterging.

Die nächsten vier Zimmer standen den Entwicklern zur Verfügung, Biochemikern und Computerspezialisten, die neue Smart Drugs entwarfen und alte verbesserten. Gleich im ersten Raum fand sie den Chefentwickler Markus Wassow im Gespräch mit zwei Bioingenieuren. Sie winkte ihn zu sich.

»Kommen Sie«, sagte Carolin und eilte weiter.

Kurze Zeit später, im Aufenthaltsraum, fragte sie: »Wäre es möglich, wäre es auch nur *denkbar*, dass mit Sleepless etwas nicht stimmt?«

Wassow – vierzig Jahre alt, etwas größer als Carolin, das Gesicht schmal und knochig, die Augen groß – sah sie erstaunt an. »Gibt es Probleme?«

»Könnten wir irgendetwas übersehen haben?«

»Bei Planung und Entwicklung? Oder beim Vertrieb? Der Verkauf soll sehr gut sein, wie ich hörte.«

Carolins Ungeduld wurde so groß, dass sie am liebsten geschrien hätte. Erschrocken über sich selbst zwang sie sich zur Ruhe.

»Könnte sich bei den Computersimulationen ein Fehler eingeschlichen haben?«

Wassows Augen schienen noch etwas größer zu werden. »Ist etwas passiert?«

»Bitte beantworten Sie meine Frage!«

»Wir sind so vorgegangen wie immer«, sagte Wassow verwundert. »Sie kennen die Computermodelle. Sie sind zuverlässig. Nein, es können sich keine Fehler eingeschlichen haben. Und alle Tests waren positiv.«

Nicht alle, dachte Carolin.

»Das Produkt ist einwandfrei«, versicherte Wassow, als Carolin schwieg. »Es wirkt genau so, wie es wirken soll.«

»Überprüfen Sie noch einmal alles, bis ins kleinste Detail. Ich erwarte Ihren Bericht bis heute Nachmittag.«

Sie drehte sich um, verließ den Aufenthaltsraum des Laboratoriums und kehrte in den Verwaltungstrakt von Harmony zurück.

Dort bemerkte sie, dass die Tür zu Noahs Büro halb offen stand. Sie sah bei ihm herein.

Er saß am Schreibtisch: blass, das Haar zerzaust, das graue Hemd kraus.

Carolin trat ein. »Was ist los mit dir?«

Er schnitt eine Grimasse. »Ich bin ein bisschen unter die Räder gekommen, so fühlt es sich jedenfalls an. Hab die halbe Nacht wach gelegen und Kopfschmerzen gehabt. Vermutlich liegt's am Stress der letzten Tage und Wochen.« Er deutete auf den Monitor. »Aber es hat sich gelohnt. Die Verkaufszahlen sind super. Sie könnten gar nicht besser sein.«

Carolin ging zu ihm, legte ihm eine Hand auf die bärtige Wange. »Lass es ruhiger angehen, Noah.«

»Wir werden reich«, sagte Noah, »ist dir das klar? Wenn es so weitergeht, werden wir steinreich. Unser größtes Problem sind derzeit Produktion und Vertrieb. Wir können gar nicht so viel herstellen und verteilen, wie der Markt verlangt.«

»Lass es ruhiger angehen, Noah«, wiederholte Carolin liebevoll. »Wir sind über den Berg, wir haben Zeit genug. Soll ich dir einen Kaffee holen?«

Noah seufzte. »Klingt nach einer guten Idee.«

Carolin verließ das Büro.

In der kleinen Küche des Verwaltungstrakts lehnte sie sich an die Wand, schloss kurz die Augen und atmete tief durch. Während der vergangenen Tage hatte sie Noah immer wieder heimlich Sleepless gegeben, davon überzeugt, dass man manche Menschen zu ihrem Glück zwingen musste.

Hab die halbe Nacht wach gelegen, hatte er gesagt. Lag es an der Dosis? Sie selbst hatte von Anfang an jeweils zwei Pillen genommen, und die positive Wirkung hatte sich fast sofort eingestellt, ohne unangenehme Nebenwirkungen. Inzwischen schlief sie fast gar nicht mehr – ein kleines Nickerchen von dreißig Minuten genügte – und fühlte sich immer frisch.

Konnte es sein, dass manche Menschen eine höhere Dosis benötigten? Sie wollte Noah an ihrer Seite haben, sie wollte mit ihm zusammen den Triumph über Kruither & Voch auskosten und Harmony zu einem Unternehmen von Weltrang machen. Sie wollte mit ihm das Leben genießen, in vollen Zügen, Tag und Nacht. Wenn er jede Nacht sechs, sieben oder acht Stunden schlafen musste, hätte es mit den kommenden Tagen, Wochen und Monaten immer mehr Distanz zwischen ihnen gegeben. Sein Leben wäre ein ganz anderes gewesen als das ihre.

Carolin schaltete die Kaffeemaschine ein und überlegte, ob sie Noah alles gestehen und erklären sollte. Nein, besser nicht. Er konnte es falsch verstehen.

Sie nahm einen Becher für Noah, zögerte und traf eine schnelle Entscheidung. In ihrer Handtasche fand sie die kleine Schatulle, entnahm ihr nicht eine der kleinen grünen Pillen, sondern zwei, und gab sie in den Becher, den sie anschließend von der Kaffeemaschine füllen ließ. Sie wartete, bis sie sicher sein konnte, dass sich die beiden Pillen aufgelöst hatten, nahm den Becher und brachte ihn in Noahs Büro.

Er saß noch immer hinter seinem Monitor.

»Die Verkaufszahlen sind wirklich erstaunlich«, sagte er. »Wer hätte das vor wenigen Tagen gedacht? Das Wasser stand uns bis zum Hals, die Banken wollten uns keine Kredite mehr geben ...«

»Jetzt werfen sie uns ihr Geld regelrecht hinterher.« Carolin stellte den Becher auf den Schreibtisch. »Sie wollen mit uns verdienen.«

»Wir benötigen gar keine Kredite mehr.« Noah nahm den Becher. »Wir haben genug Geld. Und es wird immer mehr.«

Carolin sah es wie in Zeitlupe: wie er den Becher hob, ihn an die Lippen setzte und den ersten Schluck trank, wie er kurz die Augen schloss, weil ihm der Kaffee schmeckte, wie sich sein Gesichtsausdruck veränderte, weil er sich zu entspannen begann, wie er einen zweiten und dann auch einen dritten Schluck nahm, bevor er den Becher wieder absetzte.

»Ah, genau das hab ich gebraucht.«

Ja, das hast du wirklich, dachte Carolin. Bald wird es dir besser gehen.

»Ich bin heute Morgen bei Gilbert Fournier gewesen.«

»O ja, die Frist ist abgelaufen.« Noah trank erneut. »Der Kaffee schmeckt noch besser als sonst.«

Carolin lächelte. »Weil *ich* ihn dir gebracht habe.«

»Was hat Fournier gesagt?«

»Nicht viel. Ich hab ihm mitgeteilt, dass wir Harmony nicht verkaufen.«

»Natürlich nicht!«

»Er hat's mit Fassung genommen«, sagte Carolin. »Natürlich kennt er die jüngsten Zahlen und hat mit nichts anderem gerechnet. Ich habe ihm angekündigt, dass wir in zwei oder drei Jahren Kruither & Voch übernehmen werden.«

Noah sah sie an. »Du hast *was?*«

Carolin lächelte erneut und spürte, wie die Sorge aus ihr verschwand. Der dumpfe Druck der Unruhe ließ nach, Zuversicht kehrte zurück. »Wir können es schaffen. Wäre es nicht ein Ziel, auf das es sich hinzuarbeiten lohnt?«

Jemand klopfte an die halb offene Tür. »Ich bitte um Entschuldigung …«

Carolin drehte sich um.

»Der Kommissar von der Kriminalpolizei ist wieder da«, meldete die junge Dorothea vom Empfang. »Ich hab ihn ins Besucherzimmer geführt.«

»Ich kümmere mich gleich darum.« Als Dorothea gegangen war, fügte Carolin an Noah gerichtet hinzu: »Das kann ich allein erledigen, du musst nicht mitkommen. Trink in Ruhe deinen Kaffee und entspann dich, es ist alles in bester Ordnung.«

48

Kommissar Rieker von der Mordkommission betrachtete wieder die Fotos an den Wänden des Besucherzimmers, als Carolin hereinkam. Das Bild der jungen Frau zwischen den beiden alten Gebäuden schien es ihm angetan zu haben.

»Wirklich beeindruckend«, lobte er. »Sie haben ein gutes Auge dafür, Stimmungen einzufangen. Ich nehme an, jetzt haben Sie mehr Zeit für Ihr Hobby, da Sie doch Sleepless nehmen, wie Sie sagten.«

Ein seltsamer Beginn für das Gespräch, fand Carolin. »Nehmen Sie Platz.« Sie deutete auf einen Sessel und setzte sich. »Worum geht es diesmal? Bitte entschuldigen Sie, wenn ich sofort zur Sache komme. Leider habe ich nicht viel Zeit.«

»Oh, das überrascht mich. Ich dachte, Ihre neue Smart Drug soll den Menschen mehr Zeit geben.« Rieker ließ sich in dem Sessel nieder. »Ich nehme an, es liegt am Erfolg Ihres Unternehmens, das schon sehr bald kein kleines Start-up mehr sein wird. Vermutlich fehlt Ihnen die Zeit, das viele Geld zu zählen, das Sie derzeit verdienen.«

Carolin versuchte zu verstehen, was Rieker meinte und was

sich hinter seinen Worten verbarg. Sie musterte ihn, aber wieder gelang es ihr nicht, hinter die Maske seiner Freundlichkeit zu blicken.

»Höre ich da eine gewisse Ironie, Herr Kommissar?«, fragte sie. »Oder vielleicht Sarkasmus?«

»Bitte verzeihen Sie, mein Tag hatte keinen guten Anfang, und er ist seitdem nicht viel besser geworden. Passiert manchmal. Und im Gegensatz zu Ihnen werde ich müde. Was ich sagen wollte: Es sind fünf Tote, bis heute Abend vielleicht sechs.«

»Ich fürchte, ich verstehe nicht ganz.«

»Es begann mit Adrian Ludson, der sich einen Dolch sechzehnmal in den Körper gestoßen hat und anschließend in die Schläfe. Und es endet vielleicht – vorerst – mit Doktor Felix Arents, der Sleepless zugelassen hat und den Sie auch ansonsten gut kennen, nicht wahr?«

Er wollte sie provozieren, erkannte Carolin. »Ich verstehe noch immer nicht, was Sie meinen.«

»Fünf Tote, die mit Sleepless in Zusammenhang stehen. Und Felix Arents könnte seinem Schlaganfall erliegen. Er hat ebenfalls Sleepless genommen, nicht wahr?«

Die Freundlichkeit war noch immer da, in Gesicht und Stimme, aber Carolin spürte auch etwas, das auf der Lauer lag, sehr genau beobachtete und sehr aufmerksam zuhörte.

»Sie konstruieren einen Zusammenhang, wo keiner ist, Kommissar Rieker.«

Er ließ sie nicht aus den Augen. »Sind Sie sicher?«

»Ich nehme selbst Sleepless. Seit mehreren Tagen. Und es geht mir bestens.«

»Sie schlafen nicht mehr?«

»Nur noch sehr wenig. Und ich genieße es, Herr Kommissar.«

»Ich nehme an, es gibt Ihnen Gelegenheit, öfter und länger Ihren Hobbys nachzugehen, zum Beispiel der Fotografie.« Rieker deutete auf die Fotos an den Wänden.

»Ja«, bestätigte Carolin.

»Sind Sie auch nachts unterwegs? Vielleicht auf Motivsuche?«

Carolin ahnte etwas hinter dieser Frage. »Das kommt vor.«

»Auch sehr spät? Beziehungsweise sehr früh, wenn der Morgen dämmert?«

Carolin seufzte. »Ich schlage vor, Sie kommen endlich zur Sache.«

»Kennen Sie einen gewissen Martin Blacher?«, fragte Rieker.

Carolin schüttelte den Kopf. »Nein, ich glaube nicht. Der Name sagt mir nichts.«

»Um die vierzig, groß, blond, kräftig …«

»Tut mir leid.«

»Sie sind ihm begegnet, Frau Alberts«, sagte Rieker. »Vor ein paar Tagen. Frühmorgens am Elbufer. Martin Blacher machte einen kleinen Morgenspaziergang, bemerkte Sie auf einer Bank und fragte höflich, ob er sich zu Ihnen setzen dürfe.«

Carolin bewegte wie beiläufig die Hände, damit Rieker nicht die kleinen Reste der Abschürfungen an den Fingerknöcheln sah. »Und was habe ich geantwortet?«

»Ich war nicht dabei«, sagte Rieker. »Ich weiß nicht, was Sie geantwortet haben. Aber ich weiß, dass Martin Blacher, der gern ins Fitnessstudio geht und dort Krafttraining betreibt, niedergeschlagen wurde. Von Ihnen. Er hat Sie identifiziert.«

»Lebt er noch?«

»Meine Diagnose lautet: Ja«, antwortete Rieker. »Immerhin habe ich mit ihm gesprochen.«

»Und warum sind Sie dann hier?«, fragte Carolin. »Ich dachte, Sie sind von der Mordkommission.«

»Blacher behauptet, dass er mit der Frau nur ein wenig plaudern wollte. Aber wer weiß, vielleicht ist er zudringlich geworden. Vielleicht hat die Frau in Notwehr gehandelt.«

Er bietet mir einen Ausweg, erkannte Carolin. Doch wenn sie das Angebot annahm, gestand sie eine Lüge, und wie hieß es doch: Wer einmal lügt, dem glaubt man nicht …

»Selbst wenn sich die Frau nur gewehrt hat«, sagte sie, »wie konnte sie so einen kräftigen Mann niederschlagen?«

»Ja, das hab ich mich auch gefragt. Blacher meinte, die Frau habe sich plötzlich in eine Furie verwandelt.«

Carolin lächelte kühl. »Halten Sie mich für eine Furie, Herr Kommissar?«

Rieker musterte sie mehrere Sekunden lang. Carolin hielt seinem Blick stand.

»Menschen verlieren plötzlich den Verstand«, sagte er langsam. »Sie schnappen über, stoßen sich einen Dolch in die Schläfe, fallen über einen Drogendealer her und springen von einer Dachterrasse im zehnten Stock, weil sie glauben, fliegen zu können. Sie kommen bei Unfällen ums Leben oder erleiden plötzlich einen Schlaganfall, obwohl sie eben noch kerngesund waren.«

»Und dafür machen Sie Sleepless verantwortlich, Herr Kommissar?«

»Und Sie, Frau Alberts?«

»Wenn es einen Zusammenhang gäbe, müsste bereits die halbe Stadt verrückt sein«, entgegnete Carolin. »Oder das halbe Land. Der Verkauf läuft sehr gut. Viele Menschen nehmen Sleepless, weil sie mehr von ihrem Leben haben wollen. Sie suchen an der falschen Stelle, Herr Kommissar. Bei Adrian Ludson lag es an den Neuroleptika, die er nahm, dadurch destabilisierte sich sein Zustand. In der Verpackungsbeilage wird ausdrücklich darauf hingewiesen, dass Sleepless nicht mit solchen Medikamenten genommen werden darf. Was die anderen Fälle betrifft, unter ihnen auch Arents: Ich bin sicher, es gibt Vorerkrankungen beziehungsweise Wechselwirkungen mit Arzneien.«

»Da Sie ihn gerade erwähnen … Hatten oder haben Sie ein Verhältnis mit ihm? Mit Felix Arents?«

Wieder eine Provokation, dachte Carolin. Rieker wollte sie aus der Reserve locken, sie zu einer unvorsichtigen Reaktion veranlassen.

»Darf ich Sie fragen, mit wem Sie nach der Trennung von Ihrer Frau ins Bett gehen?«, entgegnete sie.

»Nein«, sagte Rieker ungerührt. »Denn Sie sind keine Kommissarin der Kriminalpolizei.«

»Mit der Zulassung ist alles in Ordnung, falls Sie darauf anspielen. Das lässt sich leicht nachprüfen.«

»Was ist mit den Unterlagen, die Sie für die Zulassung vorgelegt haben?«, fragte Rieker. »Die Entwicklungsstudien. Die Ergebnisse Ihrer Computermodelle. Die Berichte der Testpersonen. Wären Sie bereit, das alles zur Verfügung zu stellen?«

»Natürlich nicht«, antwortete Carolin ohne ein Zögern. »Die entsprechenden Daten sind streng vertraulich. Unsere Konkurrenten würden sich freuen, einen Blick darauf werfen zu können.«

»Ich habe nicht vor, irgendetwas an die Konkurrenz weiterzugeben.«

»Es handelt sich um Geschäftsgeheimnisse, Herr Kommissar«, sagte Carolin. »Ich glaube Ihnen, wenn Sie sagen, dass Sie die Unterlagen nicht weitergeben wollen. Aber eine undichte Stelle *irgendwo* genügt, und wir werden um die Ergebnisse jahrelanger harter Arbeit betrogen. Ist das alles? Bitte entschuldigen Sie, aber ich habe wirklich zu tun.«

Rieker stand auf, und Carolin erhob sich ebenfalls.

»Wenn mit Sleepless etwas nicht stimmt, Frau Alberts … dann droht große Gefahr. Nicht nur Ihnen, sondern all den Menschen dort draußen, die glauben, dass ihnen der Schlaf wertvolle Lebenszeit stiehlt. Das bedeutet, dass Sie große Verantwortung tragen.«

»Ich versichere Ihnen noch einmal, dass Sleepless harmlos ist.« Carolin begleitete ihn zur Tür.

»Übrigens …« Rieker blieb in der offenen Tür stehen. »Ich habe heute Morgen einen anonymen Brief bekommen.«

»Ach?«

»Jemand wies mich auf fünf Tote in Verbindung mit Sleepless hin. Und dieser Jemand wusste auch von Ihnen und Arents. Wie viele Personen kommen dafür infrage, was meinen Sie? Der Unbekannte erwähnte den Schlaganfall und meinte, Doktor Felix

Arents könnte bald der Tote Nummer sechs sein. Sie sind eine kluge Frau, Frau Alberts. Was schließen Sie daraus?«

Es wäre dumm gewesen, keine ehrliche Antwort zu geben. »Ich schließe daraus, dass dem Unbekannten an Ermittlungen gegen uns gelegen ist.«

»Warum, Frau Alberts?«

»Es gibt zwei Möglichkeiten: persönliche oder geschäftliche Interessen.«

»Was halten Sie für wahrscheinlicher?«

Carolin dachte an Gilbert Fournier von Kruither & Voch. »Die zweite Möglichkeit. Der Erfolg von Harmony ist jemandem ein Dorn im Auge. Lassen Sie sich nicht instrumentalisieren, Kommissar Rieker. Lassen Sie sich nicht zu einem Werkzeug machen.«

»Ich? Nie.« Rieker trat in den Flur. »Die Wahrheit, Frau Alberts, darum geht es mir. Um die Wahrheit.« Er zwinkerte ihr zu. »Und manchmal auch um Gerechtigkeit. Ich wünsche Ihnen noch einen schönen Tag.«

Einige Minuten später saß Carolin in ihrem Büro und schaltete ihr Notebook ein.

Als der Desktop erschien, zeigte die Inbox mehrere eingegangene E-Mails an. Bei einer lautete der Absender »Ein Freund« und der Betreff »Nicht zu früh freuen«.

Sie las:

Ich weiß nicht nur, wie Sie die Zulassung bekommen haben, ich weiß auch, dass die Ergebnisse Ihrer Tests manipuliert sind. Hat Noah Gunnason Kenntnis davon? Ist er eingeweiht? Welches Echo gäbe es in der Öffentlichkeit auf die Nachricht von den Toten?
Ein Freund

49 BLACK LILY

Die PC-Lüfter summten leise, Tasten klickten unter Black Lilys flinken Fingern. Daten und Programmcode scrollten durch mehrere Fenster des breiten, gewölbten Monitors, über dem das Licht einer Spotlampe auf ein Meeresbild fiel.

Seit Stunden nutzte Lily Lücken in Firewalls und offene Ports in leichtsinnigen Router-Konfigurationen, um sich in fremden Computern umzusehen. Sie blieb vorsichtig und beschränkte sich darauf, einen Blick in interessante Dateien zu werfen, ohne dass Überwachungsprogramme etwas bemerkten. In einigen wenigen Fällen wagte sie es, Dateien zu kopieren und an einen kompromittierten Server in Norwegen zu schicken.

Von dort aus ging es weiter zu einer Serverfarm in Neuseeland, die Cloud-Dienste anbot. Einer von Millionen Accounts lautete auf den Namen Emily Whitewood, wohnhaft in Florida, USA. Emily Whitewood existierte tatsächlich, aber sie war fünfundsiebzig und wusste nichts von ihrem Benutzerkonto, auf das Lily vollen Zugriff hatte. Dort sammelte sie die kopierten Daten und begann mit ihrer Auswertung, wobei sie keine direkte Internetverbindung mit ihrem PC herstellte, sondern das anonyme Tor-Netzwerk des Darknet nutzte – niemand sollte ihre IP-Adresse und damit sie selbst identifizieren können.

In einem Bildschirmfenster auf der linken Seite glich sie die Namen von Harmonys Probanden und von Erik Meurers Kunden mit Hamburgs medizinischen Datenbanken ab. Gab es gemeinsame Elemente, wie zum Beispiel physische oder psychische Auffälligkeiten, die sich auf Sleepless zurückführen ließen? Lily nahm sich auch die Patientendaten der Krankenhäuser und Kliniken vor, wobei sie die Suche erst auf Hamburg beschränkte und dann auf Norddeutschland ausweitete. Gab es seit einigen Tagen, seit dem Beginn des Verkaufs von Sleepless, eine statistisch signifikante Häufung von »Ausrastern«, von Amokläufen, Tobsucht und besonders aggressiven Selbstmorden?

Im zweiten Fenster, dem in der Mitte, ging Lily der Frage nach, wer die Malware auf Alexanders USB-Stick installiert hatte und was er damit bezwecken wollte. Sie hatte sich Zugang zum Computersystem des Polizeipräsidiums verschafft, nicht heimlich, sondern über ein offizielles Benutzerkonto, das einem Kommissar aus Eimsbüttel gehörte.

Lily brauchte nur einige wenige Minuten, um festzustellen: Alexanders Auftrag, die Harmony-Ermittlungen fortzusetzen, kam nicht von Kowalski, sondern direkt vom Polizeipräsidenten Simon Lennard Mierhoff. Die Malware auf dem Stick stammte aus dem Archiv des LKA 54, dem Fachkommissariat Cybercrime. Sie war vor einem Jahr bei einem Cyber-Erpresser sichergestellt worden, der wichtige Dateien und ganze Festplatten von Windows-Rechnern verschlüsselt und für den Entschlüsselungscode anonyme Bitcoin-Zahlungen verlangt hatte.

Im dritten Bildschirmfenster ganz rechts ging es um den ehemaligen Innensenator Oskar Brois und seine frühzeitige Entlassung. Ein automatisches Suchprogramm sammelte dort relevante Informationen.

Lily untersuchte den Quellcode der Malware im mittleren Fenster und stellte schnell fest, dass sie nicht besonders elegant und offenbar in aller Eile verändert worden war: Sie schickte ihre Daten nicht mehr ins Darknet, wo der Erpresser sie in Empfang genommen hatte, sondern an eine IP-Adresse, die seltsamerweise nicht dem Server des Präsidiums gehörte. Lily kopierte die Adresse und stellte eine Verbindung zu dem fremden Rechner her, wobei sie zwei Zwischenstationen benutzte, einen Computer in Aalborg, Dänemark, und einen anderen in Bicester, Großbritannien.

Die Firewall des Zielrechners war wirklich eine Mauer, ohne Löcher, ohne auch nur die kleinste Ritze, durch die man hindurchschlüpfen konnte.

Während sie nach einer Möglichkeit suchte, die Sicherheitszonen zu durchdringen und in den Datenkosmos des fremden Rechners zu gelangen, erschien ein Hinweis. Lilys Finger verharrten über den Tasten, als sie die farblich hervorgehobenen Worte las. Die IP-Adresse ließ sich mit einer Beraterfirma namens Akzentua in Verbindung bringen, die ihren Sitz in Frankfurt hatte. Einer ihrer Mitarbeiter hatte vor einem halben Jahr von dieser Adresse mehrere verschlüsselte E-Mails an die Grelker Immobilien AG geschickt, eine Holding-Gesellschaft, die mit Innensenator Brois in Verbindung gestanden hatte.

Lily dachte darüber nach. Gab es eine Verbindung zwischen Alexanders Ermittlungsauftrag und dem Versuch, ihn durch die Malware zu überwachen, auf der einen und dem Immobilienskandal um Innensenator Brois auf der anderen Seite?

Plötzlich erklang ein akustisches Signal, und ein viertes Bildschirmfenster öffnete sich, kleiner als die drei anderen.

Hallo, Black Lily! Endlich lernen wir uns kennen.

Sie überprüfte sofort ihren Computer und alle ein- und ausgehenden Verbindungen. Die eigene Firewall war unversehrt, und die Schutzprogramme dahinter registrierten keine unautorisierten Datenpakete.

Mit wenigen Tastendrücken startete Lily ein spezielles Diagnoseprogramm.

Nach einem Klick mit der Maus ins neue Bildschirmfenster schrieb sie:

Wer bist du?

Das Diagnoseprogramm lieferte erste Ergebnisse. Der Computer im dänischen Aalborg schien kompromittiert zu sein. Jemand glaubte, sie dort lokalisiert zu haben.

Neuer Text erschien im vierten Bildschirmfenster.

Ich bin Hannibal. Vor einem Jahr hast du im Darknet nach mir gesucht, erinnerst du dich? Du wolltest mehr über mich herausfinden.

Hannibal, dachte Lily. Ein sehr, sehr geschickter Hacker, der in Darknet-Foren Zugangsdaten für die Computersysteme von Banken, Börsen und sogar eines Atomkraftwerks angeboten hatte. Die besonderen Auftraggeber, für die Lily manchmal arbeitete, hielten ihn für gefährlich.

Ihre Finger tanzten erneut über die Tasten und schickten einen Sniffer in den digitalen Äther, ein klitzekleines Programm, das Datenströme verfolgen konnte. Wo befand sich Hannibal? Und wie war es ihm gelungen, eine Messenger-Verbindung aufzubauen?

Wieder ertönte ein akustisches Signal und wies Lily darauf hin, dass Hannibal den Computer in Bicester gefunden hatte. Er kam ihr näher.

Ich weiß, dass du nicht in Großbritannien bist, sondern in Hamburg. Ich weiß auch von dir und Alexander Rieker. Du hilfst ihm bei seinen Ermittlungen, wie ich gesehen habe.

Lily lächelte. Hannibal hatte ihr gerade eine wichtige Information geliefert. Jetzt wusste sie, wer der Unbekannte war, der Nachforschungen angestellt und anonyme E-Mails versandt hatte.

Du hast Informationen über Harmony, Sleepless und die Toten gesammelt. Warum?

Nach einigen Sekunden bekam sie Antwort:

Du versuchst ebenfalls, mehr über Harmony und Sleepless herauszufinden. Und über Brois. Wie wär es, wenn wir uns gegenseitig helfen?

Lily zögerte, die Finger an der Tastatur. Wenn sich hier eine Möglichkeit bot, die Person zu identifizieren, die sich hinter dem Nickname »Hannibal« verbarg … das würden ihre besonderen Auftraggeber zweifellos sehr zu schätzen wissen. Hinzu kam: Seine Nachforschungen in Hinsicht auf Harmony und die Sleepless-Toten stellte er gewiss nicht aus reiner Neugier an. Jemand bezahlte ihn dafür, und vielleicht konnte sie herausfinden, für wen er arbeitete.

Der Computer in Bicester hielt stand, stellte Lily fest. Er war besser geschützt als der in Aalborg, aber vielleicht verzichtete Hannibal auch nur auf weitere Versuche, sie ausfindig zu machen. Immerhin wusste er bereits, dass sie sich in Hamburg befand.

Sie schrieb:

Was schlägst du vor?

Gespannt wartete sie auf die Antwort.

Ich bin wie du in Hamburg. Wir könnten uns treffen.

Lily zögerte. Persönliche Begegnungen waren eine heikle Sache, das wusste sie aus Erfahrung. Dabei konnten sich schnell gefährliche Komplikationen ergeben. Sie zog es vor, einen Computer und eine Internetverbindung zwischen sich und ihren Darknet-Kontakten zu haben.

Andererseits bot sich hier die Möglichkeit, einen echten Coup zu landen.

Wo?

Einige Sekunden vergingen. Dann:

Wohlers Park? Beim Blücher-Grab? Um Mitternacht?

Um Mitternacht, wie theatralisch, dachte Lily. Sie kannte den kleinen Park bei der St. Johanniskirche. Nachts war er leer und dunkel. Dort ein Treffen stattfinden zu lassen, hätte eine hohe Wahrscheinlichkeit für unliebsame Überraschungen bedeutet.

Sie antwortete:

Ich mag keine nächtlichen Friedhöfe. Kennst du das »Metalheart«? Wie wäre es, wenn wir uns dort treffen? Um zehn?

Fast eine ganze Minute verging, und Lily dachte schon, dass Hannibal es sich anders überlegt hatte. Mit einem Blick auf die Statusanzeigen am rechten Bildschirmrand vergewisserte sie sich, dass der Computer in Bicester weiterhin sicher war.

Dann fragte Hannibal:

Meinst du den Heavy-Metal-Club in Altona?

Ja.

Da hast du Freunde, was? Ein neutraler Treffpunkt wäre mir lieber.

Lily hatte mit dieser Antwort gerechnet. Sie schrieb:

Na schön. Vor dem Rathaus. Um zehn.

Dort gab es Licht und auch um zehn Uhr abends noch genug Menschen.

Einverstanden. Also bis um zehn heute Abend.

Was ist mit einem Erkennungszeichen?

Hannibal schickte ihr ein großes Smiley.

Nicht nötig. Ich erkenne eine Dark Lady, wenn ich sie sehe.

Das Messenger-Fenster verschwand. Dark Lady, dachte Lily und fragte sich, ob Hannibal sie kannte. Oder bezogen sich seine Worte auf ihre Präsenz im Darknet?

Sie sah sich die Ergebnisse der Analyseprogramme an und suchte nach Hinweisen darauf, wie es Hannibal gelungen war, einen Kontakt mit ihr herzustellen, ohne etwas von sich preiszugeben. Es gab keine Spuren, nichts, was darauf hindeutete, von wo aus er sich mit ihr in Verbindung gesetzt hatte.

Das Treffen mit ihm war ein Risiko, auch wenn es an einem öffentlichen Ort stattfand und nicht unbeobachtet blieb. Es erforderte Vorbereitungen für den Notfall, eine Rückversicherung.

Sie ging zum Schrank auf der anderen Seite des Zimmers, zog die unterste Schublade auf, entnahm ihr einen Rucksack und öffnete ihn. Nach kurzer Suche fand sie eine Schachtel mit einer fingernagelgroßen Kapsel, die sich öffnete, als Lily sie zwischen Daumen und Zeigefinger drückte. Sie enthielt einen Mikrosender, eine kleine Batterie und einen winzigen Schalter, den Lily betätigte. Dann schloss sie die Kapsel wieder, steckte sie in den Mund und spülte sie mit einem Schluck lauwarmem Kaffee herunter.

Das war Maßnahme Nummer eins. Nummer zwei bestand aus einer kurzen Mitteilung, die sie für Alexander schrieb und auf den Tisch legte, und einer ebenfalls für Alexander bestimmten Mail, die der Computer automatisch versenden würde, wenn der Auftrag nicht bis Mitternacht gelöscht wurde.

Von zehn Uhr bis Mitternacht – Lily ging davon aus, dass zwei Stunden genügten.

Sie überprüfte das kleine Handy, das wie der Mikrosender zur Notfallausrüstung gehörte, und vergewisserte sich, dass es empfangsbereit war, bevor sie es mit dem Ladekabel verband. Anschließend kehrte sie zu ihrem Computer zurück und setzte die Recherchen und Datenanalysen fort.

Einige Stunden später, als es zu dämmern begann, aktivierte sie die Bildschirmsperre des Computers, verließ ihre Wohnung und machte sich auf den Weg, nicht zum Rathaus, sondern zum Bahnhof Altona, um dort das kleine Handy in ein Kiekmo-Schließfach zu legen, nur für den Fall.

50 CAROLIN ALBERTS

»Noah, wir haben ein Problem«, sagte Carolin.

Er saß an seinem Schreibtisch, vor sich ausgebreitet Ausdrucke, Dokumente und Kontoauszüge.

»Es geht mir besser«, erwiderte er, »viel besser. Die Kopfschmerzen sind weg, die Müdigkeit ist verflogen, der Kaffee schmeckt. Und die Zahlen ...« Er deutete auf die Unterlagen und strahlte. »Einfach großartig, überwältigend. Wir haben weitere Anfragen aus Übersee und könnten unsere Geschäfte noch schneller ausweiten als erwartet.«

Er griff nach seinem Becher und trank. Carolin dachte daran, dass sie ihm am Morgen heimlich Sleepless gegeben hatte. Die höhere Dosis, das musste die Antwort sein.

Sie zog sich einen Stuhl heran. »Ich hab eine anonyme E-Mail erhalten und bin sicher, dass sie von Gilbert Fournier stammt. Er deutet eine Erpressung an.«

Die eigenen Worte klangen seltsam in ihren Ohren, unausgewogen, wie falsch aneinandergereiht. Sie hatten nicht den richtigen Ton, ein Missklang lag in ihnen. Für einen Moment fragte sie sich, warum sie entschieden hatte, mit Noah zu sprechen. Eigentlich war es gar keine bewusste Entscheidung gewesen, die Beine hatten sie von ganz allein zu Noahs Büro getragen.

»Erpressung?« Das Lächeln verschwand nicht ganz aus Noahs Gesicht. Es ging ihm zu gut, um ernst zu sein. Carolin kannte es, dieses Gefühl von Zuversicht und Optimismus, wie Sonnenschein nach einem langen nebligen Tag.

»Die Zulassung für Sleepless.« Carolin lauschte erneut dem Klang der eigenen Worte und begriff, dass sie sich anschickte, einen Fehler zu begehen. Sie bewegte sich auf dünnem Eis – Noah wusste nicht, dass sie die medizinischen Daten ein wenig aufgebessert hatte, als es darum gegangen war, Sleepless so schnell wie möglich auf den Markt zu bringen. »Er droht, damit an die Öffentlichkeit zu gehen.«

»Du meinst … das mit Arents?« Noah wirkte nicht gerade begeistert, als er diese Frage stellte, aber auch nicht sonderlich betrübt. Er hatte seinen Frieden damit geschlossen und freute sich über die Zahlen.

»Ja.« Carolin zögerte. Hier bot sich die Gelegenheit, Noah einzuweihen, ihm die Hintergründe zu erklären. Aber er konnte manchmal seltsam sein, ein Idealist, der seinen Idealismus fest mit der Wahrheit verknüpfte, obwohl das eine Carolins Meinung nach nicht unbedingt etwas mit dem anderen zu tun haben musste. »Er könnte damit an die Öffentlichkeit gehen.«

»Und wenn schon. Mit den Zulassungsunterlagen ist alles in Ordnung.«

Er wartete auf eine Bestätigung und bot Carolin damit eine zweite Chance. Doch sie nickte.

»Wir könnten antworten, dass Kruither & Voch schlechte Verlierer sind«, sagte Noah. »Wir könnten eine große Marketingkampagne starten und darauf hinweisen, dass K & V bei dem Versuch, uns zu übernehmen, nicht vor Nötigung und Erpressung zurückschreckt.« Er lächelte erneut. »Geld für eine solche Kampagne haben wir genug.«

Es kam darauf an, wie viel Gilbert Fournier wusste, überlegte Carolin. Ob er alle Einzelheiten kannte, auch die verborgenen, die gut versteckten.

»Mach dir keine Sorgen«, sagte Noah. »Es wird alles gut.« Er hob einen Kontoauszug hoch. »Es ist sogar schon alles gut geworden, und es wird noch besser!«

51

»*Was* ist passiert?«, fragte Carolin einige Stunden später.

Ernst und betroffen standen sie vor ihrem Schreibtisch: der Chefentwickler Markus Wassow, mit Sorge in seinem schmalen, knochigen Gesicht, und der junge, schlaksige Dennis Roever, als Systemadministrator zuständig für Harmonys Computer. Er wirkte sonst immer entspannt und schien die Gelassenheit selbst zu sein, doch etwas hatte ihm einen ziemlichen Schlag versetzt.

»Jemand ist in unser Computersystem eingedrungen«, sagte Wassow. »Dennis?«

»Vor einer Stunde«, brachte der junge Administrator hervor. »Offenbar nutzte der Angreifer eine Datenverbindung mit den Banken. Er muss auf der Lauer gelegen und auf eine solche externe Verbindung gewartet haben.«

Carolin dachte an Noah, der die neuesten Kontodaten abrief. »Solche Datenabfragen sind doch verschlüsselt, oder?«

Der junge Dennis Roever hob den Blick vom Boden. »Es ging dem Angreifer nicht um einen Zugriff auf die Kontodaten. Er hat die Verbindung genutzt, um in unser Computersystem zu gelangen.«

»Wie konnte das passieren?«, fragte Carolin.

»Wir sind noch dabei, alles genau zu untersuchen«, antwortete Roever nervös. »Die Wachprogramme haben zu spät Alarm geschlagen. Deshalb habe ich den Eindringling nicht sofort bemerkt.«

»Er hat Daten gestohlen«, fügte Markus Wassow hinzu.

Carolin saß völlig reglos. »Welche Daten?«

»Nicht die Formel von Sleepless und unserer anderen Produkte«, sagte Chefentwickler Wassow. »Die entsprechenden Datenbanken sind besonders gut geschützt.«

Carolin richtete einen fragenden Blick auf den Systemadministrator.

»Geschäftliche Daten«, sagte Roever. »Verkauf und Vertrieb. Zulassungsdokumentationen.«

Carolin atmete tief durch. »Auch die von Sleepless?«

»Ja.«

»Aber die Formel ist sicher«, betonte Markus Wassow noch einmal.

»Gut.« Carolin nickte. »Gut. Schützen Sie unsere Systeme, Dennis. Sorgen Sie dafür, dass alles sicher ist und niemand unsere Daten stehlen kann. Und erstatten Sie mir Bericht, sobald Ihre Untersuchungen abgeschlossen sind.«

Dennis Roever nickte erleichtert – offenbar hatte er Schlimmeres erwartet – und verließ das Büro.

»Ihn trifft keine Schuld«, sagte Markus Wassow. »Der Hacker war sehr, sehr geschickt. Und unsere Formeln sind sicher, seien Sie unbesorgt.«

Er ging ebenfalls und schloss die Tür hinter sich.

Carolin beugte sich wie in Zeitlupe vor, legte beide Hände flach auf den Schreibtisch und dachte nach. Gilbert Fournier. Es passte zusammen. Erst die Drohung per E-Mail, dann der Einbruch ins Computersystem mit dem Diebstahl der Zulassungsdaten. Die falschen Zahlen bei den klinischen Studien waren nicht auf den ersten Blick zu erkennen, aber Fournier wusste, wonach er Ausschau halten musste, darauf hatte er in seiner Mail deutlich genug hingewiesen. Früher oder später würde er fündig werden, und dann hatte er einen *Beweis.*

Eigentlich, dachte Carolin, gab es nur einen Weg, das Problem endgültig zu lösen.

Sie drehte die Idee in ihrem Kopf hin und her, prüfte sie von allen Seiten, suchte nach Risiken und Gefahren, die es zweifellos gab. Es galt, vorsichtig zu sein und die richtigen Instrumente zu verwenden.

Carolin betrachtete ihre auf dem Schreibtisch liegenden Hände, hob sie und stellte zufrieden fest, dass sie nicht zitterten. Sie wandte sich ihrem Notebook zu, öffnete die Kontaktliste und suchte eine bestimmte Telefonnummer. Dann nahm sie das Cordless, gab die Nummer ein und hob das kleine Telefon ans Ohr.

Ein Mann meldete sich.

»Hier Carolin Alberts«, sagte sie. »Wir haben es uns anders überlegt und sind zum Verkauf bereit.«

Gilbert Fournier gab nicht zu erkennen, ob er überrascht war. »Es freut mich, dass wir uns doch noch einig werden.«

»Ich würde die Einzelheiten gern persönlich mit Ihnen besprechen, wenn Sie gestatten. Allein. Ohne meinen Geschäftspartner.«

Gilbert Fournier zögerte. »Ich verstehe.«

Was auch immer er verstand, er verstand es falsch, dachte Carolin. Sollte er glauben, dass sie ihn verführen wollte. Wenn er so etwas erwartete, war er für alles andere unvorbereitet.

»Ich könnte heute Abend zu Ihnen kommen«, schlug sie vor. »In zwei Stunden?«

Wieder zögerte er kaum merklich. »In zwei Stunden, einverstanden.« Fournier nannte seine Adresse.

»Ich werde pünktlich sein.« Carolin unterbrach die Verbindung.

Sie legte das Cordless auf den Schreibtisch und machte sich auf den Weg zum Laboratorium, um das Treffen mit Gilbert Fournier vorzubereiten.

52 ALEXANDER RIEKER

Es war bereits dunkel, als Rieker sein Fahrrad abstellte und es sicherte. Im dritten Stock des Mietshauses am Bruno-Georges-Platz klingelte er an Lilys Tür und lächelte in den Spion.

Er wartete. Nach einer Weile verblasste sein Lächeln.

»Nanu …« Er tippte den Code ins elektronische Schloss und benutzte außerdem den Mikrochip-Schlüssel, den ihm Lily vor einigen Wochen als Zeichen ihres Vertrauens gegeben hatte.

Die Tür schwang auf.

Dunkelheit erwartete ihn, aber keine dunkle Lady.

Rieker trat ein, schloss die Tür und hörte das leise Summen des PC-Lüfters. Der Bildschirmschoner war aktiv und zeigte die scrollenden grünen Zeichen von »Matrix«. Das Licht der Straßenlampen fiel durchs Fenster.

Auf dem Tisch fand Rieker eine an ihn gerichtete Mitteilung. Sie lautete:

Bitte bleib, ich bin bald wieder da!
Recherche, lieber Alex.
Ich bin einer wichtigen Sache auf der Spur.
Ein Kuss und bis bald!
Lily

Rieker sah sich in dem großen Zimmer um. Die Versuchung war groß, das musste er zugeben. Er hätte die Gelegenheit nutzen können, mehr über die schwarze Lilie und ihre Auftraggeber herauszufinden und vielleicht sogar festzustellen, ob sie tatsächlich für einen Geheimdienst arbeitete, wie er vermutete. Der Computer kam natürlich nicht infrage. Ganz abgesehen davon, dass er das Passwort für die Bildschirmsperre nicht kannte – es wäre Lily sicher nicht entgangen, wenn er versucht hätte, einen Blick in ihre Dateisysteme zu werfen. Er konnte in den Schubladen des Schranks nachsehen, im Schreibtisch, vielleicht ließ sich dort etwas entdecken.

Rieker stand noch immer neben dem Tisch, in der Hand den Zettel mit Lilys handgeschriebenen Worten. Sie vertraute ihm, hatte ihm den Code für das elektronische Schloss und den Chipschlüssel gegeben. Es wäre abscheulich, dieses Vertrauen zu missbrauchen, mahnte eine Stimme in ihm. Wieso denn, sie erfährt doch gar nichts davon?, lockte eine andere.

Langsam drehte er den Kopf von einer Seite zur anderen und sah sich um, ohne den Platz am Tisch zu verlassen. Es gab Indoor-Kameras, die so klein waren, dass man sie praktisch überall verstecken konnte. Man konnte sie über WLAN mit einem Computer verbinden, und Lilys PC war eingeschaltet – vielleicht zeichnete er gerade Bilder auf, die ihm eine verborgene Kamera schickte.

Rieker seufzte, legte den Zettel auf den Tisch, ging zum Schrank und wählte ein Buch, in dem er bereits vor einigen Tagen gelesen hatte. Es trug den Titel *On the Silk Road Again* und stammte von Rossella Ulbricht alias Black Lily. Damit setzte er sich ans Fenster, schaltete die Lampe neben dem Sessel ein und begann zu lesen.

Zehn Minuten später fielen ihm die Augen zu.

53

Als Rieker erwachte, war die Wohnung noch immer leer und still bis auf das Summen des PC-Lüfters. Ein Blick aus dem Fenster zeigte ihm, dass in den Büros des Polizeipräsidiums kein Licht mehr brannte.

Das Buch war ihm aus den Händen gerutscht und zu Boden gefallen. Rieker nahm es, legte es beiseite und sah auf die Uhr. Es war fast halb zwei.

»Wo bist du, Lily?«, fragte er leise und stand auf.

Bei der Bildschirmsperre des PCs hatte sich etwas verändert. Über den breiten Monitor wanderten noch immer die grünen »Matrix«-Zeichenkolonnen, aber in der Mitte waren einige Worte erschienen: »Wichtige Nachricht für Alexander«.

Rieker drückte die Entertaste, doch es erschien nicht die angekündigte Nachricht, sondern das kleine Fenster mit der Passwortabfrage.

Er griff in die Tasche und holte sein Handy hervor. Es war stumm geschaltet, und das Display zeigte mehrere eingegangene E-Mails. Eine stammte von Lily.

Rieker öffnete sie.

Wenn Du dies liest, bin ich in Schwierigkeiten und brauche wahrscheinlich Deine Hilfe. Ich habe einen Mikrosender geschluckt, dessen Signal man in einem Umkreis von bis zu 800 Metern empfangen kann. Auf diese Weise kannst Du mich finden, aber dazu brauchst Du ein spezielles Handy. Es liegt eins für Dich bereit, in einem Kiekmo-Schließfach beim Bahnhof Altona. Hier – »Klick mich« – findest Du den Zugangscode. Achtung, der Link funktioniert nur mit Deiner Handynummer. Beginne die Suche nach mir beim Rathaus, dort bin ich mit jemandem verabredet.

Rieker tippte auf den Link, und die Daten erschienen. Langsam ließ er das Handy sinken, sah sich um und hörte eine Stille, die immer bedrückender wurde.

Er hob das Handy wieder und sah sich den Zeitstempel der E-Mail an, die Lily ihm geschickt hatte – die Nachricht war eine Minute nach Mitternacht verschickt worden.

Vor anderthalb Stunden.

»Lieber Himmel«, ächzte er. In neunzig Minuten konnte viel geschehen.

Rieker dachte an sein Fahrrad, den langen Weg nach Altona zum Bahnhof, an die Suche nach Lily. Nein, mit dem Rad war das sinnlos. Viel zu langsam und zu umständlich. Er brauchte einen Wagen. Wer konnte helfen?

Er gab eine Nummer in sein Handy ein, drückte die Ruftaste und wartete. Glücklicherweise war das angerufene Mobiltelefon eingeschaltet – Rieker hörte das Klingelsignal.

Es dauerte eine Weile, bis sich jemand meldete.

»Ja?«, ertönte schließlich eine Stimme.

»Ich bin's, Charlie.«

»Alex? Um diese Zeit?«

»Es ist dringend, Charlie«, sagte Rieker. »Ich brauche deine Hilfe. Sofort.«

54

Das Kiekmo-Schließfach am Bahnhof Altona war schnell gefunden und geöffnet. Mit dem kleinen Handy, das darin gelegen hatte, kehrte er zu Charlotte zurück, die in ihrem Wagen wartete.

»Haben wir genug Sprit?«, fragte er.

»Dies ist ein E-Wagen«, erklärte Charlotte, die ein wenig mitgenommen wirkte. Sie trug das rotblonde Haar offen, nicht zu einem Pferdeschwanz gebunden wie so oft. »Elektrisch«, fügte sie hinzu.

»Haben wir genug *Strom?*« Rieker schaltete das Handy aus dem Schließfach ein.

Charlotte warf einen Blick aufs Armaturenbrett. »Für etwa zweihundert Kilometer.« Sie deutete aufs Handy. »Was hast du vor? Willst du sie anrufen?«

»Lily hat einen Mikrosender geschluckt. Sie muss gewusst haben, dass sie sich auf etwas Gefährliches einlässt.« Rieker hob das Handy, dessen Display sich erhellt hatte. »Hiermit kann man den Sender orten. Also los!«

»Wohin soll ich fahren?«

Rieker überlegte, den Blick auf das Display gerichtet. Es zeigte nichts an.

»Zum Rathaus«, antwortete er. »Das ist der Ausgangspunkt unserer Suche. Anschließend fahren wir in immer größer werdenden Kreisen um das Rathaus.«

»Klingt ziemlich vage.« Mit einem leisen Summen rollte der E-Wagen los.

»Ich hab keine blasse Ahnung, wo sie sein könnte.« Rieker sah hinaus in die alles andere als leere Straße. »Warum sind so viele Leute unterwegs? Warum liegen sie nicht in ihren Betten?«

»Sleepless«, sagte Charlotte.

Rieker schüttelte den Kopf. »Es wird erst seit ein paar Tagen verkauft.« Für einen Moment fragte er sich, ob Lilys Recherche damit in Zusammenhang stand. Er hatte sie gebeten, ihm zu helfen. War sie deshalb in Gefahr geraten?

»Jetzt nach rechts.« Er deutete auf die Abzweigung. »Und nach etwa einem Kilometer wieder nach rechts.«

Charlotte bog ab. »Wie hoch ist die Reichweite des Senders?«

»Achthundert Meter.« Rieker behielt das Display des kleinen Handys im Auge.

»Im günstigsten Fall, nehme ich an«, sagte Charlotte. »Aber wenn sich Mauern oder Metall zwischen Sender und Empfänger befinden, könnte die Reichweite stark eingeschränkt sein.«

»Wir müssen es trotzdem versuchen.«

Aus dem Augenwinkel sah er, wie ihm Charlotte einen Blick zuwarf.

»Auf was hat sie sich eingelassen?«, fragte sie. »Was steckt hinter dieser Sache?«

»Ich weiß es nicht.« Rieker verbesserte sich. »Das heißt, ich bin mir nicht sicher. Charlie …«

»Ja?«

»Ich bin dir sehr dankbar dafür, dass du mir hilfst.«

»Ich helfe gern«, erwiderte Charlotte und hielt an einer

Ampel. Auf dem Bürgersteig standen lachende Jugendliche und tranken aus einer gemeinsamen Flasche.

»Bist du ganz sicher, dass es kein Scherz ist oder dergleichen?«, fragte Charlotte. Die Ampel sprang auf Grün, und der E-Wagen rollte an, leise wie der Wind.

Rieker besah sich die Häuser. Es war mitten in der Nacht, aber hinter vielen Fenstern brannte Licht. Wo bist du, Lily?, dachte er. Was ist passiert?

»Einen solchen Scherz würde sie sich nie erlauben.« Rieker starrte aufs Handydisplay und wünschte sich, dass dort endlich etwas erschien.

»Das war die erste Runde um das Rathaus«, sagte Charlotte nach einer Weile. »Jetzt beginnt Nummer zwei.«

Sie bog in die nächste Straße und schlängelte sich durch einen Verkehr, der noch dichter zu werden schien.

Es war halb drei.

Zweieinhalb Stunden später, als im Osten die Dämmerung das Ende der Nacht ankündigte, sagte Charlotte: »Es hat keinen Zweck, Alex.« Sie steuerte ihren E-Wagen in eine Parkbucht und hielt an. »Auf diese Weise finden wir sie nicht.«

Sie wirkte blass und erschöpft im Licht einer nahen Straßenlampe.

Rieker schüttelte das kleine Handy, als könnte er auf diese Weise ein Ortungssignal aufs Display zaubern. »Sie muss hier irgendwo sein.«

»Etwas schirmt das Signal ab. Oder man hat sie fortgebracht. Sie könnte in einem Auto sitzen und in Dänemark oder irgendwo in Süddeutschland sein.« Charlotte gähnte. »Ich bin hundemüde, Alex. Im Gegensatz zu all diesen Nachtschwärmern hab ich kein Sleepless genommen. Und die Ladung reicht nur noch für dreißig Kilometer.«

»Es waren zweihundert!«, entfuhr es Rieker.

»Wir kurven seit drei Stunden durch die Stadt, mit Licht. Ich schlage vor, ich bring dich jetzt nach Hause. Gib eine offizielle Vermisstenmeldung heraus. Lass nach ihr suchen, überall.«

Rieker wollte widersprechen, wusste aber, dass Charlotte recht hatte. Auf diese Weise kam er nicht weiter.

»Na schön«, sagte er. »Aber fahr mich nicht nach Neustadt zu mir nach Hause, sondern zum Polizeipräsidium.«

»Für Kowalski ist es noch zu früh.« Charlotte lenkte den Wagen wieder auf die Straße.

»Ich hab mein Fahrrad bei Lily gelassen.«

»Sie wohnt im Präsidium?«

Rieker rang sich ein Lächeln ab. »In der Nähe.«

Als Charlotte zehn Minuten später neben der Zufahrt zum Polizeipräsidium am Bruno-Georges-Platz hielt, sagte er: »Danke, Charlie! Das meine ich wirklich, es sind keine leeren Worte.«

Sie sah ihn an und seufzte leise. »Gern geschehen, Alex. Und das ist ebenfalls ernst gemeint. Wir sehen uns später im Büro.«

»Lass dir ruhig Zeit. Schlaf ein bisschen.« Rieker stieg aus und winkte.

Er wartete, bis er sicher sein konnte, dass ihn Charlotte nicht mehr im Rückspiegel sah, sprintete dann über die Straße, holte sein Rad und setzte die Suche nach Lily fort.

Nach drei Stunden sah er endgültig ein, dass es tatsächlich sinnlos war, auf diese Weise nach Lily zu suchen, ob mit dem Wagen oder mit dem Rad.

Er kehrte nach Neustadt zurück, zu dem vierstöckigen Mietshaus, in dem er seit der Trennung von Daniela wohnte. Die Stille in seinem Zwei-Zimmer-Apartment – in etwa so groß wie Danielas Hobbyraum, wie sie gesagt hatte – war noch dichter und schwerer als die in Lilys Wohnung. Die Uhr zeigte zehn Minuten nach acht.

An Schlafen war nicht zu denken. Der Schlaf war schuld, dachte Rieker. Der Schlaf hatte ihm anderthalb Stunden gestohlen. Wäre er sofort aufgebrochen, kurz nach Mitternacht, hätte er Lily vielleicht gefunden.

Das Telefon klingelte.

In wilder Hoffnung, dass es Lily sein könnte, eilte Rieker zum kleinen Schreibtisch, ergriff das Cordless und drückte die grüne Taste, ohne auf die angezeigte Nummer zu achten.

»Freut mich, dass Sie schon auf den Beinen sind«, sagte Clemens Kowalski. »Wir haben einen Toten für Sie. Einen gewissen Gilbert Fournier.«

HEUTE

55 KONSTANTIN ZETA

ROM

»Wissen Sie, wer ich bin?«, fragte Riccardo Mancini. Sonderlich beunruhigt wirkte er nicht und stand da wie ein Urlauber auf dem Weg zum Strand. Vielleicht glaubte er, als Staatssekretär im italienischen Innenministerium immun gegen Pistolen und ihre Kugeln zu sein.

Konstantin lächelte kühl. »Wissen Sie, wer *ich* bin?«

Etwas an dem Ton beunruhigte Mancini. Es zeigte sich in seinem Gesicht, das etwas blasser wurde.

»Wenn Sie Geld wollen …«

»Darum geht es mir nicht.«

»Wollen Sie mich umbringen?«, fragte Mancini plötzlich. Möglicherweise erinnerte er sich an seine politischen Gegner.

»Ich *will* niemanden umbringen«, erwiderte Konstantin, doch sein Tonfall wies deutlich darauf hin, dass er bereit war, von der Pistole Gebrauch zu machen. »Es hängt ganz von Ihnen ab. Von Ihrer Bereitschaft, mir Auskunft zu geben.«

»Ich weiß nichts.«

»Woher wollen Sie wissen, dass Sie nichts wissen? Ich habe Sie noch gar nichts gefragt. Können wir uns hier irgendwo setzen?«

Konstantin folgte Mancini ins Wohnzimmer, das sich auf zwei Ebenen erstreckte, verbunden durch drei breite Treppenstufen aus rosarotem Marmor. Der obere Bereich präsentierte auf der einen Seite einen Kamin, der aussah, als hätte ihn ein

Bildhauer mit Hammer und Meißel aus einer schiefergrauen Felswand geschlagen. Auf der gegenüberliegenden Seite erhob sich eine gut gefüllte Bücherwand aus Mahagoni. Eine Tür führte nach draußen auf die Dachterrasse, von der wegen der bis auf einen schmalen Schlitz zugezogenen Vorhänge jedoch nicht viel zu sehen war.

Der untere, größere Bereich des Wohnzimmers enthielt eine Sitzlandschaft aus großen Sesseln und Sofas aus lavendelblauem Samt mit zahlreichen Kissen. Ein dicker grauweißer Teppich bedeckte den Boden. Große Vasen standen in den Ecken, unter ihnen eine Amphore mit hellbrauner Muschelkruste, die eigentlich nicht in eine private Wohnung gehörte, sondern in ein Museum. Gemälde hingen an den Wänden, die meisten von ihnen dunkel in der Art eines Velázquez.

Auf dem einen Sofa saßen zwei bildschöne Frauen, die eine blond, die andere brünett. Beide starrten erschrocken auf die Pistole in Konstantins Hand. Die Brünette öffnete den Mund, vielleicht zu einem Schrei.

Konstantin hob die freie Hand und schüttelte den Zeigefinger.

Plötzlich tönte Musik aus verborgenen Deckenlautsprechern.

»Lucio Dalla.« Eine Frauenstimme. »Gefällt euch das?«

Eine Rothaarige erschien in der offenen Tür des Schlafzimmers, etwas jünger als die beiden anderen, aber wie sie nicht unbedingt blutjung. Sie trug ein karmesinrotes, hautenges Röhrenkleid. Es passte gut zu ihrem Haar, das in Wellen wie eingefangene Flammen bis zu den Hüften reichte.

Der Brandgeruch kehrte zurück.

Nicht jetzt, dachte Konstantin erneut. Nicht hier.

»Ich schlage vor, die Damen nehmen ihre Sachen und gehen«, sagte er ruhig. »Dies hier«, er bewegte die Waffe, »betrifft allein den Herrn Staatssekretär und mich.«

Die Frauen ließen sich das nicht zweimal sagen. Sie liefen umher, schnappten sich ihre Handtaschen und was sie sonst noch abgelegt hatten, und eilten durch den Flur.

»Einen Moment noch.« Konstantin stand so, dass er Mancini

sehen und auch in den Flur blicken konnte. »Die Damen werden natürlich so klug sein, nichts hiervon verlauten zu lassen. Andernfalls würden sie nicht nur einen guten Kunden verlieren. Wie sähe ihre Zukunft aus, wenn es hieße, dass sie Staatssekretär Mancini in eine Falle gelockt haben? Ein solches Gerücht wäre schädlich für ihren guten Ruf, nicht wahr? Von ihren Geschäften ganz zu schweigen. Gehen Sie einfach einen Espresso trinken. In einer Stunde ist hier alles erledigt. Dann können Sie zurückkehren.«

Die Frauen flohen aus der Wohnung.

»Sind Sie nicht ganz bei Trost?« Mancini sah ihn wie jemanden an, der den Verstand verloren hatte. »Glauben Sie allen Ernstes, die verraten niemandem, dass Sie hier sind und mich mit einer Waffe bedrohen? Und was Luciano betrifft ... Bestimmt hat er bereits Alarm geschlagen.«

»Bei wem?« Konstantin sank in einen der lavendelblauen Sessel, die Pistole noch immer auf Mancini gerichtet. »Wohl kaum bei der Polizei. Sie sind nur ein Kunde für ihn, er will keine Scherereien. Lucky Luciano liefert Ihnen Kokain für Ihre Partys, aber er hat keinen Vertrag unterschrieben, der ihn verpflichtet, Ihre Probleme zu lösen. Bei den Damen sieht es ähnlich aus. Sie werden abwarten, um zu sehen, was passiert. Die Situation könnte sich ändern, wenn einige Stunden vergehen, ohne dass etwas geschieht. Dann kommt vielleicht jemand auf den Gedanken, die Dinge ein wenig anzustoßen, damit sich was rührt. Aber so weit lassen wir es nicht kommen, Signor Mancini. Ein paar Fragen, einige Auskünfte von Ihnen, und ich überlasse Sie Ihrer Party.« Konstantin deutete zum Sessel auf der anderen Seite des flachen Tisches, der wie die Bücherwand aus massivem Mahagoni zu bestehen schien. »Setzen Sie sich.«

Riccardo Mancini blieb stehen. »Wenn Sie jetzt sofort gehen, können wir die ganze Sache vergessen. Wir tun einfach so, als ob überhaupt nichts geschehen wäre.«

Konstantin hielt die Pistole locker in der Hand. »Erzählen Sie mir von Zeta.«

Eine subtile Veränderung fand im Gesicht des Staatssekretärs statt. Konstantin glaubte, Überraschung und aufkeimende Sorge zu erkennen, dann auch noch etwas anderes, vielleicht Unmut.

Mancini ging zu dem Sessel, setzte sich und schlug die bloßen Beine übereinander.

»Wer sind Sie?«, fragte er.

»John Smith«, antwortete Konstantin mit amerikanischem Akzent. »Diesen Namen wird Lucky Luciano nennen, wenn man ihn nach mir fragt. Zurück zu Zeta. Was hat es damit auf sich?«

Mancini lehnte sich langsam zurück. »Ich weiß nicht, was Sie meinen.«

»Propaganda Due«, sagte Konstantin. »Damit hat jemand Zeta verglichen. Mit der Loge P2, geführt von einem gewissen Licio Gelli, der Ihnen kein Unbekannter sein dürfte. Sie kennen die Hintergründe, die brauche ich Ihnen nicht zu erklären. Zeta soll angeblich so etwas wie eine europäische Version von Propaganda Due sein. Eine Art Geheimbund, der sich anschickt, die Macht zu übernehmen. Wer ist darin verstrickt? Worum geht es? Wie sehen Zetas Pläne aus? Nennen Sie ein paar Namen.«

Der nicht mehr junge, aber immer noch attraktive Riccardo Mancini lächelte plötzlich. Er hatte sich von der Überraschung erholt, und vielleicht hielt er den ungebetenen Gast inzwischen für weniger gefährlich als zuerst befürchtet.

»Kennen Sie einen gewissen Francesco Castelli, Direktor der Banca Antonia in Reggio Calabria?«, fragte Konstantin. »Er musste sterben, weil er etwas von Zeta für sich abzweigen wollte. Oder weil er zu viel wusste, da bin ich mir nicht ganz sicher. *Was* ich weiß, ist dies: Michele Cutri von der 'Ndrangheta hat mit Zeta zu tun, was bedeutet, dass Sie mit der Mafia in Verbindung stehen, Signor Mancini. Wenn das bekannt würde, wären Sie politisch erledigt.«

Wieder veränderte sich etwas im Gesicht des Staatssekretärs. »Sie sind Konstantin!«

»John Smith«, sagte Konstantin. »Sie müssen mich mit jemandem verwechseln.«

»Ich habe nichts damit zu tun!«

»Womit haben Sie nichts zu tun, Signor Mancini?«

Der Staatssekretär atmete tief durch. Konstantin beobachtete ihn und glaubte zu sehen, wie Mancini seine Perspektive zurechtrückte. Jetzt, da er wusste, wer ihm gegenübersaß, hatte sich die Situation verändert.

»Mit der Sache in Reggio«, sagte Mancini.

»Und in Marseille?«

»Ich weiß nichts von Marseille! Ich bin Staatssekretär im Innenministerium! Ich kümmere mich um andere Dinge!«

»Ja, Sie veranstalten Kokain-Partys mit hübschen Damen.« Konstantin richtete die Pistole auf Mancinis Beine. »Erst das linke Knie und dann das rechte.«

»Was?« Mancini rückte die Beine zur Seite.

»Wenn Sie mir nicht sagen, was ich wissen will, zerschieße ich Ihnen erst das linke Knie und dann das rechte«, sagte Konstantin. »Wenn Sie wissen, wer ich bin, dürfte Ihnen klar sein, dass das keine leere Drohung ist. Wie setzt sich Zeta zusammen? Nennen Sie mir Namen.«

»Ich … muss auf die Toilette. Meine Blase …«

Konstantin stand auf und winkte mit der Pistole. »Bitte sehr!«

Er folgte Mancini zu einer Tür und warf einen Blick ins Badezimmer. Das Fenster war klein, aber nicht zu klein für einen schlanken, agilen Mann wie Mancini.

Konstantin drückte die Tür weit auf. »Bitte sehr!«

»Ich kann nicht, wenn mir jemand zusieht«, jammerte Mancini.

»In diesem besonderen Fall sollte ihr Blasse besser nicht so schüchtern sein.« Konstantin blieb in der Tür stehen.

»Ich kann nicht weglaufen.« Mancini deutete auf das kleine Fenster. »Selbst wenn ich nach draußen klettern könnte … Wir sind im vierten Stock. Ein Sprung von der Dachterrasse käme nicht infrage.«

»Sie könnten um Hilfe rufen.«

»Das wäre nicht besonders klug, oder? Ich meine, bis Hilfe eintreffen würde, hätten Sie mich längst erschossen und wären weg.«

Konstantin deutete auf die Toilette. »Na los! Ich verspreche Ihnen, nicht hinzusehen. Viel zu erkennen wäre ohnehin nicht. Immerhin kehren Sie mir den Rücken zu.«

Mancini verzog das Gesicht, trat an die Toilette, klappte den WC-Deckel hoch und öffnete den Latz der kurzen Hose.

»Na?«, fragte Konstantin nach einer halben Minute.

»Ich hab's ja gesagt«, klagte Mancini. »Es klappt nicht, wenn mir jemand zusieht.«

Konstantin wartete noch etwas länger. Nach einer Weile plätscherte es, und Mancini seufzte erleichtert. Er schloss den Hosenlatz, ging zum Waschbecken, wusch sich die Hände und langte nach dem Handtuch am Halter unweit der Tür.

Und plötzlich trat er die Tür zu!

Er war agil und schnell genug, um Konstantin zu überraschen. Die Tür stieß gegen ihn, er schwankte, wertvolle Sekunden verstrichen, Zeit genug für Mancini. Konstantin war nicht so dumm, zu versuchen, die Tür wieder zu öffnen, sondern wich beiseite.

Es knallte zweimal schnell hintereinander, nicht laut, nicht laut genug, um Nachbarn zu alarmieren, falls sich jemand im Apartment eine Etage tiefer aufhielt.

Die Badezimmertür wies plötzlich zwei Löcher auf.

»Wie dumm von Ihnen«, sagte Konstantin.

Es knallte erneut.

Die Tür des Bads bekam ein drittes Loch, einen halben Meter unter den ersten beiden.

Konstantin streckte den Arm und hielt ihn in halber Höhe der Tür, die Pistole nach unten geneigt. Er drückte ab, hielt die Waffe noch etwas tiefer und schoss erneut.

Im Bad rumpelte und polterte etwas – jemand fiel zu Boden.

Konstantin öffnete die Tür.

Riccardo Mancini lag auf den beigefarbenen Terrakotta-Fliesen und hielt sich mit einer Hand die blutige Seite. Die andere tastete nach einer kleinen Pistole vor der Duschkabine.

Konstantin erreichte sie mit zwei schnellen Schritten und hob sie auf.

»Sie haben es sich selbst zuzuschreiben«, sagte er und richtete die Pistole auf Mancinis Kopf.

»Nein, nein«, ächzte der Staatssekretär. »Bitte …«

»Namen«, sagte Konstantin. »Wer gehört zu Zeta? Wie sehen Zetas Pläne aus?«

Mancini schüttelte mit schmerzverzerrtem Gesicht den Kopf.

Konstantin wandte sich ohne einen weiteren Schuss ab, steckte Mancinis kleine Pistole ein und überlegte, wie viel Zeit ihm noch blieb. Die Schüsse aus seiner Waffe waren lauter gewesen. Hatte sie jemand gehört und die Polizei verständigt?

Einige wenige Minuten, dachte er. Mehr nicht. Mehr wäre zu gefährlich.

Er eilte durch die Wohnung, warf einen Blick ins Schlafzimmer und fand etwas, das nach einer kleinen Bibliothek mit einem Schreibtisch aussah. Den beiden großen Bücherschränken schenkte er keine Beachtung, sondern wandte sich sofort dem Schreibtisch zu. Etwa dreißig Sekunden waren vergangen. In der Wohnung blieb es still. Es kamen keine Geräusche aus dem Bad, vielleicht hatte Mancini das Bewusstsein verloren.

Tür und Schublade des Schreibtischs waren abgeschlossen. Konstantin nahm den Brieföffner, hebelte erst die Tür auf und dann auch die Schublade. Holz brach, Metall gab nach.

Konstantin fand Schriftstücke, Dokumente, Schnellhefter und einige große Notizbücher, gefüllt mit handgeschriebenen Worten, die Buchstaben dicht zusammengedrängt. Er versuchte gar nicht erst, herauszufinden, worum es sich bei den Dokumenten und den handschriftlichen Notizen handelte – dazu reichte die Zeit nicht. Auf einem nahen Stuhl lag eine Aktentasche – Konstantin nahm sie und stopfte alles hinein. Eine schnelle Suche in den kleineren, nicht abschließbaren Schubladen ergab nichts: keine weiteren Unterlagen und leider auch keine USB-Sticks oder Datenkarten.

Er warf einen Blick auf die Uhr. Dreieinhalb Minuten waren verstrichen.

Ein Blick ins Bad zeigte ihm einen reglosen Riccardo Mancini auf dem Boden. Konstantin nahm sich nicht die Zeit, zu prüfen, ob noch Leben in ihm steckte. Er zog eine kleine Plastiktüte mit weißem Inhalt aus der Gesäßtasche und legte sie im Schlafzimmer in die Schublade des Nachtschränkchens: Kokain von Luciano Pallucca. Wenn die Polizei eintraf und die Wohnung durchsuchte, sollte sie glauben, dass der blutige Zwischenfall etwas mit Rauschgift zu tun hatte.

An der Wohnungstür verharrte Konstantin und horchte, bevor er in den Flur trat. Er schloss die Tür hinter sich, ging zum Lift und musste dort eine halbe Minute warten, bis die Kabine eintraf. Er drückte den Knopf nicht fürs Erdgeschoss, sondern für den zweiten Stock, nahm dort die Treppe, schritt sie leise bis ins Kellergeschoss hinab, fand dort die kleinere Treppe des Nebenausgangs und verließ das Gebäude in der Via de' Burrò, Mancinis Aktentasche in der rechten Hand.

ZWEI JAHRE ZUVOR

56 BLACK LILY DUNKLE RISSE

Das Zimmer weiß wie Schnee enthielt nur ein schmales Bett, einen Stuhl und einen leeren Schreibtisch. Lily lag mit geschlossenen Augen auf dem Bett, die Hände unter dem Kopf, als sie hörte, wie sich die Tür öffnete. Es war der zweite Besuch – Lily hob die Lider.

»Ich dachte, wir versuchen es noch einmal«, sagte Hannibal freundlich. Er ging zum Schreibtisch, drehte den Stuhl und setzte sich. Die Tür ließ er einen Spaltbreit offen, wie beim ersten Mal. Es schien eine Angewohnheit zu sein.

Der schlanke, mittelgroße Mann war etwa dreißig, trug eine stylishe Jeans und ein türkisfarbenes Hemd. Das blonde Haar fiel ihm zerzaust in die Stirn, sein Gesicht wirkte offen, als wäre es stets bereit zu einem schnellen Lächeln.

Hannibal vollführte eine Geste, die dem Zimmer galt. »Gefällt dir die Farbe?«

»Weiß ist keine Farbe.«

»Schwarz auch nicht.« Hannibal spielte damit auf Lilys schwarze Jeans und ihre schwarze Bluse an. Außerdem trug sie noch Reste des dunklen Lippenstifts, den sie am vergangenen Abend aufgetragen hatte, und ihre Fingernägel waren wie immer in Pearl Black lackiert. »Eine wahre Dark Lady. Trägst du auch schwarze Unterwäsche?«

Eine kleine Alarmglocke läutete in Lily. »Möchtest du es herausfinden?«

»Nicht gegen deinen Willen, zu der Sorte gehöre ich nicht.«

»Aber du hältst mich hier gegen meinen Willen fest.«

Hannibal lächelte. »Drücken wir es so aus: Du bleibst mein Gast, bis du alle meine Fragen beantwortet hast.«

»Und dann?«

»Dann lasse ich dich gehen.«

»Einfach so?«, fragte Lily.

»Einfach so«, bestätigte Hannibal. »Versprochen. Großes Ehrenwort.« Er gestikulierte erneut. »Was dieses Zimmer betrifft … So sieht es hier natürlich nicht immer aus. Ich meine, mit dem schmalen Bett und dem leeren Schreibtisch könnte man es fast für eine Gefängniszelle halten.«

»Was du nicht sagst.«

»Normalerweise geht's hier ein bisschen gemütlicher zu. Ein bisschen, nicht viel. Ich meine, es ist ein White Room. Ich sitze hier manchmal, um gründlich nachzudenken.«

»Worüber?«

»Oh, zum Beispiel über die Welt und meinen Platz in ihr.«

»Welche Ergebnisse hatten deine Überlegungen?«, fragte Lily. »Welchen Platz hast du in der Welt?«

»Oh, ich bin mir noch nicht sicher. Vielleicht habe ich einen besseren verdient, wer weiß?« Er vollführte eine Geste, die dem Zimmer galt. »Man wird hier nicht gestört. Deshalb können sich die Gedanken frei entfalten. Das Zimmer ist schallisoliert. So laut man hier drin auch schreit, es dringt nichts nach draußen.« Er lächelte erneut. »Hast du auch schon nachgedacht, Black Lily?«

Eine Frage beschäftigte Lily seit dem Erwachen aus der Betäubung. »Wie hast du es angestellt?«

Hannibal lehnte sich zurück und verschränkte die Arme. »Was meinst du?«

»Das mit den K.-o.-Tropfen«, sagte Lily. »In der Kneipe, als du die Gläser gebracht hast und dann kurz gegangen bist, aufs Klo oder wohin auch immer, da …«

»… du hast die Gläser vertauscht, nicht wahr?«, fragte Hannibal. »Weil du auf Nummer sicher gehen wolltest.«

»Ja.«

»Dachte ich mir.«

»Du hast damit *gerechnet,* dass ich die Gläser vertausche?«

»Hab ich, ja.«

»Und wenn ich es nicht getan hätte?«

Hannibal zuckte mit den Schultern. »Das wäre nicht weiter schlimm gewesen. Ich hatte vorsichtshalber ein Gegenmittel genommen. Und jetzt, liebe Lily … Für wen arbeitest du?«

»Ich bin Freelancerin«, antwortete sie. »Ich habe viele Auftraggeber.«

»Stimmt es, was man sich erzählt? Arbeitest du für den Geheimdienst?«

»Wer erzählt sich das?«

»Oh, die Leute. Im Darknet, in gewissen Foren. Also, für welchen Geheimdienst arbeitest du?«

»Ich bin Freelancerin«, wiederholte Lily. »Ich untersuche die Computernetze kleiner und großer Unternehmen auf Schwachstellen, damit sie sich besser schützen können vor Leuten wie dir.«

Das brachte ein neues Lächeln in Hannibals Gesicht. »Ich finde immer einen Weg. *Immer.*«

Lily erinnerte sich daran, dass es ihm gelungen war, ihre eigenen Internetverbindungen anzuzapfen – ein alles andere als leichtes Unterfangen.

»Bist du mit Rieker zusammen?«

Die Frage überraschte Lily. Sie überlegte einige Sekunden lang.

»Wenn du das fragst, kennst du die Antwort bereits«, sagte sie schließlich.

»Er ermittelt gegen Harmony«, fuhr Hannibal fort. »Und er hat dich gebeten, ihm zu helfen. Nicht nur bei den Ermittlungen, die Harmony betreffen, sondern auch bei der Sache mit Brois, der bald aus dem Gefängnis entlassen wird. Zeta lässt grüßen.«

»Zeta?«

In Hannibals Gesicht veränderte sich etwas. »Was weißt du darüber?«

»Über Zeta? Davon höre ich zum ersten Mal.« Das entsprach der Wahrheit.

»Tatsächlich?«

»Ja!«, stieß Lily hervor. »Wer bist du? Warum bin ich hier? Entführung ist ein Kapitalverbrechen und wird mit Freiheitsentzug bis zu fünf Jahren geahndet. Und bis zu zehn Jahren, wenn der Entführte ums Leben kommt.«

»Zitierst du aus dem Strafgesetzbuch? Oder ist es Rieker, den ich da höre?«

»Du willst mich gar nicht gehen lassen«, sagte Lily. »Das kannst du dir nicht leisten. Was hast du vor, wenn ich deine Fragen beantwortet habe? Willst du mich dann erschießen? Gibst du mir etwas zu essen oder zu trinken, das Gift enthält? Wie willst du verhindern, dass ich dich identifiziere und dafür sorge, dass du hinter Gittern landest?«

Hannibal gab sich entsetzt. »Dich erschießen oder vergiften? Lieber Himmel, so etwas käme mir nie in den Sinn. Ich verabscheue Gewalt!« Er löste die verschränkten Arme und legte die Hände auf die Knie. »Erinnerst du dich an Natascha Kampusch?«

»Die entführte junge Österreicherin, 1998 glaube ich.« Lilys Unbehagen verdichtete sich.

Hannibal nickte. »Am 2. März 1998 wurde Natascha Kampusch als Zehnjährige entführt. Am 23. August 2006 konnte sie flüchten, mehr als acht Jahre später. Weil ihr Entführer einen dummen Fehler gemacht hat. Ich mache keine dummen Fehler, Lily. Du wirst hier in diesem fensterlosen weißen Zimmer bleiben, bis du mir alles gesagt hast, was ich wissen will. Tage. Wochen. Monate. Jahre. Es hängt von dir ab.«

»Und dann?«, fragte Lily. »Was geschieht mit mir, wenn ich all deine Fragen beantwortet habe?«

Hannibal stand auf, ging zur Tür und zog sie ein wenig weiter auf. Dahinter kam ein halbdunkler Flur zum Vorschein.

»Wer weiß?«, erwiderte er. »Vielleicht gefällt es dir bis dahin so gut bei mir, dass du bleiben möchtest. Wir werden sehen.«

Hannibal trat in den Flur und schloss die Tür hinter sich. Ein Klicken wies auf die Verriegelung eines Schlosses hin.

Lily saß allein in weißer Stille.

57

Das Weiß blendete. Lily lag mit geschlossenen Augen auf dem schmalen Bett und dachte nach.

Wie viel Zeit war vergangen? Schwer zu sagen ohne die Armbanduhr, die ihr Hannibal abgenommen hatte. Mehr als zwei Stunden, so viel stand fest. Was bedeutete: Alexander musste ihre Nachricht bekommen haben und suchte nach ihr. Dass er sie trotz des verschluckten Mikrosenders noch nicht gefunden hatte, ließ darauf schließen, dass etwas die Signale abschirmte. Woraus folgte: Sie musste das weiße Zimmer verlassen, wenn Alex die Signale des Senders empfangen und sie finden sollte.

Lily öffnete die Augen, sah zur Decke hoch und suchte nach winzigen Kameras. Die ebenfalls weißen Leisten dort, wo sich Decke und Wände trafen, waren ein geeigneter Ort, um eine kleine Linse oder Sensoren zu verstecken. Hannibal verzichtete bestimmt nicht darauf, sie auch während seiner Abwesenheit zu beobachten und zu kontrollieren.

Sie lag reglos da, saugte die Stille des weißen Zimmers in sich auf und vertrieb damit die Unruhe aus ihrem Innern. Ruhiges, konzentriertes Nachdenken, darauf kam es jetzt an. Sie schloss die Augen wieder und entkam damit dem grässlichen Weiß.

Nach einer Weile spürte sie einen unangenehmen Druck, stand auf und trat in die kleine Nische neben der Tür, die eine Toilette enthielt. Dort setzte sie sich auf die Schüssel und überlegte, ob Hannibal sie auch hier beobachtete.

Ein kleines Geschäft, nicht das große. Der winzige Sender befand sich inzwischen nicht mehr im Magen, sondern im Darm, und dort sollte er so lange wie möglich bleiben.

Nachdem Lily ihre Blase entleert hatte, kehrte sie zum Bett

zurück, legte sich aber nicht wieder hin, sondern setzte sich und blickte zum Stuhl, auf dem Hannibal gesessen hatte. Sie konzentrierte sich auf die Frage, wie sie aus dem weißen Zimmer herauskommen konnte. Hannibal hatte sie zweimal aufgesucht, und beide Male hatte er die Tür einen Spaltbreit offen gelassen. Weil er sich so sicher fühlte? Eine dumme Angewohnheit?

Wenn er zum dritten Mal zu ihr kam, ohne die Tür zu schließen …

Sie blieb sitzen, reglos und stumm, den Blick auf den Stuhl gerichtet.

Zeit verging. Eine Stunde, vielleicht auch zwei.

Schließlich klickte es, und die weiße Tür schwang auf. Hannibal kam mit einem Tablett herein und trug es zum kleinen Tisch. Hinter ihm blieb die Tür offen.

»Frühstück, die Dame«, sagte er fröhlich. »Du sollst hier schließlich nicht verhungern.«

Eine bessere Gelegenheit gab es nicht.

Lily hatte sich vorbereitet und die Bewegungen im Geiste immer wieder durchgespielt. Aufspringen, den überraschten Hannibal zur Seite stoßen, dann zur Tür, sie ganz aufziehen, in den halbdunklen Flur, die Tür zuziehen, damit Hannibal ihr nicht folgen konnte …

Ihr Plan hatte nur einen kleinen Haken – Hannibal war nicht überrascht.

Er ließ das Tablett fallen, als sie aufsprang, und als sie ihn beiseitestoßen wollte, traf seine Faust sie an der Schläfe.

Lily fand sich auf dem Boden wieder und blinzelte halb betäubt.

»Hast du nicht gesagt, dass du Gewalt verabscheust?«, brachte sie keuchend hervor.

Hannibal lächelte. »Na so was, da hab ich gelogen.«

58 ALEXANDER RIEKER

»Ich nehme an, Sie haben keine offenen Wunden und sind auch nicht schwanger«, sagte Professor Dr. Dr. Konrad Kroge. Er trug Handschuhe sowie eine hohe Gummischürze über seinem weißen Kittel und brachte es irgendwie fertig, selbst in dieser Aufmachung steife Eleganz zum Ausdruck zu bringen.

»Was?«, erwiderte Rieker geistesabwesend. Er stand einige Meter neben dem Obduktionstisch, auf dem die Leiche von Gilbert Fournier mit aufgeschnittenem Brustkorb lag.

»Infektionsgefahr«, sagte Kroge in einem dozierenden Ton. »Erklären Sie es ihm, Peter.«

Der Student, der bei der Obduktion zugesehen hatte, wirkte gelangweilt. »Personen mit offenen Wunden und Schwangere sollten sich nicht an Obduktionen beteiligen. Außerdem sollte das Personal, das Obduktionen durchführt, über vollen Impfschutz verfügen, insbesondere gegen Hepatitis-B und Covid-19.«

»In der Tat«, bestätigte Kroge und setzte erneut das Messer an. Mit einem leisen Knistern und Knacken schnitt die Klinge durch totes Fleisch. »Ich nehme an, Sie sind nicht schwanger, Rieker. Falls doch, erkläre ich Sie zu einem medizinischen Wunder.«

Er sah den Studenten an, und Peter schmunzelte gehorsam.

»Was ist mit offenen Wunden?«, fragte Kroge, legte das Messer beiseite und nahm eine kleine Zange.

»Wie bitte?«

Kroge drehte sich halb um. »Lieber Himmel, Rieker, was ist heute Morgen los mit Ihnen? Sie sind ja ganz blass um die Nase. Reißen Sie sich zusammen, dies ist doch nicht Ihre erste Obduktion.«

Rieker hatte die ganze Nacht mit der Suche nach der verschwundenen Lily verbracht, und seine Gedanken drehten sich noch immer um sie. Mit halbem Ohr hörte er zu, wie Kroge die Obduktion dokumentierte, indem er für die Aufzeichnung jeden einzelnen Vorgang benannte und seine Funde beschrieb.

»Möchten Sie sich das hier ansehen, Rieker?«, fragte Kroge nach einer Weile. »Das Herz?«

»Nein danke.« Der Geruch war unangenehm genug. »Ich vertraue ganz Ihrem Sachverstand.«

Kroge nickte gönnerhaft. »Sehr lobenswert.« Er legte das Werkzeug beiseite, ließ seine Handschuhe in einen Abfalleimer fallen, wusch sich die Hände und legte die Schürze ab. »Damit Ihnen nicht ganz so langweilig ist, Peter … Nähen Sie den guten Mann zu und tippen Sie anschließend den Bericht. Der Herr Kommissar möchte ihn sicher so schnell wie möglich haben.«

Rieker folgte Kroge in ein Büro, das ebenso blitzblank war wie das Laboratorium, vom benutzten Obduktionstisch abgesehen. Kroge nahm hinter dem aufgeräumten Schreibtisch Platz und faltete zufrieden die Hände.

»Er kommt bald raus«, sagte er.

»Was?«

»Oskar«, erklärte Kroge. »Oskar Brois. Der Mann, den Sie vor ein paar Monaten hinter Gitter gebracht haben.«

»O ja.« Rieker erinnerte sich daran, dass Kroge mit Brois befreundet gewesen war.

»Wird vorzeitig aus der Haft entlassen. Wegen guter Führung und seiner angeschlagenen Gesundheit. Wenn ich Ihnen einen guten Rat geben darf, Rieker …«

»Sie auch?« Rieker dachte an sein Gespräch mit Clemens Kowalski.

»Lassen Sie die Finger von ihm.«

»Ich hatte nicht vor, ihn anzufassen.«

»Sie wissen, was ich meine, Rieker«, sagte Kroge in einem strengen Ton. »Lassen Sie Brois in Ruhe. Sie haben schon genug Schaden angerichtet.«

Rieker hob die Brauen. »*Ich* habe Schaden angerichtet? Was ist mit all den Leuten, die Brois und Co um ihre Ersparnisse betrogen haben?«

»Brois hat viel für diese Stadt getan, mein lieber Rieker.« Kroge sprach wie ein Professor zu einem uneinsichtigen Studenten. »Das scheint Ihrer Aufmerksamkeit entgangen zu sein. Lassen Sie sich nicht von persönlichen Dingen blenden.«

»Das ist Ihr ›guter Rat‹?«

Kroge nickte.

»Und was sind diese ›persönlichen Dinge‹?« Rieker spürte seinen Vorrat an Geduld zur Neige gehen.

»Ach, kommen Sie, Rieker. Es ist allgemein bekannt, die Spatzen pfeifen es von den Dächern. Die Sache mit Brois und Ihrer Ex-Frau.« Kroge beugte sich vor. »Nun?«

»Nun was?«

»Stellen Sie die Frage.«

Rieker seufzte leise. »Welche Frage?«

»Meine Güte, Rieker, Sie sind heute Morgen wirklich schwer von Begriff. Die Frage, die Sie mir jetzt stellen sollten, lautet: Woran ist Gilbert Fournier gestorben? Wurde er ermordet oder nicht?«

»Das sind zwei Fragen«, sagte Rieker.

»Gilbert Fournier starb an einem Herzinfarkt«, verkündete Kroge. »Ich habe Ihnen das Herz zeigen wollen, erinnern Sie sich?«

»Ein ganz normaler Herzinfarkt?«, fragte Rieker.

»Ein Herzinfarkt ist nicht ›ganz normal‹. Erst recht nicht, wenn er zum Tod führt. Aber ich glaube, ich verstehe, was Sie meinen. Ja, man kann einen Herzinfarkt bekommen und daran sterben, ohne dass ein Mörder seine Hand im Spiel hat. Sie scheinen erneut Glück zu haben, Rieker.«

»Glück?«

»Offenbar gibt es keinen Mord, und deshalb muss auch keine Mordermittlung stattfinden. So wie vor ein paar Tagen bei diesem … Wie hieß er noch?«

»Ludson«, sagte Rieker. »Adrian Ludson.«

Der Rechtsmediziner nickte. »Der junge Mann mit den vielen Stichwunden.«

»Der sich einen Dolch in die rechte Schläfe gestoßen hat«, fügte Rieker hinzu.

»Genau den meine ich, Rieker, genau den. Sie suchen nach Mördern, wo es keine gibt. Anders ausgedrückt: Sie sehen Gespenster, wie schon bei Oskar Brois.« Kroge stand auf. »Wenn ich sonst noch zu Diensten sein kann …«, schloss er in einem Tonfall, der darauf hinwies, dass er Rieker gewiss nicht zu Diensten sein wollte.

»Kein Mord.« Rieker erhob sich ebenfalls.

»Falls es Sie tröstet: Für Gilbert Fournier spielt das kaum eine Rolle«, sagte Kroge, »er ist und bleibt tot. Auf Wiedersehen, Rieker!«

59

Draußen, vor dem Gebäudekomplex des Klinikums, blieb Rieker neben seinem Fahrrad stehen und blinzelte in der Sonne. Er sah auf die Uhr – halb zehn. Seit Mitternacht war Lily verschwunden, seit fast zehn Stunden. Viel Zeit, in der viel geschehen konnte. Das Gefühl, dass alles seine Schuld war, kehrte mit voller Wucht zurück.

Rieker wich ein wenig beiseite, um den anderen Leuten, die ihre Fahrräder beim Klinikum abstellten oder abholten, nicht im Weg zu sein. Er holte Lilys kleines Handy hervor, das sie für ihn im Bahnhofsschließfach deponiert hatte. Das Display zeigte noch immer nichts an, kein Signal von dem Mikrosender, den Lily verschluckt hatte, und während Rieker darauf starrte, fragte er sich, ob es nicht besser gewesen wäre, das Handy den Polizeibeamten zur Verfügung zu stellen, die seit der Vermisstenmeldung am frühen Morgen nach ihr Ausschau hielten. Aber er hatte es nicht einmal erwähnt, weil er selbst nach ihr hatte suchen wollen.

Plötzlich klingelte es leise.

Für einen Moment voller verrückter Hoffnung dachte Rieker, dass Lily anrief. Er hob das kleine Handy zum Ohr, doch natürlich hörte er nichts.

Der Klingelton stammte von seinem eigenen Mobiltelefon. Er zog es aus der Hosentasche.

»Rieker.«

»Kowalski«, meldete sich der Leiter der Mordkommission. »Wie sieht's aus?«

»Wie sieht was aus?«, fragte Rieker enttäuscht.

»Raten Sie mal!«, erwiderte Kowalski ungeduldig. »Die Sache mit Gilbert Fournier natürlich.«

»Er ist tot.«

»Himmel, ich weiß, dass er tot ist. Deshalb habe ich Sie ja zu Kroge geschickt. Was hat sich ergeben?«

»Herzinfarkt«, sagte Rieker. Kein Mord, keine Ermittlungen, erinnerte er sich. Das bedeutete: Er konnte die Suche nach Lily fortsetzen.

»Liegt bereits ein Obduktionsbericht vor?«

»Das kann noch ein oder zwei Stunden dauern«, antwortete Rieker.

»Haben Sie sich den Tatort angesehen?«

»Wenn es keinen Mord gibt, gibt es auch keinen Tatort.«

»Was ist los mit Ihnen, Rieker?«, fragte nun auch Kowalski. »Sie sind doch sonst immer so erpicht darauf, Ermittlungen anzustellen. Sehen Sie sich den Tatort an. Suchen Sie nach Spuren, nach Hinweisen.«

»Nach Hinweisen worauf?«

Zwei Sekunden lang herrschte Schweigen am anderen Ende der Verbindung.

»Wollen Sie mich auf den Arm nehmen, Rieker? An die Arbeit, Mann!« Kowalski legte auf.

Rieker ließ sein Handy sinken und wich noch etwas mehr beiseite, als eine Gruppe junger Leute kam und ihre Räder abstellte. Die Sonne schien, es wurde warm, Vögel zwitscherten in den nahen Bäumen – ein schöner Maitag, perfekt geeignet für einen langen Lauf oder eine Fahrradtour. Wenn die Sache mit Lily nicht gewesen wäre.

Rieker gab eine bestimmte Nummer ins Handy und hob es ans Ohr.

Eine Stimme meldete sich. »Polizei Hamburg, Hanner.«

»Rieker. Hallo, Frank! Ich rufe an, weil …«

»Du möchtest wissen, ob sich bei Viktoria Engel was getan hat.«

Er hörte sich seltsam an, Black Lilys bürgerlicher Name. Aber »Engel« passte, fand Rieker. Die schwarze Lilie war nicht nur eine Blume, sondern ebenso ein Engel, wenn auch ein dunkler.

»Ja«. Georg Hanner war ein alter Freund und Kollege. Bei ihm hatte Rieker um kurz nach acht die Vermisstenanzeige aufgegeben.

»Es sind noch nicht einmal anderthalb Stunden vergangen, Alex.«

»Keine Spur von ihr?«, fragte Rieker. »Überhaupt nichts?«

»So was braucht seine Zeit, das weißt du.«

»Ja. Na schön, ich rufe später noch mal an.«

»Ich melde mich, wenn sich was ergibt.«

»Danke, Frank!« Rieker drückte die rote Taste.

Er ging zu seinem Rad, schloss es auf und schob es einige Meter über den Bürgersteig. Er wollte sich gerade auf den Sattel schwingen, um zum »Tatort« zu fahren, als ihm plötzlich einfiel: Er wusste gar nicht, wo sich der Tatort befand.

Rieker lehnte das Rad an einen nahen Baum, holte erneut sein Handy hervor und gab die Nummer seines eigenen Büros ein.

Es klingelte zweimal, dann meldete sich Charlotte Matthiessen.

»Du bist tatsächlich schon wieder bei der Arbeit, Charlie«, stellte er fest.

»Ich hätte gar nicht schlafen können.«

»Es war eine lange Nacht.«

»Sie ist noch immer verschwunden, nicht wahr?«

»Ja«, sagte Rieker.

»Das tut mir leid.« Wieder hörte er eine besondere Art von Niedergeschlagenheit in Charlottes Stimme. »Hast du sie inzwischen als vermisst gemeldet?«

»Ja, aber sie haben noch keine Spur von ihr.«

»Es ist noch zu früh, Alex. Du musst Geduld haben.«

Rieker versuchte, sich daran zu erinnern, warum er Charlotte angerufen hatte. Warmer Sonnenschein lag auf seinem Gesicht, aber er hatte dichten grauen Nebel im Kopf.

»Du rufst nicht von zu Hause an, oder?«, fragte seine Assistentin.

»Nein.« Weil ich weiter nach Lily suchen will, dachte er. Aber das geht nicht …

»Der Tatort«, sagte er.

»Welcher Tatort?«

»Kowalski hat mich heute Morgen angerufen«, erklärte Rieker. »Wegen eines gewissen Gilbert Fournier, der tot aufgefunden wurde. Ermordet, glaubt Kowalski. Aber Kroge hat den Toten untersucht und festgestellt, dass er an einem Herzinfarkt gestorben ist.«

»Gilbert Fournier«, wiederholte Charlotte. »Da gibt es einen Zusammenhang mit Harmony, nicht wahr? Fournier hat für Kruither & Voch wegen der Übernahme von Harmony verhandelt.«

»Bis vor ein oder zwei Wochen, wenn ich mich richtig erinnere. Seit dem Beginn des Verkaufs von Sleepless hat sich die Sache erledigt. Harmony steht nicht mehr zum Verkauf. Wie dem auch sei, Kowalski will, dass ich mir den angeblichen Tatort ansehe. Kannst du feststellen, wo man Gilbert Fournier gefunden hat?«

»Moment!«

Rieker wartete, beobachtete den Verkehr und die Menschen und dachte an Lily.

»Ich hab's«, meldete sich Charlotte und nannte ihm eine Adresse in Altona.

»Danke«, sagte Rieker. »Ich mach mich auf den Weg.«

»Alex … Sie taucht bestimmt wieder auf. Vielleicht ist alles halb so schlimm.«

»Das hoffe ich sehr. Noch einmal danke, Charlie. Wir sehen uns später.«

Rieker steckte das Handy ein und fuhr los.

60

Als Rieker an den Großen Wallanlagen vorbeikam, bemerkte er den alten Harry, der auf einer Bank im Grünen saß und mit geschlossenen Augen den Sonnenschein genoss.

Harald Bargmann wusste, was in der Stadt geschah, nicht nur in St. Pauli, wo er seit mehr als dreißig Jahren auf Streife ging – er war so etwas wie ein wandelndes Informationszentrum.

Rieker stieg ab, lehnte das Rad an die Bank und setzte sich. »Hallo, Harry! Wenn du Nachtdienst hattest, bist du spät dran.«

Harald Bargmann öffnete die Augen. »Nein, hab diesmal Frühschicht. Aber manchmal wollen die alten Beine nicht mehr so richtig. Hab mir gedacht: Gönn ihnen eine kleine Verschnaufpause.« Er sah Rieker an. »Nachts ist viel mehr los als früher. Ich meine, in St. Pauli war immer viel los, aber jetzt gilt das für die ganze Stadt. Noch vor ein paar Wochen konnte man es nachts auf Streife ruhig angehen lassen, doch inzwischen ist man immer auf Trab.«

Rieker hörte die Worte und dachte an Lily.

»Die jungen Schlaflosen«, sagte Harry, »sie feiern und feiern. Die mittleren, sie arbeiten und arbeiten.«

»Und die alten?«

»Sie haben noch mehr Zeit zum Nachdenken und zum Grübeln. Wohin soll das alles führen?«

»Angeblich zu einer besseren Welt.«

»Die überhaupt nicht mehr zur Ruhe kommt? Ich fürchte, es wird dann nicht mehr meine Welt sein.« Harald Bargmann streckte die Beine. »Ich nehme an, du hast es schon erfahren. Das mit Brois.«

»Ja.«

»Er kommt viel zu früh raus, wenn du mich fragst. Hätte noch viele Monate oder meinetwegen auch Jahre einsitzen sollen. Scheint noch immer gute Beziehungen zu haben.«

»Sein Netzwerk ist intakt«, sagte Rieker, aber es klang leer und gleichgültig. Etwas anderes war wichtiger. »Harry ...«

»Ja?«

»Du kommst herum, du kennst viele Leute, du hörst, was man sich erzählt.«

Der alte Harry nickte. »Was willst du wissen, Alex?«

»Hast du etwas von einer Entführung gehört?«

»Wann?«

»In den letzten Stunden«, sagte Rieker. »In der vergangenen Nacht.«

»Um wen geht es?«, fragte Harry.

»Um Lily. Black Lily. In Hackerkreisen sehr bekannt.«

»O ja.« Harry nickte langsam. »Eine dunkle Dame. Mag es gern schwarz.« Er warf Rieker einen kurzen Blick zu.

»Genau die meine ich.«

»Seit wann vermisst du sie?«

»Seit Mitternacht«, sagte Rieker. »Sie hatte eine Verabredung beim Rathaus, gestern Abend um zehn. Um Mitternacht wollte sie zurück sein.«

»Aber sie kam nicht zurück.«

»Nein.«

»Wie dringend ist es, Alex?«, fragte Harry mit einem forschenden Blick.

»Sehr dringend.«

»Verstehe.« Der alte Streifenpolizist nickte erneut und stand auf. »Ich höre mich um.«

»Danke, Harry! Das weiß ich sehr zu schätzen.«

Harald Bargmann winkte und ging.

Rieker blieb noch einen Moment sitzen, nahm dann sein Rad und fuhr nach Altona. Ein angeblicher Tatort wartete auf ihn.

61

Die Wohnung im vierten Stock eines vor wenigen Jahren renovierten Gebäudes war nicht viel größer als Riekers Zwei-Zimmer-Apartment in Neustadt. Das Wohnzimmer verfügte über einen kleinen Balkon, von dem aus man einen Blick auf die Elbe erhaschen konnte, wenn man sich weit genug nach rechts beugte.

Maria und Josef alias Marianne Süder und Joris Goverts von der Spurensicherung packten gerade ihre Sachen zusammen.

»Was gefunden?«, fragte Rieker. Er stand neben dem kleinen Schreibtisch in der Ecke des Wohnzimmers und blickte auf ein geschlossenes Notebook.

Marianne nahm es und legte es in einen Karton. »Es ist passwortgeschützt. Unsere Computerleute werden sich darum kümmern.«

Rieker kannte eine Person, die mit solchen Dingen gut zurechtkam.

Joris schloss seinen Instrumentenkoffer. »Nein, nichts«, beantwortete er Riekers Frage.

»Keine Anzeichen für einen Mord?«

»Keine Spuren von Gewalt«, sagte Marianne.

»Wo hat er gelegen?«

Joris deutete zu einem markierten Bereich auf der anderen Seite des niedrigen Wohnzimmertischs.

Rieker sah sich um. »Ist sonst niemand da? Wer hat ihn gefunden?«

»Die Putzfrau«, antwortete Marianne und hob den Karton.

»Sie kam heute Morgen um sieben und hat einen eigenen Schlüssel.«

»Um sieben? Ziemlich früh.«

Marianne zuckte mit den Schultern. »Gilbert Fournier scheint ein Frühaufsteher gewesen zu sein.«

»Und offenbar hatte er keine besonders hohen Ansprüche.« Rieker sah sich um. »Bei jemandem wie ihm hätte ich eine andere Wohnung erwartet, mit einer anderen Einrichtung.«

»Penthouse?«, fragte Joris.

»Mindestens. Mit Parkettboden, teuren Ledersesseln und echten Gemälden an den Wänden.«

»Und vielleicht einer Ming-Vase?«, fragte Marianne auf halbem Weg zur Tür. Der Karton schien nicht besonders schwer zu sein, sie trug ihn mühelos.

Rieker nickte großzügig. »Warum nicht? Soweit ich weiß, war er ein einflussreicher Mann, der täglich mit Millionen von Euro jonglierte.«

»Vielleicht ist das der Grund für seinen Tod.« Joris griff nach dem Koffer und ging ebenfalls zur Tür. »Stress. Sein Herz hat nicht mehr mitgemacht.«

»Ihr habt davon gehört?«

Marianne nickte. »Ich habe vor einer Viertelstunde mit Kowalski telefoniert. Er nannte uns das Ergebnis der Obduktion und hat gemeint, wir sollten trotzdem alles genau untersuchen.«

»Verstehe. Kowalski scheint nichts außer Acht lassen zu wollen.« Riekers Blick wanderte erneut durchs Wohnzimmer. »Wie ist eure sachkundige Meinung? Mord oder nicht?«

Maria und Josef wechselten einen Blick.

»Es deutet nichts auf Gewalteinwirkung hin«, sagte Marianne.

Und Joris fügte hinzu: »Wir haben auch sonst keine Anzeichen von Fremdverschulden entdeckt.« Er zögerte, an der Wohnungstür stehend, die Marianne bereits geöffnet hatte. »Übrigens, hast du schon gehört …«

»Brois? Ja, hab ich.«

Als sie gegangen waren, sah sich Rieker die anderen Zimmer

an. Das Doppelbett im Schlafzimmer war offensichtlich nur von einer Person benutzt worden – auf einer Seite lagen die Laken und die Decke glatt. Die kleine Küche war makellos, ihre Spüle blitzblank; nirgends standen schmutzige Teller oder Tassen.

Gilbert Fournier war offenbar ein Mann gewesen, der Ordnung geliebt und keinen Wert auf Luxus gelegt hatte. Wieder im Wohnzimmer, fragte sich Rieker, womit er in seiner Freizeit beschäftigt gewesen war – Bücher fehlten ebenso wie ein Fernseher. Vielleicht war die Wohnung gar keine Wohnung für ihn gewesen, sondern eine Art Hotelsuite, eine einigermaßen komfortable Unterkunft, die ihm bis zur Erledigung seiner Geschäfte in Hamburg zur Verfügung gestanden hatte. Ein Mann zehn Jahre jünger als Rieker, der plötzlich an einem Herzinfarkt starb. Nichts deutete auf Mord hin – die beiden forensischen Spezialisten hatten keine entsprechenden Hinweise gefunden.

Rieker wollte die Wohnung verlassen und die Suche nach Lily fortsetzen, als sein Handy klingelte. Er zog es aus der Hosentasche und hielt es ans Ohr.

»Rieker.«

»Kroge«, meldete sich der Pathologe aus dem Uniklinikum. »Es gibt da noch eine kleine Sache, Rieker.«

»Und die wäre?«

»Ranazol.«

»Wie bitte?«

»Im Magen und im Blut. Eigentlich ist Ranazol harmlos. Man könnte ein ganzes Wasserglas davon trinken, ohne dass was passiert. Abgesehen vielleicht von Magenschmerzen und Durchfall. Aber wenn man so dumm ist, außerdem noch Koffein zu sich zu nehmen, könnte ein Herzinfarkt die Folge sein. So wie bei Gilbert Fournier.«

»Ranazol«, murmelte Rieker und blickte ins Leere.

»Kann sehr gefährlich sein«, betonte Kroge. »Die Herstellung ist nicht ganz einfach. Man braucht dafür ein modernes Laboratorium.«

»Laboratorium«, murmelte Rieker.

»Hallo?«, sagte Kroge. »Sind Sie wach? Was ist heute Morgen nur los mit Ihnen, Rieker? Man muss Ihnen alles zweimal sagen. Herzinfarkt. Ranazol. Laboratorium. Jemand hat Ranazol hergestellt und Gilbert Fournier etwas davon verabreicht, zusammen mit Koffein. In Kaffee oder Tee. Also?«

»Mord?«

»In der Tat«, bestätigte Kroge. »Auf eine besonders schlaue und hinterhältige Weise.«

»Wer käme dafür infrage?«

»Bin ich der Kommissar, oder sind Sie das? Finden Sie denjenigen, der das Ranazol zusammengebraut hat, dann haben Sie Ihren Mörder.« Kroge legte auf.

Rieker stand in der stillen Wohnung. Eine besondere chemische Substanz, die nur in einem Laboratorium hergestellt werden konnte. Gilbert Fournier hatte die Übernahme von Harmony verhandelt, und jetzt war er tot. Und Harmony verfügte über bestens ausgestattete chemische Laboratorien.

62 NOAH GUNNASON

Noah hatte seit zwei Stunden Kopfschmerzen und bereits eine Aspirin-Tablette genommen, aber es wurde nicht besser. Er rieb sich die rechte Schläfe, hinter der ein kleiner Hammer zu schlagen schien, während Nils und Erika vom Vertrieb abwechselnd sprachen. Sie erklärten den mehr als dreißig Vertretern internationaler Firmen und Banken, wie sich Harmony die Ausweitung der Geschäfte auf allen Kontinenten vorstellte.

Hinter ihren Stimmen hörte Noah noch etwas anderes, einen unangenehm schrillen Ton, wie von einem falsch eingestellten Lautsprecher, untermalt von einem knisternden Flüstern.

Die Konferenz hatte vor zwei Stunden begonnen und fand im Grand Elysee an der Rothenbaumchaussee statt, nicht weit von der Außenalster entfernt. Das Hotel verfügte über mehrere Tagungsräume, und Harmony hatte sich für den Veranstaltungsraum »Hamburg« entschieden, der bis zu fünfzig Personen Platz bot. Bei den eingeladenen Gästen handelte es sich vor allem um Lizenznehmer aus Südostasien und Südamerika und Gesandte von pharmazeutischen Unternehmen, an denen Beteiligungen erworben werden sollten, ein erster Schritt zur Übernahme. Besondere Bedeutung hatte ein Gesandter aus China, mit dem über eine Harmony-Niederlassung in Peking verhandelt werden sollte.

Noah nutzte eine Pause, die alle anderen am kalten Büfett verbrachten, um im Flur eine zweite Aspirin-Tablette zu nehmen. Der schrille Ton in den Ohren blieb, auch das Knistern und Flüstern.

Er hatte eine sehr unangenehme Nacht hinter sich, lange Stunden im Bett, ohne Schlaf zu finden, heimgesucht von seltsamen Bildern und einer Unruhe, die wie eine Vibration in seinen Knochen steckte und immer noch auf der Lauer lag – Noah fühlte sie als warnendes Prickeln in den Fingerspitzen und im Nacken.

Hinter ihm öffnete sich die Tür des Tagungsraums. Jemand näherte sich.

»Herr Gunnason …«

Die Stimme hatte einen italienischen Akzent. Noah drehte sich um.

Ein mittelgroßer Mann stand vor ihm, ein schlanker, sportlicher Typ, der ein wenig in die Jahre gekommen war, aber auf seine Fitness zu achten schien.

»Ich möchte Ihnen zum großen Erfolg Ihrer Firma gratulieren.« Der Mann streckte die Hand aus. »Francesco Castelli aus Reggio Calabria. Das heißt, eigentlich komme ich aus Mailand. Ich leite die Banca Antonia.«

Noah ergriff die Hand und drückte sie. Für einen Sekundenbruchteil glaubte er, auf Castellis Handrücken einen großen schwarzen Käfer zu sehen. Er ließ sofort wieder los.

»Ihre Mitarbeiter haben in ihren Vorträgen darauf hingewiesen, dass Sleepless die gesamte Welt verändern wird, und dem stimme ich voll und ganz zu«, sagte Castelli freundlich. »Wir werden eine Welt bekommen – und teilweise haben wir sie schon –, die nicht mehr schläft. Die Menschen erhalten ein besseres, intensiveres und längeres Leben, das sie genießen wollen. Immer mehr von ihnen werden auch nachts unterwegs sein, sie werden sich vergnügen und konsumieren wollen. Viele von ihnen werden den Wunsch haben, noch etwas mehr zu arbeiten, um mehr Geld zu verdienen, und sich weiterzubilden, und das alles, ohne zu ermüden. Man stelle sich vor, was das für Einzel- und Großhandel bedeutet, für Transport und Lieferketten, für Produktion und Unterhaltungsindustrie. Wir stehen am Beginn einer Epoche starken wirtschaftlichen Wachstums, und zwar weltweit. Dies ist der Anfang eines Booms ohnegleichen, und Harmony befindet sich im Zentrum davon.«

Castelli lächelte gewinnend. »Bitte gestatten Sie mir, Ihnen die volle Unterstützung der Banca Antonia anzubieten. Welche Beträge auch immer Sie benötigen, ganz gleich in welcher Höhe und wie schnell – wir sind bereit, Ihnen zu helfen, zu besonders günstigen Konditionen. Und lassen Sie mich hinzufügen: Dieses Angebot gilt nicht nur für Ihre Expansion auf dem italienischen Markt, sondern für Europa und die ganze Welt. Wenn Sie einen starken Partner brauchen – wir sind für Sie da.«

Es klang gut. Vor einigen Wochen hätte Noah von so etwas kaum zu träumen gewagt. Harmonys finanzielle Krise war so schlimm gewesen, dass sich die Banken geweigert hatten, weitere Kredite zu gewähren – die Übernahme durch Kruither & Voch schien unvermeidlich. Der Erfolg von Sleepless jedoch änderte alles.

»Das ist sehr freundlich von Ihnen«, sagte Noah und spürte, wie er zu schwitzen begann. Die Temperatur im Flur vor dem Tagungsraum schien auf einmal rasant anzusteigen.

Castelli lächelte zufrieden. »Ich gehe sogar noch einen Schritt weiter und sage: Ganz gleich, welche Angebote Sie von anderen Banken erhalten – die Banca Antonia ersetzt sie durch bessere. In jedem einzelnen Fall.«

In den Worten des Mannes aus Italien lag der schrille Ton, den Noah zuvor gehört hatte.

»Ich danke Ihnen sehr«, antwortete er mühsam. Das Atmen fiel ihm plötzlich schwer. »Darauf komme ich gern zurück. Wenn Sie mich bitte entschuldigen würden … Ich möchte mir nur kurz die Hände waschen.«

»Natürlich.«

Noah wankte durch den Flur, erreichte die Toilette, in der sich zum Glück niemand aufhielt, und lehnte sich dort für einen

Moment an die Wand. Schwäche kroch ihm durch die Beine, die Knie wurden ihm weich.

Die Anstrengungen der letzten Tage, dachte er. Hinzu kam die lange, ruhelose Nacht.

Am Waschbecken hielt er die Hände unter den Hahn. Kaltes Wasser strömte auf sie herab. Der Blick in den Spiegel zeigte ihm ein blasses Gesicht und einen etwas zu lang gewordenen rotbraunen Vollbart. Die Augen sahen seltsam aus, mit ihrer Farbe schien etwas nicht zu stimmen.

Plötzlich zitterten die Knie so heftig, dass sich Noah am Waschbecken festhalten musste. Er schloss die Augen und versuchte, ruhig und gleichmäßig zu atmen. Nach und nach wich das leise Schrillen aus seinen Ohren, und das Gefühl von Hitze ließ nach.

Als er die Augen wieder öffnete, sah er im Spiegel einen großen schwarzen Käfer mitten auf seiner Stirn.

Die rechte Hand zuckte nach oben und stieß das Insekt fort. Noah beobachtete, wie es kobaltblaue Flügel entfaltete, zur nahen Wand flog und darin verschwand.

Heftiger Schmerz stach hinter seinen Augen.

Er drückte beide Hände an die Schläfen, blickte wieder in den Spiegel und sah eine Fratze, die Haut rot wie Rubin, die Augen golden, der Bart kohlschwarz. Das Gesicht im Spiegel, das keinem Menschen gehören konnte, grinste und bewegte die Lippen, aber Noah hörte keine Worte, nur ein schrilles Pfeifen.

Die Knie gaben nach, und die Hände griffen ins Leere, als sie das Waschbecken suchten.

Noah sank zu Boden. Etwas schnürte ihm die Kehle zu, er konnte nicht mehr atmen, und vor seinen Augen wurde es schwarz.

63

Jemand hielt seine Hand.
Noah hob die Lider.

Carolin saß neben dem Bett, in dem er lag, und lächelte erfreut.

»Wird auch Zeit, dass du erwachst«, sagte sie scherzhaft. »Du hast lange genug geschlafen.«

Geschlafen?, dachte Noah und brachte mühsam hervor: »Ich bin … ohnmächtig gewesen.«

»Einer der Konferenzteilnehmer – ich glaube, es war der Gesandte aus China – hat dich auf der Toilette gefunden.« Carolin sprach langsam und deutlich, wie um ganz sicher zu sein, dass Noah alles verstand. »Man hat dich sofort ins Krankenhaus gebracht und mich verständigt.«

»Wie lange …?«, krächzte Noah.

»Zwei Stunden. Ich habe alles stehen und liegen lassen und bin sofort gekommen. Wir hatten einen Herzinfarkt oder einen Schlaganfall befürchtet, aber es ist nichts dergleichen. Ein Kreislaufkollaps, meinte der Arzt. Zu viel Arbeit.«

»Ich hatte … Halluzinationen«, erinnerte sich Noah. »Ich hab einen großen schwarzen Käfer gesehen und seltsame Geräusche gehört. Und das Gesicht im Spiegel … mein eigenes Gesicht, aber zur Unkenntlichkeit entstellt.«

Carolin half ihm, sich aufzusetzen. Dann holte sie eine Schachtel hervor, entnahm ihr zwei grüne Pillen und reichte sie ihm zusammen mit einem Glas Wasser. »Nimm das, danach geht es dir besser.«

»Sleepless?«, fragte Noah.

»Ja. Schluck die beiden Pillen.«

Carolin hatte sich vorgebeugt, in der einen Hand die Pillen, in der anderen das Glas Wasser.

»Vertrau mir«, sagte sie und warf einen kurzen Blick zur Tür, als würde sie befürchten, dass der Arzt oder eine Krankenschwester genau in diesem Augenblick hereinkamen.

»Ich verstehe nicht …«

»Ich habe dir Sleepless gegeben, aber es war nicht genug.«

»Du hast *was?*«

»Hör mir gut zu«, begann Carolin in einem eindringlichen Ton, »und versuch zu verstehen. Du weißt, dass ich Sleepless nehme, schon seit einer ganzen Weile, und es ist wundervoll. Es geht nicht nur darum, dass man nicht mehr schlafen muss, dass man die ganze Nacht zur Verfügung hat, ohne müde zu werden. Man fühlt sich einfach besser. Man hört und sieht besser, alles ist intensiver …«

»Du hast *was?*«, wiederholte Noah und starrte Carolin an, als sähe er sie zum ersten Mal.

»Ich hab es für dich getan. Für uns. Für ein gemeinsames Leben auch in der Nacht. Damit sich unsere Wege nicht trennen.«

»Du hast mir *ohne* mein Einverständnis Sleepless gegeben?«

»Wärst du einverstanden gewesen?«

»Ich … weiß nicht«, antwortete Noah ehrlich. Er überlegte kurz. »Nein. Es wäre mir noch zu früh gewesen.«

Carolin breitete die Arme aus. »Sieh dich um! Die Welt verändert sich. *Wir* verändern sie! Willst du zurückbleiben? Willst du deine Zeit mit Schlafen vergeuden, während alle anderen *leben?*«

»Vielleicht gibt es tatsächlich Nebenwirkungen«, sagte er schleppend und erinnerte sich an den Kommissar, der immer wieder Fragen gestellt hatte.

»Unsinn.« So etwas wie Ärger huschte über Carolins Gesicht. »Mir geht es prächtig! Und denk an die Millionen von Menschen, die inzwischen Sleepless nehmen, weil sie dadurch mehr von ihrem Leben haben! Ihnen allen geht es gut!«

»Meine Halluzinationen, der Zusammenbruch …«

»Vielleicht bist du wirklich überarbeitet«, meinte Carolin. »Und dann der Stress der vergangenen Wochen und Monate, als wir in großen finanziellen Schwierigkeiten gesteckt haben. Nimm die Pillen, Noah. Sie helfen dir. Sie sorgen dafür, dass es dir besser geht.«

Das Licht wich aus dem Krankenzimmer, es wurde dunkler, und Carolin verwandelte sich in eine Silhouette, das Gesicht war nur noch schwer zu erkennen. Ihre Augen wurden zu zwei goldenen Ovalen, der Mund öffnete sich, und da war er erneut, der schrille Ton, fast schmerzhaft.

Noah wandte sich zur Seite, und etwas Licht kehrte zurück, gerade genug, um ihm Carolins Gesicht zu zeigen: Die Nase war zu einer Art Schnabel geworden, Wangen und Kinn setzten sich aus Hunderten von kleinen schwarzen Käfern zusammen, die ständig hin und her krabbelten.

Noah zuckte zurück.

»Nimm die Pillen!«, forderte ihn Carolin auf. Es klang wie das Zischen einer Schlange.

Ein Blitz vertrieb die Dunkelheit. Plötzlich wurde es so hell, dass Noah kaum noch etwas sehen konnte. In seinem Kopf schien ein Messer zu stecken, dessen Spitze von hinten über die Augäpfel kratzte.

Noah nahm die Pillen und steckte sie in den Mund. Mit zitternder Hand ergriff er das Glas, trank erst einen zaghaften Schluck, dann, als er merkte, wie durstig er war, leerte er es.

»Und jetzt entspann dich.« Carolin drückte ihn behutsam aufs Bett zurück. »Gleich geht es dir besser.«

Noah schloss die Augen. Er schlief nicht, aber nach und nach breitete sich Ruhe in ihm aus. Die Hitze verließ ihn, das Messer verschwand aus seinem Kopf. Das Atmen fiel ihm wieder leicht, als hätte jemand ein schweres Gewicht von seiner Brust genommen …

Als er einige Minuten später die Augen öffnete, sah er Carolin lächeln.

»Na bitte«, sagte sie zufrieden. »Es ist die Dosis. Daran hat es gelegen. Deine Dosis war zu gering.«

Es gab keine Käfer mehr in ihrem Gesicht, nur noch große Augen, eine gerade Nase und glatte Wangen.

»Es gibt Neuigkeiten«, sagte Carolin. »Gilbert Fournier ist tot. Er kann uns nicht mehr erpressen.«

64 ALEXANDER RIEKER

Auf dem Weg zu seinem neuen alten Büro in St. Pauli blickte Rieker immer wieder aufs Display des speziellen Handys, das Lily gehörte. Mit wem hatte sie sich am vergangenen Abend getroffen? Diese Frage ging ihm erneut durch den Kopf, und wieder fühlte er sich schuldig, weil er in ihrer Wohnung eingeschlafen war und dadurch die Nachricht zu spät gesehen hatte.

Was sollte er tun? Die Suche nach Lily fortsetzen, überall in der Stadt? Es hätte bedeutet, den Mord zu ignorieren. Ein Mann war umgebracht worden, auf eine besonders heimtückische Art und Weise. Es gab gleich zwei Verbindungen zu Harmony: Gilbert Fournier hatte für Kruither & Voch die Übernahme des Start-ups verhandelt, das seit einigen Tagen durch den Erfolg von Sleepless enorm an Bedeutung gewann. Und Harmony verfügte über gut ausgestattete Laboratorien, eine Voraussetzung für die Herstellung von Ranazol.

Beim Altbau unweit der Davidwache angekommen, stellte Rieker sein Rad ab. Vor der Haustür zögerte er, blickte auf seine Uhr und wandte sich nach rechts. Ein schmaler Durchgang brachte ihn zum Hinterhof, und dort saß wie jeden Morgen von neun bis zwölf der Alte auf der Sitzbank neben der Buche. Rieker ging zu ihm.

»Hallo«, sagte er und deutete auf die Bank. »Darf ich mich zu Ihnen setzen?«

»Jo«, lautete die Antwort.

Rieker setzte sich. Der Alte, dessen Namen er nicht kannte, trug eine dunkelbraune Cordhose, ein Flanellhemd in der gleichen Farbe und darüber ein verschlissenes Jackett, das vielleicht einmal zu einem Anzug gehört hatte. Er saß reglos da; nur ein gelegentliches Blinzeln verriet, dass Leben in ihm steckte.

»Sie sitzen jeden Morgen hier«, sagte Rieker. »Ich sehe Sie manchmal, von dort oben.« Er zeigte zum Fenster seines Büros hoch.

Der Alte blickte ins Leere und antwortete nicht.

»Ob Regen oder Sonnenschein, ob kalt oder warm, Sie sitzen hier, jeden Morgen von neun bis zwölf«, sagte Rieker.

»Jo.«

»Warum?«

Wieder schwieg der Alte.

»Ich arbeite bei der Polizei, wissen Sie«, sagte Rieker.

Es blieb still. Der Hinterhof schien ein eigenes kleines Universum zu sein, unerreicht von der Welt außerhalb der alten Mauern. Rieker fühlte die Zeit verstreichen, eine wertvolle Sekunde nach der anderen.

»Eine Freundin von mir ist verschwunden«, fuhr Rieker fort und fragte sich, warum er sich einem Mann anvertraute, den er nicht kannte und von dem er gar nicht wusste, ob er ihn verstand. »Ich muss sie finden, bevor ihr etwas Schlimmes zustößt. Aber meine Polizistenpflicht verlangt auch, dass ich in einem Mordfall ermittle. Beides zusammen geht nicht. Was soll ich tun?«

Rieker begriff, dass er sich deshalb zu dem Alten gesetzt hatte: weil er Ohren brauchte für diese Worte.

Er rechnete nicht mit einer Antwort und stand auf.

»Wir sind Menschen«, sagte der Alte plötzlich. »Das Herz … darauf kommt es an. Wenn wir nicht mehr auf unser Herz hören, ist die Welt verloren.«

Als Rieker sein Büro betrat, war er noch immer verwundert und sehr nachdenklich.

»Er hat mir geantwortet«, sagte er.

Charlotte sah von ihrem Schreibtisch auf. An diesem Tag trug sie das rotblonde Haar offen und hatte es hinter die Ohren zurückgestrichen, wodurch die Sommersprossen in ihrem blassen Gesicht deutlicher hervortraten.

»Wer?«, fragte sie.

Rieker deutete zum Fenster. »Der Alte unten auf der Bank. Ich habe ihn etwas gefragt, und er hat geantwortet.«

»Was hast du ihn gefragt?«

Rieker ging zum Fenster und sah in den Hinterhof hinab. Der Alte saß noch immer auf der Bank, beide Hände auf dem Knauf seines Gehstocks.

»Ich hab ihn gefragt, was ich tun soll.« Rieker kam sich ein wenig dumm vor. »In meiner besonderen Situation. Ich meine, mit Lily und den neuen Ermittlungen. Ich musste mit jemandem darüber reden«, fügte er verlegen hinzu.

Charlottes Blick sagte: Warum redest du nicht mit mir darüber? Ihr Mund fragte: »Was hat er geantwortet?«

»Er meinte, der Mensch sollte sein Herz entscheiden lassen. Andernfalls wäre die Welt verloren.«

Charlotte zögerte. »Und was sagt dein Herz?«

»Ich schätze, du kennst die Antwort, Charlie.« Rieker wandte sich vom Fenster ab und blieb unschlüssig in der Mitte des Büros stehen, zwischen den beiden Schreibtischen. »Hat jemand angerufen? Frank Hanner vielleicht? Oder der alte Harry? Harald Bargmann? Er wollte sich ein wenig umhören.«

»Nur Kowalski.«

Rieker trat zu Charlottes Schreibtisch. »Du siehst schrecklich aus, Charlie.«

»Oh, herzlichen Dank!«

»Nein, ich meine, man sieht dir an, dass du eine schlaflose Nacht hinter dir hast. Du bist fix und fertig. Mach Schluss für heute. Leg dich hin.«

»Wir haben einen Mordfall«, entgegnete Charlotte.

»Der Tote bleibt tot, auch wenn du weiterhin an deinem Schreibtisch sitzt.«

Das Telefon klingelte.

Charlotte griff nach dem Cordless. »Büro Kommissar Rieker.«

Einige Sekunden verstrichen.

»Ja, er ist hier«, sagte Charlotte mit einem entschuldigenden Blick zu Rieker und reichte ihm das Telefon. Ihre Lippen formten stumm einen Namen: Kowalski.

Rieker nahm das Cordless entgegen und meldete sich.

»Wie kommen Sie voran?«, fragte der Leiter der Mordkommission.

»Was?«

»Geht das schon wieder los, Rieker? Ihre Ermittlungen. Kroge hat mich angerufen und bestätigt, dass es sich um einen Mord handelt. Haben Sie sich den Tatort angesehen?«

»Ja.«

»Und?«

»Und was?«

»Mann, Rieker, warum haben Sie heute so eine lange Leitung? Was hat sich am Tatort ergeben?«

Rieker versuchte, sich zu konzentrieren. Das Herz, dachte er. Wenn wir nicht mehr auf unser Herz hören, geht die Welt zugrunde.

»Nichts«, sagte er. »Maria und Josef waren da. Ich meine, Marianne Süder und Joris Goverts von der Spurensicherung. Ihrer Ansicht nach gibt es keine Anzeichen für ein Fremdverschulden.«

»Inzwischen wissen wir es besser«, erwiderte Kowalski. »Also, sitzen Sie nicht in Ihrem Büro herum! An die Arbeit!«

Kowalski unterbrach die Verbindung.

Rieker starrte auf das Cordless in seiner Hand. »Warum setzt er mich so unter Druck?«

Er hörte ein leises Piepen, und für einen Moment wusste er nicht, woher es stammte. Dann erinnerte er sich plötzlich und zog mit der Linken Lilys kleines Handy aus der Hosentasche.

Das Display zeigte eine Art Fadenkreuz und abseits der Linien einen blinkenden Punkt.

Das Handy empfing ein Signal von Lilys Mikrosender!

»Ich muss sofort los!«, stieß er hervor, legte das Cordless auf den Schreibtisch seiner Assistentin und eilte zur Tür.

Er hatte sie halb geöffnet, als Charlotte fragte: »Soll ich mitkommen?«

Rieker zögerte. »Nein. Ruh dich aus, Charlie. Fahr nach Hause.«

Enttäuschung erschien in Charlottes Gesicht. Rieker achtete nicht darauf und war schon im Flur, als sie ihm nachrief: »Funakoshis siebte Karateka-Regel: ›Unglück geschieht immer durch Unachtsamkeit.‹«

Rieker lief zur Treppe.

65 BLACK LILY

Es klickte und klackte, die Tür öffnete sich, und Hannibal kam herein. Auch diesmal ließ er die Tür einen Spaltbreit offen.

Lily lag auf dem Bett und öffnete die Augen.

»Hast du geschlafen?«, fragte Hannibal. Er stellte ein Glas auf den Tisch, das eine klare Flüssigkeit enthielt, vielleicht Wasser.

»Nein«, log Lily. Die Wahrheit lautete: Sie hatte die Augen vor dem grässlichen Weiß des Zimmers verschlossen, um konzentriert nachzudenken, doch dann war sie irgendwann eingenickt.

Hannibal blieb stehen. »Tut's noch weh?«

»Nein«, antwortete Lily, und auch das war eine Lüge. Kopfschmerzen erinnerten an Hannibals Faust, die sie an der Schläfe getroffen hatte.

Wie viel Zeit war vergangen?, fragte sie sich. Vom Gefühl her konnte es nicht mehr als eine Stunde sein, aber vielleicht hatte sie länger geschlafen. Die verstrichene Zeit war wichtig – sie entschied darüber, ob der Mikrosender in ihrem Magen beziehungsweise im Darm noch funktionierte. Seine Batterie hielt nicht unbegrenzt lange.

Hannibal deutete auf das Glas, das er mitgebracht hatte. »Trink das!«

»Ein Glas Wasser als Frühstück.«

Der junge Mann mit dem zerzausten Haar zuckte mit den Schultern. Er trug noch immer die stylishe Jeans und das türkisfarbene Hemd, woraus Lily schloss, dass nicht allzu viel Zeit vergangen war.

»Oh, du kriegst später was zu essen«, sagte er großzügig. »Zuerst trinkst du das.«

Lily beäugte das Glas argwöhnisch. »Was ist da drin?«

»Wasser. Mit einem kleinen Zusatz.«

Lily setzte sich langsam auf und fühlte, wie die Anspannung zurückkehrte. »Was für ein Zusatz?«

Hannibal lächelte. »Lass dich überraschen.«

»Solche Überraschungen mag ich nicht«, sagte Lily ernst und sah zu Hannibal hoch. »Du hast keine Fragen gestellt. Bist du nicht mehr an Antworten interessiert?«

»Du wirst mir alles sagen, was du weißt.« Hannibal verkündete es mit einer Gewissheit, die Lily Unbehagen bescherte. »Über die Ermittlungen deines Freundes, Kommissar Rieker, über deine Arbeit als Freelancerin und für den Geheimdienst, über Zeta und alles andere, das mich und meinen Auftraggeber interessiert. Aber nicht hier. Später, an einem anderen Ort.« Er zeigte erneut auf das Glas. »Trink!«

»Wer ist dein Auftraggeber?«

»Ein alter Mann, der viel Geld mit Informationen verdient. Möchtest du seinen Namen hören?«

»Würdest du ihn mir nennen?«, fragte Lily.

Hannibal lächelte erneut, auf eine hintergründige Art und Weise. »Wer weiß? Vielleicht. Kommt darauf an.«

»Worauf?«, hakte Lily nach.

»Zum Beispiel darauf, ob du das dort trinkst oder nicht.«

»Was ist da drin? Pentothal oder was in der Art? Willst du mich mit einem Wahrheitsserum zum Sprechen bringen?«

»Es wäre vielleicht einen Versuch wert, meinst du nicht? Etwas, das den freien Willen ausschaltet und die Bereitschaft fördert, alle Fragen zu beantworten. Wie in einem Agentenfilm. Aber dies …« Hannibal breitete die Arme aus. »Dies ist die Realität, und um ganz offen zu sein: Wenn du das nicht freiwillig trinkst, bin ich gezwungen, ein wenig nachzuhelfen.« Er sah auf seine Armbanduhr. »Also los! Wir haben nicht den ganzen Tag Zeit.«

Lily überlegte, ob sie das Glas nehmen und ihm den Inhalt ins Gesicht schütten sollte.

»Jemandem Gewalt anzudrohen ist nicht unbedingt die beste Methode, Freundschaft zu schließen«, sagte sie.

»Du sollst nicht auf dumme Gedanken kommen«, erklärte Hannibal. »Deshalb das Glas. Es enthält ein Betäubungsmittel, in einer Dosis, die dich nicht schlafen schickt, sondern ein wenig benebelt. Du sollst auf den Beinen bleiben, ich möchte dich nicht tragen müssen.«

Lily saß noch immer da, die Hände im Schoß. Für einen Moment fragte sie sich, ob sie einen zweiten Versuch unternehmen sollte, durch die nicht verschlossene Tür zu entkommen. »Wohin willst du mich bringen?«

»Oh, wenn es nach mir ginge, würde ich dich hierbehalten, in diesem hübschen weißen Zimmer, in dem du gut aufgehoben bist. Aber ich glaube, mein Auftraggeber möchte selbst mit dir sprechen, an einem Ort seiner Wahl. Und wir wollen doch nicht, dass es während der Fahrt dorthin zu irgendwelchen Problemen kommt, oder?«

Lily rührte sich nicht.

Hannibal kam einen Schritt näher. »Wenn du das Glas nicht trinkst, muss ich dich dazu zwingen.«

Er meinte es ernst, sie sah es in seinen Augen. Lily dachte an den kleinen Sender, den sie in sich trug. Die Wände des weißen Zimmers schirmten seine Signale ab, aber außerhalb des Gebäudes …

Sie griff nach dem Glas, setzte es an die Lippen und trank.

66

Ein grauer Schleier schien sich über die Welt gelegt zu haben. Einzelheiten blieben dahinter verborgen, es zeigten sich nur grobe Konturen. Lily wankte durch eine Tür, die in ihren Fluchtgedanken eine wichtige Rolle gespielt hatte.

»Achtung bei den Treppenstufen«, hörte sie die Stimme des Mannes, der sie führte. Er hatte ihr etwas zu trinken gegeben, erinnerte sie sich, etwas, das sie nicht hatte trinken wollen …

Sie stolperte. Die Hand schloss sich fester um ihren Arm und hielt sie fest.

»Aufpassen«, sagte der Mann. Hannibal, so hieß er.

Dunkelheit und Licht wechselten sich ab, die nahen Wände wichen zurück. Ein großes Zimmer, stellte Lily benommen fest, die Vorhänge an den Fenstern halb zugezogen.

»Jetzt geht's nach draußen«, verkündete Hannibal. »Sei hübsch brav.«

Er hatte sie entführt, erinnerte sich Lily, als sie Sonnenschein im Gesicht spürte und Kies unter ihren Füßen knirschen hörte. Die Wand eines kleinen Gebäudes erschien vor ihr, eine Garage, vor der ein Wagen stand, grau wie ein bedeckter Himmel.

Hannibal öffnete die Beifahrertür. »Hinein mit dir.«

Sie stand und schwankte, bis er ihr beim Einsteigen half und den Gurt anlegte. Ihr Kopf sank immer wieder nach vorn; es fiel ihr schwer, ihn aufrecht zu halten. Sie beobachtete die eigenen Gedanken, die wie Würmer durch klebrigen Schleim krochen. Konzentrier dich!, forderte sie sich auf. Eine bessere Gelegenheit zur Flucht bekommst du nicht!

Den Gurt abstreifen, die Tür öffnen, nach draußen springen und laufen, vielleicht auch noch um Hilfe schreien …

Doch ihre Beine zitterten nur ein wenig und gehorchten nicht, die Hände blieben schlaff und kraftlos im Schoß liegen. Und der Kopf sank wieder nach vorn.

Hannibal fuhr los. Lily hörte den Motor, manchmal schaukelte sie, doch der Gurt hielt sie fest.

Der Sender!

Plötzlich fiel er ihr ein, der Mikrosender, den sie am vergangenen Abend geschluckt hatte. Jetzt gab es keine Mauern mehr, die seine Signale abschirmten.

Der Wagen rollte langsam im dichten Verkehr. Links bemerkte Lily einen kleinen Park, darin ein Denkmal, eine vertraut wirkende Statue auf einem hohen Sockel. Der Alte Elbpark, flüsterte ein Gedanke in ihr, etwas flinker als die anderen. Das Bismarck-Denkmal.

Sie waren noch in Hamburg.

Achthundert Meter, dachte sie. So weit reichten die Signale des Mikrosenders. Wenn die Batterie noch genug Ladung hatte.

Ein Radfahrer fiel ihr auf, ein Mann, der in ihre Richtung starrte, so verblüfft, als glaubte er, seinen Augen nicht trauen zu können.

Es gelang Lily, den Kopf ein wenig zu drehen. Der Radfahrer trat in die Pedale und schickte sich an, die Straße zu überqueren. Autos hupten.

Alex?, dachte Lily.

Hannibal fuhr schneller. Die Kreuzung mit dem Radfahrer, der dem Wagen zu folgen versuchte, blieb hinter ihnen zurück.

»Nur eine halbe Stunde bis zu unserem Ziel auf dem Land«, sagte Hannibal fröhlich. »Und heute Abend kriegen wir Besuch.« Er blickte kurz zur Seite. »Bis dahin bist du wieder fit.«

HEUTE

67 KONSTANTIN DER GERUCH DES FEUERS

ROM

Draußen lebte die Stadt selbst in tiefer Nacht. Musik und Stimmen drangen durchs offene Fenster, gedämpft vom Wind, mal lauter, mal leiser.

Konstantin lag auf dem Bett seines Ausweichquartiers, die Augen geschlossen. Er schlief nicht, er lauschte den eigenen Gedanken.

In seinem wachen Traum wanderte er über einen Sandstrand gelb wie Gold, rechts das Meer, dunkel unter dem Nachthimmel, links hohe Bäume, in deren Wipfeln es gelegentlich raschelte. Er spürte den Sand unter seinen Zehen, er hörte das Rauschen der Wellen und fühlte das warme Wasser, wenn es die Füße erreichte. Sterne leuchteten am Himmel, mehr, als man zählen konnte.

Sanfter Wind wehte ihm den Geruch von Feuer entgegen.

Konstantin blieb stehen.

»Ich weiß, dass du hier bist«, sagte er laut und deutlich.

Eine weitere Welle kam, etwas größer als die anderen, und brachte genug Wasser, um für einige Sekunden beide Füße zu bedecken. Konstantin spürte, wie der Sand unter ihnen nachgab. In den nahen Baumwipfeln raschelte es erneut, als ein kleines Geschöpf von Ast zu Ast sprang.

Die Luft blieb klar, aber der Brandgeruch wurde stärker.

Konstantin ging langsam weiter, an der Wassergrenze entlang.

»Du kannst dich nicht vor mir verstecken«, sagte er.

Licht flackerte. Die Nacht wurde etwas heller.

Der Flammenmann kam zwischen den Bäumen hervor. Einige Zweige fingen Feuer, brannten lichterloh und zerfielen zu Asche. Das im Geäst umherspringende Geschöpf quiekte erschrocken und floh.

Konstantin ging noch einige Schritte, bevor er erneut stehen blieb. »Wer bist du? Was willst du von mir?«

Der Flammenmann antwortete nicht. Er kam näher, das Knistern und Prasseln seines Feuers wurde lauter. Konstantin versuchte erneut, ein Gesicht auszumachen, aber wenn es eins gab, verbarg es sich hinter den roten und gelben Flammen.

»Ich weiß, dass du sprechen kannst«, sagte Konstantin. »Oder zumindest flüstern. Warum antwortest du nicht?«

Die feurige Gestalt stapfte auf ihn zu. Konstantin sah die hinter ihr zurückbleibenden Spuren im Sand.

Plötzlich hielt er etwas in der Hand, den Colt Python aus seiner Sammlung.

»Damit kannst du nichts gegen mich ausrichten, das weißt du«, zischten die Flammen.

Konstantin betrachtete die Waffe und sah den Widerschein des Feuers auf ihrem Metall. Er steckte den Revolver in die Hosentasche seiner Shorts – der Griff ragte ein ganzes Stück aus ihr heraus – und wich ins Wasser zurück, das ihm nach wenigen Schritten bis zu den Waden reichte.

Der Flammenmann zögerte nicht an der Wassergrenze. Mit ruhigen, gleichmäßigen Schritten folgte er Konstantin ins Meer, das zu brodeln begann. Dampf stieg auf. Die Flammen wurden nicht weniger oder kleiner, sie loderten sogar heller.

Konstantin wich noch etwas weiter zurück. Das Wasser stieg höher, und eine Welle zog ihm den Colt aus der Hosentasche – als er danach greifen wollte, war die Waffe bereits verschwunden.

Das Wasser um ihn herum wurde wärmer, als sich der Flammenmann näherte. Konstantin wollte noch weiter zurückweichen, doch die Wellen stemmten sich ihm entgegen, und je mehr er gegen sie ankämpfte, desto höher türmten sie sich auf.

»Du kannst mir nicht entkommen.«

Konstantin hörte das Flüstern des Flammenmanns ganz deutlich, obwohl sein Feuer prasselte und das Meer zischte. Er blieb stehen, als ihm klar wurde, dass er den Widerstand der Wellen nicht überwinden konnte. Für einen Moment überlegte er, der feurigen Gestalt auszuweichen. Konnte er den Strand erreichen und sich irgendwo zwischen den Bäumen verstecken?

»Ich würde dich finden«, knisterten die Flammen.

Ich muss meine Angst besiegen, dachte Konstantin. Er sammelte seine Kraft und machte einen Schritt nach vorn.

»Willst du leben oder sterben?«, flüsterte der Flammenmann.

»Hier gibt es keinen Tod«, erwiderte Konstantin. »Nicht für mich. Feuer und Wasser vertragen sich nicht.«

Mit beiden Händen spritzte er dem Flammenmann lauwarm gewordenes Wasser entgegen und hörte, wie es zischte, als es im Feuer verdampfte. Weiße Schwaden stiegen auf, wie beginnender Nebel.

»Komm und stirb!« Der Flammenmann breitete die Arme aus.

Konstantin schloss die Augen. Es gab kein Entkommen mehr. Leben oder sterben …

Die heißen Arme des Flammenmanns schlossen sich um ihn.

68

Konstantin riss die Augen auf und hob die Hände. Für ein oder zwei Sekunden sah er sie verbrannt, voller Ruß und Blasen, dann kehrte unversehrte Haut zurück.

Er drehte die Hände und betrachtete sie im Licht einer Straßenlampe, das durchs halb offene Fenster fiel. Sie zitterten ein wenig, waren jedoch unversehrt.

Er langte nach dem Päckchen auf dem Nachtschränkchen, nahm eine grüne Sleepless-Pille, schluckte sie, ging ins Bad und trank etwas Wasser.

Der Spiegel zeigte ihm das Gesicht eines Wachen. Er sah die

Anzeichen, wie ein kleines Licht in den Augen, das sich nur dem zeigte, der es zu erkennen verstand. Dies war der Blick eines Menschen, der nicht mehr schlafen musste, dessen Gehirn keinen Reset mehr brauchte, um erfrischt zu sein und neue Informationen verarbeiten zu können. In den Augen lag so etwas wie … Hunger, dachte Konstantin, ein Verlangen nach mehr Leben. Er lächelte zufrieden, trotz allem.

Wieder im Wohn- und Schlafzimmer des kleinen Quartiers, knurrte ihm der Magen. Er warf einen Blick auf die Uhr – kurz nach zehn. Sollte er die Unterkunft verlassen und etwas essen, oder war es besser, noch ein wenig zu warten? Der Leihwagen stand zwei Straßen entfernt; er konnte damit zu dem kleinen Hotel in La Giustiniana zurückkehren. Ansonsten würde dessen Inhaberin ihn erst am nächsten Morgen vermissen, und wenn sie dann in sein Zimmer sah, würde sie tausend Dollar auf dem Tisch und einen Zettel mit einem großen »Thanks!« vorfinden.

Er entschied sich gegen die Rückkehr nach La Giustiniana. Vielleicht hatte man John Smith inzwischen nicht nur mit Konstantin in Verbindung gebracht, sondern auch mit einem amerikanischen Fotografen namens Richard Stanley Morane aus Wyoming. Das Risiko war zu groß.

Konstantin setzte sich an den Tisch, schaltete die kleine Lampe ein und öffnete Mancinis Aktentasche. Er nahm sich die Schriftstücke und Dokumente vor, las anschließend auch in den Schnellheftern und versuchte, Verbindungen zu erkennen und die einzelnen Mosaiksteine zu einem großen Bild zusammenzusetzen. Grafische Darstellungen zeigten Unternehmensstrukturen, denen Mancini per Hand geschriebene Namen hinzugefügt hatte: Jayden de Boer (Amsterdam), Benedikt Hoffmann (Frankfurt), Alexandra Meidrich (Berlin) und Natalia Domanski (Warschau). Weitere Namen waren abgekürzt oder nur in Form von Initialen vorhanden, mit denen Konstantin nichts anzufangen wusste, unter ihnen ein C. A., das sich mehrmals wiederholte und mit Ausrufezeichen versehen war.

Eine Stunde verging, dann eine zweite und eine dritte. Konstantin las und las, ohne zu ermüden. Durch das offene Fenster erreichten ihn die Geräusche der Nacht: Verkehrslärm, Musik, lachende Stimmen, einmal ein zorniger Ruf aus einer nahen Gasse. Gelegentlich hob er den Kopf und blickte nach draußen, sah im Schritttempo fahrende Autos und tanzende Jugendliche.

Auch in dem mehrstöckigen Gebäude, in dem Konstantin ein Dachgeschosszimmer gemietet hatte, war es nicht still. Durch die dünnen Wände hörte er Fernseher, Stereoanlagen und gegen ein Uhr einen heftigen Ehestreit, mit zerbrechendem Geschirr, einer schrillen Frauenstimme und den Flüchen eines Mannes. Gelegentlich hob Konstantin den Kopf und horchte, wenn er Schritte im Flur hörte, bereit, die nahe Pistole zu ergreifen. Doch niemand blieb vor seiner Tür stehen. Wer auch immer durch den Flur ging, sein oder ihr Ziel war eins der anderen Zimmer.

Konstantin las weiter.

Zeta wurde in den Unterlagen nirgends erwähnt, aber mehrmals war von der »Gruppe« die Rede. Bestimmte Namen hatte Mancini mit handschriftlichen Bemerkungen versehen, die wie schnell hingekritzelt wirkten und manchmal schwer zu entziffern waren. *Hintergründe klären,* hieß es an einer Stelle, *Gibt es Verbindungen nach Süden?*, an einer anderen. Konstantin vermutete, dass mit »Süden« Don Michele gemeint war, der offenbar zumindest beim italienischen Teil der »Gruppe« eine wichtige Rolle spielte.

Parlament?, las Konstantin. *Senat?* Und immer wieder: *Neue Welt,* mit Nummern versehen, als existierten verschiedene Versionen dieser Neuen Welt. Einmal stand dieser Hinweis neben dem Firmennamen Kruither & Voch, den Mancini mehrmals unterstrichen und mit einem Pfeil versehen hatte, dessen Spitze auf *Harmony* zeigte.

Drei Worte, die bei den Firmenübersichten und Organigrammen politischer Organisationen immer wieder auftauchten, lauteten: *Deutschland, Brois* und *Wahlen.*

Konstantin öffnete sein Notebook, klappte den Deckel hoch,

verband sich mit dem WLAN der Pension und aktivierte das Virtual Private Network, das er auch in dem kleinen Hotel in La Giustiniana benutzt hatte.

In wenigen Wochen fanden in Deutschland Bundestagswahlen statt, und ein gewisser Oskar Brois, bereits Erster Bürgermeister von Hamburg, hatte gute Chancen, Bundeskanzler zu werden, vor allem deshalb, weil er sich von Anfang an klipp und klar gegen ein Verbot von Sleepless ausgesprochen hatte. Viele Menschen in Deutschland nahmen die Smart Drug, seit sie vor zwei Jahren auf den Markt gekommen war, und wollten das neue Leben mit ihr nicht missen. Brois' politische Gegner jedoch erwogen ein Verbot und sprachen oft von einer »gesunden Zukunft« für Deutschland, Europa und die Welt.

Konstantin las weiter. Die Uhr zeigte drei, dann vier.

Draußen wurde die Nacht noch lauter, der Verkehr auf den Straßen noch dichter. Die gedämpften Stimmen von zwei Männern erklangen im Flur. Konstantin neigte den Kopf ein wenig und lauschte, mit der Hand bei der Pistole. Die beiden Stimmen entfernten sich, die Männer gingen die Treppe hinunter.

Konstantin lehnte sich zurück, sah aus dem Fenster und überlegte.

Mancinis handschriftliche Notizen waren nicht nur wegen der krakeligen Schrift schwer verständlich. Es handelte sich um kleine Erinnerungsstützen für Gedanken, Vermutungen und Hypothesen. Es gab einige kleine Hinweise, halb versteckt in den Notizen, und aus ihnen ging hervor, dass Riccardo Mancini eine eigene Agenda hatte. Er plante eine Karriere, die über das italienische Innenministerium hinausging, und vielleicht stand an ihrem Ziel das Amt des Ministerpräsidenten. Er stützte sich dabei vor allem auf die »Gruppe«, die offenbar über erheblichen Einfluss in Wirtschaftsunternehmen und staatlichen Institutionen verfügte. *Neue Welt?*, hatte Mancini an einer Stelle an den Rand geschrieben, diesmal versehen mit einem Fragezeichen, doch gleich darunter: *Bald!* Und: *Italien, meine neue Welt!*

Der Begriff »Neue Welt« erschien auch in den Dokumenten

und bezog sich offenbar auf eine politische Neuausrichtung, auf ein Programm oder einen Plan.

Eine neue Welt unter neuer Führung?, dachte Konstantin und blickte noch immer nach draußen. Er schob all die ökonomischen und politischen Details beiseite, weil er ohne einen konkreten Zusammenhang mit ihnen nicht viel anfangen konnte, und versuchte, das große Bild zu sehen. Eine Gruppe namens »Zeta« – die mit Harmony in Verbindung stand, dem Unternehmen, das vor zwei Jahren Sleepless entwickelt hatte – schien bestrebt, ihren Einfluss bei Unternehmen, Banken und auch in der Politik zu festigen und auszuweiten. In Deutschland wollten sie offenbar an den kommenden Bundestagswahlen teilnehmen, sie gewinnen und anschließend die staatlichen Institutionen unter ihre Kontrolle bringen. Es ging dabei nicht nur um die Verhinderung des drohenden Verbots von Sleepless, sondern um eine neue Politik, vielleicht so etwas wie eine neue Weltordnung.

Konstantin begriff immer mehr, wieso Pascal in Marseille Zeta mit Licio Gellis P2, Propaganda Due, verglichen hatte.

»Eine Verschwörung?«, fragte er die warme, laute Nacht.

Das Wort klang abgegriffen, zu oft benutzt. Es handelte sich nicht um ein klassisches Komplott, sondern eher um eine Übernahme. Eine wirtschaftliche Macht, durchsetzt von Organisierter Kriminalität, schickte sich an, die politische Macht zu übernehmen.

Dass es mit Deutschland und Italien beginnen sollte, schuf gewisse historische Parallelen, die Gespenster der Vergangenheit heraufbeschworen.

Konstantin wandte sich vom Fenster ab, blätterte erneut in den Unterlagen und fragte sich, ob er den richtigen Eindruck gewonnen hatte.

Italien, meine neue Welt!, las er erneut. Davon träumte Riccardo Mancini. Oder er hatte davon geträumt. Lebte er noch?

Die Tasten des Notebooks klickten unter Konstantins Fingern, als er in den Online-Ausgaben von Zeitungen wie *La Re-*

pubblica und *Corriere della Sera* die aktuellen Meldungen durchging. Nirgends wurde ein Staatssekretär aus dem Innenministerium erwähnt, der einem Gewaltverbrechen zum Opfer gefallen war. Eine Google-Suche ergab keine Hinweise auf irgendeinen Zwischenfall in Zusammenhang mit einem Riccardo Mancini.

Er sah auf die Uhr. Seit er Mancini verletzt oder gar tot in seinem Badezimmer zurückgelassen hatte, waren neun Stunden vergangen. Bestimmt hatte ihn inzwischen jemand gefunden – und verhindert, dass etwas an die Öffentlichkeit gelangte.

Konstantins Blick kehrte nach draußen in die lebendige Nacht zurück. Zweifellos suchte man nach ihm, und das seit Stunden. Wie nahe waren ihm die Verfolger inzwischen gekommen?

Er horchte. Im Flur blieb alles still. Draußen lachte laut eine junge Frau.

Konstantins Finger tanzten erneut auf der Tastatur des Notebooks. Er kontaktierte die Agentur, benutzte dabei einen anderen Account und zögerte, als die Seite des Suchformulars erschien. Das Material aus Mancinis Schreibtisch genügte nicht, um ihn zu schützen oder ihm einen Weg aufzuzeigen, der ihn in eine bessere Position brachte. Er brauchte mehr Informationen über Zeta, also schrieb er die in den Unterlagen genannten Namen ins Eingabefeld, fügte auch die Initialen hinzu, unter ihnen C. A., und schloss seine Anfrage mit »Zeta: Zusammensetzung, Ziele, Pläne«.

Er drückte die Eingabetaste, verband die Hardware-Wallet mit einem USB-Port des Notebooks und wartete.

Normalerweise dauerte es nur wenige Minuten, bis die Agentur mitteilte, wie viel die angeforderten Informationen kosteten und an welche Bitcoin-Adresse der geforderte Betrag überwiesen werden sollte. Doch diesmal blieb der Bildschirm leer. Fünf Minuten vergingen, dann zehn, schließlich eine Viertelstunde.

Als eine halbe Stunde vergangen war, blinkte plötzlich das VPN-Symbol, und ein kleines Fenster öffnete sich, darin ein rotes Ausrufezeichen.

Sofort unterbrach Konstantin die WLAN-Verbindung und

schickte das Notebook in den Ruhezustand, indem er den Deckel zuklappte. Jemand hatte versucht, ihn zu lokalisieren.

Leichter Brandgeruch wehte durchs Fenster, aber es zeigte sich kein flackernder Feuerschein. Das Scheinwerferlicht von Autos strich durch die Nacht. Am Horizont erschienen bereits die Vorboten der Morgendämmerung.

War es der Agentur gelungen, den Ursprung der Anfrage zurückzuverfolgen? Es gab kein sicheres Nein auf diese Frage, und deshalb packte Konstantin seine Sachen zusammen und verstaute alles in der Reisetasche, auch Mancinis Unterlagen. Er musste das Ausweichquartier aufgeben.

Nur eine Minute später verließ er das Gebäude und machte sich auf den Weg zum zwei Straßen entfernt geparkten Leihwagen.

ZWEI JAHRE ZUVOR

69 ALEXANDER RIEKER LÜGE UND WAHRHEIT

Rieker fuhr mit seinem Rad durch dichten Verkehr und versuchte, gleichzeitig das Display von Lilys Handy und auch die Straße im Auge zu behalten.

»He, wozu gibt's hier wohl Radwege?«, rief ihm ein Autofahrer durchs offene Seitenfenster zu.

Rieker achtete nicht darauf – der blinkende Punkt hatte fast die Mitte des Fadenkreuzes erreicht. Sie musste ganz in der Nähe sein, nicht mehr als zwei oder drei Dutzend Meter entfernt.

Die nächste Ampel leuchtete rot, der Verkehr kam zum Stehen. Rieker hob den Blick vom Display. Autos, Lieferwagen und Lkws umgaben ihn. Links erstreckte sich der Alte Elbpark mit dem eindrucksvoll großen Bismarck-Denkmal. Auf der rechten Seite …

Dort saßen zwei Personen in einem grauen Wagen: der Fahrer blond und jung, um die dreißig, mit einem türkisfarbenen Hemd; die Beifahrerin etwas älter, mit schwarzem Haar, dunklen Augen und dunkler Bluse. Eine Dark Lady …

Sie beobachtete ihn. Ihr Mund öffnete sich …

Die Ampel sprang auf Grün.

Die schwarze Lilie. Black Lily. Dort saß sie, in dem grauen Wagen, der sich wieder in Bewegung setzte, zusammen mit all den anderen.

Rieker machte sich daran, die Straße zu überqueren.

Ein Hupkonzert begann.

Rieker trat in die Pedale, nutzte jede noch so schmale Lücke zwischen den Fahrzeugen und riskierte dabei mehr als einmal eine Kollision.

»Lily!«, rief er, als ob das einen Sinn hätte.

Der graue Wagen bog ab und wurde schneller. Rieker schaffte es schließlich zur anderen Seite der Kreuzung, aber der Abstand zu dem Kompaktwagen war auf über hundert Meter gewachsen und wurde schnell größer.

Rieker legte sich ins Zeug und fuhr so schnell er konnte. Einen Kilometer weit hoffte er, dem grauen Wagen tatsächlich folgen zu können, ihn nicht aus den Augen zu verlieren. Doch eine weitere Ampel machte ihm einen Strich durch die Rechnung. Lilys Entführer schaffte es noch bei Grün über die Kreuzung, bevor die Ampel auf Rot wechselte. Rieker machte einen halbherzigen Versuch, die Kreuzung trotzdem zu überqueren, was den Fahrer einer von rechts kommenden Limousine zur Vollbremsung zwang.

»He, Sie da!« Ein Streifenpolizist näherte sich. »Runter von der Kreuzung.«

Rieker sah zur anderen Seite – der graue Kompaktwagen mit Lily auf dem Beifahrersitz war verschwunden. Widerstrebend schob er sein Rad zum Straßenrand.

»Kampfradler, wie?« Der Streifenpolizist, ein junger Mann von nicht mehr als fünfundzwanzig Jahren, holte einen Strafzettelblock hervor.

»Nein, ich …«

»Sie hätten einen schweren Unfall verursachen können.« Der junge Polizist begann zu schreiben. »Gefährdung des Straßenverkehrs …«

»Ich habe eine Entführte verfolgt«, sagte Rieker und klopfte auf seine Hosentaschen, fand aber nur das eigene Smartphone. Er hatte Lilys Handy verloren!

Der Polizist schüttelte den Kopf. »Ich habe schon viele Ausreden gehört, aber noch nie eine so absurde. Name?«

»Rieker«, sagte Rieker und sah zurück in die Richtung, aus der er gekommen war. »Verdammter Mist!«

»So heißen Sie? Rieker Verdammter Mist?«

Es brodelte in Rieker, als er seinen Ausweis hervorholte. »Ich bin *Kommissar* Rieker, und ich habe tatsächlich eine entführte Frau verfolgt. Wenn Sie im Präsidium nachfragen, werden Sie feststellen, dass ich die Dame heute Morgen als vermisst gemeldet habe. Sie saß in einem grauen Wagen, der es vor mir über die Kreuzung geschafft hat, und ich wollte hinterher …«

Rieker blickte in ein verblüfftes Gesicht und winkte ab. »Ach, vergessen Sie's. Und vergessen Sie auch den verdammten Strafzettel. Ich bin in Ausübung des Dienstes unterwegs gewesen.«

»Ohne Blaulicht«, stellte der junge Streifenpolizist fest. »Und ohne Sirene, um den Verkehr zu warnen.«

»Haben Sie schon mal ein Fahrrad mit Blaulicht gesehen?«

Sein Handy in der Hosentasche vibrierte und klingelte. Er holte es hervor. »Rieker.«

»Bargmann«, meldete sich der alte Harry. »Ich hab mich wie versprochen ein wenig umgehört.«

»Und?«, fragte Rieker. Der junge Streifenpolizist starrte ihn an, den Strafzettelblock unschlüssig in der Hand.

»Billyboy ist gestern Abend gegen elf zufällig in der Gebrochenen Trommel gewesen. Obwohl er kein Literat ist und dort auch nicht unbedingt seine Musik gespielt wird. Er steht mehr auf Schwermetall. Kennst du die Trommel?«

Der alte Harry meinte eine Kneipe unweit der Reeperbahn, eingerichtet von jemandem, der seinen Gästen nicht nur vierunddreißig verschiedene Sorten Whisky, achtundzwanzig Sorten Bier und siebenundsechzig verschiedene Snacks anbot, sondern auch zahlreiche Bücher – der Ort wirkte wie eine Mischung von Elbschlosskeller und Bibliothek. Der Name »Gebrochene Trommel« bezog sich auf eine berüchtigte Taverne von Ankh-Morpork, einer Stadt auf der von Terry Pratchett geschaffenen Scheibenwelt.

»Ja, kenne ich«, sagte Rieker.

»Dort ist ihm ein Pärchen aufgefallen«, fuhr der alte Harry fort. »Ein blonder Typ, jung, mit einer dunklen Dame ein paar Jahre älter als er. Dunkles Haar, dunkle Augen, dunkler Lippenstift, dunkle Fingernägel, dunkle Kleidung. Eine Dark Lady.«

»Lily«, sagte Rieker.

»Klingt ganz nach ihr«, bestätigte Harry Bargmann. »Billyboy ›Krawallmacher‹ wunderte sich darüber, wie wenig die dunkle Dame vertrug. Nur ein Glas, und sie war fast hinüber. Der junge Mann brachte sie fort.«

»Wohin?«

»Das wollte er mir nicht sagen«, antwortete Harry. »Vielleicht weil er befürchtete, sich in etwas einzumischen, das ihn nichts angeht.«

»Aber er weiß es?« Rieker schöpfte neue Hoffnung. »Hattest du den Eindruck, dass er mehr weiß?«

»Ich glaube schon.«

»Wo finde ich ihn?«, fragte Rieker schnell. »Wo ist er jetzt?«

»Um diese Zeit könnte er mit seinem Mittagsbesäufnis begonnen haben«, sagte Harry. »Im ›Powerhouse‹ drüben in Altona.«

»Kenne ich. Danke, Harry! Du hast was bei mir gut.« Rieker unterbrach die Verbindung, steckte das Handy ein und schwang sich wieder auf sein Rad. »Ich muss los«, teilte er dem jungen Streifenpolizisten mit. »Einen Entführer jagen!«

»Nicht bei Rot über die Ampel!«, rief ihm der Polizist nach.

»Ich passe auf!«, rief Rieker zurück und fuhr bei Rot über die Ampel.

70

Musik mit Bassklängen, die Boden und Wände vibrieren ließen, wummerte aus großen Lautsprechern durch drei halbdunkle Räume. Billyboy Luetken saß im dritten an einem Ecktisch und trank sein Mittagessen. Rieker sah, wie er das große Glas Bier absetzte, das er einem Zug halb geleert hatte, sich Schaum von den Lippen wischte, die beiden prankenartigen Hände auf den Tisch legte und den Kopf im Rhythmus der Musik bewegte.

Rieker sank ihm gegenüber auf einen Stuhl. Billyboy sah nicht auf, hielt den Kopf gesenkt und wiegte ihn im Takt der Musik. Er trug ein goldgelbes T-Shirt, das einen Heavy-Metal-Dämon mit Feuer in den Augen zeigte und sich über Brust und Bauch spannte. Tätowierungen reichten von den Händen über die muskulösen Arme bis hin zu den breiten Schultern, bedeckten auch Hals, Wangen und den kahlen Schädel. Er wirkte wie ein Berg, der menschliche Gestalt angenommen hatte.

Nach einer Weile bewegte sich die rechte Hand und nahm das Glas. Billyboy hob den Kopf, hielt die Augen geschlossen, setzte das Glas an die Lippen und leerte es. Fast sanft stellte er es wieder auf den Tisch.

»Nachschub!«, donnerte seine Stimme durchs »Powerhouse« laut genug, um die Musik zu übertönen.

»Hallo, Billyboy«, sagte Rieker. »Du kannst mir helfen.«

Der große, breite Mann auf der anderen Seite des Tisches öffnete ein Auge.

»Rieker«, knurrte er. »Brois kommt raus. Noch heute, hab ich gehört.«

Rieker wollte jetzt nicht an Brois denken und nichts von ihm hören.

»Gestern Abend bist du in der Gebrochenen Trommel gewesen«, sagte er. »Vielleicht deshalb, weil du plötzlich Lust am Lesen hast. Jedenfalls, dort ist dir ein Pärchen aufgefallen.«

Der Wirt, ebenfalls ein muskulöser Tätowierter, aber höchstens eine Zugspitze im Vergleich mit dem fleischgewordenen Mount Everest, dem Rieker gegenübersaß, brachte das Bier.

»Hallo, Kommissar!« Er nahm das leere Glas. »Wussten Sie schon, dass …«

»Ja, ich weiß«, unterbrach ihn Rieker ungeduldig. »Für mich nichts. Wir gehen gleich.«

»Wir?«, brummte Billyboy und leerte das neue Glas zur Hälfte.

»Ja, wir beide.« Rieker wartete, bis der Wirt gegangen war. »Das Pärchen in der Gebrochenen Trommel.« Er hob die Stimme, als die Musik noch lauter wurde. »Ein blonder Typ in Begleitung einer Dark Lady.«

Billyboys finstere Miene erhellte sich ein wenig. »O ja. Nicht übel, die Dame.«

»Nichts für dich, mein Junge«, sagte Rieker. »Ganz entschieden nichts für dich.«

Billyboy grinste. »Na, was höre ich denn da?«

»Sie vertrug nicht viel, die dunkle Dame«, fuhr Rieker fort. »Nach nur einem Glas war sie ziemlich benebelt. Der blonde Typ brachte sie fort. Ich kenne dich als sehr hilfsbereiten Menschen, Billyboy. Du bist bestimmt bereit, mir zu zeigen, wohin die Dark Lady gebracht worden ist.«

Die Musik verklang für einen Moment. Rieker wollte schon erleichtert aufatmen, als die Klänge einer Elektrogitarre durchs »Powerhouse« jaulten, begleitet von einem dröhnenden Trommelwirbel. Billyboy wiegte wieder den Kopf, die Augen halb geschlossen, hob eine Hand und rieb Daumen und Zeigefinger aneinander.

Rieker beugte sich ein wenig vor. »Ein Kommissar verdient nicht viel, und die Bestechungskasse ist gerade leer. Ich fürchte, du musst mir aus reiner Freundlichkeit helfen.«

»Hab zu tun«, knurrte der menschliche Mount Everest, leerte sein Glas und rief: »Noch ein Bier, aber zackig!«

Der Wirt kam, brachte ein neues Glas, nahm das alte und sah Rieker fragend an.

»Noch immer nichts«, sagte der. »Wir gehen gleich.«

»Mir gefällt's hier«, brummte Billyboy und spielte für einige Sekunden Luftgitarre.

Riekers Geduld ging zu Ende. »Du hast jetzt zwei Möglichkeiten, Billyboy. Entweder zeigst du mir, wohin die dunkle Dame gebracht worden ist, oder du bleibst hier sitzen und trinkst noch mehr Bier, das dir allerdings nicht schmecken wird, denn du weißt, dass ich dein Motorrad aus dem Verkehr ziehen lasse, weil es garantiert zu laut ist. Außerdem werde ich dafür sorgen, dass man deine Gang unter die Lupe nimmt, die ›Rocketeers‹, und wenn ich ›Lupe‹ sage, so meine ich ein besonders großes Vergrößerungsglas, das auch klitzekleine Details zeigt, wie zum Beispiel Zuhälterei, Drogenhandel und nicht zu vergessen Steuerhinterziehung. Dann wird sich schnell zeigen, woher dein Geld kommt, mit dem du das Bier bezahlst, das dir dann nicht mehr schmeckt.«

Billyboy Luetken starrte ihn finster an und schien für einen Moment bereit, seinem Spitznamen »Krawallmacher« alle Ehre zu machen.

»Aber das ist natürlich nicht nötig, da du sehr freundlich und hilfsbereit bist.« Rieker stand auf. »Also, gehen wir.«

Billyboy schnaufte, leerte das Glas, das ihm der Wirt gerade gebracht hatte, und knallte es auf den Tisch. Als er aufstand, schien sich eine tektonische Urgewalt zu entfalten.

Draußen bewunderten zwei Jugendliche Billyboys Boss Hoss mit dem 8200 Kubikzentimeter großen V8-Motor, der fünfhundert PS leistete, und wichen respektvoll zurück, als sie »Krawallmacher« Luetken sahen.

»Willst du mit dem Ding fahren?«, fragte Rieker überrascht.

»Was dachten Sie denn?«, knurrte Billyboy, schwang sich auf die große Maschine und griff nach dem Helm.

»Du hast drei Bier intus.«

»Und wenn schon, Mann. Das war nur die Vorspeise, nicht der Rede wert. Das Hauptgericht kommt, nachdem ich Ihnen die Bruchbude gezeigt habe.«

Er betätigte den Anlasser, und mit einem ohrenbetäubend lauten Gewittergrollen sprang die große, teure Boss Hoss an.

»Steigen Sie auf.« Billyboy deutete auf den Soziussitz.

Rieker schüttelte sofort den Kopf. »Nein danke. Ich hab mein eigenes Zweirad dabei.« Er zeigte auf sein Fahrrad.

»Ist das Ihr Ernst, Mann?«

»Und ob!« Rieker nahm sein Rad. »Fahr langsam genug, dass ich folgen kann.«

71

Etwa zwanzig Minuten später erreichten Billyboy und Rieker in Lurup – im Nordwesten von Hamburg – ein Sanierungsviertel. Irgendein großer Investor hatte zwei oder drei Dutzend alte Häuser gekauft, einige von ihnen abgerissen und andere entkernt. Geplant war vermutlich eine Gentrifizierung wie in der Langen Reihe von St. Georg.

Vor einem mehrstöckigen Gebäude, dessen Entkernung offenbar gerade begonnen hatte, hielt Billyboy an, klappte den Seitenständer aus und stieg ab.

»Ende der Reise«, brummte er. »Hierher hat er sie gestern Abend gebracht.«

»Hier wohnt niemand mehr«, sagte Rieker enttäuscht.

»Habe ich behauptet, dass hier jemand wohnt, Mann?«, grollte Billyboy. Groß und breit stand er da, die tätowierten Arme verschränkt.

Rieker ging an dem Schild vorbei, auf dem »Betreten verboten!« stand.

»Können Sie nicht lesen, Herr Kommissar?«, grollte Billyboy.

»Komm, hilf mir suchen«, erwiderte Rieker.

»Wonach?«

»Nach irgendwelchen Hinweisen oder Spuren!«

Rieker trat an Baumaschinen vorbei und zerrte einen Bretterverschlag beiseite. Die offene Tür dahinter führte in ein Gebäude, das mehr wie eine Ruine wirkte.

»Was hat der blonde Typ gemacht, als er Lily – ich meine die Dark Lady – hierherbrachte?«

Billyboy folgte ihm und sah aus wie jemand, der das Gebäude nur mit der Schulter anstoßen musste, um es zum Einsturz zu bringen.

»Es war dunkel, Mann«, brummte er. »Ich hab ein Stück entfernt angehalten, wollte den beiden nicht zu dicht auf die Pelle rücken.«

»Wie rücksichtsvoll von dir.« Rieker sah sich um. Durch offene Fenster fiel Sonnenschein auf Schutt. Er entdeckte einen

Kellerabgang und ging die Stufen hinunter. Billyboy blieb oben stehen.

»Der Wagen hielt«, donnerte seine Stimme. »Blondschopf stieg aus und hat sein Püppchen in dieses Haus geführt. Mehr weiß ich nicht.«

Bei »sein Püppchen« verzog Rieker das Gesicht.

Im Keller erwarteten ihn Dunkelheit und ein muffiger Geruch. Er fröstelte plötzlich.

»Alles klar, Herr Kommissar?«, knurrte Billyboy. »Ich fahr jetzt zurück. Das Mittagessen wartet auf mich.«

Rieker stand stumm in kühler Dunkelheit und stellte sich vor, was der blonde Mann, mit dem sich Lily am Vorabend beim Rathaus getroffen hatte, hier mit ihr angestellt haben mochte. Er fröstelte erneut.

Draußen erwachte die Boss Hoss zu dröhnendem Leben. Staub rieselte von der Kellerdecke. Rieker kehrte zur Treppe zurück und hörte, wie Billyboy Luetken Gas gab und davonfuhr.

Es wurde still.

Warum hatte der Mann Lily hierhergebracht? Rieker ging die Treppe hoch und sah sich die anderen Räume an, ohne eine Spur von Lily zu entdecken. Die erste Möglichkeit – dass der Unbekannte die betäubte Lily hier irgendwo versteckt hatte – erschien ihm immer weniger plausibel. Die zweite gefiel ihm noch weniger als die erste, bedeutete sie doch, dass alles von langer Hand vorbereitet worden war. Die »Bruchbude«, wie Billyboy sie genannt hatte, war nur eine Zwischenstation gewesen, ein Trick, um Spuren zu verwischen. Von hier aus war die Reise zu einem anderen Ort weitergegangen, vielleicht mit einem anderen Wagen, der hinter den Gebäuden gewartet hatte.

Rieker sah dort nach und entdeckte Reifenspuren, aber da er kein Fährtenleser war, konnte er nicht feststellen, wie alt sie waren, von welchem Wagen sie stammten und ob Lily in dem betreffenden Fahrzeug gesessen hatte.

Eine dritte Möglichkeit kam ihm in den Sinn. Hatte der Blonde bemerkt, dass ihm Billyboy gefolgt war? Vielleicht hatte er sich hier mit Lily verkrochen und gewartet, bis »Krawallmacher« Luetken verschwunden war.

»Verdammter Mist!«, fluchte Rieker.

Das Smartphone in seiner Hosentasche klingelte und vibrierte. Er holte es hervor, warf einen Blick aufs Display, das die Nummer des Anrufers zeigte, und hob es zum Ohr. »Bist du noch im Büro, Charlie? Du solltest doch nach Hause gehen und dich ausruhen.«

»Ich hätte keine Ruhe gefunden«, antwortete Charlotte. »Arents ist tot. Von dem Harmony die Zulassungsgenehmigung für Sleepless bekommen hat, du erinnerst dich?«

»Ja.«

»Er erlag seinem Schlaganfall. Damit haben wir sechs Tote in Zusammenhang mit Sleepless«, betonte Charlotte. »Und dann wäre da noch Noah Gunnason.«

»Was ist mit ihm?«

»Er hatte einen Zusammenbruch und wurde ins Krankenhaus eingeliefert.«

Rieker versuchte, sich zu konzentrieren. »Ebenfalls ein Schlaganfall?«

»Nein. Es kann nichts Ernstes gewesen sein, denn die Ärzte haben ihn nach Hause geschickt.«

Rieker überlegte. Bisher hatte er noch nie mit Noah Gunnason allein gesprochen, immer nur im Beisein von Carolin Alberts. »Hast du seine Adresse?«

»Ja.« Charlotte gab sie durch. »Übrigens, mir ist da was zu Ohren gekommen.«

»Und das wäre?« Rieker blinzelte im Sonnenschein und fühlte die Müdigkeit wie ein bleiernes Gewicht.

»Es ist nur ein Gerücht«, sagte Charlotte vorsichtig. »Was man so munkelt, du verstehst schon.«

Rieker sah auf die Uhr. Es wurde später und später. Inzwischen befand sich Lily seit mehr als zwölf Stunden in der Gewalt des Entführers.

»Was man so munkelt«, murmelte er.

»Ja. Du weißt ja, wie das ist. Der eine erzählt dem anderen was, und der oder die gibt es weiter, hinter vorgehaltener Hand. Die interne Gerüchteküche. Ich hab da so meine Quellen.«

»Und was munkelt man so?«, fragte Rieker.

»Die Sache mit Harmony … Offenbar ist Kowalski sehr daran gelegen, dass du gegen die Firma ermittelst. Ich meine, er ruft immer wieder an und macht Druck und …« Sie verstummte.

»Und?«

»Nun, vielleicht macht er Druck, weil er selbst unter Druck steht. Es heißt, die Anweisungen kommen direkt von Simon Lennard Mierhoff.«

»Dem Polizeipräsidenten?« Rieker grübelte darüber ein, zwei Sekunden nach. »Warum?«

»Ja, das ist die Frage. Meine Antwort lautet: Ich weiß es nicht.« Nach einer kurzen Pause fügte Charlotte hinzu: »Es gibt da noch eine kleine Sache.«

»Und die wäre?«

»Vielleicht existiert eine Verbindung zwischen Mierhoff und Brois.«

Etwas von Riekers Müdigkeit löste sich auf. »Natürlich gibt es eine Verbindung. Brois war Innensenator und damit Chef der Polizei.«

»Ich meine eine Verbindung, die darüber hinausgeht.«

»Freundschaft?«, fragte Rieker. »Wie zwischen Brois und Kroge?«

»Vielleicht. Und auch … Geschäftliches.«

Rieker spitzte die Ohren. »Im Ernst?«

»Zwei Häuser, eins in Scharbeutz und das andere auf der Insel Hiddensee. Günstig gekauft. *Sehr* günstig«, betonte Charlotte. »Natürlich nicht auf seinen Namen.«

»Interessant«, kommentierte Rieker.

»Mierhoff könnte bei Brois' vorzeitiger Entlassung aus der Haft geholfen haben«, meinte Charlotte. »Er kennt gewisse Leute und soll sich wohlwollend geäußert haben.«

»Wohlwollend.«

»Ja.«

Riekers Gedanken waren plötzlich nicht mehr träge, sondern sprangen hin und her. Wenn der Polizeipräsident in den Immobilienskandal verwickelt war, der Innensenator Brois ins Gefängnis gebracht hatte … Es erklärte vielleicht, warum seine Ermittlungen vor einigen Monaten plötzlich ins Leere gelaufen waren.

»Da wird ziemlich *viel* gemunkelt«, grummelte er. »Kannst du deine Quellen noch etwas mehr anzapfen?«

»Ich kann's versuchen.«

»Du bist ein Schatz, Charlie. Wirklich. Danke!«

Charlotte zögerte kurz. »Gibt's was Neues, Alex? Du weißt schon.«

»Nein.« Rieker erwähnte nicht, dass er Lily und ihren Entführer gesehen hatte.

»Das tut mir leid.«

»Mir auch.«

»Kehrst du jetzt hierher zurück?«, fragte Charlotte.

»Nicht sofort«, antwortete Rieker. »Erst rede ich mit Noah Gunnason.«

72 OSKAR BROIS

Zusammen mit seinem Anwalt Antonius Jarre trat Oskar Brois durch die Tür der Justizvollzugsanstalt Fuhlsbüttel nach draußen. Die wartenden Journalisten streckten ihm Mikrofone entgegen.

»Was haben Sie jetzt vor, Senator?«

»Wollen Sie in die Politik zurückkehren?«

»Möchten Sie eine neue Karriere als Finanzberater beginnen?«

»Ist der Immobilienskandal, der Sie ins Gefängnis gebracht hat, wirklich ausgestanden?«

Einige der Fragen ärgerten Brois mehr als andere, aber er lächelte blass und müde, wie es ihm sein Anwalt geraten hatte, gab sich schwach und erschöpft. Hinter den Journalisten stand eine Limousine mit getönten Scheiben an der Zufahrt. Sein eigener Wagen, am Steuer eine Person, die ihm ebenfalls gehörte, eine ganz besondere Trophäe.

»Bitte haben Sie Verständnis, dass mein Mandant Ihre Fragen derzeit nicht beantworten kann«, wandte sich Jarre, der wie immer einen dunklen Anzug trug, an die Journalisten. »Geben Sie ihm Gelegenheit, sich von der anstrengenden Haft zu erholen. Gedulden Sie sich bis zur Pressekonferenz morgen Vormittag um neun.«

»Planen Sie weitere rechtliche Schritte gegen die Ermittlungsbehörden?«, fragte jemand. »Insbesondere gegen Kommissar Rieker?«

Die Versuchung war groß, etwas zu sagen, aber Brois begnügte sich mit einem lauten Seufzen. Unsere Geschichte ist noch nicht zu Ende, Rieker, dachte er und wankte, halb von seinem Anwalt gestützt, zum Wagen. Die Journalisten folgten ihm. Eine Stimme war etwas lauter als die anderen.

»Herr Senator, haben Sie vor, in sechs Monaten bei den Wahlen zu kandidieren?«

Jemand anders fügte hinzu: »Wäre Ihre Partei überhaupt bereit, Sie als Kandidaten aufzustellen?«

»Kein Kommentar«, sagte Antonius Jarre und öffnete die Beifahrertür, damit Brois einsteigen konnte. Als der Anwalt im Fond Platz genommen hatte, fuhr die Frau am Steuer an.

»Daniela.« Brois legte ihr die Hand auf den Oberschenkel. »Ich habe dich vermisst.«

Sie hauchte ihm einen Kuss zu. »Und ich dich erst.«

Seine Trophäe: Riekers Frau. Er lächelte. »Ich hoffe, du hast heute Nachmittag nichts vor.«

Daniela lächelte ebenfalls. Mehr noch, ein Strahlen lag in ihrem Gesicht, die Sonne schien aus ihren Augen zu leuchten. »Ich habe mir extra nichts vorgenommen.«

Hinten räusperte sich Antonius Jarre. »Ich habe mir erlaubt, für heute Abend zu einer Besprechung einzuladen. Bei Ihnen zu Hause, Herr Brois. Der ›kleine Kreis‹. Ich hoffe, das ist in Ihrem Sinne.«

»Ja, das ist es durchaus«, erwiderte Brois, ohne den Blick von Daniela zu wenden. In seinen Lenden wurde es warm. »Heute Abend, nicht heute Nachmittag.«

Eine halbe Stunde später stand er an der Anlegestelle seiner Villa in Blankenese, die offiziell nicht ihm gehörte, sondern seinen betagten Eltern.

»Es waren nur einige Monate, aber das hier habe ich wirklich vermisst.« Brois schloss die Augen. »Wind und Sonnenschein. Das Krächzen der Möwen, den Geruch der Elbe.«

»Es ist vorbei«, sagte Daniela. »Er kann dir nichts mehr anhaben.«

»Aber ich ihm.«

Brois drehte sich um und sah zum Haus, das sich groß und mächtig inmitten eines kleinen Parks erhob. Es wäre fast verloren gegangen, als der Immobilienskandal seinen Höhepunkt erreicht hatte. Das Haus seiner Kindheit und frühen Jugend. Undenkbar.

»Was hast du vor?«, fragte Daniela.

»Mit deinem freundlichen Ex? Ich weiß noch nicht. Wie heißt es so schön: Rache ist ein Gericht, das am besten kalt serviert wird. Es gibt mehrere Möglichkeiten. Wenn du wissen möchtest, was ich mit *dir* vorhabe ... Komm.« Brois ergriff Danielas Hand und ging mit ihr zum Haus.

»Ich habe etwas für dich«, sagte sie im Salon. »Ein Geschenk.«

Brois hob stumm die Brauen.

Sie ging in die Küche und kehrte mit einer kleinen Schachtel zurück, auf der sich grüne Streifen zeigten, angeordnet wie zu einem Balkendiagramm.

Brois nahm die Schachtel entgegen, öffnete sie und sah einen Blister mit Pillen.

»Ich brauche kein Viagra, Danny.«

»Die Pillen sind grün, nicht blau«, sagte sie. »Sleepless. Ich hab dir davon erzählt. Mehr Leben, mehr Kraft, mehr Ausdauer.«

Brois nahm eine der grünen Pillen, drehte sie zwischen Daumen und Zeigefinger, steckte sie in den Mund und schluckte.

»Und jetzt ...« Er deutete zum Schlafzimmer.

73 NOAH GUNNASON

»Die Wahrheit«, sagte Noah. »Ich möchte von dir die Wahrheit hören.«

Er saß am runden Esstisch seiner Wohnung, neben dem offenen Fenster, das einen Ausblick in den gepflegten Garten bot. Das Licht des Nachmittags war intensiver als sonst, die Farben deutlicher, die Geräusche näher.

Carolin saß auf der anderen Seite des Tisches und erschien ihm schöner als jemals zuvor. Der Schein der untergehenden Sonne gab ihrem glatten schwarzen Haar, das bis zu den Schultern reichte, einen besonderen Glanz.

»Ich bin dir gegenüber immer offen und ehrlich gewesen«, erwiderte sie.

»Manchmal«, sagte Noah langsam, »lügt man, um jemanden zu schützen.«

Carolin zeigte ihm das Lächeln, das er so sehr mochte, liebevoll, voller Verständnis. »Du brauchst keinen Schutz. Du bist Noah.«

Er lehnte sich zurück. Durch das offene Fenster erreichte ihn eine sanfte, warme Brise. Alles wirkte friedlich, die Welt schien in Ordnung.

»Es geht dir wieder gut, nicht wahr?«, fragte Carolin.

Noah lauschte in sich hinein. In ihm herrschte wundervolle Ruhe, doch sie kam ihm vor wie eine kleine Insel inmitten eines stürmischen Ozeans.

»Ja«, antwortete er.

»Es liegt an der Dosis«, sagte Carolin. »Eine zu geringe Dosis kann schädlich sein.« Sie lächelte erneut. »Wir erhöhen die empfohlene Dosis und verkaufen noch mehr. Alles ist wunderbar.«

»Arents ist tot«, sagte Noah. »Ich hab nachgefragt, als ich im Büro war. Er ist seinem Schlaganfall erlegen.«

»Das tut mir leid.«

»Er hat ebenfalls Sleepless genommen, nicht wahr?«

Carolin zögerte kurz, bevor sie antwortete. »Ja. Aber das hat nichts zu bedeuten, Noah. Es gibt keinen Zusammenhang.«

»Bist du da ganz sicher? Absolut und zu hundert Prozent sicher?«

Diesmal zögerte Carolin nicht. »Aber ja, Noah. Ich nehme Sleepless länger als alle anderen, das weißt du, und mir fehlt nichts. Ganz im Gegenteil, mir ist es noch nie so gut gegangen wie jetzt. Endlich habe ich Zeit für all die Dinge, die mich interessieren! Und du bist bei mir. Von jetzt an gehen wir gemeinsam durchs wache Leben. Wir bringen Harmony nach oben, ganz an die Spitze. Was uns erwartet, Noah, ist die Erfüllung all unserer Träume.«

Die Worte klangen gut, vielleicht zu gut. Noah hätte gern an sie geglaubt.

»Als ich im Büro gewesen bin, habe ich mit unserem Systemadministrator gesprochen. Er hat mir berichtet, dass gestern jemand in unser Computersystem eingedrungen ist und Daten erbeutet hat. Warum hast du mir nichts davon gesagt?«

»Ich wollte dich nicht beunruhigen«, erwiderte Carolin. »Keine Sorge, der Angreifer hat nicht die Formeln von Sleepless und unseren anderen Smart Drugs erbeutet. Der Schaden hält sich in Grenzen.«

»Dennis Roever sprach von geschäftlichen Daten«, sagte Noah. »Von Informationen, die Verkauf und Vertrieb betreffen. Und von den Zulassungsdokumentationen.«

Carolin nickte.

»Steht Gilbert Fournier damit in Zusammenhang?«

»Gilbert Fournier ist tot, Noah«, sagte Carolin. »Er spielt keine Rolle mehr.«

»Wie hat er uns erpresst? Womit?«

»Ach, Noah, belaste dich nicht mit Dingen, die nicht mehr wichtig sind. Alles wird gut, glaub mir.«

»Hast du etwas mit Fourniers Tod zu tun?«

»Natürlich nicht«, sagte Carolin sanft.

»Wie ist er gestorben?«

»Wie ich hörte, hatte er einen Herzinfarkt. So was passiert, Noah. Man kann niemanden mit einem Herzinfarkt ermorden, oder?«

»Also ein Zufall?«

Carolin zuckte mit den Schultern. »Ja, ein Zufall. Pech für ihn, Glück für uns. Als Mensch bedauere ich, dass Gilbert Fournier gestorben ist, obwohl noch viele Jahre vor ihm lagen. Aber du hast ihn erlebt, du weißt, wie sehr er uns unter Druck gesetzt hat. Das ist jetzt vorbei. Er kann uns keine Steine mehr in den Weg legen.«

»Womit hat er uns erpresst?«

Carolin seufzte und stand auf. »Ruh dich aus, Noah. Nimm in zwei oder drei Stunden noch eine Pille. Du wirst wach bleiben und dich immer besser fühlen. Morgen reden wir über den Rest, einverstanden?«

Noah begleitete sie zur Tür.

»Die Wahrheit«, wiederholte er. »Die ganze Wahrheit, Carolin.«

»Erwarte nichts anderes von mir.« Sie hauchte ihm einen Kuss auf den Mund und ging.

Noah kehrte ins Esszimmer zurück und blieb am Tisch stehen. Stille schloss sich um ihn.

Es klingelte an der Tür.

Überrascht und erfreut eilte Noah durch den Flur. Vielleicht hatte es sich Carolin anders überlegt und entschieden, bei ihm zu bleiben.

Doch vor der Tür stand ein sehr sportlicher Mann um die

fünfzig, in Jeans, Hemd und blau-weißen Sneakern. Noah sah ihn nicht zum ersten Mal.

»Ich würde gern mit Ihnen reden«, sagte Kommissar Rieker.

74 OSKAR BROIS

»Sie sind alle da«, sagte Daniela und blieb in der Tür des Badezimmers stehen.

»Ich komme gleich.« Brois betrachtete sich im Spiegel und sah einen Mann in den besten Jahren: fünfundvierzig, schlank, das aschblonde Haar etwas zu lang, was ihm etwas Jungenhaftes gab. Das Gesicht war blass nach den Wochen im Gefängnis, aber das ließ sich schnell wieder in Ordnung bringen. Er lächelte, und da war es, das strahlende Lächeln, das Frauen liebten und Männer sympathisch fanden. Es schien aus der Zahnpastawerbung zu stammen – wenn er den Kopf ein wenig drehte, konnte man glauben, dass die weißen Zähne blitzten.

Brois verließ das Bad und ging in den Salon. Dort saßen sie, in Sesseln am ovalen Tisch, vor dem langen Fenster, durch das man in den Park sehen konnte: Jayden de Boer aus Amsterdam; Benedikt Hoffmann aus Frankfurt; Alexandra Meidrich aus Berlin; Natalia Domanski aus Warschau; Riccardo Mancini aus Rom; und Antonius Jarre in seinem dunklen Anzug.

Daniela stand neben dem Tisch – sie hatte den Gästen gerade Wein gebracht – und begann zu klatschen. De Boer und die anderen setzten ihre Gläser ab, erhoben sich und applaudierten ebenfalls.

Brois deutete eine Verbeugung an. »Danke, danke. Sie sind extra wegen mir hierher nach Hamburg gekommen, das ist eine große Ehre. Bitte nehmen Sie wieder Platz.«

»Haben Sie alles gut überstanden?«, fragte Jayden de Boer, als sie sich setzten.

Brois sank in einen Sessel aus kirschrotem Leder. »Ich kann nicht klagen. Daniela hat mir sehr geholfen. Und natürlich auch Antonius, ohne den ich noch immer im Gefängnis säße.« Er wandte sich dem Anwalt zu und klatschte für ihn. Antonius Jarre von Jarre & Jarre neigte dankbar den Kopf.

»Wie fühlen Sie sich?«, fragte Natalia. »Wie fühlt sich die Freiheit an?«

Sie war zehn Jahre jünger als Daniela, um die dreißig, und ihr glattes weißblondes Haar reichte bis auf die Schultern. Ihre Augen hatten die Farbe von Gletschereis, aber der Blick war nicht kalt, sondern warm. Vor Daniela hatte sich Brois gefragt, ob zwischen ihnen beiden vielleicht mehr möglich wäre, und der Gedanke kehrte nun zurück, trotz eines langen, befriedigenden Nachmittags.

»Wie ich mich fühle?« Brois lehnte sich zurück und atmete tief durch. »Einfach wunderbar.«

Was nicht nur an der wiedergewonnenen Freiheit lag und auch nicht an dem Nachmittag mit Daniela. Das Gefühl steckte tiefer, die Wurzeln reichten bis in seinen Kern. Kraft erfüllte ihn, eine herrliche, saubere, helle Kraft, wie nach langem, erholsamem Schlaf. Er glaubte, schärfer zu sehen, zum Beispiel die Bewegungen von Natalias Kehlkopf, als sie einen Schluck Wein trank, und den Glanz ihres rosaroten Lippenstifts. Und er hörte auch besser – als sich Riccardo räusperte, klang es für ihn so, als riebe jemand direkt neben seinem Ohr zwei Backsteine aneinander. Daniela hatte ihm erklärt, dass die veränderte Wahrnehmung und auch das Gefühl von Kraft und Tatendrang auf Sleepless zurückgingen.

In einem freundlichen, entspannten Ton sprachen sie über die Ereignisse der vergangenen Wochen und Monate, über Geschäfte, gute und schlechte, und lohnende Beziehungen, neue und alte.

Brois lauschte den Stimmen und hörte hinter den freundlichen Worten etwas, das er für erwartungsvolle Neugier hielt. Die Männer und Frauen des »kleinen Kreises« warteten auf etwas, vielleicht auf eine Entscheidung, die ihnen neue Orientierung gab. Die Frage, die sie sich alle stellten, lautete: Wie sollte es weitergehen?

Draußen war das letzte Licht des Tages verschwunden, und im kleinen Park, der das Haus umgab, leuchteten die Lampen, als der sanfte, ruhige Jayden de Boer die Sache auf den Punkt brachte.

»Was haben Sie jetzt vor, Oskar?«

»Ich bin mir noch nicht ganz sicher«, erwiderte Brois vorsichtig.

»Wollen Sie in die Politik zurückkehren?«, fragte Benedikt Hoffmann. Benedikt, »der Gesegnete«, dachte Brois. Die versammelten Personen waren wichtig, jede einzelne von ihnen, aber Benedikt Hoffmann aus Frankfurt war vielleicht noch ein wenig wichtiger als die anderen. Er kam von der Beraterfirma Akzentua, »die Akzente setzt«, wie es in deren Werbebroschüren hieß. Brois verglich sie manchmal mit der Spinne im Netz: Sie spann die Fäden, knüpfte die Verbindungen, hielt die Kontakte. Akzentua war so etwas wie ein logistisches Zentrum, nicht nur für die Grelker Immobilien AG – die Holding, an der Brois beteiligt war und die Rieker bei seinen Ermittlungen ins Visier genommen hatte –, sondern auch für das weitverzweigte Netzwerk der anderen Firmen.

»Kommt darauf an«, sagte Brois, der sich noch nicht festlegen wollte. Es fiel ihm wundervoll leicht, sich auf die einzelnen Personen zu konzentrieren. Wenn er seine volle Aufmerksamkeit auf sie richtete – zum Beispiel auf Riccardo Mancini aus Rom, der manchmal den Eindruck erweckte, einer eigenen Agenda zu folgen –, glaubte er fast, ihre Gedanken lesen zu können. Riccardo schien zu denken: Deine Partei wird dich nicht noch einmal aufstellen; ob schuldig oder unschuldig, du bist für sie verbrannt.

»Die nächsten Wahlen finden in sechs Monaten statt«, sagte

Alexandra Meidrich aus Berlin, zuständig für »Sponsoren« – Firmen, Interessengruppen und auch einzelne Personen außerhalb des Netzes von Akzentua – und für Prognosen. Brois hatte sich oft gefragt, wie sie Letzteres zustande brachte. Er war kein Mathematiker und wusste nur, dass es etwas mit Stochastik zu tun hatte, mit präzisen Wahrscheinlichkeitsrechnungen. Wenn man ihr Zeit genug ließ, konnte Alexandra mithilfe ihrer Computermodelle vorhersagen, ob bestimmte Strategien zum gewünschten Erfolg führten. Das gab ihr nicht unerheblichen Einfluss, wenn es darum ging, wichtige Entscheidungen zu treffen.

Brois musterte sie mit Augen, die schärfer sahen als vorher. Alexandra Meidrich war einige Jahre jünger als er, um die vierzig, und auf eine dezente, distanzierte Weise attraktiv: welliges kastanienbraunes Haar, nussbraune Augen, gerade Nase, die Lippen nicht zu voll, die Wangen straff. Waren sie und der Gesegnete aus Frankfurt so etwas wie ein Paar? Vielleicht.

Für einen Moment stellte er sich vor, mit ihr im Bett zu liegen, ihre Brüste zu berühren und den Rest ihres Körpers zu erkunden.

Brois blinzelte, spürte Danielas Blick und fragte sich, ob sie *seine* Gedanken las.

»Wir könnten etwas arrangieren«, sagte Alexandra, und für einen seltsamen Moment dachte Brois, dass sich die Worte auf seine Bett-Fantasien bezogen.

»Wie meinst du das?«, fragte Riccardo, der mit einem leichten Akzent sprach.

»Unser mittelfristiger Plan«, erklärte Alexandra. Ihre Stimme war weich und glatt. Brois stellte sie sich wie roten Samt vor. »Politischer Einfluss, um unser wirtschaftliches Wachstum zu schützen. Und um Zwischenfällen wie dem letzten vorzubeugen. Oskar ist in der ganzen Stadt bekannt. Er hat Charisma. Er ist ein guter Rhetoriker und weiß, wie man die Herzen der Menschen erreicht.«

»Danke«, sagte Brois mit einem Lächeln.

»Welche Partei käme infrage?« Riccardo saß mit den Ellenbogen auf den Armlehnen und gefalteten Händen. »Ich fürchte, bei seiner alten gibt es zu viele Ressentiments.«

»Eine neue Partei«, schlug Jayden mit ruhiger Besonnenheit vor. »Besser noch: eine Bürgerbewegung unter dem Motto ›Gebt dem Opfer der Justiz, was ihm genommen wurde‹.«

»Sechs Monate«, sagte Natalia aus Warschau. »Zeit genug für eine Kampagne, wenn wir es richtig anstellen.«

»Soll Oskar erneut Innensenator werden?«, fragte Daniela erfreut.

»Nein«, erwiderte Benedikt Hoffmann. »Wir machen ihn zum Ersten Bürgermeister von Hamburg!«

»Und das ist nur der erste Schritt«, fügte Alexandra hinzu. »Wenn wir hier in Hamburg erfolgreich sind, können wir die Stadt als Sprungbrett nach Berlin nutzen. Für die nächsten Bundestagswahlen in zwei Jahren.«

»Bundeskanzler Oskar Brois?«, fragte Riccardo. Es klang ein wenig überrascht.

»Warum nicht?«, erwiderte Jayden, dem der Vorschlag zu gefallen schien. »Ein Mann, der viel durchgemacht hat, der zu überzeugen weiß.« Er nickte Brois zu. »Und der unsere Unterstützung genießt. Es wäre die Krönung unseres mittelfristigen Plans.«

»Ich rechne alles durch, sobald ich wieder in Berlin bin«, kündigte Alexandra an.

Die anderen nickten und gaben damit ihr Einverständnis.

»Ich spreche mit unseren übrigen Partnern«, sagte Benedikt von Akzentua. »Wenn wir unsere Kräfte bündeln, sollten sechs Monate nicht zu knapp sein.«

»Wir können dabei auch auf die Hilfe unserer Sponsoren zurückgreifen«, fügte Alexandra hinzu. »In diesem Zusammenhang möchte ich darauf hinweisen, dass uns einer von ihnen um Hilfe gebeten hat.«

Antonius Jarre sah von seinem Tablet auf, das er natürlich nicht für Aufzeichnungen nutzte, sondern für Recherchen – so konnte er zusätzliche Informationen liefern, wenn sie gebraucht wurden. »Harmony.«

»Ja«, bestätigte Alexandra. Brois beobachtete, wie sich ihre Lippen bewegten. Die Wimpern über den großen Augen zeigten sich ihm so deutlich, dass er imstande gewesen wäre, die einzelnen Härchen zu zählen. »Ein Start-up hier in Hamburg, das eigentlich kein Start-up mehr ist. Harmony stellt Sleepless her. Und wir wissen alle, dass Sleepless beachtliche Verkaufserfolge erzielt.«

»Wir gehen davon aus, dass Harmony wachsen wird, und zwar sehr schnell«, erläuterte Benedikt. »In den nächsten Wochen und Monaten wird die Firma zu einem Unternehmen von nationaler und europäischer Bedeutung aufsteigen, und in ein oder zwei Jahren könnte Harmony zu einem Konzern von Weltrang werden. Wir halten es für möglich, dass Harmony im pharmazeutischen Bereich eine Bedeutung gewinnt, die mit der von Microsoft bei Computersystemen oder Google im Internet vergleichbar ist.«

»Damit geht auch erheblicher politischer Einfluss einher«, sagte Jayden aus Amsterdam.

»Wir erleben den Beginn einer neuen Welt«, war Natalia überzeugt. Brois sah wieder den Glanz ihres rosaroten Lippenstifts. »Das sollten wir bei unseren langfristigen Planungen berücksichtigen.«

»Sie haben beide recht«, bestätigte Alexandra. Brois vermutete, dass sie sich mit Benedikt Hoffmann abgesprochen hatte. »Unser Sponsor möchte Harmony übernehmen und hat uns um Hilfe gebeten.« Wieder legte sie eine kleine Pause ein, die Benedikt nutzte.

»Da eine solche Übernahme auch in unserem Interesse läge, haben wir dafür gesorgt, dass der uns allen bekannte Kommissar Rieker wegen einiger Todesfälle gegen Harmony ermittelt. Wir wissen, wie hartnäckig er sein kann. Natürlich planen wir weitere Maßnahmen für den Fall, dass sich der gewünschte Erfolg nicht einstellt.«

Rieker, dachte Brois.

Jayden räusperte sich. »Darf ich fragen, um wen es sich bei dem Sponsor handelt? Hat er einen Namen?«

»Kruither & Voch«, antwortete Alexandra.

»Sie sind uns verpflichtet«, fügte Benedikt hinzu.

Brois wusste, was das hieß: *Wir haben genug belastendes Datenmaterial, um zu gewährleisten, dass man bei Kruither & Voch immer die richtigen Entscheidungen trifft.*

Die Spinne war schlau, ihr Netz groß und fein gesponnen; manche klebrigen Fäden erkannte man nur, wenn man ganz genau hinsah.

»Es gibt da noch ein kleines Problem«, sagte Jayden.

»Und das wäre?«, fragte Riccardo.

»Jemand stellt seit einiger Zeit Nachforschungen an. Und er geht dabei so geschickt vor, dass ich erst heute Morgen davon erfahren habe. Meine Freunde sind der Ansicht, dass es sich um einen außerordentlich geschickten Hacker namens Hannibal handelt.«

Brois erinnerte sich daran, dass Jayden in der Hackerszene von Amsterdam sehr gut vernetzt war.

»Sie gehen davon aus, dass Hannibal nicht aus eigener Initiative handelt, sondern einen Auftrag bekommen hat«, fügte Jayden hinzu.

»Von wem?«, fragte Benedikt.

»Unbekannt.«

»Was hat Hannibal über uns herausgefunden?« Brois hörte die Sorge in Riccardos Stimme.

»Schwer zu sagen«, antwortete Jayden ruhig. »Aber er geht sehr, sehr geschickt vor und ist offenbar unter anderem in das Computersystem von Harmony eingedrungen.«

Für einige Sekunden herrschte Stille am Tisch.

»Einer unserer Konkurrenten?«, fragte Natalia, und Brois merkte, dass er erneut den Glanz ihrer rosaroten Lippen beobachtete.

»Kümmern Sie sich darum, Jayden«, sagte Benedikt. »Finden

Sie heraus, wer seine Nase in unsere Angelegenheiten steckt. Bitten Sie Ihre niederländischen Freunde um Hilfe.«

Jayden nickte.

»Wenn es keine anderen dringenden Angelegenheiten gibt …« Benedikt sah sich am Tisch um. Als sich niemand meldete, nahm er sein Weinglas und hob es. »Wir sind hier, um die Rückkehr unseres Freundes Oskar in die Freiheit zu feiern. Trinken wir auf ihn, auf Oskar Brois, den zukünftigen Ersten Bürgermeister dieser schönen Stadt.«

75 BLACK LILY

Die Sonne ging unter und tauchte den Horizont in die Farben von Feuer. Lily blickte aus dem Fenster, sah flaches Land und in der Ferne einige Windräder.

»Gefällt es dir?«

Hannibal kam mit einem Tablett herein und ließ wie im weißen Raum die Tür offen. Er brachte Kaffee für sie beide und einen tiefen Teller mit Fruchtsalat für Lily. »Hab ich's richtig getroffen?«, fragte Hannibal und deutete auf den Teller.

Lily nickte und griff mit der linken Hand nach der Gabel. Die rechte war mit Handschellen an den Stuhl gekettet.

»Wie geht es dir?«

»Besser.« Lily aß eine klein geschnittene Mischung aus Bananen und Äpfeln und dachte dabei an ihren Mikrosender. Sie musste ihn bald ausscheiden, das ließ sich nicht vermeiden. Doch wahrscheinlich spielte es keine Rolle, da inzwischen die Batterie leer war.

»Das mit dem Betäubungsmittel tut mir leid«, sagte Hannibal. Er saß ihr gegenüber am Tisch und trank von seinem Kaffee. »Es ging leider nicht anders.«

Der Nebel war aus Lily Kopf verschwunden, zusammen mit dem dumpfen Schmerz. Sie konnte wieder klar denken und erinnerte sich vage an einen Mann auf einem Fahrrad, der versucht hatte, dem Wagen zu folgen. Konnte es wirklich Alex gewesen sein?

»Wo sind wir?«, fragte sie und aß etwas mehr von dem Fruchtsalat.

»Ein ganzes Stück nordwestlich von Hamburg. Auf dem flachen Land.« Hannibal deutete durchs Fenster. »Schön, nicht wahr? Ruhe und Frieden. Hier kann man zu sich selbst finden.« Er verzog das Gesicht. »Vorausgesetzt, man ist auf der Suche danach. Die meisten Menschen suchen nicht. Sie wissen nicht einmal, dass es etwas gibt, das sie vielleicht finden könnten.«

Lily aß den Rest des Fruchtsalats und trank von ihrem Kaffee. »Willst du mit mir philosophieren? Hast du mich deshalb hergebracht?«

»Wir bekommen gleich Besuch«, sagte Hannibal.

»Wer kommt uns besuchen?«

»Der alte Mann, von dem ich dir erzählt habe.«

»Der mit Informationen handelt?«

»Ja. Er möchte mit dir reden, deshalb sind wir hier. Aber bevor er eintrifft …«

Hannibal zögerte. Lily sah ihn stumm an.

»Black Lily und Hannibal«, sagte er. »Klingt gut, nicht wahr? Stell dir vor, wir würden uns zusammentun. Stell dir vor, was wir beide gemeinsam erreichen könnten. Kein Computer wäre vor uns sicher.«

Lily hob die rechte Hand, bis sich die Handschellenkette spannte.

»Ich meine nach dieser Sache«, sagte Hannibal.

»Wenn das hier vorbei ist? Schwamm drüber? Ich vergesse einfach, dass du mich entführt und geschlagen hast? Glaubst du das im Ernst?«

»Wir wären ein großartiges Team«, sagte Hannibal. »Unbezwingbar.«

Das Brummen eines Motors kam von draußen, von der anderen Seite des Hauses. Kies knirschte unter Reifen.

Hannibal stand auf. »Das ist er. Ich rate dir, alle seine Fragen zu beantworten. Dann haben wir das hier schnell hinter uns.«

76

Der Mann, der kaum zwei Minuten später das Zimmer betrat, war um die achtzig und trug einen dunklen Anzug und eine große Sonnenbrille. Ein zweiter Mann – jünger, in Jeans und Hemd – eilte zum Fenster, schloss es und zog die Vorhänge halb zu.

»Bitte verzeihen Sie«, sagte der Alte, nahm die Brille ab und setzte sich. »Meine Augen sind sehr empfindlich.« Er lächelte. »Sie sind also Black Lily, die Königin des Darknet.«

»Und Sie sind …?«

»Oh, mein Name tut nichts zur Sache. Ich habe Sie hergebeten, um Ihnen einige Fragen zu stellen.«

Der junge Mann blieb neben der Tür stehen, wie ein Assistent oder Wächter.

»Ich hole Ihnen eine Tasse Tee«, sagte Hannibal und verschwand im Flur.

»Sie haben mich nicht *gebeten*«, erwiderte Lily kühl und versuchte, einen Eindruck von dem Alten zu gewinnen. Sie glaubte, einen leichten englischen Akzent in seiner Stimme gehört zu haben. »Sie haben mich entführt.«

»Ich möchte Ihnen nur einige Fragen stellen, das ist alles.« Ja, der alte Mann sprach mit britischer Würde.

»Und dann?«, erwiderte Lily.

Hannibal kehrte zurück und brachte dem Besucher Tee. Sein Verhalten wirkte respektvoll, aber nicht unterwürfig.

»Die erste lautet: Wie ist der aktuelle Stand von Kommissar Riekers Ermittlungen?«

»Warum interessieren Sie sich dafür?«, fragte Lily überrascht.

»Bitte antworten Sie.« Der Alte trank einen Schluck Tee.

»Ich weiß nur, dass es bei seinen Ermittlungen um Harmony geht«, log Lily. »Das ist alles. Er erzählt mir nicht viel von seiner Arbeit.«

»Für welchen Geheimdienst arbeiten Sie, Frau Viktoria Engel?«

»Wie bitte?«, entfuhr es ihr.

Er kannte ihren Namen!

»Sind Sie im Besitz der chemischen Formel von Sleepless?«

»Was? Nein!«

»Kennen Sie die weiteren Absichten von Kruither & Voch? Wie viel will K & V maximal für Harmony bezahlen?«

Lily versuchte, einen Sinn in den Worten zu erkennen. »Ich glaube, Sie verwechseln mich mit jemandem. Nicht Finanzen sind meine Spezialität, sondern Computer.«

Der Alte trank erneut Tee und setzte die Tasse behutsam ab; nur ein leises Klicken war zu hören.

»Für welchen Geheimdienst arbeiten Sie?«, wiederholte er.

»Für keinen«, sagte Lily.

»Wie sind die Prognosen von Kruither & Voch für Harmony?«

Lily schüttelte den Kopf. »Ich habe nicht die geringste Ahnung.«

»Was wissen Sie über Brois?«

»Brois?«, wiederholte Lily verblüfft und bemerkte, dass der Alte einen Blick mit dem jungen Mann wechselte, der reglos wie eine Statue neben der Tür stand. Hannibal hatte sich einen Stuhl genommen und saß am Fenster.

»Oskar Brois, ehemals Innensenator von Hamburg«, sagte der Alte. »Er wurde heute vorzeitig aus der Haft entlassen.«

»Ich weiß, dass Alex – Kommissar Rieker – gegen ihn ermittelt hat«, entgegnete Lily. »Wegen Korruption. Immobilien haben dabei eine Rolle gespielt, und Brois kam deswegen ins Gefängnis.«

»Es heißt, dass Kommissar Rieker Beweise gefälscht hat.«

»Das ist Unsinn«, sagte Lily. »So etwas würde er nie tun.«

Der Alte lächelte dünn. »Sie würden staunen, wozu Menschen fähig sind, wenn sie ein bestimmtes Ziel erreichen wollen.«

Lily glaubte, eine Drohung in diesen Worten zu hören.

»Für welchen Geheimdienst arbeiten Sie?«, fragte der Alte erneut.

»Das hatten wir schon geklärt.«

»Was wissen Sie über die Gruppe, die sich Zeta nennt?«

Diesen Namen hatte schon Hannibal genannt, erinnerte sich Lily. Instinktiv hielt sie es für besser, nicht darauf hinzuweisen.

»Nichts«, antwortete sie. »Was bedeutet Zeta?«

»Gehört Brois zu dieser Gruppe?«, fragte der Alte. »Wie sind seine Pläne für die nächsten Bürgerschaftswahlen in sechs Monaten?«

»Ich fürchte, Sie verwechseln mich tatsächlich mit jemandem«, erwiderte Lily. »Wie gesagt, meine Spezialität sind Computer. Ich führe Verwundbarkeits- beziehungsweise Penetrationstests für große und kleine Unternehmen durch, was so viel bedeutet wie: Ich untersuche ihre Computernetze auf Schwachstellen, die Angreifer nutzen könnten.«

Der Alte gab durch nichts zu erkennen, ob er die Worte zur Kenntnis nahm. »Wie weit reicht der Einfluss von Zeta? Welche weiteren Personen gehören zu der Gruppe? Wie sehen die Verflechtungen in Wirtschaft und Politik aus? Führt die Polizei auch Ermittlungen gegen Zeta?«

»Das sind ziemlich viele Fragen auf einmal«, befand Lily. »Und ich kann keine von ihnen beantworten. Sie richten Ihre Fragen an die falsche Person!«

Der alte Mann trank noch etwas Tee, setzte die Tasse ab und schob sie beiseite. »Und zum Schluss: Für welchen Geheimdienst arbeiten Sie?«

»Wenn Sie James Bond suchen, müssen Sie sich an jemand anders wenden!«

»Na schön.« Der Alte stand auf. »Danke! Ich wünsche Ihnen noch einen schönen Abend.«

Er ging zur Tür.

»Das war's?«, fragte Lily überrascht.

Der Alte richtete einen letzten, fast traurigen Blick auf sie, nickte und ging zusammen mit dem jüngeren Mann.

77

Hannibal folgte dem Alten und seinem jungen Begleiter nach draußen. Lily hörte gedämpfte Stimmen, Autotüren fielen zu, ein Motor brummte, und wieder knirschte Kies unter Reifen. Es wurde still.

»Hannibal?«, rief Lily, als es zu lange still blieb.

Er kehrte zurück, setzte sich an den Tisch und trank seinen kalt gewordenen Kaffee.

»Was war das eben?«, fragte Lily verwirrt.

»Er hat dir Fragen gestellt.« Hannibal wirkte nachdenklich.

»Ich weiß, dass er mir Fragen gestellt hat.« Lily zerrte an den Handschellen. »Lass mich frei. Du hast es versprochen. Du hast gesagt, dass ich gehen kann, wenn ich die Fragen beantworte.«

»Du hast sie nicht beantwortet.«

»Lass mich gehen!«

Hannibal setzte seinen Kaffeebecher ab. »Sobald er mir grünes Licht gibt. In ein oder zwei Stunden, schätze ich.«

Lilys anfängliche Erleichterung verwandelte sich in Sorge.

»Und wenn nicht?«, fragte sie, nachdem sie eine Weile geschwiegen hatten. »Was passiert, wenn du nichts von ihm hörst?«

Hannibal zuckte mit den Schultern. »Ich habe diesen besonderen Auftrag von ihm bekommen. Er wird sich melden.«

»Wer ist er?«

»Das habe ich dir schon gesagt: jemand, der mit Informationen handelt.«

»Ich habe ihn gesehen«, sagte Lily. »Ich könnte ihn identifizieren. Und du ebenfalls.«

Hannibal blieb noch immer stumm und mied ihren Blick. Gingen ihm ähnliche Gedanken durch den Kopf?

»Er ist alt«, fuhr Lily fort. »Die letzten Jahre seines Lebens will er bestimmt nicht im Gefängnis verbringen. Er wird jemanden schicken. Jemanden, der dafür sorgen soll, dass wir ihn nicht identifizieren können.«

»Mord?«, fragte Hannibal leise und sah Lily an. Es zeigte

sich keine Überraschung in seinem Gesicht – offenbar hatte er an diese Möglichkeit bereits gedacht.

»Willst du es darauf ankommen lassen? Willst du es riskieren?«

Hannibal legte beide Hände flach auf den Tisch, hielt für einige Sekunden den Kopf gesenkt und stand dann auf.

»Na schön«, sagte er. »Wir verschwinden von hier.«

78 ALEXANDER RIEKER

»Wie geht es Ihnen?«, fragte Rieker, als er im Wohnzimmer Platz genommen hatte, neben einer großen Topfpflanze, die fast bis zur Decke aufragte und sich dabei zur Seite neigte, dem Fenster und damit dem Versprechen von Licht entgegen. »Sie waren im Krankenhaus, hab ich gehört.«

»Nichts Ernstes«, erwiderte Noah Gunnason auf der anderen Seite des Tisches. Er schien ein wenig blass zu sein, soweit sich das trotz des dichten rotbraunen Vollbarts feststellen ließ. »Die letzten Wochen waren sehr anstrengend. Zu viel Arbeit.«

»Sie haben unter Druck gestanden«, sagte Rieker. »Die Banken saßen Ihnen im Nacken. Aber das hat sich inzwischen geändert.«

Gunnason seufzte. »Zum Glück, ja.«

»Bedeutet das nicht, Sie könnten es etwas ruhiger angehen lassen?«

»Ach, wissen Sie, wenn man einmal drinsteckt …«

»Die Sache mit dem Krankenhaus heute sollte Ihnen eine Warnung sein«, mahnte Rieker. »Kreislaufkollaps?«

»Kreislauf, ja«, antwortete Gunnason.

Ohne Carolin Alberts wirkte er anders, fand Rieker. Nicht ganz so unerschütterlich, nicht ganz so selbstsicher, sondern leicht zerstreut, weniger fokussiert. Aber vielleicht lag das auch daran, dass er sich noch nicht erholt hatte.

Rieker versuchte, nicht an Lily zu denken.

»Nehmen Sie Sleepless, Herr Gunnason?«, fragte er.

Gunnason zögerte. »Ja.«

»Schon lange?«

»Nein.«

»Könnte Ihr Krankenhausaufenthalt etwas mit Sleepless zu tun haben?«

Noah Gunnason blinzelte. »Fangen Sie schon wieder damit an?«

»Arents ist tot.« Rieker ließ Gunnason nicht aus den Augen. »Doktor Felix Arents vom Bundesinstitut für Arzneimittel und Medizinprodukte. Er dürfte Ihnen kein Unbekannter sein.«

»Sind Sie deshalb hier?«, fragte Gunnason. »Wurde er ermordet? Ich meine, Sie sind doch von der Mordkommission.«

»Felix Arents erlag einem Schlaganfall«, sagte Rieker. »Auch er nahm Sleepless.«

»Bitte, Herr Kommissar …« Noah Gunnason verzog das Gesicht. »Sie sind mehrmals bei uns in der Firma gewesen, und wir haben immer versucht, Ihnen all die Auskünfte zu geben, die Sie von uns erwartet haben. Einen Mangel an Kooperationsbereitschaft können Sie uns gewiss nicht vorwerfen. Jetzt kommen Sie sogar hierher, zu mir nach Hause. Was ist los? Suchen Sie einen Mörder, obwohl es gar keinen Mord gegeben hat? Suchen Sie ihn bei mir?«

»Haben Sie etwas mit Lilys Entführung zu tun?«, fragte Rieker plötzlich. Die Worte strömten aus ihm heraus, er konnte sie nicht zurückhalten.

»Wie bitte?«

»Black Lily, auch bekannt als Dark Lady oder Königin des Darknet. Ihr bürgerlicher Name ist Viktoria Engel. Sie wurde entführt.«

Gunnason schüttelte den Kopf. »Nicht von mir. Sie können sich gern in meiner Wohnung umsehen.«

»Wenn Sie etwas über die Entführung wissen … Ich wäre Ihnen für jeden Hinweis sehr dankbar.«

In Gunnasons Augen erschien etwas, das Rieker auch bei Carolin Alberts bemerkt hatte, eine besondere wache Aufmerksamkeit. Der Blick bekam etwas Sezierendes.

»Hat die Entführte etwas mit Ihnen zu tun?«, fragte Gunnason.

»In gewisser Weise«, räumte Rieker ein.

»Ich weiß nichts von irgendwelchen Entführungen«, sagte Gunnason fast unwirsch und beugte sich vor, als wollte er aufstehen. »Wenn das alles ist ...«

»Auch Gilbert Fournier ist tot«, sagte Rieker.

»Er hatte einen Herzinfarkt!«, entfuhr es Gunnason.

»Das stimmt. Aber der Herzinfarkt wurde von jemandem herbeigeführt, der ihm Ranazol verabreicht hat, zusammen mit Koffein, wahrscheinlich in Tee oder Kaffee. Es gibt nicht den geringsten Zweifel daran, dass es sich um Mord handelt.«

Gunnason starrte ihn verblüfft an.

»Für die Herstellung von Ranazol braucht man ein gut ausgestattetes biochemisches Laboratorium«, fuhr Rieker fort. »Harmony verfügt über ein solches Laboratorium, und es gibt eine direkte Verbindung zwischen Harmony und Gilbert Fournier – er wollte Ihre Firma für Kruither & Voch übernehmen. Ich stelle Ihnen die obligatorische Frage: Wo waren Sie gestern Abend und vergangene Nacht?«

»Ich? Sie fragen *mich,* wo ich gewesen bin? Sie wollen ein Alibi von mir hören?«

»Wenn Sie eins haben ...«

»Ich bin im Büro gewesen und habe die Konferenz vorbereitet, die heute im Grand Elysee stattfand, mit Lizenznehmern aus der ganzen Welt. Ein wichtiger geschäftlicher Termin. Meine Güte, für einen Mord hatte ich überhaupt keine Zeit!«

»Und die Nacht?«

»Ich habe im Bett gelegen!«

»Ich dachte, Sie nehmen Sleepless«, sagte Rieker.

Wieder zögerte Noah Gunnason kurz. »Erst seit Kurzem.« Er stand auf. »Ich habe nichts mit Gilbert Fourniers Tod zu tun! Bitte gehen Sie jetzt. Ich habe Kopfschmerzen, und mir ist schlecht.«

Rieker erhob sich ebenfalls. »Ich wünsche Ihnen gute Besserung. Morgen finden wir sicher Gelegenheit, uns noch einmal zu unterhalten.«

Er verließ die Wohnung. Draußen blickte er in den dunkler werdenden Abend und dachte: Wo bist du, Lily?

79 NOAH GUNNASON

Noah starrte auf die Sleepless-Schachtel, die ihm Carolin dagelassen hatte. Einige verrückte, absurde Sekunden lang hielt er es für möglich, dass die grünen Pillen darin vergiftet waren und ihm den Tod bringen sollten.

Doch dann öffnete er das Päckchen und nahm eine der Tabletten, wie um sich die Unsinnigkeit von Kommissar Riekers Worten zu beweisen. Mit zitternden Fingern steckte er sie in den Mund und schluckte sie. Nachdem er in der Küche Wasser getrunken hatte und einige Minuten verstrichen waren, ließen Kopfschmerzen und Übelkeit nach. Zumindest in dieser Hinsicht hatte Carolin die Wahrheit gesagt – Sleepless half tatsächlich.

Seine rechte Hand traf eine Entscheidung für ihn, indem sie nach dem Schlüsselbund griff. Sie schien sich mit den Beinen verbündet zu haben, denn Noah war bereits auf dem Weg zu Harmony, noch bevor er begriff, was er vorhatte – er wollte sich in den Laboratorien umsehen. Wenn in einem davon Ranazol hergestellt worden war, ließ sich bestimmt der eine oder andere Hinweis darauf finden.

Tiefes Unbehagen begleitete ihn. Wenn Kommissar Rieker recht hatte … Es bedeutete, dass Carolin Alberts – die Frau, mit der er Harmony gegründet hatte – nicht nur eine Lügnerin war, sondern auch eine Mörderin.

HEUTE

80 KONSTATIN
EIN WIEDERSEHEN

ROM

Das Licht der Morgendämmerung vertrieb die Sterne vom Himmel. Es war die Stunde, in der Rom zur Ruhe kam, zumindest ein wenig. Der Verkehr ließ nach, die Fußgänger verschwanden von den Bürgersteigen, die Musik in den vielen Straßencafés verklang. Elektrische Reinigungswagen summten durch die Stadt, kratzten Müll und Dreck aus den Rinnsteinen. Kellner räumten Gläser und Teller von leeren Tischen und füllten Geschirrspülmaschinen. Die Wachen kehrten heim, nicht um zu schlafen, sondern weil sie sich für die Arbeit des Tages umziehen wollten. Niemand musste schlafen. Vielleicht dösten einige der Nachtschwärmer, die Sleepless erst seit kurzer Zeit nahmen, so wie Konstantin, aber dahinter steckte mehr Angewohnheit als echtes Bedürfnis.

Konstantin ging langsam, die Reisetasche mit seinen Habseligkeiten in der Linken, die Rechte in der Tasche der leichten Jacke, um den Griff der Pistole geschlossen. Er blieb im Schatten, wo immer es möglich war, mied den hellen Schein von Schaufenstern und Straßenlaternen und hielt aufmerksam Ausschau.

Zunächst ging er an seinem Leihwagen vorbei – einem alten dunkelblauen Mitsubishi –, denn in der Nähe standen einige Jugendliche, die sich mit lauten Stimmen unterhielten und immer wieder lachten. Sie warfen ihm nur flüchtige Blicke zu, und er gab vor, sie nicht zu beachten, obwohl er sie aus dem Augenwinkel genau beobachtete und sich die Gesichter einprägte. Mit dem Wagen schien alles in Ordnung. Die Fenster waren intakt, niemand wartete geduckt im kleinen Fond.

Zehn Minuten später war von der Gruppe nur noch ein Pärchen übrig, das eng umschlugen an der Straßenecke stand und sich schöne Worte zuflüsterte. Ein Kellner fegte den Bürgersteig vor dem Café und nickte Konstantin einen wortlosen Gruß zu.

Neben dem Wagen blieb Konstantin stehen und überprüfte noch einmal den Fond. Leer. Er öffnete die Beifahrertür, stellte die Reisetasche auf den Sitz und kontrollierte die vier Kotflügel. Anschließend entriegelte er die Motorhaube, klappte sie hoch und sah in den Motorraum.

»Springt er nicht an?«

Der Kellner war gekommen, einen Besen in der Hand, ein harmlos wirkender Mann Anfang dreißig. Doch Konstantin ließ in seiner Wachsamkeit nicht nach.

»Ich dachte, ich hätte was gehört«, erwiderte er. »Einen Marder vielleicht.«

»Hier in der Stadt?«

»Oder eine Maus.« Konstantin ließ die Motorhaube zufallen. »Danke!«

Der Mann winkte und ging.

Konstantin setzte sich ans Steuer, blickte über die Straße zu dem Pärchen, das den Rest der Welt vergessen hatte, und sah in den Rückspiegel. Ein Wagen näherte sich, und Konstantin langte in die Jackentasche, bereit, die Pistole zu ziehen.

Eine Limousine rollte vorbei, ohne langsamer zu werden.

Konstantin ließ den Motor an und fuhr los. Als er die nahe Ponte Palatino erreichte, nahm er den Fuß vom Gas, ließ das Seitenfenster herunter und warf die Pistole in den Tiber. Er bedauerte den Verlust der Waffe, aber wenn er in eine Kontrolle geriet und man die Pistole bei ihm gefunden hätte, wäre er in große Schwierigkeiten geraten.

Sein Weg führte kreuz und quer durch die Stadt, bis er sicher sein konnte, dass ihm niemand folgte. Durch wieder dichter werdenden Verkehr wandte er sich nach Osten und dachte über die jüngsten Entwicklungen nach. Eine besonders schlechte Nachricht lautete: Die Agentur war nicht mehr neutral – sie hatte versucht, ihn zu lokalisieren. Die Informationsbroker der Agentur hatten immer sehr darauf geachtet, unparteiisch zu bleiben; das war das Fundament ihres Geschäfts. Dass dieses Prinzip nicht mehr galt, deutete auf eine grundlegende Veränderung hin, über die Konstantin mehr herausfinden musste, wenn er überleben wollte.

Die nächste Niederlassung der Agentur befand sich in Genf. Er hatte sie einmal besucht, vor vielen Jahren, damals noch als Neuling in der Branche, und er kannte ihre Leiterin Nadeschka Saizewa, die einen in Russland berühmten Nachnamen trug. Früher hatte sie für den SWR gearbeitet, den russischen Auslandsgeheimdienst, und stand vielleicht noch immer mit ihm in Verbindung.

Um Riccardo Mancinis Unterlagen und Notizen in einen sinnvollen Zusammenhang bringen und damit seine nächsten Schritte planen zu können, brauchte er zusätzliche Informationen, und die würde er bestimmt in den Datenbanken der Agentur finden. Vielleicht konnte ihm Nadeschka auch erklären, warum der Agentur-Grundsatz der Neutralität auf einmal nicht mehr galt.

Konstantin fuhr auf die Autobahn A 24, die von Roms Innenstadt nach Osten führte, über hundertsechzig Kilometer weit durch die Regionen Latium und Abruzzen bis nach Teramo in der Nähe der Adria. Dort wollte er einen anderen Wagen mieten, mit diesem die Fahrt bis nach Ancona weiter im Norden fortsetzen und einen Zug nach Genf in der Schweiz nehmen. Auf diese Weise glaubte er, seine Spuren zu verwischen.

Er blieb auf der rechten Spur und beachtete die Höchstgeschwindigkeit von hundertdreißig Kilometern in der Stunde.

Als er sich der Mautstelle »Roma est« näherte, bemerkte er mehrere Einsatzwagen der Carabinieri, die einzelne Fahrzeuge kontrollierten. Der Wagen vor ihm, ein großer Mercedes, wurde durchgewinkt, und Konstantin wollte mit hindurchschlüpfen, aber eine gehobene Signalkelle zwang ihn, den alten Mitsubishi auf den Seitenstreifen zu lenken. Ein Tastendruck ließ das Seitenfenster nach unten gleiten.

Einer der Carabinieri näherte sich. »Buongiorno. Führerschein und Fahrzeugpapiere.«

»Darf ich …?« Konstantin deutete zum Handschuhfach.

»Natürlich«, sagte der Beamte.

Konstantin beugte sich vor, öffnete das Handschuhfach und suchte nach dem Fahrzeugschein.

»Dies ist ein Leihwagen«, erklärte er, fand die Mappe mit den Car-Rent-Unterlagen und reichte sie dem Carabiniere. Dann zog er das Portemonnaie aus der Gesäßtasche, entnahm ihm die Führerscheinkarte und hielt sie durchs Fenster.

Der Carabiniere nahm sie. »Amerikaner?«

»Richard Stanley Morane aus Wyoming«, sagte Konstantin.

»Ausweis?«, fragte der Uniformierte. »Pass?«

Konstantin gab ihm den gefälschten US-Pass. Sorgen machte er sich nicht. Die Fälschung war so gut, dass sie selbst bei einer sorgfältigen Untersuchung nicht sofort erkannt werden konnte.

Ein Hund bellte in der Nähe. Konstantin sah ihn zwischen den Wagen, einen jungen Schäferhund, der unruhig an der Leine eines Beamten zerrte und Autos und Gepäck beschnüffelte. Ein Drogenhund. Das erklärte die Kontrolle. Vielleicht hatten die Carabinieri einen Tipp bekommen und suchten einen Drogendealer.

Der Carabiniere wich von der Fahrertür zurück. »Bitte steigen Sie aus, Signor Morane.«

Konstantin kam der Aufforderung nach. »Stimmt was nicht?«

»Bitte öffnen Sie Motorhaube und Kofferraum.«

Konstantin beugte sich in den Wagen, entriegelte die Motorhaube und drückte die Taste für den Kofferraum.

»Wie gesagt, ich habe den Wagen geliehen«, wiederholte er. Er hatte ihn genau überprüft und war sich sicher, dass damit alles in Ordnung war.

Zwei andere Uniformierte näherten sich, warfen einen Blick

in den Motorraum und hoben anschließend den Kofferraumdeckel.

Konstantin wollte zu ihnen gehen, aber der Carabiniere, der ihn angehalten hatte, sagte: »Nein, bitte bleiben Sie hier, Signor Morane. Warum sind Sie in Italien?«

Konstantin beschloss, bei der alten Geschichte zu bleiben. »Ich bin Fotograf und habe Fotos für einen Bildband über Roms Vögel gemacht.« Er wies auf die Kamera auf dem Beifahrersitz. »Ich dachte mir, ich sehe mich noch ein bisschen in Italien um, bevor ich heimkehre.«

»Verstehe.« Der Uniformierte vor Konstantin – ein Mann in mittleren Jahren mit rundem Gesicht – gab dem Hundeführer ein Zeichen, woraufhin der den hechelnden Schäferhund zum dunkelblauen Mitsubishi führte.

Warmer Wind wehte über die Autobahn und trug Brandgeruch mit sich. In Konstantins Augenwinkel flackerte es.

Der Hund begann zu bellen.

Zwei weitere Carabinieri näherten sich. Einer von ihnen trug eine Maschinenpistole, wie bei solchen Kontrollen üblich.

Unruhe breitete sich in Konstantin aus. Sein Blick erfasste Details, die ihm ohne Sleepless nicht bewusst geworden wären: die Härchen in den Nasenöffnungen des Beamten, der das Bild im gefälschten amerikanischen Pass mit dem Gesicht des Mannes vor ihm verglich; der Zeigefinger dicht am Abzugsbügel der Maschinenpistole; eine Fliege auf der Uniformmütze des anderen Carabiniere; weiter hinter ein großer silbergrauer Lancia mit einem kleinen Jungen im Fond, der seine Nase ans Seitenfenster drückte und ihn beobachtete.

Das Bellen war unangenehm laut. Der Schäferhund hatte sich aufgerichtet und schien in den Kofferraum springen zu wollen.

»Wir haben hier was«, sagte einer der Beamten hinter dem Wagen.

Konstantin wandte den Kopf und sah, wie ein Carabiniere einen durchsichtigen Beutel hob, der etwas Weißes enthielt.

»Hier ist noch mehr«, sagte ein anderer Beamter und hob einen weiteren Beutel. »Sieht nach Kokain aus.«

Der Hundeführer lobte den aufgeregten Schäferhund und zog ihn zurück.

»Bitte stellen Sie sich mit dem Gesicht zum Wagen, die Hände aufs Dach, die Füße auseinander«, sagte der Carabiniere vor Konstantin.

Konstantin stellte fest, dass die Maschinenpistole auf ihn gerichtet war. Er kam der Aufforderung wortlos nach, drehte sich um, legte die Hände aufs Dach des Mitsubishi, stand breitbeinig und ließ sich abtasten. Eine Falle, dachte er. Der Kofferraum hatte keine Beutel mit Kokain oder was auch immer enthalten – das Rauschgift stammte von den Carabinieri.

Ein uralter, fast billiger Trick, der aber immer noch funktionierte: Er selbst hatte in Mancinis Wohnung Kokain zurückgelassen.

»Bitte strecken Sie die linke Hand nach hinten«, sagte jemand.

Konstantin gehorchte erneut und spürte, wie ihm Handschellen angelegt wurden.

»Und jetzt die rechte.«

Dies war nicht der richtige Moment, Widerstand in irgendeiner Form zu leisten. Mit seiner Kooperationsbereitschaft gab Konstantin den Carabinieri keinen Vorwand, Gewalt anzuwenden.

Mehrere mögliche Erklärungen fielen ihm ein. Vielleicht wollten die Beamten ihre Erfolgsbilanz aufpolieren, um Belohnungen einzustreichen oder befördert zu werden. Oder sie planten einen kleinen Tausch in der Art von »Wir lassen das Kokain verschwinden, das wir dir untergeschoben haben, und du zeigst dich dafür erkenntlich«.

Es war aber auch denkbar, dass sie den Mann suchten, der bei Riccardo Mancini gewesen war und bei dem sie davon ausgehen mussten, dass es sich um einen Kokaindealer handelte. Oder dass sie gar keine Carabinieri waren, sondern Männer, die auf einer ganz anderen Lohnliste standen. Wie auch immer: Der angebliche Kokain-Fund im Kofferraum seines Wagens diente dazu, ihn ohne große Umstände aus dem Verkehr zu ziehen.

Zum Glück war Konstantin auf einen Zwischenfall dieser Art vorbereitet.

»Mein Portemonnaie«, sagte er. »Es liegt im Wagen.«

»Bleiben Sie ruhig stehen.«

»In dem Portemonnaie befindet sich ein Zettel mit einer Telefonnummer.«

Einer der Uniformierten beugte sich in den Wagen, fand das Portemonnaie, öffnete es und zog den Zettel daraus hervor.

»Bitte rufen Sie die Nummer so bald wie möglich an«, sagte Konstantin ruhig.

»Sie werden Gelegenheit bekommen, mit Ihrem Anwalt zu reden.« Ein Carabiniere ergriff seinen Arm und führte ihn zu einem der Einsatzwagen.

»Es ist nicht die Nummer meines Anwalts.« Konstantin sprach lauter, über die Schulter hinweg. »Sie werden feststellen, dass sich das Büro von Onorevole Sergio Enrico Cordero meldet, des Oppositionsführers in Ihrem Parlament. Bitte richten Sie ihm aus, dass ich über Riccardo Mancini und Zeta Bescheid weiß.«

81

Konstantin saß auf einem unbequemen Stuhl, die Hände noch immer mit Handschellen auf dem Rücken gefesselt. Am Schreibtisch ihm gegenüber schrieb ein junger Carabiniere mit flinken Fingern ein Vernehmungsprotokoll. Sein Blick huschte dabei zwischen Tastatur und Bildschirm hin und her, und er stellte immer wieder dieselbe Frage: »Und das Kokain? Woher stammt es?«

Konstantin gab jedes Mal dieselbe Antwort: »Als ich den Wagen gemietet habe, befand sich kein Rauschgift im Kofferraum. Ich weiß nicht, wie es dorthin gekommen ist.«

Als er die Antwort zum gefühlt fünfzigsten Mal wiederholte, erschien einer der anderen Beamten in der Tür zum Flur und brummte: »Wollen Sie etwa behaupten, wir hätten Ihnen das Kokain in den Kofferraum gelegt?«

»Es käme mir nie in den Sinn, so etwas für möglich zu halten«, erwiderte Konstantin, darum bemüht, beschwichtigend und nicht sarkastisch zu klingen. »Darf ich Sie noch einmal bitten, die Telefonnummer auf dem Zettel anzurufen? Ich glaube, dann lassen sich alle Missverständnisse aus der Welt schaffen.«

Der Uniformierte bedachte ihn mit einem durchdringenden Blick. »Es ist jemand unterwegs.«

Das hielt Konstantin für eine gute Nachricht. Vielleicht ging sein Notfallplan auf – er brauchte einen einflussreichen Verbündeten.

Hinter dem Mann in der Flurtür erklangen Stimmen. Er trat beiseite, und ein anderer Carabiniere schritt in den Raum, ein hochgewachsener, hagerer Typ, der aussah, als wollte er aus seiner dunklen Uniform herauswachsen. Die Rangabzeichen wiesen ihn als höheren Offizier aus. Die Carabinieri, das wusste Konstantin, gehörten eigentlich zu den italienischen Streitkräften, auch wenn die meisten von ihnen allgemeine polizeiliche Aufgaben verrichteten.

»Das Notebook ist verschlüsselt«, verkündete er, und er ließ es klingen, als wäre es ein Gesetzesverstoß.

Konstantin schwieg, da niemand eine direkte Frage an ihn richtete.

Der hagere Mann kam näher. »Bitte nennen Sie uns den Code.«

Konstantin sah zu ihm auf. »Das Notebook ist passwortgeschützt, und es nützt auch nichts, die Festplatte auszubauen – ohne das Kennwort hat niemand Zugriff auf die Dateien.«

»Haben Sie etwas zu verbergen?«, fragte der Carabiniere.

»Ich verdiene meinen Lebensunterhalt mit Bildbänden über Städte, Landschaften und Tiere«, behauptete Konstantin. »Das Notebook enthält meine Fotos, bereits geschriebene Artikel sowie Konzepte und Ideen für zukünftige Projekte. Das alles ist viel Geld wert, und ein Notebook kann schnell irgendwo gestohlen werden.«

»Und das hier?« Der Offizier zeigte die Hardware-Wallet. »Was ist das?«

»Ein sicherer externer Datenspeicher für unterwegs«, sagte Konstantin, was nur die halbe Wahrheit war. Er wollte den Carabinieri nicht anvertrauen, dass der kleine Trezor von SatoshiLabs Kryptowährungen im Wert von fast zwei Millionen US-Dollar enthielt. »Darin werden Sie kein Kokain finden«, fügte er mit einem bissigen Lächeln hinzu, das er sich einfach nicht verkneifen konnte.

Der Offizier blickte streng auf ihn herab. »Was wollen Sie damit sagen?«

»Nichts«, entgegnete Konstantin in einem wieder beschwichtigenden Ton. »Nichts.«

Der hagere Mann drehte den Trezor nachdenklich in der Hand und steckte ihn ein. »Ein amerikanischer Autor, der die Telefonnummer von Sergio Enrico Cordero bei sich hat. Wie kommt das?«

Konstantin bemerkte, dass der junge Beamte nicht mehr schrieb, sondern aufmerksam zuhörte, ebenso wie der Carabiniere, der sich wieder in die Tür zum Flur gestellt hatte.

Er zuckte mit den Schultern. »Es schadet nicht, wenn man jemanden um Hilfe bitten kann.«

»Was bedeutet Zeta?«, fragte der Offizier.

»Zeta?«

»Ihre Nachricht an Cordero lautete, dass Sie über Zeta Bescheid wissen. Also?«

Diese Frage brachte Konstantin in eine schwierige Position. Er wusste noch immer nicht, welche Rolle diese Carabinieri spielten, ob sie vielleicht mit Riccardo Mancini in Verbindung standen oder eigene Pläne verfolgten.

»Das ist eine politische Angelegenheit«, sagte er. »Vielleicht hat mir deshalb jemand das Kokain in den Kofferraum gelegt. Um mich zu kompromittieren.«

»Dann erklären Sie mir bitte die ›politische Angelegenheit‹, Mister Morane«, verlangte der Offizier.

»Ich fürchte, es würde Onorevole Cordero ganz und gar nicht gefallen, wenn ich ein Staatsgeheimnis ausplaudere.«

»Ein Staatsgeheimnis?« Der hagere Mann musterte Konstantin einige Sekunden lang. »Ein *italienisches* Staatsgeheimnis, in das ein *US-amerikanischer* Fotograf eingeweiht ist?«

»Vielleicht sollten Sie mit Signor Cordero darüber sprechen«, schlug Konstantin höflich vor, der hoffte, dass dem Offizier jetzt Begriffe wie »CIA« und »geheimdienstliche Zusammenarbeit« durch den Kopf gingen.

Der Offizier drehte langsam den Kopf und sah zu dem jungen Beamten, der sich daraufhin an das Vernehmungsprotokoll erinnerte und wieder auf der Tastatur schrieb.

Ein Klingeln tönte durch den Flur und hinderte den Offizier daran, weitere Fragen zu stellen. Es kam nicht von einem Telefon, sondern von der Eingangstür.

Der hagere Mann verließ den Raum. Konstantin hörte, wie die Tür geöffnet wurde, Stimmen erklangen, Schritte näherten sich. Der Offizier kehrte zurück, in Begleitung eines schlanken Mannes um die vierzig, gekleidet in einen dunklen Anzug mit weinroter Krawatte. Ein Bartschatten lag auf Wangen und Kinn. Bei seinen Online-Recherchen hatte Konstantin Bilder von Cordero gesehen – dieser Mann war jemand anders.

»Ist er das?«, fragte der Besucher den Offizier.

»Ja.«

Der Mann im Anzug kam näher und blickte auf Konstantin hinab. »Sie sind US-Amerikaner?«

»Richard Stanley Morane aus Wyoming«, sagte Konstantin.

Der Offizier reichte dem Neuankömmling den Pass. Der blätterte darin und verglich das Foto mit Konstantin.

»Woher haben Sie die Telefonnummer des Büros von Dottor Cordero?«, fragte er.

»Ich wollte ihn anrufen«, antwortete Konstantin. »Weil ich

Informationen für ihn habe. Sie betreffen Riccardo Mancini und Zeta.«

»Informationen«, murmelte der Besucher, klappte den Pass zu und steckte ihn ein. Dann wandte er sich an den Offizier. »Ich nehme ihn mit.«

Der junge Beamte am Schreibtisch hörte wieder auf zu schreiben.

»Wir haben Rauschgift bei ihm gefunden«, sagte der Offizier.

»Im Kofferraum eines Leihwagens«, betonte der Mann im dunklen Anzug. Er wirkte auf Konstantin aalglatt, wie jemand, den man nicht packen konnte und an dem alles abglitt. »Bestimmt lässt sich die Sache aufklären, sobald Mister Morane mit Dottor Cordero gesprochen hat.«

Konstantin stand auf. »Die Handschellen sind sehr unbequem.«

»Das glaube ich Ihnen gern«, erwiderte der Besucher, der seinen Namen nicht genannt hatte. Und an den Offizier gerichtet: »Bitte nehmen Sie ihm die Handschellen ab. Ich bin sicher, dass wir sie nicht brauchen.«

Das schien dem hochgewachsenen, dünnen Mann nicht zu gefallen, aber er gab dem jungen Beamten am Schreibtisch ein Zeichen, und wenige Sekunden später rieb sich Konstantin die Handgelenke.

»Er hat etwas von einem Staatsgeheimnis gesagt«, wandte der Offizier ein.

Der Besucher nickte. »Und genau das soll es auch bleiben, ein Geheimnis des Staates. Darf ich Sie bitten, mir die übrigen Gegenstände von Mister Morane auszuhändigen?«

Der Offizier zögerte und fühlte sich vielleicht in seiner Autorität verletzt. Aber er gab nach, beugte sich einer höheren Autorität und holte die Reisetasche.

Konstantin vergewisserte sich, dass sie das Notebook enthielt. »Und der externe Datenspeicher«, bat er höflich.

Der Offizier schnaufte, tat nicht mal so, als hätte er die Hardware-Wallet einfach nur vergessen, holte sie aus seiner Uniformtasche und übergab sie Konstantin, der sie ebenfalls in der Reisetasche verstaute.

»Ich danke Ihnen für Ihre Hilfsbereitschaft«, wandte sich der Besucher an alle Carabinieri. »Ich bin sicher, Dottor Cordero wird das sehr zu schätzen wissen.«

Draußen wartete eine Limousine mit Fahrer. Der Mann im dunklen Anzug setzte sich zu Konstantin in den Fond.

»Ich bin Salvatore Esposito, persönlicher Sekretär von Dottor Cordero«, stellte er sich vor. »Und Sie sind gewiss nicht Richard Stanley Morane aus Wyoming, denn das hier«, er holte den Pass hervor, »ist gefälscht. Wer sind Sie?«

82

»Können Sie einen gefälschten Pass als solchen erkennen, Signor Esposito?«, fragte Konstantin.

»Ich denke schon«, lautete die Antwort. »Bis vor einigen Jahren bin ich für die DIGOS tätig gewesen. Ich nehme an, Sie wissen, was das bedeutet, Mister Morane.«

»Erklären Sie es mir«, bat Konstantin, obwohl er Bescheid wusste.

»DIGOS ist die Abkürzung für ›Divisione Investigazioni Generali e Operazioni Speciali‹«, erläuterte Salvatore Esposito. »Beziehungsweise ›Abteilung für allgemeine Ermittlungen und Sonderoperationen‹. Es handelt sich um einen auf Terror- und Extremismusbekämpfung spezialisierten Zweig der italienischen Polizei. Ich habe bei der DIGOS gelernt, echte Dokumente von falschen zu unterscheiden. Also, wer sind Sie?«

Konstantin erlaubte sich ein kurzes Lächeln. »Ich bin kein Terrorist.«

Die Limousine mit den getönten Scheiben – ein *Auto blu,* wie man die Dienstwagen von italienischen Politikern oder hohen Staatsfunktionären nannte – rollte durch den dichten Verkehr von Rom. Konstantin versuchte, zu erkennen, wohin sie fuhren, aber er kannte die Stadt nicht gut genug, um sicher zu sein. Sie kamen an kleinen Waldstücken und parkartigen Anlagen vorbei, was vielleicht bedeutete, dass sie irgendwo südöstlich des Stadtzentrums unterwegs waren, beim Parco San Sebastiano.

»Ich weiß, dass Sie kein Terrorist sind, Mister Morane«, sagte Esposito ruhig. »Und Sie sind auch kein Fotograf.«

»Ich fotografiere gern. Untersuchen Sie den Bildspeicher meiner Kamera. Sie werden feststellen, dass ich viele Bilder gemacht habe.«

Der Mann im dunklen Anzug nickte. »Mit Fotografien verdienen Sie jedoch nicht Ihren Lebensunterhalt. Wer und was sind Sie, Mister Morane?«

»Darüber würde ich gern mit Signor Cordero sprechen, wenn Sie gestatten.«

»Halten Sie mich für einen ungeeigneten Gesprächspartner?«, fragte Salvatore Esposito und wölbte die Brauen.

Konstantin fragte sich, mit welchen Vollmachten der Mann ausgestattet und wozu er fähig war.

»Sie sind nicht der Oppositionsführer des italienischen Parlaments«, entgegnete er. »Meine Informationen sind für ihn bestimmt.«

Die Limousine hielt vor dem Tor einer Villa halb verborgen zwischen Zypressen, Steineichen und Zedern.

»Geben Sie mir einen Hinweis, Mister Morane«, forderte Salvatore Esposito. »Ich entscheide, ob Sie Gelegenheit erhalten, mit Dottor Cordero zu sprechen oder nicht. Also?«

Konstantin überlegte kurz. »Ich weiß etwas über einen Staatssekretär im Innenministerium namens Riccardo Mancini, und mit diesem Wissen könnte Cordero die Regierung zu Fall bringen.«

Espositos Brauen kletterten noch etwas höher.

Er gab dem Fahrer ein Zeichen, der daraufhin eine Fernbedienung betätigte. Das Tor öffnete sich, und der Wagen rollte über die Zufahrt.

»Ich hoffe in Ihrem eigenen Interesse, dass Sie nicht zu viel versprechen, Mister Morane«, sagte Esposito.

83

Sergio Enrico Cordero, ehrenwerter Abgeordneter des italienischen Parlaments und Oberhaupt der größten Oppositionspartei, saß in einem großen, üppig gepolsterten Sessel, dessen Rückenlehne über seinen Kopf ragte. Er trug einen anthrazitfarbenen Anzug mit türkisgrüner Krawatte, hatte die Beine übereinandergeschlagen und die Hände im Schoß gefaltet.

Der neunundsechzigjährige Politiker, der dem Parlament seit über dreißig Jahren angehörte und dabei mehrmals die Partei gewechselt hatte, wirkte elegant und intelligent. Das grauweiße Haar kündete von Reife, und jede einzelne Falte in seinem Gesicht schien zu sagen: *Ich habe jede Menge Erfahrung und kenne alle Tricks.* Beim Poker hätte ein solcher Mann jeden Bluff gewonnen. Er war ein Wacher, und nicht erst seit einigen Wochen oder Monaten.

Salvatore Esposito deutete auf den einfachen Stuhl, der einige Meter vor dem großen Sessel stand, und nahm mit Stift und Block neben der geschlossenen Tür Platz.

Konstantin ging langsam über den dicken weinroten Teppich und sah sich in dem Zimmer um. Blaurote Fresken und Stuck zeigten sich an der hohen Decke. Hinter Cordero stand ein breiter, dunkler Schreibtisch, geschmückt von einem Globus aus hellerem Holz. Die auf ihm dargestellten Kontinente schienen unvollständig – vielleicht repräsentierten sie die Welt, wie man sie zur Zeit von Kolumbus kannte oder noch früher.

Konstantin setzte sich.

»Wie ich hörte, haben Sie mir etwas mitzuteilen, Mister Morane«, sagte Cordero.

»Es ist allein für Ihre Ohren bestimmt«, erwiderte Konstantin.

Cordero bewegte sich kaum beim Sprechen. Er gestikulierte nicht, seine Hände blieben im Schoß liegen. »Signor Esposito genießt mein uneingeschränktes Vertrauen. Ich bin ganz Ohr, Mister Morane.«

Das Licht flackerte.

Hinter dem Schreibtisch bewegte sich etwas. Eine vage Gestalt erschien dort, mit Armen und Beinen aus kleinen Flammen.

Konstantin schloss die Augen und atmete tief durch.

»Geht es Ihnen nicht gut, Mister Morane?«, fragte Cordero. »Möchten Sie vielleicht ein Glas Wasser?«

Konstantin hob die Lider. Das Licht flackerte nicht mehr, und die feurige Gestalt hinter dem Schreibtisch war verschwunden.

»Es ist alles in Ordnung«, sagte er. »Riccardo Mancini, Staatssekretär im Innenministerium, gehört zu einer Gruppe, die sich ›Zeta‹ nennt. Man könnte Vergleiche ziehen mit Licio Gellis Propaganda Due, aber es gibt einen wichtigen Unterschied: Zeta hat größere Ziele. Der Gruppe um Mancini geht es nicht nur um Italien, sondern um ganz Europa.«

Mit ruhigen Worten berichtete Konstantin, was er von Zeta und Mancinis Verbindungen zu dem Geheimbund wusste. Mehrmals deutete er an, dass er noch mehr herausfinden konnte, sollte das notwendig werden. Aus dem Augenwinkel sah er, wie sich der wortlos neben der Tür sitzende Sekretär Notizen machte.

Cordero saß stumm da, der Blick wach und aufmerksam.

»Ist das alles?«, fragte er schließlich. Bei der Tür hob Salvatore Esposito den Blick von Stift und Block.

»Genügt Ihnen das nicht?«

»Ich glaube, Sie haben nicht alles gesagt«, erwiderte Cordero.

»Vielleicht. Es kommt darauf an.«

»Worauf, Mister Morane?«

»Darauf, was Sie zu bieten haben.«

Der würdevolle Mann in dem großen Sessel nickte langsam. »Wer sind Sie, Mister Morane?«

»Jemand, der Ihnen helfen kann, eine Regierungskrise auszulösen«, sagte Konstantin. »In wenigen Wochen könnten Sie Premierminister sein.«

Mit einer geschmeidigen Bewegung stand Cordero auf, trat

hinter den breiten Schreibtisch, öffnete eine Schublade und entnahm ihr ein Blatt Papier.

»Sie sind Konstantin«, sagte er und blickte dabei auf das Blatt. »Auch genannt ›Kosta‹ oder ›Il tedesco‹, der Deutsche. Ihr wahrer Name lautet Robert Bachmann, geboren in Nürnberg vor einundvierzig Jahren. Seit neun Jahren verdienen Sie sich Ihren Lebensunterhalt damit, andere Menschen ins Jenseits zu befördern. Die letzten Aufträge haben Sie für Don Michele Cutri in Reggio Calabria ausgeführt.« Cordero sah von dem Blatt auf. »Er ist nicht besonders zufrieden mit Ihnen. Was vielleicht daran liegt, dass er Sie für den Tod von zweien seiner Söhne verantwortlich macht, Dario und Achille. Was Zeta betrifft, *Mister Morane* … Ich denke, darüber weiß ich mehr als Sie. Salvatore?«

Corderos Sekretär stand auf und öffnete die Tür.

Herein kam ein Mann, der den Eindruck erweckte, sich nur mit Mühe auf den Beinen halten zu können. Er trug keinen Anzug, sondern Jeans und Hemd, und unter dem Hemd zeichnete sich ein Verband ab.

»Ich habe ein Stück von meiner Leber verloren«, sagte Riccardo Mancini.

Salvatore Esposito stand neben ihm, mit Block und Stift in der Hand.

»Aber nicht Ihr Leben, wie ich sehe«, erwiderte Konstantin.

»Ich hatte Glück. Sie werden keins haben.«

Mancini richtete eine Pistole auf Konstantin und schoss.

ZWEI JAHRE ZUVOR

84 NOAH GUNNASON FATALE ABGRÜNDE

Ein »Bitte nicht stören«-Schild hing an der Tür des Besprechungszimmers – Noah öffnete, ohne anzuklopfen.

Carolin saß am rechteckigen Tisch, mit Helena vom Marketing, Nils vom Vertrieb, zwei am Vortag eingetroffenen Lizenznehmern aus Südamerika und einem Repräsentanten der Bank, die noch vor wenigen Wochen weitere Kredite verweigert hatte.

»Wir müssen reden, Carolin«, sagte Noah.

Alle sahen ihn an, die Besucher neugierig, Helena und Nils ein wenig verunsichert.

»Wir sind hier noch nicht fertig, Noah«, erwiderte Carolin sanft. Sie trug einen eleganten stahlgrauen Hosenanzug, wirkte ruhig und souverän. »In einer halben Stunde?«

»Nein, jetzt sofort!«

Ihre Augen waren anders, fand Noah. Sie schienen nicht mehr die von Carolin Alberts zu sein, sondern die einer Fremden.

Sekunden verstrichen.

Carolin wandte sich an die Besucher. »Bitte entschuldigen Sie. Helena und Nils werden Ihnen unsere Pläne für die nahe Zukunft erläutern und alle Ihre Fragen beantworten.«

Sie kam auf ihn zu. Noah wich in den Flur zurück, als Carolin das Besprechungszimmer verließ und die Tür hinter sich zuzog.

»Was ist los?«, fragte sie.

»Bei mir«, sagte Noah knapp. »In meinem Büro.« Der Zorn brodelte noch immer in ihm.

»Einfach so in eine wichtige Besprechung zu platzen ...«

»Das hier ist wichtiger.« Noah trat vor die Tür seines Büros und ließ Carolin eintreten. Er folgte ihr und schloss die Tür.

Carolin blieb in der Mitte des Raums stehen und sah sich erstaunt um. »Was ist mit deinem Sinn für Ordnung passiert?« Überall lagen Ausdrucke mit Text, Datenkolonnen, Grafiken und chemischen Formeln. Sie bedeckten Tisch und Schreibtisch, waren über Sessel und Regale verteilt. »Du warst offenbar sehr fleißig.«

Auch ihre Stimme hatte sich verändert, fand Noah.

»Du hast mich belogen!«, entfuhr es ihm. Er trat hinter den Schreibtisch und deutete auf den Monitor. »Ich hab alles überprüft. Ich weiß Bescheid.«

Carolin nahm die Ausdrucke von einem der beiden Sessel, legte sie auf den Tisch und setzte sich. »Ach, Noah ...«

»Ich habe die ganze Nacht hier verbracht und mir die Daten angesehen, und das diesmal ganz genau, und ich bin in den Laboratorien gewesen ...«

»Du hättest zu Hause bleiben und dich ausruhen sollen.« Carolin schlug die Beine übereinander und faltete die Hände im Schoß. »Nach dem Zusammenbruch gestern, der dich ins Krankenhaus brachte ...«

Noah ließ sie nicht ausreden. »Du hast von Vertrauen gesprochen. ›Vertrau mir‹, sagte die Frau, die mir heimlich Sleepless gegeben hat. Heute Nacht hab ich zwei weitere Pillen genommen, um für das hier wach zu bleiben.« Er deutete auf die vielen Ausdrucke. Die Halluzinationen erwähnte er nicht, die schwarzen Käfer, die aus der Dunkelheit gekrochen kamen, wenn die Wirkung von Sleepless nachließ, die Fratzen am Rand seines Blickfelds. »Wie kann man von Vertrauen reden und gleichzeitig lügen?«

Carolin schwieg einige Sekunden lang und musterte ihn. »Ich hab dich nicht belogen.«

»Das ist eine weitere Lüge!«, entgegnete Noah heftig und fühlte etwas zerbrechen, das sehr kostbar gewesen war. Er stand noch immer und bemerkte, dass seine Hände zitterten. »Du lügst und lügst.«

»Noah …«

»Du hast gesagt, mit den Zulassungsdaten sei alles in Ordnung. Ich habe sie kontrolliert, sie alle, auch die versteckten Dateien. Die Dokumentation ist nicht vollständig, und einige Daten wurden nachträglich geändert.«

»Vielleicht hast du nicht genau genug kontrolliert«, sagte Carolin langsam.

»Aus dem Inhalt der versteckten Dateien geht hervor, dass es bei mehreren Probanden zu gravierenden Nebenwirkungen kam.« Noah nahm einen Ausdruck, wedelte damit herum und legte ihn wieder beiseite. »Unter solchen Umständen hätte Sleepless nicht zugelassen werden dürfen. Es hätte weitere klinische Studien geben müssen.«

»Weitere Studien hätten den Ruin für uns bedeutet, das weißt du«, gab Carolin zurück. »Hast du bereits vergessen, dass uns die Banken keine Kredite mehr geben wollten? Wenn wir Sleepless nicht sofort auf den Markt gebracht hätten, wären wir von Kruither & Voch übernommen worden.«

»Und genau damit hat uns Gilbert Fournier erpresst, nicht wahr?«, fragte Noah scharf. »Der Einbruch in unser Computersystem, bei dem die Zulassungsdaten erbeutet wurden … Er steckte dahinter und fand heraus, dass du die Daten manipuliert hast!«

»Ich habe die Zulassungsdokumentation mehrmals bearbeitet, bevor sie ans Büro von Felix Arents weitergeleitet wurde«, sagte Carolin. »Von Manipulation kann keine Rede sein.«

»Du bist mit ihm ins Bett gestiegen!« Es gelang Noah nicht, die Worte zurückzuhalten. Ein alter Schmerz lag in ihnen.

Für einen Moment wirkte Carolin traurig. »Das bin ich, ja. Weil es um unser Überleben ging, um die Zukunft von Harmony. Wir brauchten die Zulassung für Sleepless, möglichst schnell.« Sie seufzte leise. »Ich hab getan, was nötig war. Und was Gilbert

Fournier betrifft … Er ist tot und kann uns nicht mehr erpressen.«

»Er wurde *ermordet!*« Noah stand noch immer hinter seinem Schreibtisch und fühlte, wie ihm die Knie weich wurden. Er sank auf den Drehstuhl.

»Er erlag einem Herzinfarkt«, entgegnete Carolin. »So was passiert. Pech für ihn.«

Noah holte tief Luft und spürte, wie der Zorn fast ganz aus ihm verschwand. Seine Enttäuschung wurde umso größer.

»Ich habe mit Rieker gesprochen«, sagte er. »Gestern Abend.«

Die fremden Augen sahen ihn ohne erkennbare Regung an. Doch tief in ihnen lag etwas Kaltes und Scharfes, wie ein Messer aus Eis. Noah fröstelte.

»Gestern Abend?«, wiederholte Carolin.

»Ja. Er kam zu mir in meine Wohnung und hat mir von Gilbert Fournier erzählt. Er hat mir gegenüber bestätigt, dass es sich um Mord handelt.«

»Kommissar Rieker sieht überall Mord und Totschlag.« Nichts schien Carolins Ruhe erschüttern zu können. »Ich habe den Eindruck, er meint es nicht besonders gut mit uns.«

»Ranazol«, sagte Noah.

Wieder verstrichen einige Sekunden.

»Was ist damit?«, fragte Carolin schließlich. Das Wort schien wirkungslos an ihr abgeprallt zu sein.

»Jemand hat Gilbert Fournier Ranazol verabreicht, das zusammen mit Koffein einen Herzinfarkt bewirkt.« Noahs Hände zitterten noch immer. Er legte sie auf die Beine. »Mord. Rieker meinte, dass daran kein Zweifel bestehen kann.«

Carolin schwieg.

»Mord«, betonte Noah. »Wer könnte Interesse daran haben, Gilbert Fournier zu ermorden?«

Carolin gab noch immer keinen Ton von sich.

»Wo bist du gestern Nacht und heute am frühen Morgen gewesen, Carolin?«

»Beschuldigst du mich?«

»Wie gesagt, ich habe mir die Laboratorien angesehen. Im Nebenlabor, in dem du manchmal experimentierst, habe ich etwas gefunden. Du scheinst es sehr eilig und nicht die Zeit gehabt zu haben, alle Spuren zu beseitigen. Wahrscheinlich hast du gedacht, dass bei einem Herzinfarkt niemand einen Mord vermutet.«

»Du hast mir nachspioniert?«, fragte Carolin.

»Eine doppelte Lüge«, sagte Noah. »Du hast behauptet, mit der Zulassungsdokumentation für Sleepless sei alles in Ordnung, doch das stimmt nicht. Und Gilbert Fournier starb nicht einfach an einem Herzinfarkt, er wurde umgebracht. *Du* hast ihn umgebracht.«

In Carolins Gesicht veränderte sich etwas, ohne dass Noah die Veränderung zu deuten wusste. »Ist dir klar, was du da sagst?«

»Du bist eine Lügnerin und Mörderin!« Noah schloss kurz die Augen, wie von den eigenen Worten erschrocken. Als er sie wieder öffnete, saß Carolin nicht mehr. Sie war aufgestanden.

»Was auch immer ich getan habe und tun werde«, sagte sie eindringlich, »ich denke dabei an uns und an Harmony.«

»*Mord,* Carolin! Bist du von Sinnen?«

Jemand klopfte an die Tür.

Noah erhob sich, trotz der weichen Knie. »Wir möchten nicht gestört werden«, sagte er laut.

»Ich bitte um Entschuldigung …«

Noah erkannte die Stimme der Empfangsdame Dorothea, ging zur Tür und öffnete sie.

»Es ist wieder Kommissar Rieker«, sagte Dorothea. »Er verlangt, mit Ihnen zu sprechen.«

85

»Er soll im Besucherzimmer warten«, sagte Carolin sofort. »Wir kümmern uns gleich um ihn.«

Die junge Dorothea nickte und ging.

Carolin schloss die Tür und trat auf Noah zu, der einen Schritt zurückwich.

»Hast du *Angst* vor mir?«, hörte er sie fragen, mit der weichen Stimme, die seine Ohren streichelte.

Sie kam näher und hob die Hände, aber er wich erneut zurück, bis er gegen die Schreibtischkante stieß. Er hielt sich daran fest, denn die Beine wollten unter ihm nachgeben. Sein Blickfeld engte sich ein, düsteres Grau verbarg alles, was sich rechts und links befand, und er sah nur noch Carolin.

»Vielleicht leidest du noch immer an den Folgen deines gestrigen Zusammenbruchs«, sagte sie. »Du siehst Dinge, die gar nicht existieren.«

Halluzinationen, dachte er und erinnerte sich an die schwarzen Käfer und an die Fratze mit Haut rot wie Rubin und einem pechschwarzen Bart.

»Ich habe getan, was du im Laboratorium versäumt hast«, brachte Noah mit rauer Stimme hervor. »Es gibt dort keine Spuren mehr, die auf die Herstellung von Ranazol hinweisen. Aber ich …«

»Gut.« Carolin nickte. »Gut.« Sie hob erneut die Hände und berührte sein Gesicht. »Was hast du jetzt vor, Noah?«

»Hast du ihn umgebracht?« Er flüsterte die Worte. »Hast du Gilbert Fournier ermordet?«

»Er starb an einem Herzinfarkt.«

»Die Wahrheit, Carolin. Sag mir die Wahrheit. Hast du Fournier mit Ranazol umgebracht?«

Carolin zögerte.

Mit ihren Augen geschah etwas. Das Grün verschwand, die Pupillen wurden größer, und Noah sah, dass sie aus winzigen schwarzen Käfern bestanden.

»Du hast mich belogen, das ist schlimm genug«, krächzte er. »Aber Mord … Damit will ich nichts zu tun haben!«

»Was hast du jetzt vor?« Carolin ließ die Hände sinken. »Willst du dem Kommissar sagen, was du im Laboratorium gefunden hast? Weißt du, was dann geschieht?«

»Mord, Carolin!«, platzte es aus Noah hervor. »Bei der Gründung von Harmony haben wir von einer besseren Welt geträumt. Wir wollten keine unsicheren Smarties auf den Markt bringen, die Menschen wahnsinnig werden lassen und in den Tod treiben. Wir wollten den Menschen ein lebenswerteres Leben schenken!«

»*Du* hast von einer besseren Welt geträumt, Noah«, erwiderte Carolin. »Mir ging es darum, so gut wie möglich in der bestehenden Welt zurechtzukommen. Sie ist zu groß, als dass wir sie ändern könnten. Und Sleepless treibt niemanden in den Tod. Wir werden die Formel verbessern, um alle unerwünschten Nebenwirkungen zu beseitigen. Aber das können wir nur, wenn wir die Kontrolle behalten.«

»Kontrolle?« Noah versuchte zu verstehen, wovon Carolin sprach.

»Wenn du dem Kommissar sagst, was du im Laboratorium gefunden hast, verlieren wir alles.« Carolin stand so dicht vor ihm, dass er ihren Atem im Gesicht spürte. Ihr Blick bohrte sich in den seinen. »All das, wofür wir gearbeitet haben. Und unsere Freiheit obendrein. Vergiss das nicht. Überleg dir genau, was du jetzt tust.«

Abrupt wandte sie sich ab und ging zur Tür. Noah merkte, dass ihm nicht mehr nur die Hände zitterten – er bebte am ganzen Leib.

»Bring nicht in Gefahr, was wir geschaffen haben«, betonte Carolin, und Noah fragte sich, ob ihre Worte eine Warnung waren. »Ich rede allein mit dem Kommissar. Komm wieder zu dir.«

86 CAROLIN ALBERTS

Im Besucherzimmer fand Carolin nicht eine Person vor, sondern drei. Zwei von ihnen saßen am Tisch: eine ernste junge Frau mit kurzem blondem Haar und himmelblauen Augen sowie ein auffallend dürrer Mann, der einige Jahre älter sein musste. Kommissar Rieker stand und betrachtete die Fotografien an der Wand.

»Sie haben es weggenommen«, sagte er.

»Was meinen Sie?«, fragte Carolin überrascht.

»Das Schwarz-Weiß-Foto mit der jungen Frau zwischen zwei alten Gebäuden. Ich fand es sehr beeindruckend, deshalb ist es mir im Gedächtnis geblieben.«

»Sind Sie deshalb hier?«, fragte Carolin. »Um sich noch einmal dieses Foto anzusehen?«

Rieker drehte sich um. »Guten Morgen, Frau Alberts! Nein, es ist kein Foto, das mich herbringt, sondern ein Toter.«

»Hatten wir das nicht schon einmal?« Carolin hörte Schärfe in ihrer Stimme. »Ihre Besuche werden langsam zur täglichen Routine. Und wie ich sehe, sind Sie diesmal nicht allein gekommen.«

Die beiden anderen Personen standen auf.

»Darf ich vorstellen?« Rieker zeigte auf sie. »Marianne Süder und Joris Goverts von der Spurensicherung.«

Carolin hatte plötzlich das Gefühl, auf schmalem Grat zu stehen. »Was bedeutet das?«

»Es bedeutet, dass wir uns bei Ihnen umsehen möchten, Frau Alberts«, sagte Rieker.

»Warum?«

»Ich habe es gestern Abend schon Herrn Gunnason mitgeteilt. Es geht um Gilbert Fournier, der einem Herzinfarkt erlag. Wie sich bei der Obduktion herausstellte, wurde der Herzinfarkt jedoch von Ranazol verursacht, einer chemischen Substanz, die offenbar nur in einem gut ausgestatteten Laboratorium hergestellt werden kann.«

Rieker wirkte anders, fand Carolin. Die zuvor glatten und weichen Stellen an ihm waren hart, kantig und rau geworden. Das Gesicht erschien ihr hohlwangig und blass, die Augen lagen tiefer in den Höhlen. Er sah aus wie jemand, der unter großer Anspannung stand und sich Sorgen machte.

»Es gibt viele Laboratorien in Hamburg …«, begann sie, aber der Kommissar unterbrach sie ungeduldig – auch das war neu.

»Sie wissen, warum wir ausgerechnet zu Ihnen kommen, Frau Alberts. Gilbert Fournier hat Sie erpresst. Motiv, Gelegenheit und Mittel führen zum Täter.«

»Glauben Sie etwa, dass jemand von uns Gilbert Fournier umgebracht hat?« Carolin gab sich verblüfft. »Jemand von Harmony?«

»Vielleicht Sie. Oder Ihr Partner.« Rieker deutete zur Tür. »Bitte bringen Sie uns zu Ihren Laboratorien.«

Carolin blieb stehen. »Ich versichere Ihnen, dass niemand von uns etwas mit dem Tod von Gilbert Fournier zu tun hat.«

»Ich nehme das als Aussage zur Kenntnis.« Rieker deutete erneut zur Tür.

Carolin rührte sich noch immer nicht von der Stelle. »In den Laboratorien werden Sleepless und unsere anderen Smart Drugs weiterentwickelt. Die entsprechenden Daten sind das Ergebnis jahrelanger Forschungsarbeit. Ein Datenleck könnte uns schweren Schaden zufügen.«

Rieker zog ein zusammengefaltetes Papier aus der Hemdtasche. »Ein amtlicher Durchsuchungsbeschluss.« Er entfaltete das Blatt und hielt es Carolin hin.

Sie ließ sich nichts anmerken, ging nach einem kurzen Blick auf das Dokument zur Tür und öffnete. »Bitte folgen Sie mir.«

87

Danke, Noah, dachte Carolin, und während der Tour durch Harmonys Laboratorien dachte sie es nicht nur einmal. Danke dafür, dass du alle Spuren beseitigt hast.

Wer hätte ahnen können, dass bei einem Menschen, der an einem Herzinfarkt starb, eine Autopsie vorgenommen wurde, die zur Entdeckung von Ranazol führte? Die Wahrscheinlichkeit dafür war mehr als nur gering – Carolin hätte es für unmöglich gehalten.

»Eigentlich haben wir nicht mehrere Laboratorien, sondern nur ein großes, das aus sechs Räumen besteht«, sagte sie zu Beginn des Rundgangs. »Dies hier ist der größte, wir nennen ihn den ›Hexenkessel‹.« Sie deutete durch das breite Sichtfenster. »Hier stehen die Becken und Öfen, in denen neue chemische Verbindungen gewaschen und gebacken werden.«

»Wir möchten uns die Logdateien ansehen«, bat Marianne Süder.

»Und wir brauchen Proben«, fügte Joris Goverts hinzu.

Carolin führte sie in den Hauptraum, in den Hexenkessel. Die dort arbeitenden Biochemiker warfen ihnen neugierige Blicke zu.

Rieker sah sich um. »Brauchen wir keine Schutzkleidung?«

»Dies ist kein biologisches Laboratorium«, erklärte Carolin. »Wir arbeiten hier nicht mit Viren oder Bakterien. Es besteht keine Ansteckungs- oder Kontaminationsgefahr.«

Die beiden forensischen Spezialisten machten sich an die Arbeit, und Carolin erkannte schon nach wenigen Minuten, dass sie ihr Handwerk verstanden. Mit den Werkzeugen aus ihren Koffern nahmen sie Proben aus Becken und Öfen sowie von Zwischen- und Endprodukten. Die ernste Süder ließ sich an einem Terminal der Produktionskontrolle die Prozess-Logs zeigen und bat um Kopien der entsprechenden Dateien. Carolin nickte widerstrebend.

»Für mich gibt es hier nicht viel zu tun«, sagte Rieker nach einer Weile. »Könnte ich ein paar Worte mit dem Mann wechseln, der sich um Ihre Computer kümmert?«

»Sie meinen unseren Systemadministrator?«, fragte Carolin verwundert.

»Genau den meine ich.« Rieker nickte. »Übrigens, was ist mit Ihrem Kompagnon, Herrn Gunnason? Steht er für ein Gespräch zur Verfügung?«

»Es geht ihm nicht gut«, antwortete Carolin vorsichtig. »Er hat sich noch nicht ganz von seinem Kollaps erholt.« Nach einer kurzen Pause fügte sie hinzu: »Das Verhör gestern Abend war in dieser Hinsicht nicht gerade hilfreich.«

»Ich habe ihn nicht verhört, nur ein wenig mit ihm geplaudert«, erwiderte Rieker, aber es klang geistesabwesend, als gingen ihm ganz andere Dinge durch den Kopf.

Carolin gab Dennis Roever Bescheid, dem Systemadministrator, der den Kommissar im Hexenkessel abholte. Sie sah ihm nach, als er das Laboratorium verließ, und hoffte inständig, dass Noah klug genug war, in seinem Büro zu bleiben und sich nicht blicken zu lassen.

Die beiden Forensiker ließen sich auch die anderen fünf Räume des Laboratoriums zeigen, sahen sich weitere Logdateien an, nahmen noch ein paar Proben mehr und blätterten in Protokollen.

»Es gibt bei Ihnen keine Tierversuche, nicht wahr?«, fragte Joris Goverts nach einer Weile.

»Unsere Simulationen mittels künstlicher Intelligenz erzielen weitaus präzisere Ergebnisse als die bis vor wenigen Jahren üblichen Testverfahren«, erläuterte Carolin. »Tierversuche sind Versuche mit *Tieren,* und ihre Ergebnisse betreffen Tiere, nicht den Menschen. Der Mensch ist keine fünfundsiebzig Kilogramm schwere Ratte.«

Die Tür öffnete sich, Rieker kehrte zurück.

»Haben Sie von unserem Systemadministrator erfahren, was Sie wissen wollten?«, wandte sich Carolin an ihn.

»Er hat meine Fragen beantwortet.«

»Wenn es für Sie hier sonst nichts mehr zu tun gibt …« Carolin deutete zur Tür. »Es wartet Arbeit auf mich.«

Als sie kurze Zeit später das Hauptgebäude von Harmony verließen, verabschiedeten sich die beiden forensischen Spezialisten sofort und gingen zu einem Wagen an der Zufahrt. Daneben lehnte ein Fahrrad an der Hecke.

»Bevor ich gehe, Frau Alberts …«

»Ja?«, fragte Carolin ungeduldig.

Rieker sah sie an. »Gilbert Fournier wurde ermordet, und Sie haben nicht nur ein Motiv, sondern hatten auch Mittel und Gelegenheit. Ich glaube zu wissen, wer der Mörder ist beziehungsweise die Mörderin, und ich verspreche Ihnen, dass ich nichts unversucht lassen werde, um ihn – oder sie – zu überführen. Ich kann manchmal sehr, sehr hartnäckig sein. Einen schönen Tag wünsche ich Ihnen.«

Carolin sah ihm nach, als er durch den parkartigen Garten vor dem Hauptgebäude ging. Er blickte nicht zurück, schwang sich auf sein Rad, fuhr die Straße hinunter und war nach wenigen Sekunden außer Sicht.

Kälte strich Carolin über den Nacken. Sie fröstelte im warmen Sonnenschein.

88

In ihrem Büro saß sie still an ihrem Schreibtisch, die Hände ebenso kalt wie der Nacken. Einige Minuten lang rührte sie sich nicht, überlegte und fragte sich, was es zu tun galt. Schließlich öffnete sie eine Schublade, griff nach der Schachtel darin, entnahm ihr eine grüne Pille und schluckte sie. Dann streckte sie die Hand nach dem Cordless aus und wählte eine interne Nummer.

Dennis Roever meldete sich.

»Hätten Sie einen Moment Zeit für mich?«, fragte Carolin. »Ich bin in meinem Büro.«

Er kam sofort zu ihr.

»Was hatte das eben zu bedeuten?«, fragte der junge, schlaksige Systemadministrator, kaum dass er das Büro betreten hatte. »Zwei Fremde in unserem Laboratorium! Und sie haben Proben genommen, wie ich hörte!«

Natürlich sprach es sich schnell herum. In spätestens einer halben Stunde würde es keinen Mitarbeiter von Harmony geben, der nicht davon wusste.

»Jemand wurde ermordet«, sagte Carolin, ohne einen Namen zu nennen. »Offenbar mit einer Substanz, die aus einem Laboratorium stammen könnte.«

»Aus unserem?«, fragte Roever entgeistert.

»Natürlich nicht. Ich habe dem Kommissar mehrmals versichert, dass wir nichts mit der Sache zu tun haben. Die beiden Forensiker, die Proben genommen haben, werden nichts finden.«

Roever nickte erleichtert.

»Sie haben mit dem Kommissar gesprochen, Dennis«, sagte Carolin. »Welche Fragen hat er gestellt? Was wollte er wissen?«

Roever schüttelte verwundert den Kopf. »Von einem Mord war überhaupt nicht die Rede. Wir haben über Hacker gesprochen, über das Darknet und eine Entführung.«

»Eine Entführung?«

»Ja. Offenbar wurde eine Hackerin entführt, vorgestern Abend. Eine ›Dark Lady‹, angeblich als ›Queen des Darknet‹ oder ›Black Lily‹ bekannt.«

»Black Lily«, murmelte Carolin verwirrt. Es gelang ihr nicht, einen Zusammenhang herzustellen.

»Kommissar Rieker hat gefragt, ob ich etwas über sie weiß.«

»Über die Entführte?«

»Ja.«

»Und? Wissen Sie etwas über sie?«

»Nein. Ich habe keine Ahnung. Ich verkehre nicht in Hackerkreisen.«

»Mehr wollte er nicht von Ihnen wissen?«

»Nein«, antwortete Dennis Roever. »Es ging ihm nur um die Entführung. Es schien ihm sehr wichtig zu sein.«

Carolin nickte langsam. »Na schön. Danke für die Auskunft, Dennis. Ich möchte Sie nicht länger aufhalten.«

Er ging, und Carolin saß wieder still und stumm, den Kopf voller Gedanken. Was würde Noah unternehmen? Wie viel wusste er, und wie viel vermutete er nur? Wäre er bereit, alles zu opfern, was sie gemeinsam erreicht hatten? Um der Wahrheit und seiner Vorstellung von Gerechtigkeit willen? Und wozu wäre sie selbst in einem solchen Fall bereit?

Hinter der letzten Frage steckte ein tiefer, rabenschwarzer Abgrund. Carolin schob sie beiseite und dachte über ein Problem nach, das sie für noch größer und dringender hielt. Es hieß Rieker.

Der Kommissar war davon überzeugt, dass das Ranazol aus Harmonys Laboratorium stammte. Mehr noch, er glaubte, den Mörder – beziehungsweise die Mörderin – bereits identifiziert zu haben. Er war offenbar ein sehr eigenwilliger Mensch, stur und hartnäckig, jemand, der sich von nichts beirren ließ. Er würde alles daransetzen, Beweise dafür zu finden, dass sie, Carolin, hinter dem Mord an Gilbert Fournier steckte. Und tüchtig war er, dieser Mann, der vor einigen Monaten den Immobilienskandal um den ehemaligen Hamburger Innensenator aufgedeckt hatte.

Eine Idee nahm in ihr Gestalt an.

Was Noah betraf … Sie konnte mit ihm reden und versuchen, ihn zur Vernunft zu bringen. Das war bei Rieker nicht möglich. Bei ihm brauchte sie Hilfe von jemandem, der schon Erfahrungen mit ihm gesammelt hatte.

Oskar Brois!

89 RICHARD M. RICHARDSON

Als die Sonne unterging und das Licht nicht mehr in müden Augen schmerzte, verließ der alte Mann aus Leeds, Yorkshire, seinen Platz hinter dem Schreibtisch, ging zum Fenster und zog die Vorhänge beiseite. Große Eichen umgaben das nördlich von Hamburg gelegene Landhaus und spendeten Schatten an hellen Tagen. Der rote Schein der Abendsonne legte sich auf den Teich, wo der Gärtner, der gerade die Arbeit des Tages beendet hatte, auf dem Steg stand und die Fische fütterte.

Richardson drehte sich um und kehrte zu seinem Schreibtisch zurück, vor dem Matthias saß, ruhig und geduldig.

»Dies ist die schönste Stunde des Tages«, sagte Richardson und deutete zum Fenster. »Die Stunde des Friedens, so nenne ich sie. Der Übergang zwischen Tag und Nacht.«

»Wir können nach draußen gehen, wenn Sie möchten«, schlug Matthias vor.

Richardson ließ sich langsam in den Ledersessel auf der anderen Seite des Schreibtischs sinken. »Nein, lass uns hierbleiben.« Er schob einige Dokumente beiseite und sah auf den Brief, den er vor einigen Stunden im Büro erhalten und ins Landhaus mitgenommen hatte. »Du fragst dich vermutlich, warum ich dich hergebeten habe.«

»Sie haben sicher einen guten Grund dafür, Mister Richardson.«

Er siezte ihn noch immer, nach all den Jahren. Und er blieb

beim »Mister«, sagte nie »Herr«. In Jeans und Hemd saß er da, die nächste Generation. Beziehungsweise die übernächste. Er war vierzig Jahre jung – ein halbes Leben trennte sie voneinander.

»Ich erinnere mich daran, wie wir damals gearbeitet haben, vor deiner Geburt«, sagte Richardson. »Vor vierzig, fünfzig Jahren ging es ausschließlich um Wohnungen und Häuser. Später kamen Informationen hinzu, Auskünfte über dies und das. Beide Geschäfte wurden größer und größer, und schließlich gewann das zweite mehr Bedeutung als das erste. Heute machen wir über neunzig Prozent unseres Einkommens mit dem Verkauf von Informationen.«

Er sah Matthias an, der aufmerksam zuhörte.

»Informationen sind wichtig«, fuhr Richardson fort. »Man kann etwas mit ihnen bewirken. Sie sind Werkzeuge, mit denen man vorsichtig umgehen muss. Wissen ist Macht.«

Matthias nickte wortlos. Er verstand.

»Die Zeiten ändern sich. Wir stehen am Anfang einer neuen Welt, die von den Wachen dominiert wird. Wer schläft, verliert an Einfluss. Nimmst du Sleepless, Matthias?«

»Seit zwei Tagen, Mister Richardson.«

»Dann wirst du zu den Gewinnern der neuen Welt gehören.«

»Sie können ebenfalls Sleepless nehmen«, meinte Matthias. »Sie müssen nicht schlafen.«

»Ach, ich bin zu alt, um mein Leben zu ändern. Und der Schlaf ist ein guter Freund, auf den ich nicht verzichten möchte. Aber mir ist klar, dass unser Geschäft einen wachen Verstand braucht. Wer zu spät seinen Platz räumt, schadet nicht nur sich selbst, sondern auch dem, was er geschaffen hat.« Richardson seufzte. »Es wird Zeit, dass *ich* meinen Platz räume. Du sollst mein Nachfolger sein.«

Matthias zögerte zwei oder drei Sekunden. »Ich nehme an, Sie haben sich diese Entscheidung genau überlegt.«

»Du kennst das Geschäft ebenso gut wie ich«, sagte Richardson und fühlte das Gewicht der Jahre. »Du weißt, worauf es ankommt. Es gibt nichts mehr, was ich dir noch beibringen könnte. Der Schüler ist mindestens so gut geworden wie der Lehrer.«

»Sie waren und sind der beste Lehrer, den man sich wünschen kann«, erwiderte Matthias.

»Mein … Rücktritt – nennen wir ihn so – ist tatsächlich wohlüberlegt. Aber lass mich ganz ehrlich sein: Ich würde anders entscheiden, wenn ich könnte.« Richardson beugte sich vor, nahm den Brief und reichte ihn über den Schreibtisch.

Matthias nahm ihn entgegen und öffnete ihn.

»Du wirst einige Dinge anders machen wollen«, sagte Richardson, während der jüngere Mann las. »Ich nehme an, Computer und digitale Vernetzung werden bei dir eine noch viel größere Rolle spielen. Aber vergiss nicht die Prinzipien unseres Geschäfts. Vertrauen ist wichtig, es ist die Basis, das Fundament. Diskretion, wenn möglich, drastische Maßnahmen, wo nötig. Und Respekt. Der ist ebenso wichtig wie Vertrauen.«

Matthias sah von dem Brief auf. »Mister Richardson … Es muss doch eine Behandlungsmöglichkeit geben!«

»Der Krebs steckt im Kopf, und das ist ein Ort, an dem ich ganz gewiss nicht operiert werden möchte.«

»Die moderne medizinische Wissenschaft …«

»Sie kann den Menschen nicht verjüngen«, unterbrach ihn Richardson. »Zumindest noch nicht. Vielleicht in fünfzig oder hundert Jahren, aber nicht heute. Ich bleibe dem Lauf der Zeit unterworfen, dem Gesetz der Natur.« Er seufzte erneut. »Nur noch zwei oder drei Monate. Anschließend bist du ganz auf dich allein gestellt.«

Matthias hielt den Brief in ruhigen Händen. »Es tut mir leid.«

»Mir auch. Andererseits … Es liegt ein langes, erfülltes Leben hinter mir.«

Ein Gong hallte auf einmal durchs Haus.

»Wer weiß, dass wir hier sind?«, fragte Richardson verwundert. »Normalerweise wären wir noch in der Stadt.«

Matthias stand auf. »Ich sehe nach.«

90

Kurze Zeit später führte Matthias zwei Personen herein, einen Mann und eine Frau, beide einige Jahre jünger als Richardsons Assistent und Nachfolger. Der Mann trug einen eleganten dunkelblauen Anzug und strahlte Selbstsicherheit aus, ohne arrogant oder herablassend zu wirken. Die Frau mit dem langen kastanienbraunen Haar war in ein dezentes dunkelgrünes Kostüm gekleidet und sah sich in dem Zimmer um, bevor sie einen hellwachen Blick auf Richardson richtete. Er vermutete, dass sie Sleepless nahm, und der Mann neben ihr ebenfalls – die besondere Wachheit in den Augen der beiden verriet es.

»Ich danke Ihnen, dass Sie Zeit für uns erübrigen, Mister Richardson«, sagte die Frau.

Matthias holte einen zweiten Stuhl und wich zur Tür zurück, als die beiden Besucher Platz nahmen.

»Dies ist mein Landhaus«, entgegnete Richard M. Richardson. »Normalerweise empfange ich hier niemanden, und Sie haben Ihren Besuch nicht angekündigt. Darf ich fragen, wer Sie sind und was Sie hierherführt?«

Die Frau deutete auf ihren Begleiter. »Das ist Kyle. Ich bin Nadeschka. Wir haben etwas für Sie.« Nadeschka öffnete ihre Handtasche, entnahm ihr einen Umschlag und reichte ihn Richardson.

Der nahm ihn entgegen und hielt ihn einige Sekunden in der Hand, bevor er ihn öffnete und ein Blatt hervorholte, auf dem einige wenige Sätze geschrieben standen.

Richardson las sie.

Er hob den Blick, musterte die beiden Besucher und las die Worte erneut.

»Sie möchten mein Geschäft übernehmen«, stellte er fest.

»Wir bieten Ihnen eine Art Franchising an«, sagte Kyle. »Sie werden Teil unserer Organisation, und damit stehen Ihnen alle unsere Ressourcen zur Verfügung.«

»Gratis«, fügte Nadeschka hinzu. »Ohne Gebühren.«

Richard M. Richardson nickte langsam. »Damit ich alles richtig verstehe … Sie übernehmen mein Geschäft, und ich brauche nichts dafür zu bezahlen?«

»Wir bieten Ihnen Zusammenarbeit an«, sagte Kyle. »Kooperation, Mister Richardson. Zum beiderseitigen Vorteil.«

»Sie arbeiten in Europa, mit Schwerpunkt Deutschland«, fügte Nadeschka hinzu. »Unsere Bühne ist die ganze Welt.«

»Bühne?«, wiederholte Richardson. »Wer sind Sie?«

»Wir sind *die Agentur*«, antwortete Nadeschka. Sie beugte sich vor und legte eine Visitenkarte auf den Schreibtisch. »Unter dieser Nummer können Sie uns jederzeit erreichen. Recherchieren Sie über Ihre Kanäle, Mister Richardson. Dann werden Sie sehen, dass sich ein Nein nicht lohnt.«

»Was würde ich bekommen, wenn ich zustimme?«

»Eine sichere Zukunft.« Nadeschka stand auf, und Kyle erhob sich ebenfalls. »Wir geben Ihnen Bedenkzeit bis morgen früh um neun Uhr.«

»Was würde passieren, wenn ich ablehne?«, fragte Richardson.

Nadeschka lächelte kühl. »Überlegen Sie es sich gut, Mister Richardson. Ich wünsche Ihnen noch einen angenehmen Abend.«

Matthias begleitete die beiden Besucher hinaus.

91

Um zehn Minuten nach Mitternacht sagte Richard M. Richardson: »Außer uns ist niemand mehr übrig.«

»Das stimmt nicht ganz.« Matthias sah von seinem Notebook auf. »In Brasilien, Chile und Kolumbien gibt es noch mehrere kleine Unabhängige. Und zwei etwas größere in China.«

»Alle anderen existieren nicht mehr.« Richardson lehnte sich müde zurück. »Wie konnten wir das übersehen? So etwas geschieht nicht von heute auf morgen.«

Sie saßen im holzvertäfelten Büro des Landhauses. Durch die beiden großen Fenster fiel das Licht der Gartenlampen. Der Lärm der Stadt, die nachts nicht mehr zur Ruhe kam, war viele Kilometer entfernt.

»Niemand hat etwas verlauten lassen«, sagte Matthias, der Sleepless nahm und noch immer frisch wirkte, als hätte er gerade mit der Arbeit begonnen. »Die Geschäfte liefen weiter wie bisher.«

»Es hätte zumindest Gerüchte geben müssen.« Richardson rieb sich die brennenden Augen, ließ die Hände sinken und betrachtete ihre Faltenmuster im Licht der Schreibtischlampe.

»Ich glaube, es zeigt, wie gut die Agentur arbeitet.« Matthias deutete auf den Bildschirm seines Notebooks. »Einige Personen sind spurlos verschwunden, Unabhängige, die sich womöglich der Übernahme widersetzt haben.«

Richardson blickte hinaus in den Garten, in dem die Lampen kleine Oasen aus Licht schufen.

»Es geht schneller, als ich dachte«, sagte er. »Die Veränderungen der Welt. Manchmal bleibt sie über viele Jahre, wie sie ist, ohne die Spur eines Wandels, und man könnte glauben, dass alles immer so bleibt, wie in Beton gegossen, starr und unveränderlich. Doch plötzlich zerreißt etwas, und über Nacht ist alles anders.«

Richardson wandte den Blick vom Fenster ab und richtete ihn auf Matthias. »Wie ist deine Meinung? Wie schätzt du die Situation ein?«

»Ein kleines Unternehmen kann nicht auf Dauer gegen einen Weltkonzern bestehen«, lautete die Antwort. »Wenn wir uns weigern, findet eine Art feindliche Übernahme statt. Wir können niemanden um Hilfe bitten, Mister Richardson. Wir sind auf uns allein gestellt.«

»Was würdest du empfehlen?«

Matthias klappte den Deckel des Notebooks zu. »Ich fürchte, uns bleibt keine Wahl. Aber wenn Sie gestatten, Mister Richardson …«

»Ja?«

»Es sieht nach einer Niederlage aus, doch der Schein kann trügen, wie wir wissen. Vielleicht lässt sich die vermeintliche Niederlage in einen Sieg verwandeln. Manchmal verschluckt sich der Große an dem Kleinen. Wir könnten versuchen, im Innern der Agentur an Einfluss zu gewinnen. Vielleicht schaffen wir es bis zu ihrer Spitze, und dann stünden uns ganz andere Ressourcen zur Verfügung.«

»Der Kleine, der den Großen von innen frisst?«

»Es geschähe nicht zum ersten Mal«, sagte der wache Matthias. »Wir müssen einen langfristigen Plan entwickeln. Wenn der Erfolg hat, stehen wir noch besser da als heute.«

Richardson schüttelte den Kopf. »Nicht wir. Du. Dies zieht sich über Jahre, es ist deine Mission, nicht meine.« Er stand mühsam auf. »Es war ein langer Tag. Ich bin müde und gehe zu Bett.«

»Wissen Sie schon, wie Sie sich entscheiden werden, Mister Richardson?«

»Es ist deine Entscheidung, Matthias. Von jetzt an führst du das Geschäft.« Er gähnte. »Weißt *du* schon, wie du dich entscheiden wirst?«

Der jüngere Mann klappte den Deckel seines Notebooks wieder hoch. »Ich werde die Nacht damit verbringen, noch mehr zu recherchieren und zu planen.«

Richardson ging zur Tür. Dort angekommen, zögerte er mit der Hand auf der Klinke. »Was unser letztes Engagement betrifft …«

Matthias sah von seinem Notebook auf. »Die Hackerin?«

»Ja. Heute Nachmittag auf dem Weg hierher habe ich alles Notwendige veranlasst. Wie auch immer du dich morgen früh entscheidest, es liegen dir keine Hindernisse im Weg.«

92 BLACK LILY

Sie fuhren durch die Nacht, Lily mit Handschellen an den Griff der Beifahrertür gefesselt.

»Du solltest endlich aufhören, mich überall anzuketten«, sagte sie. »Das hier gefällt mir noch weniger als vorher. Bei einem Unfall sitze ich im Wagen fest.« Sie zog an den Handschellen. »Warum lässt du mich nicht endlich frei?«

Der Mann am Steuer blickte kurz zur Seite.

»Mal sehen«, sagte er. »Mal sehen.«

»Wohin bringst du mich?«, fragte Lily. »Wo sind wir? Hier gibt es nichts.«

Nur gelegentlich zeigten sich Lichter in der dunklen Nacht, von vereinzelten Häusern und Bauernhöfen. Abseits des Scheinwerferlichts blieb es finster. Lily hielt nach Ortsschildern und dergleichen Ausschau, aber so etwas gab es in diesem abgelegenen Teil der Welt offenbar nicht. Und dem kleinen grauen Kompaktwagen fehlte ein Navigationssystem, das Auskunft gab über Position und Strecke.

Doch Hannibal schien den Weg genau zu kennen, bog mehrmals an unbeleuchteten Kreuzungen ab und folgte dem Verlauf schmaler Straßen, manchmal gesäumt von windschiefen Bäumen – Lily vermutete, dass sie sich in der Nähe der Küste befanden.

Sie sah auf die Uhr. Kurz nach Mitternacht. Müdigkeit machte ihre Lider schwer, trotz allem.

»Ich halte es für Blödsinn«, sagte Hannibal, als Lily halb eingenickt war.

Sie zwang die Lider nach oben und musterte das Profil ihres Entführers. »Was hältst du für Blödsinn?«

»Na, ich meine Mord.« Hannibal starrte in die Nacht. Die Straße, auf der sie unterwegs waren, hätte zwei Autos kaum genug Platz geboten. »Man muss doch nicht gleich jemanden ermorden, um zu verhindern, dass er etwas verrät.«

»Es ist die sicherste Methode«, erwiderte Lily. »Tote reden nicht.«

Hannibal schüttelte den Kopf und blickte noch immer nach vorn. »Wir wissen doch gar nichts! Ich zumindest nicht, denn du hast seine Fragen nicht beantwortet.«

»Wer ist er?«

»Der Alte? Jemand, der mit Informationen handelt. Ein wichtiger Mann in seiner Branche, hab ich gehört.«

»Kennst du seinen Namen?«

»Nicht seinen richtigen.« Hannibal bog erneut ab. Die neue Straße schien noch schmaler zu sein, und sie kamen an mehreren kleinen Häusern mit dunklen Fenstern vorbei. »Als er sich zum ersten Mal mit mir in Verbindung gesetzt hat, nannte er sich Sokrates.«

»Womit hat er dich beauftragt?«

Hannibal verzog das Gesicht. »Betriebsgeheimnis.«

»Ich bitte dich, wir stecken gemeinsam in dieser Sache.«

»Er wollte Insider-Infos über Unternehmen, Forschungsinstitute, Behörden und so weiter. Manchmal auch über einzelne Personen. Politiker.«

»Und was macht er mit den Informationen?«

»Er verkauft sie weiter, nehme ich an. Keine Ahnung.«

»Du stiehlst Daten aus fremden Computersystemen, und es interessiert dich nicht, was Sokrates oder wie auch immer er heißt damit macht?«

Hannibal zuckte mit den Schultern. »Er bezahlt gut.«

Ein glockenartiges Signal erklang.

Hannibal blickte auf die Anzeigen. »Wir müssen tanken.«

»Hier draußen mitten in der finstersten Walachei?«

»Oh, ich kenne da eine Tankstelle nicht weit von hier.«

»Und die hat mitten in der Nacht geöffnet?«

»Nein, aber das macht nichts. Sie hat einen Automaten.«

Das Gespräch schlief ein, und Lily ebenfalls. Das Geräusch der zufallenden Fahrertür weckte sie kurze Zeit später. Der Wagen stand neben einer Zapfsäule. Hannibal steckte den Schlüssel ins Zündschloss und ließ den Motor wieder an.

»Es ist nicht mehr weit«, sagte er und fuhr los.

Lily sah aus dem Seitenfenster und hielt bei der kleinen Tankstelle nach Überwachungskameras Ausschau. »Wie hast du bezahlt? Mit Bargeld?«

»Das nimmt der Automat nicht. Man kann nur mit Karte zahlen.«

Das Licht der Tankstelle verschwand hinter ihnen in der Nacht.

»Du hast mit einer Kreditkarte bezahlt?«

»Ging nicht anders.«

»Das war extrem unvorsichtig«, sagte Lily. »Kreditkartenzahlungen lassen sich leicht verfolgen. Das solltest du eigentlich wissen.«

Hannibal sah sie kurz an. »Jetzt übertreibst du wirklich.«

Ein altes, verwittertes Holzschild erschien im Scheinwerferlicht, die Aufschrift war kaum mehr zu entziffern: »Villa Abendrot«. Hannibal bog ab und fuhr langsam über einen nicht asphaltierten Weg. Der Wagen schaukelte durch Schlaglöcher.

»Bist du sicher, dass wir hier richtig sind?«, fragte Lily skeptisch.

»Ja.«

Rechts und links ragten kleine Hügel auf, und Lily begriff schließlich, dass es sich um Dünen handelte. Einige Minuten später erschien ein Holzhaus im Scheinwerferlicht, kaum mehr als ein Schuppen, umgeben von einem schiefen Zaun, der ebenso verwittert war wie das Schild an der Straße.

Hannibal hielt davor an. »Wir sind da.«

93

»Das Ferienhaus meiner Schwester«, erklärte Hannibal, schloss auf und öffnete die quietschende Tür. »Hier können wir in aller Ruhe überlegen, was wir tun sollen.«

Im Licht der Taschenlampenfunktion seines Handys zog er die Vorhänge an den Fenstern zu, bevor er eine Stehlampe in der Ecke einschaltete. Es erstaunte Lily, dass es elektrischen Strom gab – sie hatte halb damit gerechnet, dass Hannibal Kerzen oder eine Öllampe anzündete.

Er trat in die Mitte des Zimmers und breitete die Arme aus. »Willkommen in der Villa Abendrot! Gefällt es dir?«

Lily sah sich um. »Ziemlich … rustikal.«

An der einen Wand erhob sich ein wuchtiger Schrank, der an mehreren Stellen Schimmelflecken aufwies und von kitschigen Gemälden gesäumt war; das linke zeigte das stürmische Meer, das rechte einen alten Dreimaster zwischen hohen Wellen im Schein eines blassen Mondes. An der Decke hing ein staubiges Fischernetz, in der Ecke stand eine Signalboje, von der die rote Farbe blätterte.

Mittelpunkt des Zimmers war ein großer runder Tisch aus massivem Holz, dunkel vom Alter, mit eingelegten rostbraunen Kacheln. Hannibal stellte seine Reisetasche darauf, zog einen hochlehnigen Stuhl zurück und vollführte eine einladende Geste.

»Nimmst du mir jetzt endlich dieses Ding ab?« Lily hob die mit den Handschellen gefesselten Hände.

»Geduld, Geduld. Möchtest du Kaffee?« Er ging zur Tür der nahen Küche.

»Mit was drin?«

»Höchstens Milch.«

»Schwarz«, sagte Lily.

Als Hannibal in der Küche verschwand, fragte sie sich, ob sie die Gelegenheit nutzen sollte. Er hatte die Tür abgeschlossen, aber der Schlüssel steckte. Aufschließen, die Tür öffnen, nach draußen laufen …

In die rabenschwarze Nacht, ohne zu wissen, wo sie war, mit gefesselten Händen …

»Bestimmt fragst du dich jetzt, ob du weglaufen sollst«, sagte Hannibal. Sein Kopf erschien in der Tür.

»Das wäre ziemlich dumm, nicht wahr?«, erwiderte Lily. »Du hast die Autoschlüssel, und ohne den Wagen käme ich nicht weit.«

Sie setzte sich und bemerkte die Reisetasche. Sie hätte sie zu sich heranziehen, sie öffnen und hineinschauen können, aber plötzlich war sie zu müde.

»Sind da meine Sachen drin?«, fragte sie. »In der Reisetasche?«

»Ich hab alles mitgenommen, was du bei dir hattest.« Hannibal kam mit zwei Bechern Kaffee, stellte einen vor Lily ab und nahm mit dem anderen ihr gegenüber Platz.

Lily trank einen Schluck, setzte den Becher ab und legte beide Hände um ihn, wie um sich zu wärmen.

Hannibal holte sein Handy hervor, blickte aufs Display und schob es wieder in die Hosentasche.

»Lässt du es eingeschaltet?«, fragte Lily.

»Oh. Ja, ich weiß, man kann es orten, nicht wahr?«

»Ist nicht weiter schwer.«

»Du bist nicht zufällig ein bisschen paranoid?«

»Sagt der Entführer zur Entführten.« Lily schüttelte den Kopf. »Wie heißt es so schön? ›Nur weil du paranoid bist, bedeutet das noch lange nicht, dass sie nicht hinter dir her sind.‹ Wer die Nummer deines Handys kennt, kann es lokalisieren.«

Hannibal lächelte. »Hier nicht. Wir befinden uns in einem Funkloch. Kein WLAN, kein Handy, nichts. Niemand kann uns orten.«

»Es bedeutet auch, dass wir niemanden um Hilfe rufen können.« Lily sah sich erneut um. »Deine Schwester scheint schon seit einer ganzen Weile nicht mehr hier gewesen zu sein.«

»Sie starb vor drei Jahren bei einem Autounfall in Frankreich.«

»Was weiß er von dir?«, fragte Lily. »Der Alte. Weiß er von deiner Schwester und diesem … Haus?«

»Mach dir keine Sorgen«, versuchte Hannibal sie zu beruhigen.

Sie hob die Handschellen. »Soll das ein Witz sein?«

Hannibal seufzte und gähnte; er war ebenfalls müde. »Niemand weiß, dass wir hier sind, und niemand wird es erfahren. Du bist zu misstrauisch und siehst überall Gespenster. Vielleicht liegt es daran, für wen du arbeitest. Ich nehme an, da muss man dauernd über die Schulter blicken.«

Für einen Moment dachte Lily an die Möglichkeit, dass alles inszeniert war, um sie zum Reden zu bringen. Aber vielleicht sah sie tatsächlich »Gespenster«.

»Arbeitest du wirklich für den Geheimdienst?«, fragte Hannibal neugierig.

»Wenn du ein so guter Hacker bist, wieso hast du es noch nicht herausgefunden?«

Das verletzte offenbar Hannibals Stolz. »Ich bin der beste. Ich bin sogar noch besser als du. Vor mir ist kein Computersystem sicher. Wir beide zusammen …«

»Fängst du schon wieder damit an?« Sie hob erneut die Hände. »Nimm mir endlich diese verdammten Dinger ab!«

Hannibal musterte sie nachdenklich. »Versprichst du mir, brav zu sein?«

»Ich bin niemand, mit dem du so umspringen kannst, wie es dir gefällt!«, entfuhr es Lily. »Ich bin auch niemand, der ›brav‹ zu sein hat. Ich bin Black Lily, hast du gehört? Ich bestimme über mich selbst! Jetzt nimm mir die Handschellen ab!«

Hannibal zögerte. »Versprichst du mir …«

»Ich bin hundemüde und möchte nur schlafen«, schnitt sie ihm das Wort ab. »Und zwar ohne Handschellen, wenn es dem Herrn genehm ist.«

Hannibal holte einen kleinen Schlüssel hervor, schloss damit die Handschellen auf und wich zurück, als befürchtete er einen Angriff.

Lily stand auf. »Wo ist das Badezimmer? Ich hoffe, es gibt eins in diesem Schuppen, den du ›Ferienhaus‹ nennst, denn ich muss mal, und zwar dringend. Und anschließend brauch ich ein Bett.«

94

Lily lag in einem schmalen Bett, hörte Hannibals Schritte im Flur hinter der geschlossenen Tür und wartete darauf, dass es still wurde. Sie trug den verschluckten Mikrosender nicht mehr in sich – sie hatte ihn zusammen mit dem Inhalt ihres Darms die Toilette hinuntergespült –, aber das spielte ohnehin keine Rolle, denn die Batterie musste längst leer sein. Außerdem gab es weit und breit niemanden, der seine Signale hätte empfangen können.

Zehn Minuten, dachte sie. Oder besser eine Viertelstunde. Hannibal war ebenfalls müde und in einer Viertelstunde bestimmt eingeschlafen. Dann wollte sie das angenehm weiche, aber muffig riechende Bett verlassen, Hannibals Autoschlüssel stehlen, vielleicht auch noch sein Handy, sich den Wagen schnappen und in die Zivilisation zurückkehren.

Doch aus ihrem Plan wurde nichts. Die Müdigkeit machte ihr einen Strich durch die Rechnung.

Während Lily noch der Stille lauschte, fielen ihr die Augen zu, und sie schlief ein …

Ein Geräusch weckte Lily, und für einen Moment wusste sie nicht, ob es aus einem Traum stammte. Etwas Licht fiel durchs Fenster – die Wolken hatten sich verzogen, Sterne funkelten, die Mondsichel hing tief am dunklen Himmel. Sie lag reglos und lauschte, hatte plötzlich den eigenen Herzschlag laut wie eine Trommel in den Ohren.

Etwas war geschehen.

Aus dem tiefen Innern der Holzhütte kam das Knarren einer Diele.

Lily öffnete den Mund zu einem instinktiven »Hannibal, bist du das?«, aber es gelang ihr, ihn wieder zu schließen, bevor die

Worte hinausschlüpften. Vorsichtig strich sie die Decke beiseite und stand auf. Anziehen musste sie sich nicht – sie war zu Bett gegangen, ohne die Kleidung abzulegen.

Auf Zehenspitzen trat sie zum Fenster, blickte nach draußen und sah das Meer zwischen den Dünen, silbern im Schein von Mond und Sternen, ein Postkartenbild. Den Bereich hinter dem Haus beim Weg konnte sie nicht einsehen.

Wieder lauschte sie. Das Knarren wiederholte sich nicht, es blieb still im Haus. Aber es war eine Stille, die ihrerseits zu warten schien.

Lily zögerte und fragte sich, ob sie Gespenster nicht nur sah, sondern auch hörte.

Sie schlich zur Tür, horchte und öffnete sie so leise wie möglich.

Der Flur lag leer und dunkel vor ihr. Rechts ging es zur Treppe, die hinunter ins Erdgeschoss führte. Lily hatte halb damit gerechnet, dass dort der matte Schein einer Taschenlampe umherwanderte, aber es blieb alles finster.

Ihr Herz schlug noch immer schnell und laut. Was Kopf und Vernunft auch behaupteten – das Gefühl blieb davon überzeugt, dass sich jemand unten befand, im Wohnzimmer oder in der Küche.

Auf der anderen Seite des schmalen Flurs drückte sie langsam die Klinke der Tür, hinter der sie Hannibals Zimmer wusste, und stellte erleichtert fest, dass nicht abgeschlossen war. Vielleicht hatte er es vergessen. Oder er glaubte, selbst dann mit ihr fertigwerden zu können, wenn sie zu ihm geschlichen kam und ihn zu überwältigen versuchte.

Sie drückte die Tür nicht wieder zu, um keine Geräusche zu riskieren, huschte barfuß zum Bett und berührte den tief und fest schlafenden Hannibal an der Schulter.

»Hm?«, murmelte er und drehte sich halb um.

»Pst!«, machte Lily, hielt ihm die Hand auf den Mund und zog sie dann wieder zurück. »Wir sind nicht mehr allein«, hauchte sie. »Jemand ist im Haus.«

»Was?«, ächzte Hannibal. »Was …?«

»Leise, sei *leise!*«, flüsterte Lily. »Unten ist jemand, ich bin ganz sicher.«

Er stand auf. Die Decke raschelte, das Bettgestell knarrte – alles erschien Lily viel zu laut.

»Hast du eine Waffe?«, raunte sie.

»Eine Waffe?«, wiederholte er entgeistert. »Nein.«

Lily kehrte zur einen Spaltbreit offenen Tür zurück und lauschte. Wieder blieb alles still.

»Ich höre nichts«, flüsterte Hannibal. Er hielt einen länglichen Gegenstand in der Hand, vielleicht einen Kerzenständer.

Lily zog die Tür auf und schnitt eine Grimasse, als es quietschte.

An Dunkelheit und Stille änderte sich nichts. Sie warteten einige Sekunden, und als sich nichts regte, gingen sie langsam und leise zur Treppe.

Das Wohnzimmer unten war völlig finster, wegen der zugezogenen Vorhänge unerreicht selbst vom Licht des Mondes und der Sterne. Mit großen Augen suchte Lily nach Schemen in der Dunkelheit, nach etwas, das sich bewegte.

Hannibal seufzte. »Da ist niemand«, sagte er laut.

Plötzlich gleißte das Licht einer Taschenlampe und traf Hannibals Gesicht. Er kniff geblendet die Augen zu und hob die Hand.

Ein Schuss knallte. Die Kugel schlug Hannibal durch die Hand und in die Stirn. Ihm blieb gerade noch Lebenszeit genug, um den Mund zu öffnen, bevor er im Tod erschlaffte und fiel.

Lily wirbelte herum und lief.

Es knallte erneut, ein zweiter Schuss – die Kugel bohrte sich in die Wand des Flurs.

Hannibals Zimmer oder ihr eigenes?, fragte sich Lily. Sie brauchte sein Handy, hatte aber keine Zeit, danach zu suchen. Die Leiche auf der Treppe bedeutete für den Schützen ein Hindernis auf dem Weg nach oben, doch sie würde ihn nur für wenige Sekunden aufhalten. Außerdem zeigte das Fenster von

Hannibals Zimmer nach hinten, zum Weg, in die Richtung, aus der der Eindringling gekommen war, und womöglich gab es dort den einen oder anderen Komplizen.

Die Risiken minimieren, den schnellsten, leichtesten und sichersten Weg nehmen.

Hinter ihr auf der Treppe polterte es. Das Licht der Taschenlampe zuckte hin und her.

Lily stieß die Tür von Hannibals Zimmer auf – wenn der Schütze glaubte, dass sie dorthin geflohen war, gewann sie einige weitere Sekunden –, sprang in ihr Zimmer, schloss die Tür, tastete sich zum Fenster und versuchte, es zu öffnen, doch es klemmte.

Aus dem Flur näherten sich schwere Schritte.

Endlich schwang das Fenster auf. Lily kletterte auf die Fensterbank, sprang und landete in Dünensand.

Einen Augenblick später war sie wieder auf den Beinen und lief.

95 OSKAR BROIS

Oskar Brois hatte das Gefühl, eine besondere Brille zu tragen und obendrein ein spezielles Hörgerät. Er sah und hörte mit einer Deutlichkeit, die ihn immer wieder überraschte: hier eine Schweißperle auf einer glänzenden Stirn, wie durch eine Lupe betrachtet, dort ein Flüstern hinter all den anderen Stimmen, die den Großen Festsaal des Hotels Atlantic Kempinski erfüllten. Ein Empfang zu seinen Ehren, nach den langen, ermüdenden Wochen in Haft. Doch von Müdigkeit war nichts mehr zu spüren. Herrliche, prickelnde, pulsierende Kraft erfüllte ihn, ein Tatendrang, der Aktivität verlangte.

Er ging langsam durch den großen Saal mit der mehr als acht Meter hohen Decke und den üppigen, hundert Jahre alten Stuckverzierungen. Warmes Licht ging von den Kronleuchtern aus und fiel auf mehr als fünfhundert Gäste, die meisten von ihnen Honoratioren der Stadt, Persönlichkeiten aus Politik und Wirtschaft, Influencer der Sozialen Medien, Blogger, Journalisten – der »kleine Kreis« hatte alles gut vorbereitet.

Ein großer korpulenter Mann wankte ihm entgegen, in einem weißen Hemd, das sich über dem Bauch spannte. Er klopfte Brois auf die Schulter.

»Wie schmeckt die Freiheit, Oskar?«, fragte Simon Lennard Mierhoff, Polizeipräsident von Hamburg.

»Es ist eine Riesenerleichterung«, antwortete Brois ehrlich.

»Kann ich mir denken.« Mierhoff deutete durch den Saal.

»Großartiger Empfang. Du hast noch immer viele Freunde. Ich schätze, bald erstrahlt wieder alles in altem Glanz, nicht wahr?« Mierhoff lachte laut und sagte etwas leiser: »Was immer du auch vorhast, wir sollten uns verständigen. Damit es nicht zu Zwischenfällen kommt wie beim letzten Mal.«

Brois sah das Kalkül in den Augen des Mannes, dessen Fürsprache er letztendlich seine vorzeitige Entlassung verdankte. Mierhoff erwartete eine Gegenleistung, und die sollte er bekommen.

»Ich rufe dich morgen an«, versprach er.

Mierhoff nickte und stapfte davon, wie eine menschliche Dampfwalze in der Menge der anderen Gäste.

Brois ging weiter, grüßte und erwiderte Grüße, zeigte sein strahlendes Zahnpastawerbung-Lächeln und wechselte hier und dort einige Worte mit Gästen, die er immer beim Namen nannte – sein Gedächtnis funktionierte besser als jemals zuvor.

Allmählich näherte er sich einer Frau, die ihm zuvor aufgefallen war, als noch alle an den Tischen gesessen hatten und die Bühne neben dem Büfett Schauplatz kurzer Reden gewesen war. Groß und elegant in ihrem mintgrünen Abendkleid sprach sie mit einigen Repräsentanten der Stadtverwaltung, in der rechten Hand ein Glas Sekt. Einmal drehte sie den Kopf und sah ihn an, und was Brois in ihrem Blick bemerkte, hielt er für vielversprechend.

Daniela näherte sich, seine »Trophäe«, wie er manchmal von ihr dachte. Er hatte Rieker die Ehefrau genommen, und er würde dem Mann, der ihn ins Gefängnis gebracht hatte, noch sehr viel mehr nehmen.

»Ihr habt alles wunderbar organisiert«, empfing er sie und legte ihr kurz den Arm um die Hüften. »Aber ich schätze, das hier kostet eine Stange Geld.«

Daniela lächelte, doch es wirkte ein wenig gezwungen. »Darum kümmert sich Benedikt. Akzentua kommt für alles auf.«

Brois nickte anerkennend. »Sehr großzügig.« Er beugte sich etwas näher zu ihr. »Was ist mit dir? Du bist ein wenig blass.«

»Ich hab Kopfschmerzen.« Sie wollte noch etwas hinzufügen, aber eine laute Stimme hallte durch den Festsaal.

Brois blickte zur Bühne, wo Benedikt Hoffmann aus Frankfurt ans Mikrofon getreten war.

»Meine Damen und Herren …« Der Mann von Akzentua breitete die Arme aus. »Ich habe noch eine wichtige Mitteilung für Sie.«

Es wurde still im Saal.

»Wir alle wissen, dass die politische Karriere von Oskar Brois durch einen inszenierten Skandal vor einigen Monaten ein jähes Ende fand. Um diese Stadt und dieses Land vor Schaden zu bewahren, trat er als Innensenator zurück, seine alten Parteifreunde, einzig auf die eigene Karriere bedacht, wandten sich von ihm ab, er kam sogar ins Gefängnis. Aber wie wir soeben erfahren haben, ist Oskar Brois weiterhin fest entschlossen, sich mit ganzer Kraft für die Belange dieser Stadt einzusetzen. Er hat sich bereit erklärt, in sechs Monaten bei der nächsten Bürgerschaftswahl für das Amt des Ersten Bürgermeisters von Hamburg zu kandidieren!«

Applaus brandete durch den Saal. Die Gäste wandten sich Brois zu, und er nickte dankbar und erfreut.

Benedikt Hoffmann sprach noch etwas länger, über die kommenden Wahlen und eine neue Partei, die keine Partei in dem Sinne sein wollte, sondern eine Bürgerbewegung namens »Bund für Deutschland«.

Einige Minuten später, als sich wieder Gruppen bildeten und Dutzende von angefangenen Gesprächen fortgesetzt wurden, sagte Daniela: »Entschuldige bitte, aber mir wird das hier ein bisschen zu viel. Ich fahre nach Hause.« Dann flüsterte sie ihm ins Ohr: »Mach keine Dummheiten. Ich warte auf dich.«

Brois sah ihr nach, als sie in der Menge verschwand, und dachte an die Frau im mintgrünen Abendkleid.

96

Eine Stunde später traf er sie am Büfett. Er beobachtete, wie ihr Blick über die Teller und Schüsseln glitt, die meisten von ihnen leer.

»Viel ist nicht übrig«, sagte sie mit einem Lächeln.

Brois sah den Glanz ihres Lippenstifts, wie frisch aufgetragen, das Funkeln in ihren Augen, das Licht des Kronleuchters im glatten schwarzen Haar bis hinab zu den Schultern. Eine klassische Schönheit, dachte er. Wie eine Skulptur, die plötzlich Farbe und Leben bekommen hatte. Er stellte sich den Duft ihres Haars vor und die weiche Wärme des Halses darunter.

Brois zeigte ihr sein bestes Lächeln. »Wenn Sie noch Appetit haben ... Ich kenne da ein gutes Restaurant, nicht weit von hier.«

Sie wandte sich ihm zu, groß, schlank, wie von Künstlerhand modelliert. In Brois begann es zu prickeln.

»Wie kann der Ehrengast die Veranstaltung verlassen, die zu seinen Ehren stattfindet?«, fragte sie mit einer melodischen Stimme, die gut zu ihrem Erscheinungsbild passte.

»Oh, wir sind hier so gut wie fertig, denke ich. Wir können gehen, wenn Sie möchten.«

»Wir beide allein?«

»Möchten Sie jemanden mitnehmen?«, fragte Brois mit einem Zwinkern.

»Nein.«

Brois nickte mit einem weiteren Lächeln. »Dann lassen Sie uns gehen.«

Im exklusiven und teuren italienischen Restaurant »La Riviera« aßen sie Garnelencocktail und tranken Weißwein, der fast zweihundert Euro die Flasche kostete. Sie sprachen über die Zeit, die Brois im Gefängnis verbracht hatte – »Das Schlimmste war die Langeweile«, betonte er –, und über die jüngsten Entwicklungen in Hamburg und der Welt. Eigentlich spielte es gar keine Rolle, worüber sie sprachen – beide versuchten, ein Gefühl füreinander zu entwickeln. Sie tasteten sich ab, mit Blicken mehr als mit Worten, und es entstand etwas zwischen ihnen, die Pausen zwischen den Sätzen schienen sich damit zu füllen.

Das Prickeln in Brois reichte bis zu den Zehenspitzen und verdichtete sich in den Lenden. Mit dem Detailreichtum einer Lupe sah er, wie sich ihre Lippen teilten, wie ihre Zähne Garnelen zerbissen, wie sich ihr Kehlkopf beim Schlucken bewegte, wie sie das Weinglas hob und trank, wie sich der Kerzenschein in ihren Augen widerspiegelte, die fast die gleiche Farbe hatten wie das Kleid. Er stellte sich den Körper darunter vor, Brüste und Hüften, glatte Haut, die warme Pforte zwischen ihren Schenkeln.

»Sie sind so nachdenklich, Herr Brois«, sagte sie irgendwann. »Woran denken Sie?«

»Ich habe daran gedacht, wie schön dieser Abend ist«, antwortete er. »In der Gesellschaft einer Frau, deren Namen ich noch nicht kenne.«

»Ich bin Carolin Alberts«, sagte sie.

Damit wurde sie doppelt interessant für Brois. Ihm gegenüber saß die Frau, die Harmony gegründet hatte, jenes Unternehmen, das Sleepless herstellte. Er erinnerte sich an die Versammlung des »kleinen Kreises« und den Hinweis, dass einer von Zetas Sponsoren, der internationale pharmazeutische Konzern Kruither & Voch, Harmony zu übernehmen versuchte.

»Ich habe von Ihnen gehört«, sagte Brois anerkennend. »Ich beglückwünsche Sie zu Ihrem Erfolg.«

Die Frau nickte dankbar. »Wir haben lange daran gearbeitet. So wie Sie an Ihrer politischen Karriere, doch dann wurde sie von einem Mann namens Alexander Rieker zerstört.«

»Eine sehr unangenehme Sache.« Rieker, dachte Brois. Ich habe dich nicht vergessen, o nein. »Aber vielleicht hat Kommissar Rieker meine politische Karriere nicht zerstört, sondern nur unterbrochen. Sie haben die Ankündigung gehört.«

»Ein neuer Start, ein neues Ziel«, sagte Carolin Alberts. »In sechs Monaten könnten Sie Erster Bürgermeister dieser Stadt sein. Ich wünsche Ihnen viel Glück.«

»Glück brauchen nur Leute, die ihre Ziele nicht hartnäckig genug verfolgen«, erwiderte Brois. »Der Erfolg gehört den Tüchtigen und Entschlossenen.«

Eine halbe Stunde später, kurz vor Mitternacht, verließen sie das Restaurant.

»Und jetzt?«, fragte Brois draußen. »Die Nacht ist noch jung.«

»Warum fahren wir nicht zu mir?«, schlug Carolin Alberts vor.

97

Brois lag mit geschlossenen Augen da, in wohliger Wärme und von tiefer Zufriedenheit erfüllt.

»Du schläfst nicht«, erklang eine Stimme neben ihm.

Er hob die Lider. Carolin lag nackt neben ihm, auf der Seite. Mondschein fiel durchs Fenster auf die Wölbung ihrer Hüfte.

»Nein, ich schlafe nicht.«

»Du nimmst Sleepless, nicht wahr?«

»Seit ein paar Tagen.« Daniela hatte ihn dazu eingeladen, erinnerte er sich. Daniela, die zu Hause auf ihn wartete.

»Ich habe es gefühlt. Deine Vitalität, deine Energie, dein Wachsein.« Carolin lächelte, und Brois sah es, obwohl ihr Gesicht im Schatten blieb. »Du bist ein erstaunlicher Mann.«

»Und du bist eine bemerkenswerte Frau.«

»Es ist kein leeres Kompliment.« Carolin klang nachdenklich. »Eigentlich ist es gar kein Kompliment, sondern eine Feststellung. Es gibt da etwas in dir, das …« Sie beendete den Satz nicht.

»Ja?«

»Du könntest es weit bringen. Mit der richtigen Unterstützung.«

Brois ließ den Kopf aufs Kissen sinken. Nie zuvor in seinem Leben hatte er sich so gut gefühlt – alles passte perfekt zusammen.

»Seit wann gehörst du zu den Wachen?«, fragte er und ließ seine Fingerkuppen über die glatte Haut ihrer Brüste wandern.

»Von Anfang an.«

»Auch du kannst es mit der richtigen Unterstützung weit bringen«, sagte Brois langsam. Eine Idee nahm in ihm Gestalt an. Einige Sekunden lang drehte er sie im Kopf hin und her. Sie gefiel ihm. »Deine Firma ist mit Sleepless sehr erfolgreich. Das ruft Neider auf den Plan.« Er dachte an den Sponsor, an Kruither & Voch. »Früher oder später wird jemand versuchen, dir Steine in den Weg zu legen.«

»Das ist bereits geschehen. Ich habe ein Problem namens Rieker.«

»Kommissar Rieker?«, fragte Brois überrascht.

»Ja«, bestätigte Carolin. »Der Mann, der dich ins Gefängnis gebracht hat. Das versucht er jetzt auch bei mir. Er ist fest entschlossen, mir einen Mord anzuhängen.«

Brois' Fingerspitzen wanderten langsam über ihren Bauch. »Und wen hast du umgebracht?«

»Niemanden«, sagte Carolin. »Aber Rieker will mich unbedingt für den Tod eines gewissen Gilbert Fournier verantwortlich machen, der im Auftrag des pharmazeutischen Konzerns Kruither & Voch die Übernahme von Harmony verhandelt hat.«

Interessant, dachte Brois. Hier öffnete sich womöglich eine Tür zu neuen Möglichkeiten.

Seine Finger näherten sich einer anderen Tür.

»Wie hast du ihn umgebracht?«, murmelte er.

»Er erlag einem Herzinfarkt.« Carolin rückte etwas näher. »Aber Rieker ist besessen von dem Gedanken, dass ich Fournier ermordet habe. Er lässt nicht locker. Ich fürchte, dass es mir genauso ergehen könnte wie dir vor einigen Monaten.«

»Rieker kann sehr, sehr hartnäckig sein.« *Rache ist ein Gericht, das am besten kalt serviert wird.* Diese Worte hatte er an Daniela gerichtet, kurz nach seiner Entlassung. Vielleicht wurde es Zeit, die Mahlzeit vorzubereiten.

»Ich werde das Problem lösen«, versprach Brois. »Gleich morgen früh.«

Seine Finger erreichten ihr Ziel.

»Komm zu mir«, sagte Carolin und öffnete die Beine.

98

Überall im Haus brannte Licht, als Brois heimkehrte. Leise klassische Musik drang aus dem Wohnzimmer. In der großen Küche öffnete er den Kühlschrank, nahm den Orangensaft und trank ihn aus der Flasche.

Daniela erschien in der Tür. »Weißt du, wie spät es ist?«

Brois sah auf die Uhr. Es war fast vier.

»Ich habe auf dich gewartet«, sagte Daniela. »Ich habe die ganze Zeit im Wohnzimmer gesessen, Musik gehört und auf dich gewartet.«

Brois stellte den Orangensaft zurück, schloss den Kühlschrank und drehte sich um. »Tut mir leid. Ich wollte eher los, aber es hat nicht geklappt. Du weißt ja, wie das ist. Manche Gespräche zogen sich in die Länge und …«

»Ich habe im Hotel angerufen«, unterbrach ihn Daniela. »Die letzten Gäste des Empfangs gingen um eins.«

Sie war noch immer sehr blass und wirkte traurig.

»Wir sind noch in einem Lokal gewesen«, behauptete Brois. »Einige der Gäste wollten unbedingt feiern. Was ist mit dir? Hast du noch immer Kopfschmerzen?«

Daniela kam nicht näher, sie blieb in der Tür stehen. »Ich habe mit Benedikt und den anderen telefoniert. Niemand von ihnen hat dich gesehen.«

Das gefiel Brois nicht. »Was soll das, Danny? Spionierst du mir nach?«

»Wo bist du gewesen, Oskar?« Daniela schwankte und schien sich kaum auf den Beinen halten zu können.

»Hast du getrunken?« Brois ging zu ihr und streckte die Hand aus, aber Daniela wich zurück.

»Ich rieche es.« Ihre Stimme bekam einen anklagenden Ton. »Und ich sehe es in deinen Augen.«

»Du *bist* betrunken. Bitte, Danny …«

»Wie heißt sie?«

»Was?«

»Die Frau, mit der du dich herumgetrieben hast!«, zischte Daniela. »Wie heißt sie? Kenne ich sie?«

Das wohlige Gefühl verschwand aus Brois. »Vergiss nicht, wer du bist, was du bist und wo du bist.«

Sie starrte ihn wütend an. »Ich weiß, wer ich bin! Aber *was* bin ich für dich?«

Daniela schnitt eine Grimasse und taumelte. Brois war mit zwei schnellen Schritten bei ihr und wollte sie stützen.

Sie stieß ihn wütend zurück. »Fass mich nicht an!«

Sie wollte noch etwas hinzufügen, der Mund war offen, aber es kam kein Laut mehr daraus hervor. Ihr Gesicht wurde zu einer schmerzverzerrten Fratze, und dann brach sie zusammen.

Brois fing sie auf. »Danny?«

Sie antwortete nicht, ihre Augen waren geschlossen.

Er legte sie auf die Couch, stellte die Musik ab, nahm das Cordless und rief den Notarzt an. Er brauchte nicht lange zu warten, der Krankenwagen traf schon nach zehn Minuten ein.

Eine halbe Stunde später sagte ein Arzt im Krankenhaus: »Sie hat einen Schlaganfall erlitten, aber derzeit ist ihr Zustand stabil. Wir kümmern uns hier gut um sie. Kehren Sie heim. Wir geben Ihnen Bescheid, sobald sich etwas ändert.«

Zu Hause wanderte Brois nachdenklich durch stille Zimmer und spürte, wie die Sorge um Daniela immer mehr in den Hintergrund rückte. Er dachte an Carolin und den Mann, der ihr Schwierigkeiten machte und ihn ins Gefängnis gebracht hatte.

Draußen war es bereits seit einer Stunde hell, als er sich in seinem Arbeitszimmer an den Schreibtisch setzte und überlegte, wie sich das Problem namens Rieker am besten lösen ließ.

HEUTE

99 KONSTANTIN TOT UND LEBENDIG

ROM

Es roch nach nahem Feuer, als die Kugel aus Riccardo Mancinis Pistole seine Brust zerschmetterte, Gewebe zerfetzte und Adern zerriss. Schmerz durchzuckte ihn wie ein jäher Blitz. Er fühlte, wie die Beine unter ihm nachgaben, wie er auf den dicken weinroten Teppich sank. Gesichter erschienen über ihm wie Monde an einem Himmel aus Stuck und Fresken.

»Er ist tot«, sagte der würdevolle Mann im anthrazitfarbenen Anzug, Sergio Enrico Cordero.

»Noch nicht ganz«, sprach das andere Gesicht, das Riccardo Mancini gehörte. Die Pistole erschien in Konstantins Blickfeld, sie richtete sich erneut auf ihn.

Eine andere Hand drückte sie beiseite. »Das genügt. Ich möchte nicht noch mehr Blut auf dem Teppich. Kümmern Sie sich um ihn, Salvatore. Lassen Sie die Leiche irgendwo verschwinden. Und sorgen Sie dafür, dass der Teppich gereinigt wird.«

»Sehr wohl, Dottor Cordero.«

Hände ergriffen ihn. Konstantin fühlte sie kaum, denn es wurde alles dunkel und kalt.

Er starb.

Möchtest du leben?, fragte der Flammenmann.

»Bin ich tot?«, erwiderte Konstantin. Er stand unter einem dunklen Himmel, an dem keine Sterne leuchteten, umgeben von einer öden Landschaft. Im flackernden Schein der feurigen Gestalt sah er einen ausgedörrten, staubigen Boden, von Rissen durchzogen. »Ist dies das Jenseits?«

Er blickte an sich herab. Nackt stand er auf dem trockenen Boden, mit einem blutigen Loch in der Brust. Schmerz fühlte er nicht, nur die Hitze des Flammenmanns.

Möchtest du leben?, zischte das Feuer. Was bist du bereit, dafür zu tun?

»Habe ich die Wahl?« Konstantins Stimme klang hohl, wie aus einem Grab.

Umarme mich, sagte die Gestalt, die aus Dutzenden von orangefarbenen und blauroten Flammen bestand. Empfange mich.

»Ich soll verbrennen, um zu leben?«

Der Flammenmann breitete die Arme aus. Aber er kam nicht näher wie im Meer, das um ihn herum verdampft war. Er blieb stehen und wartete.

Lichter glühten in schwankender Dunkelheit. Konstantin hörte ein seltsames Geräusch, und es dauerte eine Weile, bis er es identifizieren konnte: Wasser plätscherte.

»Er lebt noch«, sagte jemand. »Er hat die Augen geöffnet! Wie kann er noch leben? Nach all den Stunden steckt kaum mehr Blut in ihm!«

»Hilf mir und fasel nicht rum!«, brummte eine andere Stimme.

Konstantin spürte, wie ihm die Hände auf den Rücken gebunden wurden. Das Schwanken wurde stärker, die Lichter tanzten, nicht nur am Himmel, sondern auch an den Ufern des Flusses.

Ein Fluss!

Er befand sich in einem Boot.

Etwas legte sich ihm um den Hals, vielleicht ein Strick.

»Und jetzt über Bord mit ihm!«

Er wurde über eine Kante gerollt, das Plätschern wurde lauter, Wasser empfing ihn.

Das Etwas an seinem Hals – der Strick – zog sich zusammen und schnürte ihm die Luft ab. Aber das spielte keine Rolle, da er ohnehin nicht atmete. Das Wasser schloss sich um ihn, er sank, beschwert von etwas, das mit dem Strick verbunden war.

Ich atme nicht, dachte Konstantin. Wie kann ich leben, ohne zu atmen? Wie kann ich hier im Fluss am Leben bleiben?

Ich kann dir helfen, knisterte und prasselte der Flammenmann. Er stand noch immer mit ausgebreiteten feurigen Armen unter dem sternenlosen Himmel. Möchtest du leben?

»Ja!«

Dann komm zu mir.

Nackt und mit einer Kugel in der offenen Brust trat Konstantin zu dem Flammenmann und spürte, wie die Hitze bei jedem Schritt wuchs; sie versengte ihm das Haar.

Komm, forderte ihn der Flammenmann auf. Komm zu mir, wenn du leben willst.

Noch ein Schritt und erste Blasen bildeten sich auf Konstantins Haut.

»Ich verbrenne«, sagte Konstantin und starrte auf seine Hände, die in der Hitze schwarz wurden und zu verkohlen begannen, wie schon einmal in seinem Traum. »Noch ein Schritt, und ich gehe in Flammen auf.«

So wie ich, sagte der Flammenmann. Dann sind wir vereint. Du entscheidest: Leben oder Tod.

»Vielleicht beides.« Konstantin trat vor, umarmte den Flammenmann und brannte lichterloh.

Konstantin versank im Fluss. Die Strömung drehte ihn, sie zog an dem Strick, und ein Knoten löste sich, ein großer Stein sank.

Irgendwann kam Konstantin wieder an die Oberfläche. Er nahm es einfach zur Kenntnis, ohne Erleichterung, und er schnappte auch nicht nach Luft. Wasser und Wellen trugen seinen Körper fort, und seine Gedanken – der Geist – bewegten sich in einem anderen Medium, das ohne Definition blieb, ohne klare Abgrenzungen.

Eine Stimme drang durch das Rauschen und Plätschern. »Da schwimmt was, hast du gesehen?«

»Nein, hab ich nicht.«

»Leuchte mal mit der Lampe.«

Konstantin sah kein Licht, die Dunkelheit um ihn herum blieb absolut.

»Da schwimmt *jemand!*«

»Es ist 'ne Leiche, Mann! Da treibt 'ne Leiche! Nimm dein Handy und ruf die Polizei!«

Das Plätschern schien etwas lauter zu werden, Konstantin war nicht sicher. Etwas berührte ihn, und kurz darauf stieß er mit dem Kopf gegen etwas, vielleicht gegen den Rumpf eines Bootes.

»He, sei vorsichtig mit ihm!«

»Es tut ihm nicht weh, wenn er irgendwo dranstößt. Er ist tot, Mann! Hast du die Polizei angerufen?«

»Ja, ja«, bestätigte die andere Stimme. Sie klang verärgert. »Sie schicken 'nen Wagen zur Anlegestelle dort drüben. Ich hoffe, wir geraten nicht in etwas, mit dem wir lieber nichts zu tun haben wollen.«

»Wer weiß, wie lange der Typ schon im Wasser liegt.« Die erste Stimme. »Soll ich ihn umdrehen, damit wir sein Gesicht sehen können?«

»Nein, lieber nicht.«

»Da kommt die Polizei, ich seh das Blaulicht.«

Konstantin fühlte, wie er angehoben wurde, wie ihn das Wasser freigab. Hände betasteten ihn.

»Schusswunde in der Brust«, sagte jemand.

»Wir haben nichts damit zu tun!«, erklang eine der beiden Stimmen, die Konstantin zuvor gehört hatte.

»Die Wunde ist mehrere Stunden alt.« Wieder die dritte Stimme. »Bringen wir ihn fort.«

Asche lag auf dem ausgedörrten, rissigen Boden wie grauer, pulvriger Schnee. Konstantin stand mit beiden nackten Füßen darin, die Haut hell und unversehrt. Er sah sich um. Vom Flammenmann war weit und breit nichts zu sehen, aber wieder hatte er Brandgeruch in der Nase.

»Wo bist du?«, flüsterte er, und dann rief er es: »Wo bist du?«

Es blieb still. Niemand antwortete ihm.

Tief in seinem Innern regte sich etwas. Wärme stieg auf und vertrieb die Kälte aus ihm.

Konstantin senkte den Blick. »Wie Phönix aus der Asche?« Er breitete die Arme aus. »Kann ich fliegen?«

Vielleicht weiter, als du denkst, lautete die Antwort.

Sie kam aus seinem Innern.

Konstantin öffnete die Augen.

Die Welt blieb dunkel, und das Atmen fiel ihm schwer. Offenbar steckte er in einer Art Beutel, und die Luft darin wurde knapp. Die Hände tasteten nach einem Weg hinaus und fanden einen Reißverschluss, nicht ganz zugezogen. Durch die winzige Lücke, nicht größer als einen Zentimeter, fiel etwas Licht.

Konstantin bohrte einen tauben Zeigefinger hinein, und nach mehreren Versuchen gelang es ihm, den Reißverschluss weiter zu öffnen. Kühle Luft erreichte ihn. Er hob den Kopf.

Der Beutel war ein aus schwarzem Plastik bestehender Leichensack, stellte er fest. Er lag auf einem Tisch aus Metall, in einem großen Raum, grauweiß gekachelt. Mehrere Waschbecken befanden sich an der Wand, und an einem stand eine Frau und wusch sich die Hände. Als sie sich umdrehte und ihn sah, riss sie die Augen auf.

»Lieber Himmel!«, stieß sie hervor, lief los und verschwand im Flur.

Konstantin kroch aus dem Beutel und kletterte vom Tisch, auf dem vielleicht eine Obduktion hätte stattfinden sollen. Nackt stand er auf kalten Fliesen, noch immer erfüllt von innerer Wärme, sah sich um und war sich dabei der eigenen Lebendigkeit bewusst wie nie zuvor. Er glaubte, das Pulsieren jeder einzelnen Zelle in seinem Körper zu spüren.

Es gab weitere Tische in dem großen Kachelraum, und auf den meisten von ihnen lagen schwarze Leichensäcke. In keinem von ihnen rührte sich etwas – die Toten blieben tot und reglos.

Er ging einige Schritte zwischen den Tischen hindurch und fühlte Kraft zurückkehren, ein warmes Fließen durch die Beine, dann höher, zur Hüfte und Brust, zum Kopf.

Konstantin begriff, dass er diesen Ort – ein Leichenschauhaus? – verlassen musste, und zwar schnell. Doch dazu brauchte er Kleidung.

Die Frau kehrte mit einem Mann zurück. Konstantin blieb neben einem der silbernen Tische stehen, auf dem ein Leichensack lag, der Reißverschluss zugezogen, und starrte den Mann an, der einen weißen Kittel trug. Er sagte etwas, dieser Mann – ein Pathologe? –, sein Mund bewegte sich, und es kamen Laute heraus, aber Konstantin verstand ihn nicht.

»Kleidung …« Seine eigene Stimme war kaum mehr als ein Krächzen. »Was zum Anziehen. Hose und Hemd. Schuhe.«

Die Frau sprach zu dem Mann, und als Konstantin genau hinhörte, konnte er sie verstehen.

»Wie ist das möglich? Wir haben ihn gründlich untersucht. Er war tot.«

Der Mann antwortete, und die Laute aus seinem Mund wurden zu Worten. »Er muss scheintot gewesen sein.«

»Die Schusswunde mitten in der Brust«, sagte die Frau. »Niemand kann eine solche Verletzung überleben.«

Konstantin hob die Hand zum Loch in seiner Brust und fühlte einen Rest von Schmerz.

»Kleidung«, wiederholte er, und diesmal klang es etwas deutlicher. »Ich brauche Kleidung.«

Der Mann im weißen Kittel trat auf ihn zu. »Kommen Sie, wir bringen Sie zu einem Krankenzimmer.«

Er hatte die richtige Größe und Statur, fand Konstantin – und versetzte dem Mann einen Schlag gegen die Seite des Kopfes. Mit einem leisen Röcheln ging der Bekittelte zu Boden.

»Nein, nein.« Die Frau wich zurück. »Wir wollen Ihnen helfen.«

Konstantin achtete nicht auf sie, wandte sich dem Mann am Boden zu, zerrte die Schuhe von den Füßen und nahm sich dann Hose, Kittel und Hemd vor. Als er einmal kurz den Kopf hob, war die Frau nicht mehr da.

Schnell, dachte er. Bevor sie jemanden alarmierte und mit anderen Leuten zurückkehrte.

Eine Minute später war der niedergeschlagene Mann nackt, und Konstantin eilte in Hose, Hemd und Pathologenkittel durch einen langen Flur. Er fand eine Treppe, stieg mit elastischen Beinen geschwind die Stufen hoch und erreichte eine Art Foyer mit einer breiten Glastür.

Stimmen erklangen beim Tresen auf der linken Seite. Konstantin achtete nicht darauf, eilte zur Tür, öffnete sie und trat in die Nacht von Rom.

100

Die Passanten – Männer und Frauen, Jung und Alt – warfen ihm neugierige Blicke zu, und es dauerte eine Weile, bis Konstantin den Grund dafür begriff. Hinter einem Gebüsch in einem kleinen Park streifte er den weißen Arztkittel ab, rückte Hose und Hemd zurecht, kehrte auf die Straße zurück und tauchte ein in die Anonymität des Menschenstroms.

Er ließ sich treiben und achtete kaum darauf, wohin er ging. Leichter Brandgeruch begleitete ihn. Manchmal blieb er an einer Hausecke stehen, und dann suchte sein Blick den Flammenmann und eventuelle Verfolger. Doch nirgends flackerte Feuer, und es trafen ihn nur noch beiläufige Blicke, ohne Interesse.

Wie hatte er überlebt? Er erinnerte sich an den Fluss, und vielleicht waren es diese Erinnerungen, die ihn nach einer langen Wanderung durch die laute, brodelnde Stadt zum Tiber brachten. In Gedanken ging er über die Uferpromenade und tastete mehrmals nach seiner Schusswunde in der Brust. *Niemand kann eine solche Verletzung überleben,* hatte die Frau gesagt. Aber er lebte, er fühlte und dachte, er sah, hörte und bewegte sich. Daran, dass er lebte, bestand kein Zweifel.

Man hatte ihn halb tot in den Fluss geworfen, erinnerte er sich. Wie lange hatte ihn die Strömung flussabwärts getragen, mit dem Gesicht tief im Wasser?

Er hätte tot sein müssen, erschossen, verblutet oder ertrunken. Aber hier stand er, nur wenige Meter von einem Bootsanleger entfernt, fühlte den warmen Nachtwind und roch den Fluss.

Eine Begegnung fiel ihm ein, eine Umarmung, so heiß, dass sie ihn verbrannt hatte. Das Auge der Erinnerung zeigte ihm die Asche zu seinen Füßen, die eigene Asche, aus der er neu entstanden war, wie der mythische Phönix.

Natürlich gab es so etwas nur in Geschichten. In der Wirklichkeit gehorchte alles den Naturgesetzen, Magie hatte in ihr keinen Platz. Tote blieben tot, Asche verwandelte sich nicht in lebendes Fleisch.

Vor Konstantin rauschte und plätscherte das Wasser des Tiber. Er hatte dieses Geräusch gehört, während er dem Fluss ausgeliefert gewesen war, und er erinnerte sich auch an sein Erstaunen darüber, dass er, den Kopf im Wasser, nicht hatte atmen müssen. Er schien sich in einer Art Zwischenwelt befunden zu haben, nicht mehr ganz hier, aber auch noch nicht ganz dort. Wie ließ sich so etwas erklären?

Er blieb am Ufer des dunklen Flusses stehen, nicht weit entfernt von einer Brücke, unter der Stimmen erklangen. Wie sollte es für ihn weitergehen? Die Taschen von Hemd und Hose waren leer, der Mann im weißen Kittel hatte weder Portemonnaie noch irgendwelche persönlichen Dinge mit sich geführt.

Nadeschka fiel ihm ein. Sie konnte Fragen beantworten und ihm helfen, aber ohne Geld war Genf für ihn praktisch unerreichbar.

Der würdevolle Cordero fiel ihm ein, Oberhaupt der größten Oppositionspartei, und Riccardo Mancini, Staatssekretär im Innenministerium – zwei politische Gegner, die sich in der Öffentlichkeit heftige rhetorische Gefechte lieferten. Doch hinter dieser Fassade gehörten sie offenbar beide zu Zeta und arbeiteten zusammen, über alle politischen und ideologischen Grenzen hinweg. Die Verschwörung – wenn man sie so nennen konnte – reichte wesentlich weiter.

Die Stimmen unter der Brücke wurden lauter. Konstantin wandte den Kopf und sah die Silhouetten von zwei Männern, die eine Frau bedrängten. Sie versuchte, sich zu wehren, stieß Hände beiseite und wich zurück, bis sie direkt am Rand des hohen Uferwegs stand – ein weiterer Schritt nach hinten, und sie würde in den Tiber stürzen.

Konstantin ging bereits, ein ruhiger Schritt nach dem anderen, die Beine voller Kraft. Auch das war seltsam. Wie konnte er sich so kräftig fühlen, nach allem, was er hinter sich hatte?

Die Frau bemerkte ihn.

»Bitte helfen Sie mir!«, rief sie.

Einer der beiden Männer hielt sie fest. Der andere wandte sich Konstantin zu und hielt plötzlich ein Messer in der Hand.

»Misch dich nicht ein!«, knurrte er. »Hau ab!«

»Lassen Sie die Frau in Ruhe«, sagte Konstantin, und es klang fast gelassen.

Der Mann richtete die Klinge gegen ihn. »Wenn du nicht sofort verschwindest, kriegst du das hier zwischen die Rippen, du Vollidiot!«

Der andere Mann zerrte die Frau mit sich über den Uferweg. Sie trug Schuhe mit hohen Absätzen, stellte Konstantin fest, einen engen, kurzen Rock und eine knappe Bluse. Wahrscheinlich eine Prostituierte, dachte er.

»Hilfe!«, rief sie über die Schulter hinweg. »Hilfe!«

»Weg mit dem Messer, und dir geschieht nichts«, sagte Konstantin und ging weiter.

Der Mann stieß die blitzende Klinge nach vorn.

Konstantins neue Kraft entfaltete sich. Mühelos wich er der Klinge aus, stieß mit einer Hand den ausgestreckten Arm nach oben und schmetterte die andere in ein überraschtes Gesicht.

Konstantin kam sich vor wie bei einem Tanz, dessen Muster ihm in Fleisch und Blut übergegangen waren. Er wusste, wie es Arme und Beine zu bewegen galt, um möglichst effizienten Gebrauch von der neuen Kraft zu machen. Im nächsten Moment lag der Mann mit dem Messer am Boden, die eine Hand im Gesicht mit der gebrochenen Nase, aus der das Blut schoss.

Der zweite Mann ließ die Frau los und stand breitbeinig da, die Fäuste zum Kampf gehoben wie ein Boxer im Ring. Er war groß und muskulös, hielt sich vielleicht für unbesiegbar – doch er hatte es noch nie mit einem solchen Tänzer zu tun bekommen. Die Fäuste schlugen zu, trafen aber nichts als leere Luft, und dann lag er plötzlich auf dem Uferweg, und ihm schwanden die Sinne.

Die Frau stand einige Meter entfernt. »Lieber Himmel, war das Kung-Fu oder so?«

»Alles in Ordnung mit Ihnen?«, fragte Konstantin.

»Mit mir? Ja, ja. Danke, dass Sie mir geholfen haben.« Sie strich ihren Rock glatt und wollte gehen.

»Die Hilfe ist noch nicht zu Ende«, sagte Konstantin. »Ich bringe Sie nach Hause.«

101

Das war der Grund für seine Entscheidung, der Frau zu helfen – er hatte instinktiv richtig gehandelt. Er brauchte ein Dach über dem Kopf, einen Ort, wo er unbeobachtet sein und planen konnte. Und er benötigte seinerseits Hilfe.

»Wenn ich mich irgendwie erkenntlich zeigen kann …«, sagte die Frau, als Konstantin unter der Dusche stand und warmes Wasser auf sich herabströmen ließ. Sie war ihm ins kleine Badezimmer gefolgt, als wäre es völlig normal.

»Das können Sie«, antwortete er. Als er sah, wie sie sich die

Bluse aufzuknöpfen begann, fügte er hinzu: »Nicht auf diese Weise.«

»Was ist das da auf Ihrer Brust?« Sie trat näher an die Dusche heran, die nicht einmal einen Vorhang hatte. »Was ist mit Ihnen passiert?«

»Jemand hat auf mich geschossen.« Das Wasser hatte den Rest Seife fortgespült, Konstantin drehte es ab. »Ich bin tot gewesen und in einem Leichenschauhaus aufgewacht.«

Die Frau lachte unsicher und verstummte, als sie sein Gesicht sah.

»Meinen Sie das *ernst?*«

Konstantin trocknete sich ab und griff nach der Kleidung, die er dem Pathologen gestohlen hatte.

»Das sind nicht meine Sachen«, sagte er. »Ich brauche neue. Ich brauche Geld.«

»Ach, so ist das.« Die Frau wich zurück. »Ich schätze, Sie brauchen erst mal einen Kaffee.«

Sie verschwand aus dem kleinen Bad, und Konstantin trat vor den Spiegel. Er hatte das Hemd noch nicht geschlossen, die Wunde in seiner Brust war deutlich zu sehen, ein hässlicher dunkler Krater in der hellen Haut. Vorsichtig betastete er ihn, doch er spürte keinen Schmerz, nur ein leichtes Brennen.

Einige Sekunden lang betrachtete er das Gesicht im Spiegel. Es erschien ihm vertraut und gehörte dennoch einem von den Toten wiederauferstandenen Fremden.

Als er das Badezimmer verließ, richtete die Frau eine Waffe auf ihn. Sie hielt sie in beiden Händen, keine Pistole, sondern einen Taser. Sehr sicher schien sie sich damit nicht zu fühlen, denn sie wich zur Wand des kleinen Wohnzimmers zurück.

»Kommen Sie nicht näher«, sagte sie. »Ich schieße, das versichere ich Ihnen.«

»Wie heißen Sie?«, fragte Konstantin und knöpfte das Hemd zu.

»E-Ellen«, sagte die Frau stockend. Sie hatte kurzes blondes Haar und ein weiches Gesicht mit großen Augen. Konstantin hielt sie für nicht älter als Mitte zwanzig. »Ich … ich bin Ihnen sehr dankbar, dass Sie mir geholfen haben, wirklich, aber … bitte gehen Sie jetzt.«

»Haben Sie einen Wagen?«

»Ja, ja, aber …«

»Den brauche ich ebenfalls. Wie viel Geld haben Sie?«

Konstantin trat auf die Frau zu.

Sie schoss.

Etwas traf ihn an der Brust, dicht unter der Schusswunde.

Elektrischer Strom floss durch seinen Körper und ließ ihn kurz zusammenzucken, doch das war alles. Er blieb auf den Beinen, seine Sinne trübten sich nicht.

Konstantin löste die Pfeilelektroden des Tasers aus Haut und Hemd, ging zu der zitternden jungen Frau, zog ihr die Waffe aus den Händen und warf sie beiseite.

»Bitte!« Ellen duckte sich und hob die Arme über den Kopf. »Bitte, tun Sie mir nichts!«

»Ich werde Ihnen nichts tun, ganz bestimmt nicht.« Konstantin überlegte kurz. »Ich biete Ihnen fünfzigtausend Euro.«

Ellen ließ die Arme sinken und richtete sich auf. »Was? Vorhin haben Sie gesagt, dass Sie Geld brauchen, und jetzt …«

»Ich bin im Leichenschauhaus aufgewacht«, wiederholte Konstantin. »Ohne Geld, Handy oder sonst etwas. Aber ich *habe* Geld, an einem sicheren Ort. Fünfzigtausend für Sie, wenn Sie mir helfen.«

Ellens Blick forschte in seinem Gesicht. »Das ist kein Scherz?«

»Fünfzigtausend«, betonte Konstantin. »Sobald wir in Genf sind.«

»Genf in der Schweiz? Das ist ein ziemlich weiter Weg für meinen kleinen Fiat.«

»Je eher wir aufbrechen, desto schneller sind wir da. Aber vorher muss ich noch was essen, ich bin halb verhungert.« Ihm fiel etwas ein. »Und ich brauche noch etwas anderes.«

»Was?«, fragte Ellen auf dem Weg zur Küche.

»Sleepless.«

ZWEI JAHRE ZUVOR

102 ALEXANDER RIEKER NEUE WEGE

»Du siehst schrecklich aus«, sagte Charlotte, als Rieker sein Büro betrat. »Ich meine richtig *schrecklich.*«

»Das hab ich dir wann gesagt?«, erwiderte Rieker. »Gestern? Vorgestern? Es klingt nicht besonders schön.«

»In deinem Fall ist es wahr«, betonte seine Assistentin. Computerausdrucke lagen auf ihrem Schreibtisch verstreut. »Schläfst du überhaupt noch?«

»Wenig und schlecht. Vielleicht sollte ich Sleepless nehmen. Bei allen anderen scheint das ja wunderbar zu wirken.«

»Noch immer keine Spur von ihr?« Es war klar, wen Charlotte meinte: die entführte Lily.

»Nichts«, sagte Rieker hilflos. »Sie ist komplett von der Bildfläche verschwunden.«

»Das tut mir leid.«

Rieker ging zum Fenster und stellte fest, dass die Sitzbank neben der Buche leer war.

Die große Uhr an der Wand zeigte zehn Minuten nach neun.

»Na so was«, sagte er.

»Was ist?«, fragte Charlotte.

»Die Welt gerät aus den Fugen. Wir müssen mit dem Schlimmsten rechnen. Vielleicht stürzt der Himmel ein.« Er wandte den Kopf. »Der alte Mann sitzt nicht auf der Bank. Er ist zehn Minuten zu spät dran.«

Als er wieder nach unten sah, kam der Alte aus dem Haus.

Langsam und auf seinen Gehstock gestützt ging er zur Sitzbank und berührte kurz mit der Handfläche den Stamm der Buche, bevor er sich setzte. Rieker beobachtete, wie er beide Hände auf den Knauf des Gehstocks legte und einfach nur still dasaß.

»Von neun bis zwölf hockt er auf der Bank«, sagte Rieker. »Nie kommt oder geht er eine Minute zu früh oder zu spät. Bis auf heute. Wer weiß, was ihn aufgehalten hat.«

Er ging hinter seinen Schreibtisch und gähnte.

»Ich komm auch allein zurecht«, bot Charlotte an. »Ruh dich aus. Wenn Kowalski anruft, sag ich ihm, dass du unterwegs bist und ermittelst.«

»Es geht schon.« Rieker setzte sich und starrte auf den leeren Monitor. »Was unseren aktuellen Fall betrifft, den Tod von Gilbert Fournier … Ich glaube, Carolin Alberts steckt dahinter.«

»Dein Instinkt?«

Er nickte. »Ja, mein Instinkt. Es gibt keine Beweise, Maria und Josef haben bei der Untersuchung des Labors nichts gefunden. Aber ich bin mir dennoch sicher, Carolin Alberts hat Gilbert Fournier umgebracht, auf eine besonders heimtückische Art und Weise. Sie hat ihn in die Falle gelockt und ihm etwas gegeben, das zusammen mit Koffein einen Herzinfarkt bewirkte. Das Motiv? Er hat sie erpresst.« Die Worte laut auszusprechen, gab der Sache deutlichere Konturen und mehr Sinn. »Wahrscheinlich war sie auch Wonder Woman.«

»Martin Blacher«, sagte Charlotte.

»Genau. Ein ziemlich kräftiger Mann, der im Fitnessstudio Gewichte stemmt. Und ausgerechnet er wird frühmorgens am Elbufer von einer Frau zusammengeschlagen, auf die die Beschreibung von Carolin Alberts passt. Ich nehme an, er kam ihr zu nahe – Blacher ist wegen sexueller Belästigung vorbestraft –, und sie hat sich zur Wehr gesetzt. Sie stritt alles ab, aber ich habe die Hautabschürfungen an ihren Fingerknöcheln gesehen.«

»Wie passt das zusammen?«, fragte Charlotte. »Ist es ein Hinweis darauf, dass Carolin Alberts zu Gewalt neigt?«

»Sie hätte nicht imstande sein dürfen, jemanden wie Martin

Blacher allein mit den Fäusten zu Boden zu schicken«, sagte Rieker nachdenklich. »Wie dem auch sei, sie hat gelogen, bei Blacher *und* bei Fournier.«

»Aber du kannst nichts beweisen.«

»Nein, leider nicht.« Rieker deutete auf die vielen Ausdrucke. »Offenbar bist du schon seit einer ganzen Weile bei der Arbeit.«

Charlotte nickte. »Du hast eben davon gesprochen, selbst Sleepless zu nehmen. Davon würde ich abraten.« Sie hob eins der Blätter. »Das hier sind die Sterbefallzahlen der letzten Wochen, aufgeschlüsselt nach Todesursache, Alter und Geschlecht. Sie betreffen Hamburg, ganz Deutschland und den Teil der Europäischen Union, von dem ich die aktuellen Zahlen bekommen konnte. Im Großen und Ganzen läuft es auf Folgendes hinaus: Seit Sleepless auf dem Markt ist, gibt es eine in statistischer Hinsicht signifikante Zunahme von Sterbefällen.«

Rieker stand auf, ging zu Charlottes Schreibtisch und nahm sich das Blatt, das sie ihm hinhielt. Darauf war eine grafische Darstellung mit zwei Linien zu sehen, die eine rot und die andere schwarz.

»Die schwarze Linie zeigt die Verkäufe von Sleepless, soweit sich die Daten ermitteln ließen«, erklärte Charlotte.

»Die Linie steigt ziemlich schnell an«, stellte Rieker fest.

»Sleepless ist sehr, sehr erfolgreich«, sagte Charlotte. »Man könnte es mit einer Lizenz zum Gelddrucken vergleichen. Die zweite Linie, die rote, gibt Auskunft über die Anzahl der im selben Zeitraum registrierten Toten.«

»Sie steigt ebenfalls.«

»Ja.« Charlotte hielt ein weiteres Blatt hoch. »Hier sieht man es noch ein wenig besser. Bei den Zahlen dieser roten Linie fehlen die Sterbefälle, die Verkehrs- und Arbeitsunfällen zuzuschreiben sind. Man kann deutlich die Korrelation zwischen beiden Linien erkennen, sie verlaufen praktisch parallel zueinander.«

»Und das bedeutet?«, fragte Rieker.

»Es zeigt, dass Sleepless gefährlich ist«, sagte Charlotte. »Seit immer mehr Menschen Harmonys neue Smart Drug nehmen, liegt die Sterberate über dem langjährigen Mittelwert. Schlaganfälle, plötzliches multiples Organversagen, Lungenembolien … Oder plötzlicher Wahnsinn. Hier haben wir die Erklärung für den Tod von Adrian Ludson und der anderen.«

Rieker nickte. »Sleepless hat sie umgebracht.«

»Darauf läuft es letztendlich hinaus«, bestätigte Charlotte.

»Da hast du verdammt gute Arbeit geleistet, Charlie.«

Sie lächelte zufrieden. »Danke!« Sofort wurde sie wieder ernst. »Frauen scheinen etwas mehr betroffen zu sein als Männer, Jüngere mehr als Ältere.«

Rieker deutete auf die Ausdrucke. »Das alles hast du nicht in einer halben Stunde zusammengestellt. Seit wann bist du hier?«

»Ich hab gestern am späten Nachmittag mit dem Sammeln der Daten begonnen und heute Morgen gegen vier weitergemacht.«

»Du warst schon um vier Uhr hier?«

»Ja.«

»Meine Güte, das nenne ich Pflichteifer.« Rieker versuchte, sich daran zu erinnern, was er getan hatte und wo er gewesen war, aber es gelang ihm nicht; das alles lag hinter einem Nebel aus Müdigkeit und Sorge um Lily.

»Ich möchte dir helfen«, sagte Charlotte sanft.

Rieker hörte den besonderen Ton in ihrer Stimme, achtete aber nicht darauf. Seine Gedanken galten anderen Dingen.

»Was können wir damit anfangen?«, fragte er. »Es ist ein Indiz, kein Beweis, nicht wahr? Sleepless wird noch nicht lange verkauft. Man könnte argumentieren, dass es sich bei diesen Zahlen um einen statistischen Ausreißer handelt.«

»In einigen Wochen oder Monaten, mit mehr Daten, wäre die Sache klarer«, räumte Charlotte ein. »Aber selbst wenn die beiden Kurven dann noch miteinander korrelieren würden, ein hieb- und stichfester Beweis wäre es nicht.«

»Weil es andere Ursachen geben könnte. Kein Beweis, aber ein Indiz.«

»Wenn es stimmt …«, sagte Charlotte. »Wenn tatsächlich ein Zusammenhang existiert … Es würde bedeuten, dass Sleepless in den kommenden Wochen und Monaten Hunderte oder gar Tausende Menschen töten wird.«

Rieker drehte sich um. »Das bringt uns in eine schwierige Lage, nicht wahr? Wir wissen Bescheid, und deshalb tragen wir Verantwortung.«

»Noch mehr als sonst«, sagte Charlotte.

»Ja, noch mehr als sonst. Wenn Tausende von Menschenleben auf dem Spiel stehen, müsste die Öffentlichkeit gewarnt werden. Was meinst du wohl, was passiert, wenn ich mich an die Medien wende und vor Sleepless warne?«

»Kowalski würde dir den Kopf abreißen.«

»Und das, was von mir übrig bliebe, sähe sich mit einer Schadenersatzklage von Harmony konfrontiert. Ich wäre endgültig und für immer ruiniert. Nein, wir brauchen mehr, einen klaren Beweis.«

»Wo willst du ihn finden?«, fragte Charlotte.

»Vielleicht bei Harmony. Es gibt dort eine schwache Stelle.«

»Und die wäre?«

»Noah Gunnason. Er ist nicht annähernd so abgebrüht wie Carolin Alberts. Als ich das letzte Mal mit ihm gesprochen habe, ging es ihm nicht besonders gut. Vielleicht sollte ich noch einmal mit ihm reden und ihm klarmachen, was auf dem Spiel steht.«

Er holte sein Handy hervor und begann zu tippen.

»Willst du deinen Besuch mit einer Nachricht ankündigen?«, staunte Charlotte.

»Ich hab einen unserer Helfer gebeten, Noah im Auge zu behalten«, erklärte Rieker, den Blick aufs Display gerichtet. »Ich möchte wissen, wo er ist.«

»Patrik?«

»Nein, diesmal ist es Ilka«, sagte Rieker. »Sie hat versprochen, gut aufzupassen.«

Es gab eine Gruppe von Straßenkindern, denen Rieker vor

Jahren geholfen hatte, eine Unterkunft zu finden und wieder zur Schule zu gehen. Inzwischen waren aus den Kindern Jugendliche geworden, die noch immer den Kontakt hielten und sich darüber freuten, wenn sie den einen oder anderen Auftrag für Rieker erledigen konnten. Es hielt sie von dummen Gedanken ab, und außerdem konnten sie sich auf diese Weise ein paar zusätzliche Euro verdienen.

Rieker ging zur Tür. »Halt hier die Stellung, Charlie.«

»Mach ich. Alex …«

Er zögerte in der offenen Tür.

»›Denke immer nach, und versuche dich ständig an Neuem.‹«

»Das Motto für den heutigen Tag?«, fragte Rieker.

»Funakoshis zwanzigste Karateka-Regel«, sagte Charlotte. »Sie gilt für uns beide. Vielleicht müssen wir in neuen Bahnen denken, um unsere Probleme zu lösen.«

Rieker nickte. »Ich werd's im Kopf behalten.«

Sein Handy piepte. Er holte es hervor und sah aufs Display.

»Eine Nachricht von Ilka. Noah Gunnason ist bei einem Notar. Wer weiß, vielleicht will er dort sein Testament machen.« Er winkte. »Bis später, Charlie!«

103 NOAH GUNNASON

Das Licht des Monitors flackerte. Noah blinzelte und merkte, dass es an seinen Augen lag. Er schloss sie kurz und fühlte die Müdigkeit – seit er Sleepless nicht mehr nahm, war er oft erschöpft, wie halb betäubt.

Er hob die Lider und blickte zur geschlossenen Tür seines Büros. Ständig fürchtete er, dass sie sich öffnete und Carolin hereinkam.

Der Laserdrucker summte, weitere Ausdrucke rutschten ins Ausgabefach.

Noah nahm sie und überflog den Text. Er betraf die Zulassung von Sleepless, die Manipulation der Test-Daten und Carolins Verantwortung für Gilbert Fourniers Tod – die Beweise dafür hatte Noah in den vergangenen Stunden zusammengetragen.

Er schob die Ausdrucke in einen Umschlag, fügte ihnen einen USB-Stick mit weiteren Daten hinzu und sah, dass seine Hände zitterten.

Stimmen erklangen im Flur. Noahs Anspannung wuchs, und ein Teil der schweren Müdigkeit verflog.

Die Tür blieb geschlossen.

Er betrachtete den Umschlag, nahm einen Kugelschreiber und schrieb:

Für Kommissar Alexander Rieker
Kriminalpolizei Hamburg

Er hielt den Umschlag in beiden Händen. Eine Lebensversicherung, dachte er, traurig darüber, dass er Carolin inzwischen zu allem fähig hielt. Der Inhalt des Umschlags, an einem sicheren Ort aufbewahrt, sollte sein Leben schützen. Aber es gab noch eine andere Möglichkeit. Er konnte den Umschlag, statt ihn zur Aufbewahrung zu geben, Rieker schicken. Jetzt sofort.

Damit wäre alles zerstört gewesen, was Carolin und er in den letzten Jahren gemeinsam geschaffen hatten, ohne dass die Toten wieder lebendig wurden. Carolin wäre ins Gefängnis gekommen, Harmony von Kruither & Voch übernommen worden. Und selbst wenn Vertrieb und Verkauf von Sleepless unterbrochen oder gar verboten worden wären … K & V hätten vermutlich schon sehr bald eine verbesserte Version auf den Markt gebracht und damit viel, viel Geld verdient.

Das eigene Leben absichern und retten, was zu retten war – der vernünftige Weg, entschied Noah.

Er legte den Umschlag in die Aktentasche, verließ sein Büro und machte sich auf den Weg, ohne Carolin zu begegnen.

»Geht es Ihnen nicht gut?«, fragte der Notar auf der anderen Seite des großen Schreibtischs. »Möchten Sie vielleicht ein Glas Wasser?«

Die Müdigkeit lastete schwer auf Noah, wie ein Gewicht, das er mit sich herumtrug. Wie lange hatte er nicht geschlafen? Vielleicht forderten Körper und Geist den versäumten Schlaf zurück.

»Ich bin nur überarbeitet«, sagte er und deutete auf den Umschlag, der inzwischen vor dem Notar lag. »Bitte bewahren Sie das auf. Bis zu meinem Tod.«

Dr. Jakob Alsen, ein würdevoller Mittsechziger mit weißem Haarkranz, sah ihn über seine Brille hinweg an. »Kriminalpolizei?«

»Kommissar Rieker. Wenn ich sterbe, soll er den Umschlag erhalten.«

Dr. Alsen nickte langsam, schrieb etwas auf den Umschlag, versiegelte ihn und gab Noah eine Empfangsbestätigung.

»Haben Sie Grund zu der Annahme, dass das schon bald geschehen könnte?«, fragte er.

Noah ging nicht darauf ein. »Ich möchte, dass diese Sache streng vertraulich behandelt wird.«

Jakob Alsen nickte erneut. »Selbstverständlich. Ich bin an die notarielle Schweigepflicht gebunden.«

»Niemand darf etwas davon erfahren.« Noah stand auf. »Niemand«, betonte er.

Der Notar erhob sich ebenfalls und reichte ihm die Hand. »Ich wünsche Ihnen noch viele Jahre mit bester Gesundheit, Herr Gunnason. Falls Sie oder Ihre Firma bei weiteren Angelegenheiten notarielle Hilfe benötigen, meine Kanzlei steht Ihnen jederzeit zur Verfügung.«

Noah dankte Alsen und ging.

Als er das Gebäude verließ und zum Parkplatz ging, kam ihm ein Mann um die fünfzig entgegen, ein sportlicher Typ in Jeans, Hemd und weiß-blauen Sneakern.

»So ein Zufall, dass wir uns hier über den Weg laufen«, sagte Kommissar Alexander Rieker. »Das trifft sich gut, ich wollte mit Ihnen reden.«

104

»Sie sehen krank aus«, sagte Rieker auf einer im Schatten gelegenen Sitzbank im nahen Rathenaupark. »Sind Sie deshalb bei Notar Alsen gewesen? Weil es Ihnen so schlecht geht, dass Sie es für angebracht hielten, ein Testament aufzusetzen?«

Noah dachte an den Umschlag, der das Ende seiner bisherigen Welt enthielt. Riekers Blick schien ihn zu durchbohren.

»Ich bin nur müde«, entgegnete er. »Und warum ich bei Doktor Alsen gewesen bin, geht Sie nichts an.«

»Vielleicht sind Sie wegen Sleepless krank«, fuhr der Kommissar fort. »Wussten Sie, dass es eine überdurchschnittliche Häufung von Sterbefällen gibt, seit Ihre Firma Sleepless verkauft? Manche Menschen drehen durch, wie Adrian Ludson, der sich sechzehnmal einen Dolch in den Leib gestoßen und sich die Klinge anschließend in die Schläfe gerammt hat. Oder wie Christian Langwer, der geglaubt hat, fliegen zu können, und zehn Stockwerke weiter unten erfuhr, dass er sich irrte. Andere Menschen erliegen Schlaganfällen, Lungenembolien und so weiter. Haben Sie deshalb Ihr Testament gemacht, Herr Gunnason?«

»Über diesen Unsinn haben wir schon einmal gesprochen.« Eine dunkle Wolke des Ärgers zog sich in Noah zusammen. »Geht es Ihnen erneut darum? Wollen Sie deshalb mit mir reden? Sie vergeuden meine Zeit.« Er wollte aufstehen, mit schweren Beinen und weichen Knien.

»Bleiben Sie sitzen«, forderte Rieker gereizt. »Ich weiß, dass Carolin Alberts, Ihre Partnerin, Gilbert Fournier umgebracht hat. Mit Ranazol, hergestellt in Ihrem Laboratorium.«

Noah blieb sitzen, müde und alarmiert. »Und *ich* weiß, dass Ihre Spezialisten von der Spurensicherung unser Laboratorium durchsucht haben, allerdings erfolglos, denn sonst wäre Carolin bereits verhaftet. Was sollen diese Anschuldigungen?«

Zwei Tauben landeten vor ihnen auf dem Weg und gurrten. Vielleicht erhofften sie sich Brotkrumen.

Rieker beobachtete sie. »Es stimmt, Carolin Alberts ist noch immer frei, und ich gestehe, dass ich sie gern verhaften würde. Weil ich jemand bin, der Wert auf Gerechtigkeit legt. Ich finde es unerträglich, dass Menschen Verbrechen begehen und dafür nicht zur Rechenschaft gezogen werden. Ich bin überzeugt, dass Carolin Alberts eine Mörderin ist, und ich werde alles tun, um sie zu überführen.«

»Was wollen Sie machen?«, entfuhr es Noah. »Beweise fälschen wie bei Brois?«

Rieker sah ihn an. »Ich habe keine Beweise gefälscht, weder bei Brois noch bei sonst jemandem.«

Irgendetwas erschreckte die beiden Tauben – sie stiegen plötzlich auf und flogen davon.

»Sie wissen nichts«, sagte Noah. »Sie haben nichts in der Hand. Wenn Ihnen niemand hilft, kommen Sie nicht weiter.«

»*Sie* könnten mir helfen. Denken Sie an all die Menschen, die an Sleepless sterben werden. Denken Sie daran, dass eine Mörderin frei herumläuft.«

Er hatte es bei der letzten Begegnung mit Carolin in ihren Augen gesehen, erinnerte sich Noah. Etwas, das ihn hatte schaudern lassen.

»Sie wissen, dass ich recht habe, nicht wahr?«, fragte Rieker. »Ihr Wissen bedeutet Verantwortung, Herr Gunnason. Wenn Sie sich dieser Verantwortung nicht stellen, machen Sie sich mitschuldig.«

Es liegt alles bereit, dachte Noah. Beim Notar. Meine Verantwortung, die Beweise, die Sie suchen.

Er stand auf. »Wenn das alles ist, Kommissar Rieker, wenn Sie mir sonst nichts zu sagen haben …«

Rieker erhob sich ebenfalls. »Falls Sie *mir* etwas zu sagen haben … Ihre Empfangsdame bei Harmony hat meine Telefonnummern, sowohl die meines Büros als auch meine private. Sie können mich jederzeit erreichen.«

»Warten Sie nicht auf meinen Anruf, Kommissar.« Noah winkte zum Abschied und ging.

Zwanzig Minuten später in seiner Wohnung fand er die Sleepless-Schachtel, die Carolin bei ihm gelassen hatte, und warf sie in den Abfalleimer für den Küchenmüll.

Als er ins Schlafzimmer wankte, konnte er sich kaum mehr auf den Beinen halten. Er schaffte es gerade noch, Hose und Hemd auszuziehen, bevor er aufs Bett sank und in einen tiefen Schlaf fiel.

105 BLACK LILY

Im weichen Sand kam Lily langsamer voran, als sie es sich wünschte. Sie lief so schnell wie möglich, vorbei an Dünen und Gestrüpp, aufs Meer zu. Dort, an der Wassergrenze, war der Sand feucht und fester.

Das Rauschen der nahen Wellen übertönte alle anderen Geräusche. Sie hörte keine Stimmen, und es knallten auch keine Schüsse in der Nacht. Den Fehler, einen Blick über die Schulter zu werfen, machte sie nicht – dadurch hätte sie stolpern, fallen und wertvolle Zeit verlieren können.

Die Nacht wurde dunkler. Wolken schoben sich vor Mond und Sterne, die Dünen verschwanden halb in der Finsternis. Lily bekam zu spüren, dass es nicht unbedingt eine gute Idee war, mit bloßen Füßen zu laufen, wenn man den Boden nicht sah. Immer wieder bohrten sich ihr die scharfen Kanten von Muschelschalen in die Fußsohlen.

Der Strand verlief in einem weiten Bogen, soweit sie das in der Dunkelheit feststellen konnte. Wer auch immer in die »Villa Abendrot« eingedrungen war und Hannibal erschossen hatte – er brauchte nicht viel Fantasie, um zu begreifen, in welche Richtung sie floh.

Lange Minuten vergingen.

An einer schmalen Stelle des Strands wandte sich Lily abrupt nach links und duckte sich in die Lücke zwischen zwei Dünen, um ein wenig zu verschnaufen. Als sie wieder Atem geschöpft hatte, kroch sie ein Stück zum Strand zurück und spähte in die Richtung, aus der sie gekommen war.

Erschrocken bemerkte sie zwei Silhouetten, nur hundert Meter entfernt. Sie bezweifelte, dass es sich um unbeteiligte nächtliche Spaziergänger handelte – ein solcher Zufall wäre zu groß gewesen.

Lily hastete erneut durch weichen Sand, der unter ihr nachgab und das Laufen zu einer kräftezehrenden Anstrengung machte. Diesmal wandte sie sich landeinwärts, doch nach einigen Dutzend Metern änderte sie die Richtung, weil sie sonst eine Düne hätte erklimmen müssen, die ihr den Weg versperrte. Sie wandte sich nach rechts und stieß nur eine Minute später auf dorniges Gebüsch, das eine undurchdringliche Barriere darstellte. Vergeblich suchte sie nach einer lichten Stelle, die es ihr ermöglichte, auf die andere Seite zu gelangen.

Dicht vor den Dornensträuchern blieb Lily für einen Moment stehen und lauschte, hörte aber nur das Rauschen des Meeres und das Zischen des stärker gewordenen Winds. Wo befanden sich die Verfolger? Wie nahe waren sie herangekommen?

Der nächste Schritt brachte plötzlichen Schmerz im linken Fuß. Sie war auf einen Zweig getreten, und mehrere Dornen hatten sich ihr in die Fußsohle gebohrt.

Lily schnitt eine Grimasse, balancierte auf einem Bein und löste die Dornen aus dem Fuß. Dann lief sie weiter durch die Dunkelheit zwischen den Dünen, bis sie kurze Zeit später auf erste Felsen stieß, die sich ein Stück weiter zu einer steilen Felswand auftürmten. Der Boden wurde steiniger, sie kam langsamer voran, der linke Fuß schmerzte noch immer.

Die Felswand zu erklettern, hielt Lily für zu gefährlich. Wenn sie in der Dunkelheit abrutschte und fiel, brach sie sich alle Knochen. Auf der linken Seite erstreckte sich das Dornengestrüpp wie eine Wand aus Tausenden winziger Messer. Ihr blieb nichts anderes übrig, als sich erneut nach rechts zu wenden, zum Meer.

Erste Regentropfen fielen. Weit über dem Meer flackerte ein

Blitz, und für einen Sekundenbruchteil wurde die Nacht fast taghell. Lily sah über den Strand und glaubte, die beiden Verfolger in der Ferne auszumachen – vielleicht suchten sie noch bei den Dünen.

Sie schlich geduckt an den Felsen entlang, erreichte wieder Sand und bemerkte eine kleine Bucht mit mehreren Gebäuden und einer Anlegestelle mit einem auf den Wellen schaukelnden Ruderboot.

Lily stapfte durchs Wasser, brachte den letzten Felsen hinter sich und erreichte die Bucht. Befand sich jemand in den Gebäuden? Schlief dort jemand? Sollte sie um Hilfe rufen? Nein, das wäre dumm gewesen, die Verfolger hätten sie gehört.

Wohin?, dachte Lily, während sie durch den einsetzenden Regen lief. Zum ersten Haus, an die Tür und die Fenster klopfen? Und wenn niemand da war oder nicht rechtzeitig aufwachte?

Ihre Beine trafen die Entscheidung schneller als sie, brachten sie geschwind über den Strand zur Anlegestelle. Um ein Haar wäre sie auf den regennassen Planken des Stegs ausgerutscht und gefallen – im letzten Augenblick bekam sie das Geländer zu fassen.

Wieder zuckte ein Blitz über dem Meer und gab der Welt ein kurzlebiges Muster aus grellem Licht und tiefen Schatten. Lily hielt sich nicht damit auf, nach den Verfolgern Ausschau zu halten. Sie erreichte das Boot, zog die Plane halb beiseite, kletterte hinein und löste die Leine.

Die nächste Welle hob das Boot an, drückte es kurz gegen den Steg und trug es dann fort. Lily zog die Skulls unter der Plane hervor, legte sie in die Dollen und begann zu rudern, weg von Ufer und Anlegestellen, in Richtung offenes Meer.

106

Das Boot tanzte auf den höher werdenden Wellen, und Lily gab schon nach kurzer Zeit das Rudern auf. Sie schob die Skulls unter die Plane, duckte sich tiefer und hielt sich mit beiden Händen fest.

Es flackerten mehr Blitze über Meer und Land, und der Donner tönte so laut, als wollte er die Welt zerreißen. Lily kniff die Augen zu – der stürmische Wind schleuderte ihr den Regen ins Gesicht – und dachte daran, dass die beiden Verfolger ihre Suche bei diesem Wetter aufgeben mussten.

Das Unwetter schien kein Ende nehmen zu wollen. Finsternis und grelle Helligkeit wechselten einander ab, es krachte immer wieder, der Wind heulte, und Regen prasselte aufs Boot. Lily kroch halb unter die Plane, ohne die Hoffnung, dort einen warmen und trockenen Ort zu finden. Sie war völlig durchnässt, und im Boot hatte sich bereits so viel Wasser angesammelt, dass sie sich fragte, wieso es überhaupt noch schwamm. Sie suchte unter der Persenning, fand einen kleinen Eimer und begann, damit Wasser zu schöpfen.

Lily schöpfte schneller, als ihr dämmerte, dass echte Gefahr drohte. Sie war eine gute Schwimmerin, aber um sie herum türmten sich die Wellen immer höher, und selbst der beste und ausdauerndste Schwimmer wäre in einem derart aufgewühlten Meer ertrunken. Umso wichtiger war es, dass das Boot über Wasser blieb.

Der Regen wurde noch heftiger, der Wind noch stärker, und das Ruderboot füllte sich immer mehr mit Wasser. Lily begriff schließlich, dass das Schöpfen mit dem Eimer keinen Sinn hatte. Sie streckte sich lang aus, griff nach der Plane und zog sie ganz hoch, über den Kopf, und mit kalten, halb tauben Fingern band sie sie an den Seiten fest. Es blieb eine kleine Lücke, durch die noch immer etwas Wasser spritzte, aber im Vergleich mit der Menge zuvor schien es kaum der Rede wert.

Wellen hoben das Ruderboot an, ließen es mal zur einen, mal zur anderen Seite kippen. Lily lag halb im Wasser, klammerte sich fest und hoffte, dass das Boot nicht kenterte.

Eine gefühlte Stunde später wurde das Pfeifen und Fauchen des Winds leiser, und der Regen ließ nach. Das Boot schaukelte noch immer, aber Lily musste nicht mehr befürchten, hin und her geworfen zu werden, wenn sie die Seiten losließ.

Der Donner hatte aufgehört, offenbar verzog sich das Unwetter. Nach einer Weile beruhigte sich das Meer, und aus dem schwindelerregenden Schaukeln wurde ein sanftes Auf und Ab. Das Prasseln des Regens reduzierte sich auf ein gelegentliches Pochen, und schließlich wagte es Lily, die Persenning zu lösen und sich aufzusetzen.

Auf allen Seiten erstreckte sich Finsternis. Himmel und Meer waren rabenschwarz. Lily zitterte vor Kälte.

Sie zog die nasse Kleidung aus, bis auf den schwarzen Slip, kauerte sich auf dem Sitzbrett zusammen und wartete auf das erste Licht des Tages.

Als sich ein Teil des Horizonts zu erhellen begann und die Nacht nicht mehr ganz so dunkel war, konnte sich Lily orientieren und blickte nach Süden, ohne eine Küstenlinie zu sehen. Sie glaubte zunächst, sich bei der Richtung geirrt zu haben, aber auch als die Morgendämmerung am östlichen Horizont an Breite und Höhe gewann, ließ sich nirgends Land ausmachen.

Der Sturm hatte sie kilometerweit aufs Meer hinausgetrieben.

Lily griff nach den Skulls, richtete den Bug des Bootes nach Süden und begann zu rudern.

Es war ein gutes Mittel gegen die Kälte. Mit gleichmäßigen Bewegungen – nicht zu schnell, nicht zu langsam – zog Lily die Skulls durchs ruhig gewordene Wasser und fühlte, wie ihr warm wurde. Sie achtete darauf, dass das Licht der Morgendämmerung rechts von ihr blieb. Es zeigte ihr, wo Osten war, und bestätigte, dass sie nach Süden ruderte, in Richtung Küste.

Als die Sonne aufging, blickte Lily über die Schulter, doch von Land war noch immer nichts zu sehen. Ihre Schultern schmerzten, sie ließ die Skulls sinken und legte eine Pause ein, schloss die Augen, nur für einen Moment, und nickte ein, ohne schlafen zu wollen.

Ein Stoß weckte Lily. Sie merkte, dass sie zur Seite gesunken war – ihr Kopf ruhte auf dem Sitzbrett.

»Welche Nixe ist denn da aus dem Meer gestiegen?«, fragte jemand.

Sie richtete sich auf, drehte den Kopf und stellte fest, dass ihr Ruderboot gegen den Rumpf eines Fischerkutters getrieben war. Zwei Männer standen an der Reling, der eine korpulent und mit Vollbart, der andere hager, älter und mit wettergegerbtem Gesicht. Der Dicke grinste. Der Dünne starrte sie an, als hätte er unter all den ihm bekannten Meereslebewesen eine völlig neue Spezies entdeckt.

»Ich brauche einen Pullover.« Lily sah an sich herab. »Und vielleicht auch eine Hose. Und ich muss dringend telefonieren.«

»Telefon gibt's hier nicht«, brummte der Dünne und starrte noch immer.

»Aber Sie haben doch Funk, oder?«

»Komm an Bord, schöne Nixe.« Der Dicke beugte sich vor und streckte ihr die Hand entgegen.

Lily ergriff sie und kletterte, mit der Ruderbootleine in der anderen Hand, über die Reling des Kutters.

»Hol der Meerjungfrau Pullover und Hose, Benni«, wandte sich der Dicke an seinen Begleiter.

Der dünne Mann brummte etwas, das Lily nicht verstand, und stapfte davon.

»Ich muss dringend mit jemandem reden«, sagte sie. »Darf ich Ihr Funkgerät benutzen?«

Der Dicke grinste erneut. »Wen vermisst du so sehr, dass du gar keine Zeit hast, zuerst mit uns zu reden, schöne Nixe?«

Lily lächelte. »Kommissar Rieker von der Hamburger Mordkommission.«

107 ALEXANDER RIEKER

Als Alexander Rieker sein Büro betrat, warf ihm Charlotte einen warnenden Blick zu, der gar nicht notwendig gewesen wäre. Er sah sofort, dass sie einen Besucher hatten – Clemens Kowalski saß hinter dem zweiten Schreibtisch.

»Wird auch Zeit«, schnaufte der Leiter der Mordkommission. »Ich warte schon eine halbe Stunde. Auf Anrufe reagiert der Herr ja nicht. Wie war das noch mit Mohammed und dem Berg?«

»Ich wünsche auch Ihnen einen guten Tag«, sagte Rieker.

Charlotte zuckte mit den Schultern, wie um zu sagen: Ich konnte ihn ja nicht rauswerfen.

»Wenn der Berg nicht zum Propheten kommt, dann geht der Prophet zum Berg«, brummte Kowalski. »Sechsmal habe ich Sie in den vergangenen beiden Stunden angerufen. Wobei wollten Sie sich denn von mir nicht stören lassen?«

Rieker hatte die Anrufe auf seinem Handy gesehen, aber nicht darauf reagiert.

»Ich bin mit Ermittlungen beschäftigt, in Ihrem Auftrag«, erwiderte er und blieb zwischen den beiden Schreibtischen stehen.

Kowalski saß zurückgelehnt, die Hände auf seinem Bauchansatz gefaltet. Als er Riekers Blick bemerkte, zog er den Bauch ein.

»Sie haben also ermittelt, wie?«

»Habe ich, ja. Ich glaube, ich weiß, wer Gilbert Fournier ermordet hat.«

»Diesmal sind Sie zu weit gegangen, Rieker«, sagte Kowalski auf einmal wütend. »Entschieden zu weit.«

»Wie bitte?«

»Ich hatte Sie gewarnt, und nicht nur einmal.« Kowalski beugte sich vor. »Diesmal ist Schluss, endgültig.«

Rieker fühlte Ärger in sich aufsteigen. Er mochte keine Rätselspiele, erst recht nicht in der derzeitigen Situation. »Wenn Sie gestatten … Sie sitzen auf meinem Platz.«

»Von wegen, Rieker, von wegen.« Kowalski holte tief Luft. »Dies ist nicht mehr Ihr Platz. Sie sind mit sofortiger Wirkung vom Dienst suspendiert.«

»Was?«

»Wieder mal schwer von Begriff, Rieker? Was ist in letzter Zeit mit Ihnen los?« Kowalski richtete den Zeigefinger auf ihn. »Ich hatte Sie aufgefordert, Brois in Ruhe zu lassen.«

»Brois?«

»Tun Sie nicht so unschuldig, Mann!«, brauste Kowalski auf. »Sie haben ihm anonyme Mails geschickt, mit Beleidigungen und Drohungen.«

»Ich habe *was?*«

»Sie sind geschickt vorgegangen, das muss man Ihnen lassen«, fuhr Kowalski fort. »Sie haben ein spezielles Programm benutzt und versucht, die IP-Adresse zu verschleiern, damit man nicht feststellen kann, von wo und von wem die Mails geschickt wurden. Aber unsere Computerleute sind Ihnen auf die Schliche gekommen. Raten Sie mal, von wo die Mails abgeschickt wurden?«

»Ich habe nicht die geringste Ahnung«, sagte Rieker verdutzt.

Kowalski deutete auf den Monitor. »Von hier. Von diesem Computer. Von Ihrem Platz, der ab sofort nicht mehr Ihr Platz ist. Sie wollten besonders schlau sein, sind aber über Ihre eigene Schläue gestolpert. Und dann die Fingerabdrücke! Ich meine, das war nicht schlau, sondern dämlich!«

»Fingerabdrücke?«

»Sind das erste Anzeichen von Demenz bei Ihnen?«, donnerte Kowalski. »Oder haben Sie was mit den Ohren? Fingerabdrücke, ja! An Oskar Brois' Garagentor und an seinem Wagen! Die Bremsen wurden manipuliert!«

»Die Bremsen? Das klingt nach einem schlechten Film«, entgegnete Rieker.

»Es ist mir egal, wonach das klingt, Rieker. Viel wichtiger scheint mir, wonach es aussieht! Nach einem Mordanschlag!«

Kowalski stand auf.

»Brois hat Sie angezeigt«, sagte er. »Wir werden ein Disziplinarverfahren gegen Sie einleiten.«

»Schon wieder?«, fragte Rieker benommen.

»Ja, schon wieder. Und diesmal kommen Sie nicht so glimpflich davon wie vor einigen Monaten, das verspreche ich Ihnen.«

Riekers Handy klingelte.

Er holte es hervor. »Rieker«, meldete er sich.

»Ach, plötzlich hat der Herr Zeit, ans Telefon zu gehen?«, knurrte Kowalski.

Rieker hörte eine vertraute Stimme aus dem Handy.

»Lily?«, entfuhr es ihm überrascht und mit wilder Freude. »Wo bist du?«

Einige Sekunden verstrichen.

»Ich bin unterwegs.« Mit dem Handy in der Hand eilte er zur Tür.

»Bleiben Sie hier, ich bin noch nicht fertig mit Ihnen!«, rief Kowalski hinter ihm.

Rieker hörte ihn gar nicht mehr.

108 CAROLIN ALBERTS

Carolin drückte den Knopf, hörte die Klingel und wartete, doch niemand öffnete die Tür. Nach kurzem Zögern holte sie den Schlüssel hervor, den sie von Noah bekommen hatte, schloss auf und trat ein. Stille empfing sie.

»Noah?«, fragte sie. »Ich bin's, Carolin. Ich muss mit dir reden.«

Niemand antwortete, nichts rührte sich.

Sie ging durch den Flur ins dunkle Wohnzimmer und zog die Jalousien hoch, damit die große, fast bis zur Decke aufragende Topfpflanze Licht bekam.

»Noah?«

Wieder im Flur, bemerkte sie die offene Tür des Schlafzimmers. Dort sah sie Noah im Bett liegen – er schlief tief und fest. Er *schlief.* Und Hemd und Hose lagen auf dem Boden. Das war sehr ungewöhnlich für Noah, der immer großen Wert auf Ordnung legte.

Einige Sekunden lang betrachtete sie den Schlafenden und überlegte, ob sie ihn wecken sollte. Aber irgendetwas hielt sie davon ab. Behutsam zog sie die Tür zu, ging in die Küche und stellte dort fest, dass der Unterschrank mit dem Abfalleimer halb geöffnet war. Ganz oben im Eimer lag die Sleepless-Schachtel, die sie Noah dagelassen hatte.

Das erklärte, warum er schlief. Er nahm kein Sleepless mehr.

Carolin sah auf die weggeworfene Schachtel hinab und wusste, was sie bedeutete: eine Änderung in ihrer Beziehung, Distanz.

Sie kehrte in den Flur zurück und blieb vor der geschlossenen Tür des Arbeitszimmers stehen. Sie hatte mit Noah sprechen und ihm vielleicht sogar von Brois erzählen wollen, ohne dabei zu sehr in die Details zu gehen. Für Harmony zeichnete sich ein neuer Weg ab, eine neue Strategie, und in den frühen Morgenstunden bei einer ihrer Wanderungen durch die Stadt war sie zu dem Schluss gelangt, dass Noah darüber Bescheid wissen sollte. Doch er schlief, er hatte sich gegen Sleepless entschieden und wies sie damit zurück.

Carolin öffnete die Tür des Arbeitszimmers.

Hier waren die Jalousien halb hochgezogen. Das Licht des Nachmittags fiel auf einen Schreibtisch, auf dem nur ein einzelnes gefaltetes Blatt Papier lag. Carolin griff danach und entfaltete es.

Es handelte sich um ein notarielles Dokument, ausgestellt von Dr. Jakob Alsen. Der Notar bestätigte darin Empfang und Verwahrung von Dokumenten.

Kälte kroch plötzlich durch Carolins Finger.

»Was hast du getan, Noah?«, flüsterte sie.

Sie hörte ein Geräusch und drehte sich langsam um, die Quittung des Notars in eisigen Händen. In der Küche klirrte es, Wasser plätscherte, jemand ächzte und seufzte.

Carolin schlich zur Tür und spähte in den Flur.

Noah stand in der Küche an der Spüle und trank gierig, wie halb verdurstet. Er stellte das Glas auf die Spüle, aber so ungeschickt, dass es umkippte und ins Becken rollte. Seine Augen waren halb geschlossen, als er die Küche verließ. Wie ein Betrunkener wankte er durch den Flur ins Schlafzimmer und sank dort wieder aufs Bett, ohne Hemd und Hose aufzuheben und auf den Stuhl zu legen.

Er schlief sofort ein.

In der Stille hörte Carolin seine tiefen Atemzüge. Einige Sekunden lang stand sie unschlüssig im Flur, traf schließlich ihre Entscheidung, kehrte nach draußen zurück und machte sich auf den Weg zu Notar Alsen.

109 NOAH GUNNASON

Noah öffnete die Augen und fühlte brennenden Durst. Müde hob er den Kopf und erinnerte sich an einen wirren Traum von Käfern und einer roten Fratze.

Er wollte liegen bleiben und zurückkehren in den Schlaf, doch der Durst zwang ihn, sich auf die Seite zu rollen und aufzustehen. Hemd und Hose lagen auf dem Boden. Eine leise innere Stimme verlangte von ihm, beides aufzuheben und auf den Stuhl zu legen, doch die Anstrengung erschien ihm zu groß.

Noah wankte in den Flur und zur Küche, nahm dabei vage zur Kenntnis, dass die Tür des Arbeitszimmers offen stand.

Eine ungeschickte Hand ließ Gläser klirren. Mit der anderen Hand drehte er den Wasserhahn auf.

Noah trank gierig wie ein Verdurstender, mit Zittern in Händen und Knien. Wie lange hatte er geschlafen? Es spielte keine Rolle, er war immer noch müde.

Er stellte das leere Glas auf den Ablauf, doch die Hand war noch immer ungeschickt – das Glas kippte, rollte und fiel in die Spüle.

Noah torkelte durch den Flur und merkte, dass Licht aus dem Wohnzimmer kam, was ihn wunderte, denn er konnte sich nicht daran erinnern, die Rollläden hochgezogen zu haben. Im Schlafzimmer sank er wieder aufs Bett, schloss die Augen und schlief sofort ein.

Stunden später erwachte er mit einem dumpfen Pochen in den Schläfen. In warmer Stille blieb er liegen und hörte nur das Zischen des eigenen Atems.

Schließlich drehte er sich auf den Rücken, blickte im Halbdunkel gegen die Zimmerdecke und versuchte, trotz der störenden Kopfschmerzen einen klaren Gedanken zu fassen. Das letzte Gespräch mit Carolin fiel ihm ein, sein Besuch bei Jakob Alsen am Morgen … Er stöhnte leise.

Er stand auf, und diesmal blieb das Zittern in den Knien aus. Die Beine trugen ihn, etwas Kraft war in sie zurückgekehrt. Nach kurzem Zögern bückte er sich, nahm Hemd und Hose und legte beides auf den nahen Stuhl.

Als er in den Flur trat, gewann er plötzlich den Eindruck, dass sich etwas verändert hatte. Er ging ins Wohnzimmer, wo er alles an seinem Platz vorfand – das Licht des frühen Abends sickerte durch die Fenster.

Von einer seltsamen Unruhe erfasst, kehrte Noah in den Flur zurück, lauschte der Stille und stellte fest, dass die Tür des Arbeitszimmers geschlossen war. Hatte er sie nicht offen gesehen, als er durstig aufgestanden war, um in der Küche Wasser zu trinken?

Er drückte die Klinke, trat ein und blieb in der Mitte des Zimmers stehen. Langsam drehte er sich und suchte nach etwas, das nicht passte.

Der Schreibtisch.

Die Empfangsbestätigung des Notars fehlte.

110 CAROLIN ALBERTS

Carolin nahm an dem großen Schreibtisch Platz, hinter dem der würdevoll wirkende Mann saß.

»Ich beglückwünsche Sie zu den jüngsten Erfolgen Ihres Unternehmens, Frau Alberts«, sagte Dr. Jakob Alsen freundlich.

»Danke«, erwiderte Carolin knapp und öffnete die Mappe, die sie mitgebracht hatte.

»Was kann ich für Sie tun?«, fragte der Notar, noch immer in freundlichem Ton.

»Mein Kompagnon Noah Gunnason war heute Morgen bei Ihnen.« Carolin entnahm der Mappe ein zusammengefaltetes Blatt Papier, entfaltete es und legte es auf den Schreibtisch. »Er hat Ihnen Unterlagen zur Aufbewahrung gebracht. Ich möchte sie abholen.«

Dr. Jakob Alsen betrachtete das Papier und runzelte die Stirn.

»Das ist die von Ihnen ausgestellte Empfangsbestätigung«, sagte Carolin. »Es hat also alles seine Ordnung.«

Alsen schüttelte langsam den Kopf. »Es tut mir wirklich sehr leid, Frau Alberts, aber ich kann Ihnen die Unterlagen nicht aushändigen.«

»Ich habe Ihnen die Empfangsbestätigung gebracht«, stellte Carolin fest. »Noah hat mich beauftragt, die Unterlagen zu holen. Er hat es sich anders überlegt.«

»Frau Alberts …« Jakob Alsen suchte nach den richtigen

Worten. »Ich muss Ihnen die Aufgaben und Pflichten eines Notars sicher nicht erklären. Die mir zur Verwahrung übergebenen Dokumente kann ich nur der Person aushändigen, die sie mir übergeben hat.«

Carolin lächelte. »Vielleicht lässt sich in diesem Fall eine Ausnahme machen.«

»Leider nein, Frau Alberts.«

Carolin griff erneut in die Mappe, holte einen Umschlag hervor und legte ihn auf den Schreibtisch. Sie lächelte nicht mehr.

»Was ist das?«, fragte der Notar.

»Ich schlage vor, Sie sehen sich den Inhalt an.«

»Wenn dieser Umschlag Geld enthält, Frau Alberts …«

»Keine Sorge«, sagte Carolin.

Der Notar beugte sich langsam vor, nahm den Umschlag und öffnete ihn.

»Kein Geld«, sagte Carolin.

Der Umschlag enthielt mehrere Fotos, die Dr. Jakob Alsen bei der intimen Begegnung mit einem Mann zeigten. Alles war klar zu erkennen, der Fantasie blieb wenig Spielraum.

Alsen erbleichte.

»Woher haben Sie diese Fotos?«, fragte er mit rauer Stimme.

»Von einem Freund«, antwortete Carolin. Oskar Brois war ein nützlicher Mann mit guten Verbindungen.

Alsen schob die Fotos wieder in den Umschlag.

»Soll Ihre Frau davon erfahren, dass Sie ein Verhältnis mit einem Mann haben? Und dass es noch nicht einmal das erste ist?«

Der Notar zog eine Schreibtischschublade auf, legte den Umschlag hinein und schloss die Lade wieder.

»Gibt es … noch mehr Fotos?«, fragte er, offensichtlich zutiefst besorgt.

Carolin nickte.

»Das ist …« Alsen verschluckte sich am letzten Wort.

Carolin lächelte wieder. »Ich tue Ihnen einen Gefallen, indem ich Stillschweigen über diese Angelegenheit bewahre. Und Sie tun mir einen Gefallen, indem Sie mir die Unterlagen geben, die Ihnen Noah anvertraut hat. Es hat alles seine Richtigkeit. Die Empfangsbestätigung liegt vor Ihnen.«

Alsen, noch immer blass, starrte sie einige Sekunden lang an, bevor er aufstand, zur Tür ging und kurz mit seiner Sekretärin sprach. Stumm kehrte er hinter den Schreibtisch zurück und vermied es, Carolin anzusehen.

Kaum zwei Minuten später kam die Sekretärin herein – eine unscheinbare Frau um die vierzig, eine Schläferin, wie Carolin auf den ersten Blick feststellte – und brachte einen versiegelten Umschlag. Sie reichte ihn Alsen, und der wartete, bis sie das Zimmer verlassen hatte, bevor er ihn Carolin gab.

Sie nahm ihn entgegen und las die in Noahs Handschrift verfassten Worte über dem notariellen Siegel:

Für Kommissar Alexander Rieker
Kriminalpolizei Hamburg

Sie schob den Umschlag in ihre Mappe und erhob sich. »Ich danke Ihnen, Doktor Alsen.« Sie wandte sich zum Gehen.

»Wann bekomme ich die anderen Fotos?«, fragte der Notar.

Carolin erreichte die Tür. »Gar nicht, Doktor Alsen. Sie sind ein kleines Sicherheitspfand.«

111 ALEXANDER RIEKER

Die Sonne stand noch eine Handbreit über dem Horizont, als Rieker den kleinen Küstenort erreichte. Nach kurzer Suche fand er das Haus, das ihm Lily am Telefon beschrieben hatte. Es lag direkt hinter dem Deich und war von einem roten Zaun umgeben.

Er klopfte an die Tür, über der ein Schwertfisch aus verwittertem Holz hing. Als nicht sofort geöffnet wurde, klopfte er erneut, lauter und energischer.

»Immer mit der Ruhe«, ertönte eine Stimme. »Bin gleich da.«

Einige Sekunden verstrichen, dann schwang die Tür auf. Ein korpulenter Mann mit Vollbart und Schiffermütze stand im schmalen Flur. Er trug ein weißes T-Shirt mit einer verblichenen Bootsszene aus »Der weiße Hai« auf der Brust und darunter knielange Shorts mit Blümchenmuster.

»Sie sind Rieker, nehme ich an«, brummte er. »Ich bin Josch.«

»Hier drüben, Alex!«, erklang eine Frauenstimme, die Rieker ein freudiges Lächeln entlockte.

»Wir haben die schöne Nixe mit zu uns nach Hause genommen«, erklärte Josch und führte Rieker durch den Flur. »War halb verdurstet und verhungert, das arme Kind.«

Sie betraten ein kleines Wohnzimmer mit dunklen Balken an der niedrigen Decke. Lily und ein dürrer älterer Mann saßen bei Kuchen und Tee am runden Tisch.

»Alex!«, rief Lily, stand auf, schlang die Arme um ihn und gab ihm einen Kuss, was dem dicken Josch ein zufriedenes Lächeln entlockte.

»Mein Vater Benni«, sagte er und meinte offensichtlich den dürren Mann, der enttäuscht wirkte. »Normalerweise ist er eher der schweigsame Typ, aber in Gesellschaft der schönen Nixe redet und redet er die ganze Zeit.«

»Er ist zur See gefahren und hat mir von der großen weiten Welt erzählt«, fügte Lily hinzu.

Rieker hielt sie auf Armeslänge und sah an ihr herab. »Irgendwie bist du mir zu … hell.«

Sie trug ein gelbes T-Shirt mit Piratenaufdruck und eine beigefarbene Shorts, die fast bis zu den Waden reichte, beides offenbar Leihgaben und ein ganzes Stück zu groß. Vom Black-Pearl-Nagellack auf Finger- und Fußnägeln war nicht mehr viel übrig. Der dunkle Lippenstift fehlte ganz.

»Meine schwarzen Sachen sind in der Wäsche«, erklärte sie.

»Geht es dir gut?«, fragte Rieker. »Alles in Ordnung?«

»Ja, es geht mir gut. Aber es ist nicht alles in Ordnung. Ich hab es dir am Telefon gesagt. Wir müssen zur Villa Abendrot. Jetzt. Sofort.« Sie wandte sich an Vater und Sohn. »Danke für alles, für die Rettung auf See und die vielen Geschichten.« Bei den letzten Worten zwinkerte sie Benni zu, der traurig nickte.

Draußen sagte Lily: »Bitte sag mir nicht, dass du mit dem Fahrrad hier bist und ich auf dem Gepäckträger sitzen muss.«

Rieker holte einen Schlüssel hervor. »Ich hab zur Feier des Tages einen Wagen gemietet.«

112

Zwei Streifenwagen und ein grauer Golf, den Rieker kannte, standen vor dem kleinen Holzhaus zwischen den Dünen.

»Maria und Josef sind schon da.« Rieker deutete auf den Golf.

»Sie sind nicht allein«, sagte Lily und eilte am schiefen Zaun vorbei zum Eingang.

Rieker folgte ihr. »Ich hab die Meldung durchgegeben, bevor ich zu dir gekommen bin.«

Drinnen waren Marianne Süder und Joris Goverts an der Arbeit und begrüßten Rieker mit einem wortlosen Nicken. Weiße Markierungen auf der Treppe zeigten die Stelle, wo Hannibals Leiche gelegen hatte.

»Wo sind die anderen?«, fragte Rieker.

»Oben und draußen«, antwortete Marianne, »auf der Suche nach Hinweisen. Stimmt es, was wir über dich gehört haben?«

»Kommt darauf an, *was* ihr über mich gehört habt«, gab Rieker zurück.

Ein Mann mit einem Becher Kaffee kam aus der Küche. Rieker kannte ihn: Klaus-Peter Stobbe von der Hamburger Kripo, Kommissar bei der Mordkommission wie er selbst. Einer von den »jungen Klugscheißern«, wie er sie manchmal nannte, die glaubten, alles besser zu machen als die »Alten«, womit sie jeden über vierzig meinten.

»Na, den Täter schon gefunden, Stobbe?«, fragte Rieker. Er sah auf die Uhr. »Immerhin hatten Sie 'ne knappe Stunde Zeit.«

Der junge Kommissar – er trug Jeans, Hemd und Anzugjacke – trank einen Schluck. »Sie haben damit nichts mehr am Hut, Rieker«, sagte er dann. »Wer ist die junge Dame, wenn ich fragen darf?« Er wandte sich direkt an Lily. »Kompliment für Ihr Outfit. Offenbar haben Sie einen sehr … originellen Modegeschmack.«

Lily öffnete den Mund, aber Rieker kam ihr zuvor.

»Sie ist eine Freundin«, sagte er, weil er vermeiden wollte, dass Stobbe sie mit Hannibal und der Villa Abendrot in Verbindung brachte. Sie hätte dann zumindest eine längere Befragung über sich ergehen lassen müssen, und das wollte Rieker ihr ersparen.

»Wie kommt ihr voran?«, fügte Rieker hinzu und deutete in die Runde. »Schon was Interessantes entdeckt?«

Klaus-Peter Stobbe holte tief Luft. »Das geht Sie nichts mehr an, Rieker. Sie hätten sich den Weg hierher sparen können. Wenn ich bitten dürfte …« Er zeigte zur Tür. »Sie stören bei den Ermittlungen.«

»Das möchte ich natürlich nicht, bei Ermittlungen stören.« Rieker ging zur Tür, gefolgt von einer verwunderten Lily.

»Da fällt mir ein …« Er blieb stehen, drehte sich wieder um. »Die Meldung, die Sie und Ihr Team hierhergebracht hat, stammt von mir. Möchten Sie gar nicht wissen, woher ich von dem Toten in diesem hübschen Haus wusste?«

»Na schön«, brummte Stobbe. »Woher wussten Sie davon?«

»Was fragen Sie mich?«, erwiderte Rieker. »Ich hab damit nichts mehr am Hut.«

Er trat nach draußen.

»Was war das gerade?«, fragte Lily, als sie an den Streifenwagen vorbeigingen. Im letzten Licht des Tages zeigten sich die Silhouetten mehrerer Polizisten, die zwischen den Dünen umherstapften.

»Das mit Stobbe?«

»Das mit ›nichts am Hut‹ und ›geht Sie nichts an‹.«

»Oh.« Rieker blieb vor dem Mietwagen stehen. Durch eine Lücke zwischen zwei Dünen war das Meer zu sehen. »Ich bin vom Dienst suspendiert. Seit heute Morgen. Oder heute Mittag. Hab mir den genauen Zeitpunkt nicht gemerkt.«

»Wie bitte?«, rief sie überrascht. »Warum?«

»Weil ich Brois gar nicht sehr anonyme E-Mails mit Beleidigungen und Drohungen geschickt habe. Und weil ich an den Bremsen seines Wagens herumgefummelt habe. Eine Idee aus einem alten Film.«

Lily sah ihn aus großen Augen an.

»Es war natürlich ein gefundenes Fressen für Kowalski«, sagte Rieker. »Ich hab mich da wirklich dumm angestellt.«

»Jemand hat dich reingeritten«, begriff Lily. »So wie vor einigen Monaten mit den angeblich gefälschten Beweisen gegen Brois.«

»Ja«, bestätigte Rieker.

»Wir kriegen raus, wer dahintersteckt. Gib mir einen Computer und etwas Zeit.«

»Zeit haben wir jetzt genug. Und ich kenne da einen tollen Computer in der Wohnung einer schwarzen Lilie, nicht weit vom Polizeipräsidium. Wie auch immer, ich bin froh, dass du zurück bist, gesund und munter.«

Lily kam näher und legte ihm die Hände auf die Schultern. Ohne den Black-Pearl-Nagellack sahen sie fast fremd aus.

»Liebst du mich?«, fragte sie.

Rieker lächelte. »Aber klar, mein Schatz.«

»Mehr als dein Fahrrad? Mehr als das Laufen?«

»Oh, jetzt wird's schwierig ...«

»Zusammen sind wir unschlagbar«, sagte Lily. »Wer auch immer für den Mist verantwortlich ist, der uns beide betrifft – er wird nicht ungeschoren davonkommen.«

HEUTE

113 KONSTANTIN VERRÄTERISCHE SIGNALE

NORDITALIEN

In der Nähe von Piacenza, etwa siebzig Kilometer südöstlich von Mailand, machten Konstantin und Ellen halt in einem kleinen Ort und kauften mit Ellens Geld neue Kleidung. Die Apotheke führte natürlich Sleepless, und Konstantin erwarb zwei Packungen. Als sie zu Ellens im Schatten der Kirche geparkten Fiat zurückgekehrt waren, schluckte er zwei Pillen und hielt ihr dann die Packung hin.

Sie schüttelte den Kopf. »Ich nehme so was nicht.«

»Es ist keine Droge«, erklärte Konstantin. »Sleepless verbessert das Gehirn. Man denkt klarer und vor allem: Man muss nicht mehr schlafen.«

Er ging zur Fahrerseite des Wagens.

»O nein.« Ellen schüttelte energisch den Kopf. »Es ist mein Wagen. *Ich* fahre.«

Auf der Autobahn A 7 nach Westen, in Richtung Alessandria und Turin, bot Konstantin Ellen erneut die geöffnete Schachtel an. »Du solltest es versuchen.«

Während der Fahrt von Rom nach Norden hatten sie irgendwann begonnen, sich zu duzen.

»Nein, nein, ich möchte so bleiben, wie ich bin. Ich rauche nicht, ich trinke nicht, ich nehme keine Drogen.«

Sie fuhr leicht nach vorn gebeugt, mit beiden Händen am Lenkrad. Im hellen Licht des Tages wirkte sie auf Konstantin blass und unsicher. Er verglich sie, aus welchem Grund auch immer, mit einem ängstlichen kleinen Schmetterling, der nicht wusste, auf welcher Blume er sich niederlassen sollte.

Konstantin legte die beiden Sleepless-Schachteln beiseite. »Du bist keine Italienerin, oder?« Der Akzent in ihrer Stimme war winzig und gut versteckt, aber er hatte ihn gehört.

Sie sah kurz zur Seite. »Und du bist kein Italiener. Wie lautet dein Name, dein richtiger Name?«

»Ich bin John Smith aus New York«, sagte Konstantin und ließ seine Stimme amerikanisch klingen.

»Klar, und ich bin Janis Joplin«, erwiderte Ellen heiser.

»Woher stammst du, Janis?«, fragte Konstantin.

»Ich bin in der Ukraine geboren und in Rom aufgewachsen. Mein Vater starb bei einem Motorradunfall, und meine Mutter …« Ellen zuckte mit den Schultern. »Sie geriet an die falschen Leute.«

»Du ebenfalls.«

»Das Leben ist hart«, sagte Ellen. »Man muss es nehmen, wie es kommt.«

»Nein«, widersprach Konstantin. »Man muss es nehmen und fest zudrücken, damit es die Form bekommt, die man will.«

Er nahm Ellens Handtasche und öffnete sie.

»He! Das sind meine Sachen!«

Unter Schminkstiften, einem Schlüsselbund, zwei rosaroten Plastikfiguren, die vielleicht Talismane waren, einem abgegriffenen Notizbuch und einem Portemonnaie mit Bargeld und Ausweis fand er ein kleines Handy und ein Etui mit einer Visa-Kreditkarte, ausgestellt von einer römischen Bank.

Konstantin nahm Handy und Kreditkarte und ließ das Seitenfenster herunter.

»Was hast du vor?«, fragte Ellen erschrocken. »Das gehört mir!«, betonte sie noch einmal.

Konstantin zögerte, bevor er erneut die Taste drückte. Das Seitenfenster glitt wieder nach oben.

»Das hier darfst du auf keinen Fall benutzen«, schärfte er ihr ein. »Weder das Handy noch die Kreditkarte. Hast du verstanden? Auf keinen Fall!«

»Wieso? Was ist damit?«

»Wenn du mit dem Handy telefonierst, kann festgestellt werden, wo du dich befindest«, erklärte Konstantin geduldig. »Und wenn du mit der Kreditkarte irgendwo bezahlst, lässt sich schnell herausfinden, *wo* du damit bezahlt hast.«

»Das klingt nach Geheimagentenkram. Wer bist du?«

»Das habe ich dir bereits gesagt. Ich bin John Smith.«

»Wer hat auf dich geschossen? Und warum?« Ellen warf ihm erneut einen kurzen Blick zu, starrte dann wieder nach vorn auf die Straße. »Auf was habe ich mich da eingelassen?«

Er musterte sie von der Seite. »Was wäre mit dir geschehen, wenn ich nicht eingegriffen hätte? Was hätten die beiden Männer mit dir gemacht?«

»Sie hätten mir das Geld genommen, das ich an diesem Abend verdient hatte, und hätten mich zu jemandem gebracht, den ich nicht mag.«

»Zu einem Freier?«

Ellen nickte widerstrebend.

»Die beiden Männer ... waren sie Zuhälter?«

»Protettori«, sagte Ellen. »Beschützer.«

»Dann habe ich dich also vor deinen Beschützern beschützt«, sagte Konstantin. »Jetzt weißt du, worauf du dich eingelassen hast. Auf Freiheit von deinem alten Leben.«

Während der nächsten Stunde fragte Ellen zweimal: »Du meinst es ernst, ja? Du willst mir wirklich fünfzigtausend Euro geben?«

»Ich hab's versprochen«, antwortete Konstantin beide Male und dachte an Nadeschka. Damals wäre fast etwas zwischen ihnen entstanden, aber dann hatten sie unterschiedliche Wege beschritten und sich schließlich aus den Augen verloren. Er wusste, dass Nadeschka die Gründungszeit der Agentur miterlebt und immer ihre Prinzipien der Unabhängigkeit und Neutralität verteidigt hatte. Wenn er ihre Unterstützung gewann, konnte er auf die enormen Datenbestände der Agentur zugreifen und alles über Zeta herausfinden. Die Frage lautete: Gab es die Nadeschka von damals noch? Hatte sie an ihren Idealen festgehalten? Oder erwartete ihn dort, wo er sich Hilfe erhoffte, eine Falle, so wie bei Pascal in Marseille?

Konstantin überlegte, wie er sich mit ihr in Verbindung setzen konnte, ohne dabei zu riskieren, dass man ihn aufstöberte. Er hatte immer darauf geachtet, die Telefonnummern seiner Kontakte aktuell zu halten, und das galt auch für Nadeschka. Sie waren nicht nur in dem Notebook gespeichert, das er in Rom zurückgelassen hatte, in einer passwortgeschützten Datei, sondern auch in der Cloud.

»Ich brauche einen Computer.« Er langte wieder nach der Handtasche.

»Noch mehr Geld«, stöhnte Ellen. Sie überholte einen Lastwagen und kehrte auf die rechte Spur zurück. Voraus zeigten sich die Ausläufer der Alpen.

»Sieh es als eine lohnende Investition.« Konstantin entnahm dem Portemonnaie in der Handtasche einige Banknoten. »Ein Tablet genügt. Ein billiges für ein paar Hundert Euro. Wichtig ist nur, dass es einen Internetzugang hat.« Die wichtigsten Passwörter wie das für seinen Cloud-Zugang hatte er im Kopf, und damit bekam er Zugriff auf all seine Dateien, auf Telefonnummern, Adressen und auch auf eine Software-Wallet für Bitcoin und Ethereum.

Bei Ivrea am Fuß der Alpen verließen sie die Autobahn, fanden in der kleinen Stadt einen Handy-Laden und kauften mit Ellens Geld einen zehn Zoll großen Tablet-Computer. In einem Restaurant mit Blick auf den Fluss Dora Baltea aß Konstantin mit einem Heißhunger, der Ellen verblüffte.

»Du schlingst alles in dich hinein«, sagte sie und schüttelte den Kopf. »Ich hab noch nie jemanden so schnell so viel essen sehen.«

Konstantin blickte bedauernd auf seinen Teller und fragte sich, ob er noch mehr bestellen sollte. Doch dann hätte ihn der

Kellner vielleicht in Erinnerung behalten, was es zu vermeiden galt.

»Vielleicht hat es etwas hiermit zu tun.« Er klopfte sich auf die Brust. »Mit der schnellen Heilung. So etwas erfordert viel Energie.« Durch das Hemd war kaum mehr etwas zu spüren; die Haut schien wieder glatt zu sein.

»Ich begreife noch immer nicht, wie so etwas möglich sein soll«, sagte Ellen. »Ich meine, die Wunde war so schlimm, dass man dich für tot gehalten und ins Leichenschauhaus gebracht hat!«

»Ich schätze, es hat etwas damit zu tun.« Konstantin hob eine Sleepless-Pille, die er zwischen Zeigefingerkuppel und Daumen geklemmt hatte, dann schob er sie in den Mund und trank seinen Espresso. »Das Gehirn arbeitet anders, es mobilisiert Kraftreserven, die man normalerweise nicht nutzen kann.« Es waren Spekulationen, aber sie klangen plausibel, fand er.

Erneut bot er Ellen die Schachtel an.

Sie machte eine abwehrende Handbewegung. »O nein, nein. Ich möchte nicht zu einem Zombie werden, ich schlafe lieber.« Sie gähnte. »Und deshalb bin ich ziemlich müde.«

Ein einfaches Hotel unweit des Flusses hatte ein freies Zimmer für sie. Ellen verschwand im Bad, während Konstantin das neue Tablet einrichtete.

Er verband es mit dem WLAN des Hotels und lud alle Apps herunter, die er brauchte, vor allem einen Passwortmanager und ein VPN-Programm. Anschließend trennte er das Tablet vom Hotel-WLAN, konfigurierte das Virtual Private Network und stellte eine neue, diesmal anonyme, nicht zu ihm zurückzuverfolgende Internetverbindung her. Damit griff er auf seinen Cloud-Account zu und fand alle Dateien unversehrt, auch die der Software-Wallet, die es ihm erlaubte, auch ohne den Trezor von SatoshiLabs über seine Krypto-Coins zu verfügen. Es bedeutete, dass Cordero und seine Freunde die passwortgeschützten Dateien des Notebooks nicht geknackt hatten.

Das Adressbuch, mit einem Code des Passwortmanagers geöffnet, enthielt Nadeschkas Handynummer – er prägte sie sich ein.

Schließlich legte er das Tablet beiseite, sah sich um und stellte fest, dass Ellen ihre Handtasche ins Bad mitgenommen hatte.

Er klopfte an die Tür. »Ellen?«

»Ich bin noch nicht fertig.«

Konstantin klopfte erneut. »Du bist hoffentlich nicht so dumm, das Handy zu benutzen. Ich habe dir erklärt, was passieren kann.«

»Ja, ja, ich weiß.«

Das Schloss klickte, die Tür öffnete sich, und Ellen stand vor ihm, in einem knapp sitzenden gelben T-Shirt und einem geradezu winzigen schwarzen Slip.

»Voilà«, sagte sie, breitete die Arme aus und drehte sich. »Gefalle ich dir?«

Konstantin trat an ihr vorbei, griff nach der Handtasche und öffnete sie. Ellen versuchte, ihn daran zu hindern, aber er schob sie mit sanftem Nachdruck beiseite.

»Das sind meine Sachen!«, sagte sie einmal mehr. »Die gehen dich nichts an!«

»Unsere Sicherheit geht mich sehr wohl etwas an.« Konstantin fand das kleine Handy und stellte fest, dass es ausgeschaltet war. Er öffnete es, zog die SIM-Karte heraus und steckte sie ein.

»He, was soll das?«

Konstantin legte das Handy in die Handtasche und gab sie Ellen. »Hast du es benutzt?«

»Ich habe nicht telefoniert, wenn du das meinst.«

»Hast du es eingeschaltet?« Konstantin richtete den Zeigefinger auf Ellen. »Hast du das Handy eingeschaltet?«

»Nur ganz kurz«, gestand Ellen schließlich. »Nicht einmal für eine Minute! Ich wollte nur sehen, ob WhatsApp-Nachrichten für mich eingetroffen sind. Meine Freundin Irene hat mir geschrieben, dass man uns sucht. Leute haben sich umgehört und nach mir und dir gefragt.«

»Hast du ihr geantwortet?«

»Ich habe ihr nur geschrieben, dass alles in Ordnung ist«, sagte Ellen kleinlaut, »und sie sich keine Sorgen machen soll.«

»Lieber Himmel!« Konstantin seufzte schwer, ging an ihr vorbei und versuchte, sich nicht zu sehr zu ärgern. Er hätte das Handy bei der ersten Durchsuchung der Handtasche einstecken sollen, dann wäre das nicht passiert.

Er begann damit, ihre wenigen Sachen einzusammeln und in Ellens Reisetasche zu stopfen.

»Was machst du da?«

»Ich packe. Wir müssen weg. Mit der Nachricht an deine Freundin hast du verraten, wo wir uns befinden.«

Ellen stand in T-Shirt und Slip neben dem Bett. »Mit einer kurzen Nachricht?«

»Die hat alles nur noch schlimmer gemacht. Hat aber schon genügt, das Handy einzuschalten.«

Sie starrte ihn ungläubig an.

»Wenn man ein Handy einschaltet, identifiziert es sich mit dem Code der SIM-Karte bei der nächsten Funkstation«, erklärte Konstantin. »Damit lässt es sich orten, bis auf wenige Meter genau.«

»Wir sind Hunderte Kilometer von Rom entfernt ...«

»Von Rom. Aber nicht von den Leuten, die uns verfolgen. Sie haben überall Helfer und Komplizen, vielleicht auch hier in dieser Stadt. Möglicherweise erfahren sie jetzt, in diesem Augenblick, dass wir hier sind. Zieh dich an, schnell.«

Konstantin bemerkte ihren Blick zum Bett.

»Daraus wird nichts«, sagte er. »Du kannst im Wagen schlafen. Diesmal fahre ich.«

ZWEI JAHRE ZUVOR

114 ALEXANDER RIEKER SPLITTERNDE FINSTERNIS

Wasser plätscherte und rauschte über das dunkle Holz des Mühlrads, das sich unablässig drehte. Rieker blieb stehen.

»Die Mühle ist vierhundert Jahre alt«, sagte Lily, die wieder Black Lily war: schwarzes Haar, dunkle Augen, die Fingernägel mit Black Pearl lackiert, schwarze Bluse, schwarze Jeans und dunkelgraue Sneaker. »Die Kommune hat die Mühle damals übernommen und in jahrelanger Arbeit restauriert. Das Wasserrad treibt heute einen kleinen Generator an, der zusätzlichen Strom liefert.«

Rieker drehte sich um. Sie hatten eine fast zweistündige Radtour von Hamburg nach Norden hinter sich, und ihre beiden Fahrräder waren hundert Meter entfernt bei einigen anderen abgestellt. Zwischen den großen Eichen und Buchen standen Wohnwagen, Tiny Houses und Holzhäuser, die meisten von ihnen mit Fotovoltaik-Anlagen ausgestattet. Dies war das »Regenbogenland«; mehr als fünfhundert Menschen lebten hier.

»Die Kommune ist weitgehend autark«, erklärte Lily. »Das Trinkwasser kommt aus einem Brunnen, und hinter den Bäumen dort drüben gibt es eine kleine Biogasstation. Sie verwandelt Abfälle und was der Mensch so ausscheidet in nützliche Dinge wie Dünger und Gas für Heizung im Winter.«

Kinder turnten auf einem Spielplatz auf der linken Seite, behütet von einigen jungen Männern und Frauen, die freundlich winkten. Auf der rechten Seite des offenen Bereichs in der Mitte der Siedlung wurde Wäsche gewaschen und aufgehängt. Ein angenehmer Geruch hing in der Luft, und es dauerte einige Sekunden, bis Rieker ihn zu deuten wusste; er stammte von frisch gebackenem Brot.

»Die meisten Bewohner des Regenbogenlands sind Aussteiger und Alternative«, fuhr Lily fort. »Sie kommen hierher, weil sie mit ihrem bisherigen Leben unzufrieden sind. Zuerst stecken sie voller Enthusiasmus, aber dann müssen sie erkennen, dass man nicht vor sich selbst davonlaufen kann, man nimmt den eigenen Kopf immer mit, und viele von ihnen gehen nach ein paar Monaten wieder.« Nach einer kurzen Pause fügte sie hinzu: »Doch man kann hier viel über sich selbst lernen.«

»Was hast du über dich gelernt?«, fragte Rieker, dem plötzlich klar wurde, wie wenig er über Lilys Vergangenheit wusste. Und auch über ihre Gegenwart, genau genommen. Die Frage, ob sie für den Geheimdienst arbeitete, war noch immer unbeantwortet. »Wie lange bist du hier gewesen? Drei Monate? Vier?«

»Fast ein halbes Jahr. Aber das ist schon eine Weile her. Ich hab damals herausgefunden, dass ich lieber nach meinen eigenen Regeln lebe.«

Ein Mann und eine Frau kamen auf sie zu, beide in mittleren Jahren.

»Du meinst Unabhängigkeit«, vermutete Rieker.

»Ja«, bestätigte Lily. »Und noch etwas mehr. Es ist schwer zu erklären.« Sie wies mit einer Kopfbewegung auf das Paar, das sich ihnen näherte. »Das sind Miriam und Ronny. Ich hab unseren Besuch bei ihnen angekündigt.«

»Kennst du sie?«

»Von den Fotos auf der Website, nicht persönlich. Sie sind nach meiner Zeit zum Vorstand des Gemeinderates geworden.«

Die etwas dickliche Miriam trug ihr langes kastanienbraunes Haar zusammengesteckt und lächelte schon von Weitem. Ronny, etwas älter und größer, gab sich würdevoll. Einige andere Kommunenmitglieder, die gerade die Lichtung – den zentralen Platz des Regenbogenlands – überquerten, blieben neugierig stehen.

»Hallo, ihr Lieben«, sagte Miriam und strahlte wie bei der Begrüßung von zwei besonders guten Freunden. »Lily und Alexander, nicht wahr?«

Sie schüttelten sich die Hände.

Miriam wandte sich an Lily. »Du bist einmal bei uns gewesen, hab ich recht? Du kannst jederzeit zurückkehren, wenn du möchtest.«

»Auch dein Begleiter wäre natürlich herzlich willkommen«, fügte Ronny altväterlich hinzu.

Rieker öffnete den Mund, aber Lily kam ihm zuvor. »Danke für das Angebot. Vielleicht kommen wir darauf zurück.«

»Ihr seid wegen Anamaria hier, nicht wahr?«, fragte Miriam und lächelte immer noch. Rieker konnte sie sich kaum ohne ein Lächeln vorstellen.

»Und wegen Magnus«, sagte Lily.

»Wer zuerst?« Ronny sah sie beide abwechselnd an. »Das Orakel oder der Schläfer?«

Lily hatte ihre Wahl bereits getroffen. »Lasst uns einen Blick in die Zukunft werfen.«

115

Zwischen den Bäumen auf der anderen Seite des Platzes bemerkte Rieker eine Gruppe von Jugendlichen, die einen Joint rauchten.

»Du hast nichts gesehen«, flüsterte ihm Lily zu.

»Ich bin vom Dienst suspendiert, erinnerst du dich?« Auch er sprach leise, sodass nur sie ihn hörte. »Es bedeutet, meine Polizistenaugen sind blind.«

Miriam und Ronny brachten sie zu einem kleinen Holzhaus.

Anamaria, zweiundzwanzig Jahre jung und mit kahlem Kopf, saß in der Mitte eines abgedunkelten Zimmers, im matten Schein von zwei brennenden Kerzen zu beiden Seiten. Ihre

Augen waren geschlossen, sie schien in tiefer Meditation versunken.

»Kann sie uns hören?«, fragte Rieker. »Können wir mit ihr sprechen?«

»Sie reagiert auf bestimmte Signale.« Miriam deutete auf die bunten Kissen vor Anamaria. »Nehmt Platz.«

Rieker setzte sich und suchte nach einer einigermaßen bequemen Position. Neben ihm ließ sich Lily auf dem Boden nieder, als hätte sie nie einen Stuhl benutzt. Sie verschmolz mit dem Halbdunkel diesseits des Kerzenscheins und schien sich in einen Schatten zu verwandeln.

Anamaria saß im Schneidersitz, die Hände auf den Knien. Ihre Lippen bewegten sich, und sie murmelte etwas, das Rieker nicht verstand.

Vor ihrer Entscheidung, die Kommune zu besuchen, hatte Lily ausgiebig recherchiert. Anamaria war so etwas wie eine romantische Katholikin gewesen, bevor sie begonnen hatte, Sleepless zu nehmen. Innerhalb weniger Tage hatte sich ihre religiöse Verklärtheit in etwas verwandelt, das eine andere Person aus ihr gemacht hatte. Inzwischen waren anderthalb Monate vergangen, und ihr Ruf als »Orakel« zog immer weitere Kreise. Menschen kamen von weit her, um bei ihr Rat zu finden.

Rieker musterte Anamaria, deren Augen geschlossen blieben. Wenn sie wusste, dass Besucher eingetroffen waren, gab sie es durch nichts zu erkennen.

»Sie sitzt fast immer hier und ›spricht mit der Zukunft‹, wie sie es nennt«, erklärte Ronny. Er und Miriam saßen auf zwei blauen Kissen.

»Seit sechs Wochen schläft sie nicht und verlässt diesen Platz fast nur, um etwas zu essen oder auf die Toilette zu gehen«, fügte Miriam hinzu. »Manchmal wandert sie über Wiesen und Felder, um ›eins zu sein mit dem Wind‹.«

Für Rieker klang das nach jemandem, dessen geistige Stabilität zumindest infrage gestellt werden musste.

Miriam hob eine kleine messinggelbe Glocke und läutete. »Wir haben Gäste, Anamaria.«

Die junge, kahlköpfige Frau öffnete die Augen, nicht langsam, sondern von einem Moment zum anderen. Die Lider zuckten nach oben, und im Kerzenschein zeigten sich geweitete Pupillen, zwei schwarze Scheiben, in denen Rieker sein Spiegelbild zu erkennen glaubte.

»Wenn sie in die Zukunft sehen kann, sollte sie unsere Namen kennen, nicht wahr?«, fragte Rieker und wandte sich direkt an Anamaria. »Wissen Sie, wer wir sind?«

»Sie ist weder Hellseherin noch Wahrsagerin«, sagte Miriam, was Riekers Frage nicht beantwortete.

»Wie funktioniert es dann?« Rieker befürchtete, seine Zeit zu vergeuden.

Lily legte ihm die Hand aufs Knie, eine Geste, die »Hab ein wenig Geduld« bedeutete.

»Ich bin Lily«, stellte sie sich vor. »Und das ist Alexander. Gestattest du uns einen Blick in die Zukunft?«

»Sie sind Freunde«, erklärte Miriam und sprach in einem betont freundlichen Ton. »Lily hat einmal zu uns gehört. Vielleicht kommt sie zu uns zurück.«

Anamaria beugte sich vor und streckte die Arme aus.

»Eure Hände«, sagte Miriam. »Sie möchte eure Hände berühren.«

Bitte keine Handliniendeuterei, dachte Rieker, der Anamarias Linke nahm, während Lily die Rechte ergriff.

Das Kerzenlicht flackerte.

Anamarias Lippen zitterten.

Ihre Augen veränderten sich, schienen ein wenig größer zu werden. »Dein Leben ist in Gefahr.«

»Was?«, brachte Rieker überrascht hervor.

»Dein Leben ist in Gefahr«, wiederholte Anamaria und ließ keinen Zweifel daran, dass sie ihn meinte. »Ihr seid getrennt gewesen und werdet erneut getrennt. Eine schwere Zeit erwartet euch beide.«

»Siehst du Einzelheiten?«, fragte Lily. »Kannst du Details erkennen?«

Anamaria blinzelte mehrmals, wie von etwas geblendet.

»Aufstieg«, murmelte sie. »Ein Mann steigt auf, er gewinnt an Einfluss und Macht. In seiner Nähe befinden sich andere Personen. Sie spinnen ein Netz, in dem auch ihr euch befindet.«

»Ein Netz?«, fragte Rieker.

Miriam hob mahnend die Hand.

»Es gibt nicht nur eine Spinne in diesem Netz, sondern mehrere, und sie arbeiten zusammen, sie haben ein gemeinsames Ziel.«

»Kannst du uns Namen nennen?«, fragte Lily sanft.

»Namen?«, hauchte Anamaria. »Namen?« Und lauter: »Ich höre sie nicht, ich sehe sie …«

Ronny reichte ihr Block und Stift. »Schreib auf, was du siehst.«

Die Hände der jungen Frau gerieten in Bewegung. Sie schrieb, ohne auf das Papier zu sehen. Ihr Blick blieb ins Leere gerichtet, dorthin, wo sie angeblich die Namen sah.

Stille folgte. Rieker hörte das Kratzen des Stifts auf dem Schreibblock. Anamaria stöhnte leise. Das Schreiben schien ihr Mühe, vielleicht sogar Schmerz zu bereiten.

Schließlich verharrten die Hände. Ronny zog Block und Stift aus krummen Fingern und las, was Anamaria geschrieben hatte. Miriam beugte sich zu ihm.

Plötzlich sprach die junge Frau mit dem kahlen Kopf wieder. »Zwei Tode betreffen euch. Einer wird euch trennen, der andere ist für dich mit schönen und bitteren Erinnerungen verbunden, Alexander Rieker.«

»Was soll das heißen?«, fragte er sofort, erstaunt über die Nennung seines vollständigen Namens. »Wie meinst du das?«

Aber Anamaria reagierte nicht darauf. Sie schloss die Augen, und ein Teil des Lebens schien aus ihrem Gesicht zu weichen.

Ronny reichte ihm den Block. Rieker hielt ihn so, dass Lily ebenfalls lesen konnte, was Anamaria geschrieben hatte.

Sleepless

stand oben in krakeliger Schrift. Und darunter:

Zeta
Konstantin

Rieker starrte auf die Worte. »Was bedeutet das?«

»Was auch immer, es hat etwas mit Sleepless zu tun«, antwortete Miriam. »Könnt ihr mit den Namen etwas anfangen?«

»Ich denke schon.« Lily wandte sich erneut an das Orakel. »Anamaria, kannst du uns noch mehr sagen?«

Doch die junge Frau schwieg, ihre Augen blieben geschlossen.

»Es wird eine Weile dauern, bis sie wieder spricht«, sagte Ronny. »Vielleicht einen ganzen Tag.«

Lily stand auf. »So viel Zeit haben wir leider nicht. Ich schlage vor, wir sehen nach, wie es Magnus geht.«

116

Magnus war um die dreißig und hatte zerzaustes blondes Haar. Blass und in Shorts und T-Shirt saß er an einem Tisch, trank Tee und aß Haferbrei mit dem Eifer eines Halbverhungerten.

Miriam stellte Rieker und Lily vor und fragte dann: »Wie geht es dir heute?«

Unter ihr knarrte der Gartenstuhl, den sie von draußen mitgenommen hatte. Rieker und Lily saßen auf der schmalen Sitzbank in der kleinen Essküche des Tiny Houses.

»Ich bin müde«, erwiderte Magnus zwischen zwei Löffeln. »Hallo, Lily! Hallo, Alexander!«

»Wie lange hast du geschlafen?«, fragte Miriam.

Rieker sah aus dem Fenster. Ronny wartete draußen, weil es in der Essküche einfach nicht genug Platz gab.

»Nicht lange genug«, antwortete Magnus mit vollem Mund. »Ich bin immer noch müde.«

Miriam blickte auf die Uhr. »Wie kann man immer noch müde sein, nachdem man fast zwanzig Stunden geschlafen hat?«

Magnus zuckte mit den Schultern.

»Wie lange hast du Sleepless genommen, Magnus?«, fragte ihn Lily.

Rieker sah, dass seine Bewegungen langsamer wurden, der größte Hunger schien gestillt. Er trank Tee, den halben Becher, mit halb geschlossenen Augen, als könnte er sie kaum offen halten.

»Sleepless«, sagte er, als fiele es ihm schwer, sich zu erinnern. »Drei oder vier Wochen. Vielleicht auch fünf oder sechs, ich weiß es nicht mehr genau.« Magnus lehnte sich zurück und gähnte.

»Und erinnerst du dich, was geschah, als du Sleepless genommen hast?«, fragte Miriam.

Das blasse Gesicht schien noch etwas mehr Farbe zu verlieren.

»Es ging mir nicht gut«, sagte er, die Stimme leiser.

»Du hattest Halluzinationen, nicht wahr?«

»Ich habe … Dinge gesehen.«

»Du hast Dinge gesehen, die dich erschreckt haben«, präzisierte Miriam.

»Ja.«

»Kannst du sagen, was dich erschreckt hat?«, hakte sie vorsichtig nach. »Kannst du die ›Dinge‹ beschreiben?«

Magnus schüttelte den Kopf.

»Er fürchtet sich vor ihnen«, erklärte Miriam. »Er fürchtet sie so sehr, dass er nicht einmal darüber zu sprechen wagt. Wache Albträume, denen er nicht entkommen konnte.«

»Seit wann nimmst du kein Sleepless mehr?«, fragte Lily behutsam.

Er hob die schwer gewordenen Lider und sah sie an, als hätte er sie bisher gar nicht bemerkt. »Seit wann ich kein Sleepless mehr nehme? Oh, ich weiß nicht, ich erinnere mich nicht. Miriam?«

»Seit zwei Wochen«, sagte sie geduldig. »Seit vierzehn Tagen verzichtest du auf Sleepless, und du hast keine Halluzinationen mehr. Die hässlichen Bilder sind fort, nicht wahr?«

»Ja, ja, sie sind weg.« Magnus stand auf, doch er konnte sich kaum auf den Beinen halten. »Ich bin müde und werde ein bisschen schlafen.«

Er wankte an ihnen vorbei, kletterte eine Leiter empor und legte sich ins schmale Bett über dem Schrank. Wenige Sekunden später schlief er tief und fest.

»Zuerst blieb er einige Stunden wach, aber es wurde von Tag zu Tag schlimmer«, sagte Miriam traurig. »Er schlief dreizehn, vierzehn, dann fünfzehn Stunden. Inzwischen sind es mehr als zwanzig. Er ist nur noch ein oder höchstens anderthalb Stunden am Tag wach.«

Lily machte sich keine Notizen, aber Rieker wusste, dass sich ihr Handy im Aufzeichnungsmodus befand. Das war zwar nicht ganz legal – sie hatten weder darauf hingewiesen noch um Erlaubnis gefragt –, aber hier ging es vor allem um das »Sammeln von statistischen Daten«, wie Lily betont hatte. Und seit Rieker nicht mehr im aktiven Polizeidienst war, konnten nicht nur seine Polizistenaugen blind, sondern auch seine Polizistenohren taub sein, von seinem Polizistengewissen ganz zu schweigen.

Sie ließen Magnus schlafen und kehrten nach draußen zurück. Die Mittagssonne stand hoch über Hütten und Bäumen, die Schatten waren kurz. Bei einem der größeren Gebäude wurde geläutet – Kinder liefen los, Jugendliche folgten ihnen langsamer.

»Möchtet ihr bei uns essen?«, fragte Ronny. »Es ist genug da.«

Rieker wechselte einen Blick mit Lily.

»Danke sehr«, erwiderte er, »aber die Zeit drängt, und wir haben noch einen weiten Weg zurück nach Hamburg vor uns.«

Miriam lächelte, und Rieker versuchte, sich daran zu erinnern, ob sie einmal *nicht* gelächelt hatte. Das Lächeln schien Teil ihres Gesichts zu sein, wie fest darin verankert.

»Du kannst zu uns zurückkehren, Lily, jederzeit«, betonte sie noch einmal. »Ihr wärt beide herzlich willkommen.«

»Ich denke darüber nach«, versprach Lily. »Wir denken beide darüber nach und lassen von uns hören.«

Auf dem Weg zu den Fahrrädern sagte sie: »Nun?«

»Vielleicht holen die Schläfer den durch Sleepless versäumten Schlaf nach«, vermutete Rieker.

»Müsste es dann nicht genau umgekehrt sein?«, fragte sie. »Ohne Sleepless kommt all der Schlaf, den man aufgeschoben hat und überwunden glaubte. Und dann, Tag für Tag, wird der Schlaf weniger, bis sich der Schlaf-Wach-Zyklus normalisiert. Bei Magnus und den anderen Fällen, die wir inzwischen kennen, werden die Schlafphasen jedoch nicht kürzer, sondern immer länger. Die Betreffenden entwickeln eine besonders krasse Form von Narkolepsie beziehungsweise Schlafsucht.«

»Entzugserscheinungen gehen irgendwann vorbei, und dann müsste sich der Zustand verbessern«, überlegte Rieker laut. »Es sei denn, Sleepless verändert etwas im Gehirn, bei den Neuronen und Synapsen. Vielleicht kommt es zu einer dauerhaften physischen Veränderung des neuronalen Schaltplans. Das müssen wir für unseren Bericht genauer untersuchen. Es könnte ein weiterer Beweis für die Gefährlichkeit von Sleepless sein.«

Sie blieben bei den Fahrrädern stehen, im Schatten einer Eiche. Der große offene Platz in der Mitte des Regenbogenlands, die Lichtung, war inzwischen fast leer.

»Was hältst du von Anamaria?«, fragte Lily.

»Ehrlich gesagt, ich weiß es nicht. Ich meine … Ist es möglich, in die Zukunft zu sehen? Ich hab so etwas immer für Hokuspokus gehalten. Wie soll man etwas sehen können, das noch nicht geschehen ist? Ich bin sicher, das verstößt gegen irgendein Naturgesetz.«

»Wechseln wir einmal die Perspektive«, schlug Lily vor. »Gehen wir von der Leistungsfähigkeit des menschlichen Gehirns aus. Was ist mit Autisten, mit sogenannten Savants?«

»Was ist mit ihnen?«, fragte Rieker.

»Es gibt Inselbegabungen, außergewöhnliche Fähigkeiten in bestimmten Teilbereichen, zum Beispiel bei Kognition und Informationsverarbeitung, Männer und Frauen, die selbst die kompliziertesten Rechenaufgaben innerhalb kurzer Zeit im Kopf lösen. Die in der Lage sind, dir für jedes beliebige Datum den Wochentag zu nennen. Oder die nach einem Hubschrauberflug über eine Stadt ein entsprechendes Bild zeichnen können, mit allen Einzelheiten, allein mithilfe ihres Gedächtnisses.«

Rieker machte eine skeptische Miene. »Ja, aber ein Blick in die *Zukunft* …«

»Stell dir vor, Sleepless verändert tatsächlich den Schaltplan des menschlichen Gehirns«, fuhr Lily fort. »Und zwar bei jedem Menschen auf individuelle Weise. Manche bekommen Halluzinationen und Wahnvorstellungen, die im Lauf der Zeit schlimmer werden und sich in etwas anderes verwandeln könnten – wir wissen es nicht, wir stehen noch immer am Anfang, Sleepless ist erst seit knapp zwei Monaten auf dem Markt. Einige Personen erhalten vielleicht neue Fähigkeiten durch die Veränderung des neuronalen Schaltplans. Das könnte die Erklärung für Anamarias Weissagungen sein.«

»Weissagungen?«, wiederholte Rieker und nahm sein Fahrrad. »Hoffentlich nicht. Das mit der Trennung gefiel mir nicht besonders.«

»Einmal ist genug«, bekräftigte Lily.

117

Black Lily lag neben ihm auf der Seite, in ihrer ganzen nackten Pracht. Das Fenster stand ein wenig offen, warme Nachtluft wehte herein. Draußen lebte die Stadt, mit Licht und Lärm. Hamburg kam nicht mehr zur Ruhe.

»Wie kannst du nur so schön sein?«, sagte Rieker mit wohliger Zufriedenheit.

»Ich schaff's, ohne mir Mühe zu geben«, entgegnete Lily und zeigte ihr dunkles, geheimnisvolles Lächeln. »Ist wohl eine natürliche Begabung.«

»Die hoffentlich nichts mit Sleepless zu tun hat.«

»Garantiert nicht.« Lily gähnte. »Es war ein langer Tag.«

Rieker lag still, mit der dünnen Decke des breiten Betts über den Hüften. Seit ein paar Wochen schlief er meistens bei Lily; in seiner kleinen Mietwohnung in Hamburg-Neustadt hielt er sich nur noch selten auf.

»Es geht mir nicht aus dem Kopf«, sagte er nach einer Weile und merkte, dass er die Augen geschlossen hatte. Er öffnete sie wieder.

Lily blieb auf der Seite liegen, ihm zugewandt, eine Hand an seiner Schulter. »Anamaria?«

»Die ganze Angelegenheit. Sie scheint viel größer zu sein, als ich zunächst angenommen habe. Je mehr wir nachforschen, je mehr wir herausfinden, desto größer wird alles. Wenn es so weitergeht, verliere ich den Überblick.«

»Du nicht«, sagte Lily im Ton der Gewissheit. Nach einigen Sekunden fügte sie hinzu: »Du könntest aufhören.«

»Aufhören?«

»Mit den Ermittlungen. Mit dem Denken eines Polizisten. Du könntest damit aufhören, dich verantwortlich zu fühlen. Immerhin bist du vom Dienst suspendiert. Die Sache betrifft dich nicht mehr.«

»Ich bringe zu Ende, was ich begonnen habe.« Es klang ein wenig großspurig, aber es entsprach der Wahrheit. »Mit deiner Hilfe«, betonte er. »Die brauche ich.«

»Und die hast du«, versicherte ihm Lily.

Rieker spürte den Schlaf herankriechen. Er war entspannt und fühlte sich gut, trotz allem.

»E-Mails mit Drohungen und Beleidigungen, meine Fingerabdrücke am Wagen, dessen Bremsen manipuliert wurden, der ganze Kram, dem ich es verdanke, vom Dienst suspendiert zu sein …«, murmelte er. »Bist du mit deinen Recherchen weitergekommen? Hast du herausgefunden, wer dahintersteckt? Konnten dir deine Freunde beim Geheimdienst helfen?«

»Freunde beim Geheimdienst?«, gurrte Lily.

»Du weißt schon.«

»Ich habe noch nichts herausfinden können«, sagte sie.

»Wir wissen, wer dafür verantwortlich ist.«

Lily nickte im Halbdunkel. »Brois.«

»Ja. Brois. Was meinst du, kriegst du bald was raus?«, fragte Rieker schläfrig.

»Möchtest du in den aktiven Dienst zurück?«

»Ich bin Polizist«, sagte Rieker. »Ich wollte nie etwas anderes sein. Außer vielleicht Astronaut, als kleiner Junge. Und Superman. Aber jemand scheint mir damals Kryptonit unters Bett gelegt zu haben. Jedenfalls hab ich nie Superkräfte entwickelt.«

»Du könntest es mit Sleepless versuchen.«

Er drehte den Kopf und sah sie an. »Ich soll auf Schlaf verzichten? Was sollen wir machen, wenn wir nicht mehr miteinander schlafen können?«

»Oh, uns fiele schon etwas ein.« Black Lily lächelte ein dunkles, verheißungsvolles Lächeln.

Draußen klirrte es, vielleicht von einer zerbrechenden Flasche. Der Nachtwind brachte den Klang von Stimmen, ein Lachen. In der Ferne heulte eine Sirene.

»Es könnte alles noch schlimmer werden«, sagte Rieker nachdenklich. »Ich meine, wenn Sleepless mehr bewirkt als ›Befreiung vom Schlaf‹, wie es in der Werbung heißt. Wenn es einigen Menschen besondere Fähigkeiten verleiht. Sobald das bekannt wird …«

»Die Verkaufszahlen würden in die Höhe schießen«, spann Lily den Gedanken weiter. »Noch mehr Leute würden das Zeug nehmen, in der Hoffnung, zu Übermenschen oder etwas in der Art zu werden.«

Es klingelte.

»Das ist nicht dein Handy, oder?«, fragte Rieker verwundert.

»Nein, es hat an der Tür geklingelt.« Lily rollte herum, stand auf und griff nach Slip und T-Shirt, beides schwarz.

Rieker verließ ebenfalls das Bett und schlüpfte geschwind in Jeans und Shirt. Im Flur hob er warnend die Hand.

»Lass mich die Tür öffnen«, flüsterte er. »Nur für den Fall.«

Lily fragte nicht, was er befürchtete – Entführung und Flucht aus dem Strandhaus waren noch frisch in ihrer Erinnerung.

Es klingelte erneut.

Rieker trat vor, blickte durch den Spion und sah ein Gesicht, das er kannte.

»Aufmachen, Polizei!«, erklang eine energische Stimme.

»Danke für den Hinweis«, sagte Rieker laut. »An alle Kriminellen in der Nähe: Dies wäre ein geeigneter Zeitpunkt, sich aus dem Staub zu machen!«

Er drehte den Schlüssel und öffnete.

Kommissar Klaus-Peter Stobbe stand vor ihm, wie Rieker von der Mordkommission, flankiert von zwei uniformierten Polizisten, einer davon weiblich.

»Wie heißt es so schön?«, sagte Rieker. »Je später der Abend, desto schöner die Gäste.«

»Wo ist sie?«, fragte Stobbe.

»Oh, danke, mir geht es gut, und Ihnen? Alle wohlauf?«

Stobbe kam näher, so nahe, dass er Rieker fast berührte. Er trug Jeans, Hemd und Anzugjacke. Wie bei ihrer Begegnung im Strandhaus, in der »Villa Abendrot«, wo Hannibal gestorben war, erschossen von zwei Unbekannten.

»Hab ich Sie aus dem Bett geholt, Rieker? Wer schläft, verpasst das Leben.«

Er nahm Sleepless, Rieker sah es ihm an. Er erkannte es an dem glatten, frischen Gesicht und den wachen Augen.

»Wo ist sie?«, fragte Stobbe noch einmal. »Viktoria Engel. Beziehungsweise …«

»Black Lily.« Sie trat neben Rieker und lehnte sich gegen ihn. »Was wollen Sie von mir?«

»Was für ein hübsches Paar.« Stobbe nickte den beiden Uniformierten zu. Die Polizistin holte Handschellen hervor. »Viktoria Engel, ich verhafte Sie wegen des dringenden Verdachts, an der Ermordung eines gewissen Olaf Petersen beteiligt gewesen zu sein.«

»Wie bitte?«, entfuhr es ihr verdutzt. »Den Namen höre ich zum ersten Mal.«

»Er war ein Hacker, der sich Hannibal nannte«, sagte Stobbe. »Wir haben ihn tot in dem Strandhaus gefunden, in dem wir uns zum ersten Mal begegnet sind. Sie haben Fingerabdrücke am Tatort hinterlassen, Frau Engel.«

»Sie wurde dort festgehalten«, erklärte Rieker.

»Oh, plötzlich sind Sie bereit, Auskunft zu geben, Rieker? Sie können gern eine Aussage machen. Morgen früh. Nachdem Sie geschlafen haben.«

Die Polizistin mit den Handschellen trat vor. Rieker versperrte ihr den Weg.

»Das ist Unsinn, Stobbe«, sagte er scharf. »Lily hat mit Hannibals Ermordung nichts zu tun. Er hat sie entführt.«

»Oh, wenn das kein Motiv ist! Herzlichen Dank für die Hilfe, Rieker. Und jetzt ... zur Seite. Ich rate Ihnen, keinen Widerstand zu leisten. Sie können froh sein, dass wir Sie nicht auch verhaften, wegen Komplizenschaft.«

»Lass nur, Alex«, sagte Lily. »Es wird sich alles aufklären.« Und zu Stobbe: »Ich ziehe mir nur schnell was an.«

Der junge Kommissar nickte ihr zu. »Die Kollegin begleitet Sie, wenn Sie gestatten.«

118 NOAH GUNNASON

»Wie geht es dir?«, fragte die Frau, deren schulterlanges glattes Haar ein Gesicht mit vollen Lippen, gerader Nase und großen grünen Augen umrahmte. Sie war elegant gekleidet, diese Frau Anfang dreißig, sie gefiel ihm, er kannte und mochte sie. Gleichzeitig fürchtete er sie, ohne sich an den Grund zu erinnern.

Noah lächelte müde. »Es geht mir gut.«

Er saß auf einer Bank im Park des Instituts, im Schatten eines Baums, der seine Krone über ihm ausstreckte. Neben der Bank hatten Ameisen einen kleinen Haufen gebildet und krabbelten und krabbelten. Er beobachtete sie und glaubte, das leise Trippeln ihrer Beine zu hören.

Er gähnte. »Ich bin müde.«

»Wie lange ist er wach?«, fragte die Frau. Sie sprach mit Dr. Lorenz, der gar nicht wie ein Doktor aussah; er trug keinen weißen Kittel, sondern eine hellblaue Jeans und ein graues T-Shirt. Das graubraune Haar reichte ihm über die Ohren.

Er sah auf die Uhr. »Seit vierzig Minuten.«

»Und wie lange hat er geschlafen?«

»Achtzehn Stunden. Wir versuchen, die Schlafphasen zu verkürzen und die Wachzeiten nach und nach zu verlängern.«

»Was ist mit seinen …?« Die Frau brachte den Satz nicht zu Ende.

»Halluzinationen? Er hat sie immer noch, spricht aber seltener darüber. Inzwischen scheinen sie ihn weniger zu belasten.

Wir halten das für ein gutes Zeichen. Er reagiert gut auf die Behandlung, Frau Alberts. Wenn es so weitergeht, gelingt es uns vielleicht, seinen Schlaf pro Tag von derzeit etwa zweiundzwanzig auf sechzehn oder siebzehn Stunden zu reduzieren.«

»Das ist immer noch sehr viel«, meinte die Frau.

»Er hätte dann sieben oder acht Stunden wache Zeit«, erwiderte der Doktor. »Damit könnte er ein fast normales Leben führen.«

Ein fast normales Leben, dachte Noah. Was war mit den Ameisen? Führten sie ein normales Leben? Schliefen sie? Oder blieben sie immer wach wie die Menschen, die Sleepless nahmen? Er erinnerte sich daran, dass er ebenfalls Sleepless genommen und scheußliche Dinge gesehen hatte.

Die Ameisen, klein und schwarz, krabbelten auf ihrem Haufen, immer emsig, immer fleißig. Vielleicht konnte er ihre winzigen Stimmen hören, wenn er die Ohren spitzte.

Die Frau setzte sich neben ihn. Noah roch ihr Parfüm.

»Versteht er, was wir sagen?«

»O ja, er hört die Worte und versteht sie, aber er lebt immer noch in seiner eigenen Welt. Ich lasse Sie jetzt allein mit ihm. Geben Sie dem Personal Bescheid, wenn Sie etwas brauchen.«

Der Doktor ging. Noah sah ihm nach, wie er aus dem Schatten des Baums in den Sonnenschein trat und heller wurde, als hätte jemand eine innere Lampe eingeschaltet.

Die Frau wandte sich ihm zu und rückte etwas näher. Er sah den Glanz ihrer Lippen – das Rot erinnerte ihn an eine grässliche Fratze, die er gesehen hatte.

»Hallo, Noah«, sagte sie, obwohl sie diese Worte bereits an ihn gerichtet hatte, als sie mit dem Doktor zu ihm gekommen war. »Ich bin's. Carolin.«

»Hallo, Carolin«, gab er pflichtbewusst zurück und blickte weiterhin auf die Ameisen hinab. Er konnte ihre leisen Stimmen nicht hören, der Wind und das Rascheln der Blätter waren zu laut. Eine von ihnen schien sich von den anderen zu unterscheiden. Noah versuchte, den Grund dafür herauszufinden.

»Es geht dir besser, das freut mich sehr«, sagte die Frau namens Carolin, die angenehme Empfindungen in ihm weckte, vor der er sich jedoch auch fürchtete. Sie hatte etwas getan, etwas Schlimmes.

»Mit Harmony geht es gut voran«, sagte Carolin. »Wenn du dich weiter erholst, kannst du bald zurückkehren.«

»Sleepless«, murmelte er.

»Ja, Sleepless. Die Verkäufe gehen durch die Decke. Wir haben weitere Lizenzen vergeben, allein könnten wir den Bedarf nicht decken. Weißt du noch, dass wir darüber gesprochen haben? Und über den neuen Firmensitz im Norden von Hamburg, bei Norderstedt, ein Gelände zehnmal so groß wie das bisherige. Es liegen alle Genehmigungen vor, die Bauarbeiten können bald beginnen. Wir wachsen und wachsen, Noah, wir werden größer und größer, und das ist auch dein Verdienst, du hast mitgeholfen.«

Er hatte geholfen, ja. Er hatte Spuren verwischt, im Laboratorium, er hatte alle Hinweise auf eine Substanz beseitigt, durch die jemand ums Leben gekommen war. Gilbert Fournier, so hieß der Mann. Vom multinationalen pharmazeutischen Konzern Kruither & Voch mit der Übernahme von Harmony beauftragt. Ein kluger Mann. Und ein Erpresser. Die Frau namens Carolin hatte ihn umgebracht, mit Ranazol aus dem Laboratorium von Harmony.

Das angenehme Gefühl in Noah löste sich auf, die Furcht wurde stärker.

Eine neue Erinnerung brachte Erleichterung.

Er brauchte sich nicht zu fürchten, er hatte sich abgesichert. Die Frau, die Mörderin, konnte ihm nichts tun.

»Warum siehst du mich nicht an, Noah?«, fragte Carolin.

Er sah sie nicht an, weil er die Ameisen beobachtete, insbesondere die eine, die sich von den anderen unterschied. Man musste genau hinsehen, um es zu erkennen: Vorn am Kopf gab es einen kleinen roten Fleck. Sie kroch den Hang des kleinen Hügels empor.

Finger berührten ihn am Kinn.

»Sieh mich an, Noah.«

Er drehte langsam den Kopf und blickte in die großen grünen Augen.

»Ich bin dir dankbar dafür, was du im Laboratorium getan hast, Noah.« Sie sprach jetzt leiser, obwohl sich niemand in der Nähe befand, der sie hören konnte. »Die Forensiker haben nichts gefunden. Aber später bist du dumm gewesen.«

»Dumm?«, fragte Noah.

»Ja. Du hast einen Notar besucht. Jakob Alsen. Du hast ihm Unterlagen gebracht, die all das zerstören könnten, was wir gemeinsam aufgebaut haben. Zum Glück habe ich rechtzeitig davon erfahren. Ich bin bei Alsen gewesen und habe ihn veranlasst, mir die Unterlagen auszuhändigen.«

Er hörte ein leises Pfeifen wie aus weiter Ferne, und sein Blick kehrte zu den Ameisen zurück. Die eine, die sich von den anderen unterschied, hatte den höchsten Punkt des kleinen Hügels erreicht, und der rote Fleck an ihrem Kopf entpuppte sich als winziges Gesicht, das größer wurde, als sich Noah darauf konzentrierte, zu einer scharlachroten Fratze mit goldenen Augen und pechschwarzem Bart.

Plötzlich erklang eine Stimme, so klar und deutlich, als stünde die Person, der sie gehörte, direkt vor ihm. »Hüte dich vor ihr! Vertrau ihr nicht!«

»Noah?«, fragte Carolin.

Die eine Ameise, die anders war als die anderen, verließ ihren Platz auf der Kuppe des kleinen Hügels, krabbelte zu ihren Artgenossen zurück und verlor unterwegs ihren roten Fleck.

Hüte dich vor ihr!

Carolin legte ihm die Hand auf den Arm. Ein Prickeln ging davon aus, wie Elektrizität, die durch Noahs Körper strömte.

»Ich muss jetzt gehen«, sagte sie. »Es gibt viel zu tun. Ich verlasse mich darauf, dass du bald zurückkehrst und mir bei all der Arbeit hilfst, hörst du?«

Sie stand auf. Noah sah nicht zu ihr hoch. Er starrte an ihr vorbei zum weißen Gebäude des Instituts.

Die Frau ging noch nicht, sie blieb stehen.

»Morgen schaue ich wieder bei dir vorbei, um zu sehen, wie es dir geht.«

Ein Schritt brachte sie wieder näher. Noah betrachtete ihre Schuhe – nur wenige Zentimeter trennten sie von seinen.

»Du bleibst hier, bis du dich erholt hast«, sagte Carolin mit einer sanften Stimme, in der sich irgendwo ein Messer verbarg. »Sei vernünftig, Noah. Mach keine Dummheiten mehr.«

Er rührte sich nicht und schwieg.

Carolin Alberts blieb noch einige Sekunden stehen, drehte sich dann um und schritt in Richtung Parkplatz.

Noah sah ihr nicht nach, beobachtete wieder die Ameisen und dachte an die Warnung, die ihm eine von ihnen zugerufen hatte.

119

Tief in der Nacht erwachte Noah mit weniger Nebel im Kopf, die Gedanken klarer.

Er blieb liegen, die Augen noch geschlossen, und dachte daran, was geschehen war und geschehen konnte. Seine Lebensversicherung gab es nicht mehr. Es spielte keine Rolle, wie Carolin es geschafft hatte, die Dokumente von Notar Alsen zu bekommen. Wichtig war nur: Es gab keinen Schutz mehr. Wenn ihm etwas zustieß, erfuhr Kommissar Rieker nie die Wahrheit.

Die Frage lautete: Wann würde Carolin die Gefahr, die ihr von ihm drohte, für so groß halten, dass sie etwas unternahm?

Noah schlug die Decke zurück und schwang die Beine über den Rand des Bettes. Dann griff er unters Kissen und zog eine Serviette hervor, darin eingewickelt die Tabletten, die er am vergangenen Abend unter den wachsamen Augen der Pflegerin zwar in den Mund gesteckt, aber nicht geschluckt hatte. Er legte sie wieder unters Kissen zurück.

Wie weit reichte Carolins langer Arm? Vielleicht noch weiter als bis zu Dr. Jakob Alsen. Vielleicht reichte er bis in dieses Institut.

Er stand auf und zog sich an. Wie viel Zeit blieb ihm? Eine Stunde, bevor die Müdigkeit so groß wurde, dass er wieder schlafen musste? Anderthalb? Es galt, schnell zu handeln.

Noah ging zur Tür und hatte die Hand bereits an der Klinke, als er es sich anders überlegte. Wenn er das Gebäude auf diese Weise verließ, konnte er nicht verhindern, gesehen zu werden – im Empfangsraum saß immer jemand, auch nachts.

Das Fenster.

Vorsichtig und damit möglichst leise zog er die Jalousie hoch und öffnete das Fenster. Der Boden befand sich fast drei Meter weit unten, bestand aber nicht aus Steinplatten oder Kies, sondern aus weichem Gras. Er musste den Sprung wagen, einen anderen Weg gab es nicht.

Noah kletterte auf die Fensterbank.

Die Nacht draußen war nicht völlig dunkel, hier und dort leuchteten Lampen im Park des Instituts. Und natürlich gab es Sicherheitskameras. Wer auch immer im Empfangsraum saß, er oder sie würde ihn auf dem Monitor sehen.

Noah sprang.

Der Rasen mochte weich sein, aber der Aufprall nach drei Metern schickte trotzdem stechenden Schmerz durch Noahs rechtes Knie. Er rollte sich ab, kam wieder auf die Beine, schnitt eine Grimasse und humpelte an Büschen und Bäumen vorbei.

Im Eingangsbereich des Instituts ging das Licht an, jemand trat nach draußen.

Noah lief mit schmerzendem Knie.

120 ALEXANDER RIEKER

Ohne Lily fühlte sich die Wohnung leer an, wie ein Schneckenhaus ohne Schnecke.

Im Licht des Morgens saß Rieker auf dem Bett, die rechte Hand dort, wo Lily gelegen hatte. Das Fenster war nach wie vor geöffnet, die Geräusche der immer wachen Stadt drangen herein.

Er stand auf, trat zum Fenster und sah zum Polizeipräsidium am Bruno-Georges-Platz, nur etwas mehr als einen Steinwurf entfernt. Dort wusste man, was mit Lily geschehen war, wohin man sie gebracht hatte. Wen konnte er anrufen? Wer war bereit, ihm Auskunft zu geben? Hatte er noch Freunde im Präsidium?

»Charlie«, murmelte Rieker. Kowalski, Leiter der Mordkommission, hatte seine Assistentin aus dem Büro der Verbannung in St. Pauli zurückgeholt.

Er blickte auf die Uhr. Kurz nach sieben.

Wo lag das Handy? Sein Privathandy. Sein Diensthandy hatte er mit Dienstpistole und Dienstausweis nach seiner Suspendierung abgeben müssen.

Er fand es neben dem breiten, gewölbten Monitor auf dem wuchtigen Schreibtisch an der Wand – er und Lily hatten einen Teil des Abends am Computer verbracht, mit Recherchen und der Arbeit am Sleepless-Bericht. Rieker nahm es und stellte fest, dass es ausgeschaltet war. Als er es einschaltete, wies ein Signal auf den Empfang von Mitteilungen hin.

Es waren zwei, und beide stammten von Dr. Ruth Elmsmann im UKE, im Universitätsklinikum Hamburg-Eppendorf. Rieker hatte sie vor einigen Wochen gebeten, ihn auf dem Laufenden zu halten. Die erste Nachricht war am frühen Abend eingegangen und lautete:

Leider hat sich der Zustand Ihrer Frau verschlechtert.
Sie reagiert kaum mehr auf die Behandlung.

Die zweite Mitteilung hatte Dr. Elmsmann kurz nach Mitternacht geschrieben:

Wenn Sie noch einmal mit Ihrer Frau sprechen möchten,
empfehle ich einen baldigen Besuch.

Rieker starrte auf die Worte und schob alle Gedanken an Lily beiseite.

Seit Monaten lebte er getrennt von Daniela, die ausgerechnet bei Oskar Brois untergekommen war. Doch was auch immer diese Distanz zwischen ihnen geschaffen hatte, angesichts ihres nahen Todes spielte es keine Rolle mehr.

Er schrieb eine kurze Antwort:

Ich bin gleich bei Ihnen.

Keine Viertelstunde später schwang er sich auf sein Rad und machte sich durch den dichten Verkehr auf den Weg nach Hamburg-Eppendorf.

121

»Sie hätten eher kommen sollen«, sagte Dr. Ruth Elmsmann vorwurfsvoll und rückte ihre Brille zurecht. »Heute Nacht war sie noch bei Bewusstsein.«

»Es tut mir leid«, erwiderte Rieker ehrlich. »Ich habe Ihre Mitteilungen zu spät gesehen.«

Die Ärztin führte ihn in das teure Einbettzimmer auf der Privatstation, das Rieker bereits kannte. Daniela lag reglos im Bett, angeschlossen an summende und leise piepende Geräte. Die Augen waren geschlossen, das Gesicht kalkweiß. Sie hatte an Gewicht verloren und an Jahren gewonnen. Eine dürre Greisin schien dort zu liegen, keine elegante, lebenshungrige Frau um die vierzig.

»Wie geht es ihr?«, fragte Rieker.

»Wir können ihr nicht mehr helfen.« Die Ärztin ging und ließ die Tür einen Spaltbreit offen.

Rieker trat zum Bett und sah auf die Frau hinab, mit der er ein ganzes Jahrzehnt verbracht hatte. Die letzte Zeit war nicht besonders angenehm gewesen, auch deshalb, weil sich Daniela mehr vom Leben erhofft hatte, als er ihr hatte bieten können.

»Ach, Danny«, murmelte Rieker, zog einen Stuhl heran und setzte sich. Vorsichtig ergriff er ihre bleiche, kalte Hand. »Du hättest das Zeug nicht nehmen sollen.«

Bei seinem ersten Besuch hatte er versucht, sie darauf anzusprechen, es dann aber aufgegeben. Als sie vor anderthalb Monaten bei ihm gewesen war, hatte sie entsprechende Andeutungen gemacht. War Sleepless für ihren Schlaganfall verantwortlich? Es gab keine Beweise, nur Vermutungen. Und wie auch immer die Wahrheit lauten mochte, es war ohnehin zu spät.

Daniela starb.

Er betrachtete das weiße Gesicht mit den geschlossenen Augen. Noch war Leben darin, aber wenn er die Ärztin richtig verstanden hatte, gab es keine Hoffnung mehr.

»Wir hätten mehr miteinander reden sollen, Danny«, flüsterte er. »Über alles. Zu viele Gedanken sind unausgesprochen geblieben. Und jetzt ist es zu spät. Manche Fehler verzeiht das Leben nicht.«

Die Worte klangen hohl und falsch, obwohl es ihnen nicht an Wahrheit fehlte.

Nach einer Weile ließ Rieker die bleiche, kalte Hand aufs Bett sinken und stand auf. »Leb wohl, Danny«, sagte er traurig.

Er drehte sich um …

… und sah Brois in der Tür stehen.

122

Brois wich zurück, und im Flur angelangt, zog Rieker die Tür des Krankenzimmers leise hinter sich zu.

»Glückwunsch«, sagte er.

»Herzlichen Dank«, erwiderte Oskar Brois, bis vor einem knappen halben Jahr Innensenator von Hamburg. »Obwohl ich es sicher nicht Ihnen zu verdanken habe.«

»Ich meine nicht Ihre vorzeitige Entlassung«, sagte Rieker. »Ich meine Danny.«

Brois hob die Brauen.

»Ich nehme an, Sie haben Daniela dazu verleitet, Sleepless zu nehmen. Jetzt stirbt sie.«

Eine Krankenschwester näherte sich, lächelte kurz und ging an ihnen vorbei.

»Wir können dort reden.« Brois deutete auf die offene Tür des Besucherzimmers. »Da stört uns niemand.«

Der kleine Raum präsentierte bunte Bilder an den Wänden, mehrere große Topfpflanzen, die offenbar gut gepflegt wurden, und eine gemütliche Sitzecke.

»Sie nehmen an, Sie vermuten«, sagte Brois. »Theorien und Hypothesen. Sollte sich ein Kommissar der Kriminalpolizei nicht an Fakten halten?«

Rieker musterte ihn misstrauisch. »Was erwarten Sie von mir? Dass ich Sie ›beleidige und bedrohe‹? Sie zeichnen alles auf, hab ich recht?«

»Nein, haben Sie nicht.« Brois holte sein Handy hervor und legte es auf den Tisch. »Es ist ausgeschaltet. Sehen Sie nach.«

Rieker sah nach. Das Handy war tatsächlich ausgeschaltet.

»Sie können ganz offen sein, Rieker.« Brois breitete die Arme aus. »Nehmen Sie kein Blatt vor den Mund. Seien Sie so ehrlich wie in Ihren E-Mails. Übrigens, nicht ich habe Daniela dazu verleitet, Sleepless zu nehmen, sondern sie mich. Und mir geht es bestens. Es geht mir sogar besser als jemals zuvor. Die Gedanken sind klarer und immer frisch, es gibt keine Müdigkeit mehr.« Brois zeigte sein strahlendes, charismatisches Lächeln. »Sie hingegen sehen ziemlich abgekämpft aus. Eigentlich seltsam, wenn man bedenkt, dass Sie nicht mehr arbeiten. Immerhin sind Sie vom Dienst suspendiert, nicht wahr?«

Rieker spürte, wie es in ihm zu brodeln begann.

»Und überhaupt, was hat Sleepless damit zu tun?«, fuhr Brois fort. »Daniela hat einen Schlaganfall erlitten. So was kommt vor und nicht nur bei Alten. Sehr bedauerlich, aber leider nicht zu ändern.«

»Das klingt nicht nach großer Anteilnahme.«

»Vielleicht hören Sie, was Sie hören wollen, Rieker. Würde mich nicht wundern.«

»Sleepless hat Menschen in den Wahnsinn getrieben und umgebracht«, entgegnete Rieker. »Das könnte auch Ihnen passieren, Brois.«

»Würden Sie dann auch mich an meinem Totenbett besuchen, Rieker? Und meine Hand halten?« Brois schmunzelte. »Haben Sie deshalb Harmony und Carolin Alberts aufs Korn genommen? Weil Sie wieder Hirngespinsten nachjagen, so wie bei mir? Und wenn Sie nicht genug Beweise finden, fabrizieren Sie dann selbst welche, ebenfalls so wie bei mir?«

Eis ersetzte das Brodeln in Rieker.

»Wenn es auf dieser Welt echte Gerechtigkeit gäbe, würden Menschen wie Sie gar nicht erst geboren«, sagte er. »Leute wie Sie gehören hinter Gitter, Brois. Sie wissen genau, dass ich Ihnen keine ›anonymen‹ E-Mails geschickt habe. Und was auch immer mit den Bremsen Ihres Wagens passiert ist, ich hab gewiss nichts damit zu tun. Denn *Sie* stecken dahinter. Sie und Ihre feinen Freunde. Und wissen Sie was, Brois? Ich werde *beweisen,* dass Sie dahinterstecken. Ich werde beweisen, dass Sie es waren, der

Beweise gefälscht hat, nicht ich. Und ich werde alles in meiner Macht Stehende tun, um Sie wieder dorthin zu bringen, wo Sie hingehören: ins Gefängnis. Entschuldigen Sie bitte, wenn ich jetzt gehe, Brois, Sie sind eine Beleidigung für meine Augen.«

Rieker ging.

123

Rieker hatte das Treppenhaus fast erreicht, als sich die Tür des Lifts daneben öffnete und eine vertraute Gestalt in den Flur trat, eine überaus attraktive Frau Anfang dreißig.

Er blieb stehen. »Erstaunlich, dass wir uns ausgerechnet hier begegnen, Frau Alberts.«

»Guten Tag«, sagte sie mit einem flüchtigen Lächeln und ging an ihm vorbei.

Er sah ihr nach, wie sie durch den Flur ging und das Besucherzimmer betrat, in dem er Brois zurückgelassen hatte. Das war interessant, fand er. Oskar Brois und Carolin Alberts?

Draußen versteckte sich die Sonne hinter dichten grauen Wolken. Auf halbem Weg zum Fahrradstand blieb Rieker stehen, wich beiseite, um kein Hindernis für Fußgänger zu sein, und überlegte. Es konnte ein Zufall sein – vielleicht wurde ein Freund oder Angehöriger von Carolin Alberts im Klinikum behandelt. Oder es war eine Verabredung. Wenn es eine Verbindung zwischen Brois und der Inhaberin von Harmony gab … Das würde ein neues Licht auf die jüngsten Entwicklungen werfen.

Erste dicke Regentropfen klatschten auf Asphalt, Autodächer und Köpfe von Passanten. Rieker wich unter eine Markise zurück und behielt den Eingang des Klinikums im Auge. Eine Viertelstunde verging. Menschen betraten das UKE oder verließen es, doch Oskar Brois und Carolin Alberts waren nicht darunter.

Einige Minuten lang goss es in Strömen, ein heftiger Sturzbach, der den Staub aus der Luft wusch und große Pfützen schuf.

Dann ließ der Regen so plötzlich nach, wie er gekommen war, es entstanden Lücken zwischen den Wolken, die Sonne zeigte sich wieder.

Ein Paar kam aus dem Klinikum und erregte sofort einen gewissen Aufruhr. Wie aus dem Nichts waren Fotografen zur Stelle und machten Aufnahmen. Fußgänger blieben stehen, einige von ihnen baten den Mann um ein Autogramm.

Brois, Kandidat des Bunds für Deutschland bei der bevorstehenden Bürgerschaftswahl, zeigte sein berühmtes Lächeln für Dutzende von Handykameras. Die Frau an seiner Seite hielt sich zurück, obwohl sie nicht über einen Mangel an Aufmerksamkeit klagen konnte; viele der Kameras richteten sich auch auf sie, auf Carolin Alberts, auf die Frau, die der Welt Sleepless gegeben hatte.

Nach weiteren Autogrammen und einem kurzen Interview gingen sie zum Parkplatz und stiegen in die große Limousine mit den getönten Scheiben, an die sich Rieker erinnerte – mit ihr war Daniela zu ihm gekommen, bei ihrer letzten Begegnung. Brois' Wagen.

Also kein Zufall. Es gab tatsächlich eine Verbindung zwischen Brois und Carolin Alberts. Vielleicht waren sie ein Paar. Woraus sich einige neue Fragen ergaben, und eine von ihnen lautete: Was machte das aus Noah Gunnason, Carolins Kompagnon und bisherigem Partner?

Die Limousine rollte vom Parkplatz und verschwand im dichten Verkehr.

Rieker nahm sein Rad und machte sich auf den Weg nach Hamburg-Neustadt. Er wollte einige Sachen aus seiner Wohnung holen und anschließend zum Bruno-Georges-Platz zurückkehren, um mit Lilys Computer sowohl die Recherchen als auch die Arbeit am immer umfangreicher werdenden Sleepless-Bericht fortzusetzen.

Als Rieker das vierstöckige Wohnhaus mit seinem kleinen Zwei-Zimmer-Apartment erreichte, bemerkte er ein großes Motorrad, eine sündhaft teure Boss Hoss, darauf jemand wie ein Berg, der menschliche Gestalt angenommen hatte.

Rieker stellte sein Rad ab und trat zu dem Motorradfahrer, dessen Jacke den Schriftzug »Rocketeers« trug. »Hallo, Billyboy! Bist früh unterwegs.«

Der menschliche Berg auf der Maschine öffnete die halb geschlossenen Augen. »Ich wart schon seit 'ner halben Stunde, Mann. Hab Ihnen 'ne Nachricht geschickt.«

»Bin unterwegs gewesen. Was liegt an, Billyboy?«

»Die Sache mit den Bremsen, Mann.«

»Welche Bremsen?«

»Die des Lackaffen, Mann. B wie Brois. Interessiert?«

Und wie!, dachte Rieker. Er nickte langsam. »Ich denke schon.«

»Eine Hand wäscht die andere, nicht wahr?«, brummte Luetken. »Ich tu Ihnen 'nen Gefallen und Sie mir, richtig?«

»So funktioniert das normalerweise«, bestätigte Rieker.

»Normalerweise? So funktioniert das bei uns beiden. Ich hab was gut bei Ihnen, Mann. Also, die Bremsen …«

»Ja?«

»Hab gehört, dass man Sie deswegen vom Dienst suspendiert hat. Weil Sie angeblich an den Bremsen von Mister B herumgefummelt haben.«

»Was natürlich nicht stimmt. Polizisten machen so was nicht.«

»Ich weiß, wer's getan hat«, sagte Billyboy Luetken.

124 CAROLIN ALBERTS

Er sah müde aus, der Kommissar. Gesicht, Augen und Bewegungen verrieten einen Menschen, der schlafen musste und nicht genug Schlaf bekam. Er blieb im Flur stehen, überrascht davon, sie im Klinikum zu sehen, und sagte: »Erstaunlich, dass wir uns ausgerechnet hier begegnen, Frau Alberts.«

Er stellte keine Gefahr mehr da. Kommissar Alexander Rieker von der Mordkommission war vom Dienst suspendiert, ohne Befugnisse, ohne die Möglichkeit, seine Ermittlungen fortzusetzen.

Carolin schenkte ihm ein kurzes, knappes Lächeln. »Guten Tag!«

Sie blickte nicht zurück, als sie weiterging, erreichte kurz darauf das Besucherzimmer und trat ein.

Oskar stand am Tisch und breitete die Arme aus. »Komm zu mir«, sagte er erfreut, und Carolin ließ sich von ihm umarmen. »Eine Nacht bist du nicht bei mir, und schon komme ich um vor Verlangen«, flüsterte er ihr ins Ohr.

»Solltest du nicht traurig sein?«, fragte Carolin mit samtweicher Stimme und löste sich aus der Umarmung. »Oder wenigstens niedergeschlagen?«

Oskar Brois nickte. »Das bin ich auch. Es tut mir ehrlich leid wegen Daniela. Sie stirbt viel zu früh.«

»Hat sie keine Chance mehr?«

»Nein. Die Ärzte geben ihr noch einige Stunden, mehr nicht.«

»Du solltest zu ihr gehen und an ihrer Seite sein, wenn sie noch einmal erwacht.«

»Sie wird mich nicht erkennen, wenn sie noch einmal die Augen öffnet«, entgegnete Oskar. »Und du? Mit wem hast du die Nacht verbracht?«

»Mit unseren neuen KI-Spezialisten, die sich um die neurologischen Simulationsprogramme kümmern, und mehreren Biochemikern«, antwortete Carolin. »Wir sind dabei, die Formel für Sleepless zu verbessern.«

»Rieker war hier«, sagte Oskar. »Der Kommissar.«

»Ich bin ihm im Flur begegnet.«

»Er gibt Sleepless die Schuld an Danielas Schlaganfall.«

»Das ist Unsinn«, erwiderte Carolin sofort. »Wie auch seine anderen Behauptungen. Er ist voreingenommen und verbohrt.«

»Oh, das weiß ich aus eigener Erfahrung.« Oskar klopfte sich auf die Brust. »Ich habe seine Worte. Er war unvorsichtig.« Er nahm das Handy vom Tisch. »Dumm ist er nicht. Er hat damit gerechnet, dass ich ihn provoziere und alles aufzeichne. Mein Handy war tatsächlich ausgeschaltet.«

Er schaltete es ein, und wenige Sekunden später wies mehrmaliges Piepen auf eingetroffene Nachrichten hin. Carolin überlegte, von wem sie stammten. Vermutlich von seinen einflussreichen Freunden.

»Du hast ihn erwartet?«, fragte sie.

»Mehr oder weniger. Das Glück hat ein wenig nachgeholfen, aber wie heißt es so schön? Das Glück ist auf der Seite der Tüchtigen. Ich habe dafür gesorgt, dass er ein paar dringende Mitteilungen erhielt. Früher oder später würde er hierherkommen, dass wusste ich.« Oskar Brois hob erneut die Hand zur Brust, löste einen Knopf und öffnete das Hemd. Zum Vorschein kam ein winziges Mikrofon, nicht größer als ein Stecknadelkopf. »Ich hab alles aufgenommen, jedes einzelne Wort.«

»Rieker ist bereits kaltgestellt. Er kann nichts mehr gegen uns unternehmen.«

»Vom Dienst suspendiert bedeutet nicht aus dem Dienst entlassen. Wir haben seine Stimme und seine Worte. Fehlende Silben können wir mit einem Sprachsynthesizer nachbilden. Ich lasse ihn sagen, was ich will.« Oskar lächelte zufrieden. »Ich gebe ihm den Rest.«

Carolin nahm zur Kenntnis, dass er »ich« sagte, nicht »wir«.

Oskar ging zur Tür. »Ich sehe noch einmal nach Danny und bin gleich wieder da.«

»Willst du nicht hierbleiben?«

»Nein, und das ist nicht herzlos«, behauptete Oskar Brois. »Selbst wenn sie noch einmal erwacht, sie erkennt niemanden, hat der Arzt gesagt. Ob ich an ihrem Bett sitze oder nicht, sie stirbt ohne einen letzten wissenden Blick in die Welt um sie herum.«

Draußen warteten Reporter und Journalisten. Oskar gab ein Interview und Autogramme, und schließlich gingen sie zum Parkplatz.

»Das ist erst der Anfang«, sagte Carolin, als sie im Wagen saßen. »In einigen Tagen wirst du Bürgermeister dieser Stadt sein, und dann geht es richtig los.«

Oskar fädelte sich in den Verkehr ein. »Noch haben wir nicht gewonnen.«

Diesmal sprach er von »wir«, stellte Carolin fest und sagte: »In den Umfragen liegt der BfD weit vorn.«

»Wenn ich gewinne, verdanke ich das auch dir und deinen großzügigen Wahlkampfspenden.«

Ja, dachte Carolin. Vergiss das nicht.

Ihr Handy summte und vibrierte. Sie holte es hervor und sah aufs Display. Eine Nachricht war eingetroffen, vom Institut. Sie lautete:

Bedauerlicherweise müssen wir Ihnen mitteilen,
dass Noah Gunnason unser Institut in der vergangenen
Nacht verlassen hat.

Bitte setzen Sie sich so bald wie möglich mit uns in Verbindung.
MfG, Dr. Lorenz

Carolin sah vom Handy auf. »Noah ist weg.«

Oskar blickte sie kurz von der Seite her an. »Und das ist … wie schlimm?«

»Keine Ahnung. Wer weiß, was er anstellt. Wir müssen ihn finden.«

»Wo könnte er sein?«

Carolin überlegte schnell. »Er hat das Institut in der vergangenen Nacht verlassen, und lange kann er nicht auf den Beinen bleiben, er muss schlafen. Vielleicht ist er zu Hause. Bitte fahr mich hin.«

Sie nannte die Adresse.

HEUTE

125 KONSTANTIN DIE AGENTUR

GENF

»Wir sind da«, sagte Ellen. »Ich habe dich nach Genf gebracht. Wann kriege ich das Geld?«

»Ich habe *dich* nach Genf gebracht«, widersprach Konstantin geduldig. »Du hast die ganze Zeit geschlafen.«

Sie befanden sich im direkt am See gelegenen Barton Park, der mit seinen etwa dreißig Riesenmammutbäumen und zahlreichen Tannen den Eindruck einer botanischen Kathedrale erweckte. Es war sehr warm, aber vom See wehte ein kühlender Wind. Konstantin sah auf die Uhr – es war elf Uhr morgens. Die richtige Zeit, fand er.

»Du wartest hier«, sagte er und wollte losgehen.

Ellen hielt ihn am Arm fest. »Willst du jetzt verschwinden, ohne mir die versprochenen fünfzigtausend zu geben?«

Konstantin legte seine Hand auf die ihre. »Du bekommst das Geld. Im Ernst, ich halte mein Wort. Aber zuerst brauche ich deine Hilfe dabei, einen Kontakt herzustellen. Ich möchte, dass du jemanden beschattest.«

Ellen schüttelte den Kopf. »Nein, nein, ich will mit diesem Geheimdienstkram nichts zu tun haben.«

»Ich bin nicht vom Geheimdienst.«

»Was auch immer. Gib mir mein Geld und Ende der Geschichte.«

»Und dann?«, fragte Konstantin. »Wie weit kommst du mit fünfzigtausend Euro? Das Geld reicht nicht ewig.«

»Oh, es wird eine ganze Weile reichen.« Ellen ließ seinen Arm los. »Bis der letzte Cent ausgegeben ist, hab ich bestimmt die eine oder andere Idee, wie es weitergehen kann. Ohne Mister John Smith aus New York und irgendwelchen Leuten, die ihm nach dem Leben trachten.«

Konstantin erkannte in ihrem Blick, dass sie noch immer nicht verstand, in welcher Situation sie sich befand. »Es tut mir leid, Ellen. Du steckst jetzt mit drin, ob es dir gefällt oder nicht. Ob du nach Italien zurückkehrst, nach Rom oder hier in Genf bleibst, es spielt keine Rolle. Die Leute, die es auf mich abgesehen haben, würden dich früher oder später finden und dir Fragen stellen, die mich betreffen, und wenn du ihnen nicht die Antworten geben kannst, die sie von dir erwarten, werden sie dir wehtun.«

Ellen sah ihn erschrocken an.

»Es könnte ziemlich schlimm für dich werden«, sagte Konstantin. »Deshalb solltest du bei mir bleiben. Wir helfen uns gegenseitig. Mit meinem Kontakt hier in Genf kann ich womöglich mehr über die Leute herausfinden, die hinter mir her sind, und dafür sorgen, dass sie keine Gefahr mehr darstellen, weder für dich noch für mich.«

»So mies sieht es für mich aus?« Ein älteres Paar, das einige Meter entfernt über den Weg schlenderte, sah in ihre Richtung. Ellen bemerkte es und senkte die Stimme. »Und dafür bietest du mir lumpige fünfzigtausend? Ich will mehr! Mein Leben ist mehr wert!«

»Wir werden sehen. Zuerst der Kontakt. Warte hier, ich bin gleich zurück.«

»O nein«, entschied sie, »ich komme mit.«

Ein gelber Fußgängerstreifen brachte sie auf die andere Seite der vierspurigen Rue de Lausanne, und dort angekommen, wandten sie sich nach links. Kurz darauf erreichten sie die Nummer 135, das Hotel Eden, ein fünfstöckiges Gebäude mit gelbbrauner Fassade, dem beeindruckenden Glaspalast des Campus Biotech direkt gegenüber gelegen.

»Was hast du vor?«, fragte Ellen. »Willst du ein Zimmer mieten?«

»Das wäre recht dumm.«

Als er das Hotel mit Ellen an seiner Seite betrat, hatte er plötzlich den Geruch von Feuer in der Nase. Im Foyer blieb er stehen und sah sich um.

Im Aufenthaltsbereich mit den Sesseln und der Couch sah er nur zwei Personen: einen jungen Mann, der mit Ohrhörern neben einer großen Topfpflanze saß und den Kopf im Takt der Musik bewegte, die nur er hörte, und eine ältere Frau, die zu viel Lippenstift aufgetragen hatte, ihr Handy ans Ohr gedrückt hielt und mit jemandem telefonierte, wobei sie versuchte, nicht zu laut zu sprechen.

Der junge Mann sah Ellen, und Interesse erschien in seinem Gesicht. Genau deshalb hatte Konstantin allein sein wollen: um unauffällig zu bleiben und zu verhindern, dass sich jemand an ihn oder Ellen erinnerte.

Ein lodernder Flammenmann war nirgends zu sehen.

Konstantin ging zur Rezeption. Ein Mann einige Jahre älter als er sah ihn fragend an.

»Wir möchten zu Nadeschka Saizewa«, sagte Konstantin freundlich. »Sie ist Gast bei Ihnen.«

»Einen Moment.« Der Rezeptionist sah in einer Liste nach. »Tut mir leid«, sagte er schließlich. »Eine Madame Saizewa ist nicht eingetragen.«

Konstantin runzelte die Stirn. »Sind Sie ganz sicher?«

Der Rezeptionist konsultierte die Liste ein zweites Mal. »Ja, Monsieur.«

»Oh, vielleicht ist sie ein bisschen spät dran«, meinte Konstantin. »Eigentlich wollte sie um diese Zeit schon hier sein. Darf ich eine Nachricht für sie hinterlassen? Damit sie weiß, wo sie mich erreichen kann?«

»Natürlich, Monsieur.«

Der Rezeptionist reichte ihm ein Blatt Papier, einen Umschlag und einen Kugelschreiber.

Damit ging Konstantin zu einem der freien Tische, setzte sich und schrieb.

»Ist sie dein Kontakt?«, fragte Ellen. »Diese Saizewa?«

»Ja.«

»Und du wolltest sie hier treffen?«

»Nein.«

Aus dem Augenwinkel sah Konstantin, dass der junge Mann mit den Ohrhörern Ellen beobachtete, die sich vorbeugte, um den Text zu lesen. Plötzlich fühlte er Hitze im Rücken, wie von einem nahen Feuer, und hörte ein leises Knistern.

Er faltete das Blatt Papier, schob es in den Umschlag und schloss ihn. Dann stand er auf und drehte sich um.

Er spürte noch immer die Hitze, nicht mehr im Rücken, sondern im Gesicht, die Wangen glühten, doch wenn in der Lobby des Hotels Eden etwas brannte, dann nur die Leidenschaft eines jungen Mannes, der Ellen überaus attraktiv fand.

»Was ist?«, fragte sie, als sich Konstantin nicht von der Stelle rührte.

Die Hitze wich aus seinem Gesicht. War sie ein Gefahrenzeichen, ein Warnhinweis darauf, dass sich etwas Bedrohliches in der Nähe befand? Die ältere Frau mit zu viel Lippenstift … Sie telefonierte noch immer in einer halblauten Stimme, die den Rest des Gesprächs erahnen ließ. Und der junge Mann neben der großen Topfpflanze hatte nur Augen für Ellen. Sie waren noch immer die einzigen Personen im Aufenthaltsbereich des Foyers.

Konstantin kehrte zur Rezeption zurück. Der Mann dort nahm den Umschlag entgegen und legte ihn in ein Fach an der Rückwand.

»Das ist sehr freundlich, ich danke Ihnen«, sagte Konstantin.

»Nichts zu danken, Monsieur …?« Der Rezeptionist hob fragend die Brauen.

»Ich wünsche Ihnen noch einen schönen Tag.«

Konstantin verließ das Hotel zusammen mit Ellen, zur großen Enttäuschung des jungen Mannes mit den Ohrhörern.

Draußen verschwand der Brandgeruch aus Konstantins Nase. Er atmete tief durch.

»Was sollte das?«, fragte Ellen. »Wenn Saizewa nicht in diesem Hotel wohnt und du auch nicht mit ihr dort verabredet warst … Wieso hast du ihr dann eine Nachricht geschrieben?«

»Weil du sie anrufen und ihr erklären wirst, dass im Hotel Eden eine Mitteilung auf sie wartet.«

126

Das Telefonieren war gar nicht so einfach. Ellens Handy durften sie nicht benutzen, und es gab keine öffentlichen Telefonzellen mehr. Einige Straßen entfernt fanden sie eine Mischung aus Bistro und Internetladen, mit gemütlichen Sesseln, mehreren Essecken und separaten Gästenischen, jede einzelne von ihnen ausgestattet mit einem PC, der es erlaubte, Telefongespräche übers Internet zu führen.

Konstantin bestellte zwei Latte macchiato und drei große Schokoladencroissants, eines für Ellen und zwei für sich; er hatte schon wieder Heißhunger.

Die Kellnerin brachte Gläser und Teller in ihre Nische und bekam Geld aus Ellens Portemonnaie. Als sie gegangen war, verschlang Konstantin eines seiner beiden Croissants, trank den halben Latte macchiato, nahm einen Zettel von dem Block neben dem Computer und schrieb Nadeschkas Handynummer auf.

»Ruf diese Nummer an.« Er deutete auf den Kopfhörer mit dem Mikrofon.

Ellen trank einen Schluck von ihrem Macchiato und musterte ihn über das Glas hinweg. »Warum rufst du sie nicht selbst an?«

»Weil Nadeschka Saizewa noch nichts von mir erfahren soll.«

»Noch mehr von dem Geheimdienstkram?«

»Noch mehr Vorsicht.«

»Erklär's mir«, verlangte Ellen. »Ich will wissen, was los ist.«

Konstantin seufzte und zwang sich zu Geduld. »Du rufst Nadeschka Saizewa an und sagst ihr, dass im Hotel Eden an der Rue de Lausanne 135 eine Nachricht für sie hinterlegt worden ist. Sie wird der Mitteilung entnehmen, dass ich sie geschrieben habe, und der Rezeptionist wird mich beschreiben, was ihr als Bestätigung meiner Identität genügen sollte. Sie wird sich auf den Weg zum Café ›Superb‹ machen, das etwa dreißig Gehminuten vom Hotel entfernt ist. Vielleicht erinnerst du dich daran: Vor ungefähr einer Stunde sind wir an dem Café vorbeigefahren.«

Ellen erinnerte sich nicht und schüttelte den Kopf.

»Sie wird zu Fuß gehen, weil ich sie in meiner Nachricht darum gebeten habe«, fuhr Konstantin fort. »Und ich werde sie dabei beobachten.«

»Ich dachte, du willst mit ihr reden?«, sagte Ellen verwundert.

»Nicht sofort. Erst möchte ich sicher sein, dass sie wirklich allein ist, dass sie niemanden bei sich hat. Während ich ihr folge, nimmst du deinen Wagen, fährst voraus zum ›Superb‹ und wartest dort auf uns.«

»Ich kenne den Weg nicht«, wandte Ellen ein. Ihrem Gesichtsausdruck war zu entnehmen, dass ihr die Sache immer weniger gefiel.

Konstantin deutete auf den Computer. »Du kannst die Adresse googeln und dir die beste Strecke auf Google Maps ansehen. Also, nachdem du angerufen hast, nimmst du deinen Wagen, fährst zum ›Superb‹ und wartest dort. Sieh dich unauffällig um. Wenn ich dort eintreffe, möchte ich von dir wissen, ob dir irgendwas Verdächtiges aufgefallen ist.«

»Du traust ihr nicht, dieser Saizewa«, stellte Ellen fest, »hab ich recht? Die Nachricht im Hotel, die Beschatterei und Beobachterei … Du traust ihr nicht und willst sicher sein, dass sie dir keine Falle stellt.«

»Es ist immer besser, vorsichtig zu sein«, sagte Konstantin. »Hast du alles verstanden?«

»Ich könnte einfach wegfahren«, drohte Ellen.

»Ohne deine fünfzigtausend Euro?«

Sie sah ihn misstrauisch an. »Du könntest diesen Laden verlassen und für immer verschwinden.«

Konstantin nickte. »Na klar. Das hier ist ein großer, ausgeklügelter Plan mit dem Ziel, dich loszuwerden.«

Ellen blieb argwöhnisch. »Du könntest mich sitzen lassen. Damit würdest du fünfzigtausend Euro sparen.«

»Wie wär's mit ein bisschen Vertrauen?«, schlug Konstantin vor.

»So viel, wie du in diese Saizewa setzt, die du für fähig hältst, dich in eine Falle zu locken?«

Konstantin stand auf. »Es wird alles gut, Ellen. Ich verlasse mich auf dich. Warte zehn Minuten, bevor du anrufst. Das gibt mir Zeit genug, zum Hotel zurückzukehren und dort in Stellung zu gehen. Alles klar?«

Ellen sah ihn stumm an.

»Bis gleich«, sagte Konstantin und ging.

127

Konstantin wartete im Barton Park, auf einer Sitzbank, von der aus er den Eingang des Hotels Eden auf der anderen Seite der Rue de Lausanne beobachten konnte. Als eine Viertelstunde verstrichen war, ohne dass etwas geschah, befürchtete er schon, dass sein Plan nicht aufging. Keine der Personen, die das Hotel betreten oder verlassen hatten, wies die geringste Ähnlichkeit mit Nadeschka Saizewa auf.

Er überlegte, ob er seinen Beobachtungsposten verlassen und zum Bistro zurückkehren sollte, als sich von Süden, vom angrenzenden Park Moynier, eine mittelgroße Frau näherte. Sie hatte kastanienbraunes Haar, trug eine zitronengelbe Hose und eine weiße Bluse. Mehrmals blieb sie am Rand des Weges durch den Park stehen, das Gesicht in der Sonne, und blickte zum See.

Nadeschka hatte nichts von ihrem Geschick verloren. Sie wirkte wie eine gewöhnliche Spaziergängerin, und wer die Zeichen nicht zu deuten wusste, konnte kaum erkennen, dass ihr Interesse nicht dem See galt, sondern den anderen Personen im

Park. Nadeschka wusste noch nicht, von wem die Nachricht im Hotel stammte, darum wollte sie sich absichern und hielt nach Verdächtigem Ausschau.

Konstantin stand auf, ging langsam in Richtung eines nahen, von Bäumen umgebenen zweistöckigen Gebäudes, das zum Genfer Hochschulinstitut für internationale Studien und Entwicklung gehörte. Der Frau mit dem kastanienbraunen Haar wandte er dabei den Rücken zu. Nadeschka hatte ihn jahrelang nicht gesehen und erwartete gewiss nicht, ihm hier zu begegnen, aber er wollte nicht riskieren, vorzeitig erkannt zu werden.

Hinter einem der Bäume blieb er stehen und gab vor, nach dem warmen Sonnenschein auf der Sitzbank den Schatten zu genießen. Für Nadeschka war er halb verborgen. Sie ging zur Straße, sah dort nach rechts und links, nachdem sie noch einmal einen Blick über die Schulter geworfen hatte, wartete eine Verkehrslücke ab und eilte zur anderen Seite. Wenige Sekunden später trat sie durch die Tür des Hotels Eden.

Konstantin verließ den Schatten des Baums, schritt etwas näher zur Rue de Lausanne und wartete hinter einem Busch, dessen Blüten er zu bewundern schien. Niemand sonst betrat das Hotel. Rechts und links der Straße standen keine Autos. Hier herrschte Parkverbot, was einer der Gründe war, warum Konstantin gerade dieses Hotel gewählt hatte.

Er beobachtete die vorbeifahrenden Wagen, und ihm fiel nichts auf.

Nadeschka verließ das Hotel mit dem Umschlag in der Hand, und Konstantin wich etwas weiter hinter den Busch zurück. Neben dem Eingang blieb sie stehen, und durch die Lücken zwischen den Zweigen und Blättern des Busches behielt Konstantin sie im Auge.

Sie holte nicht ihr Handy hervor, um zu telefonieren, sie gab auch niemandem ein Zeichen. Ein oder zwei Minuten lang stand sie da, und ihr Blick glitt von einer Seite zur anderen, auf der Suche nach einem vertrauten Gesicht.

Dann ging sie los.

Konstantin folgte ihr in großem Abstand. Er kannte ihr Ziel und musste sich keine Sorgen machen, wenn er sie kurzfristig zwischen den anderen Fußgängern verlor. Seine Aufmerksamkeit galt nicht ihr selbst, sondern vielmehr ihrer Umgebung. Er versuchte auszumachen, ob da irgendwo in ihrer Nähe jemand war, der sich den Anschein eines harmlosen Spaziergängers gab, in Wirklichkeit aber nach jemandem suchte, der Nadeschka folgte. Und er achtete darauf, dass er nicht selbst einen Schatten hatte, dass er, der Verfolger, nicht auch verfolgt wurde.

Zehn Minuten vergingen, dann zwanzig. Sie entfernten sich vom See, es wurde wärmer, der kühlende Wind fehlte. Nadeschka schien tatsächlich allein unterwegs zu sein und keine Helfer zu haben, die sich im Hintergrund hielten.

Fünfundzwanzig Minuten. Es war nicht mehr weit bis zum Café »Superb«, das an einem kleinen Platz im Westen der Stadt lag.

Hinter der nächsten Ecke geriet Nadeschka erneut außer Sicht. Konstantin überquerte die Straße und vermied es, schneller zu gehen. Bevor er die Ecke erreichte, benutzte er ein Schaufenster als Spiegel und vergewisserte sich noch einmal, dass sich ihm niemand an die Fersen geheftet hatte.

Wenige Sekunden später erreichte er die Seitenstraße, die zum Platz mit dem Café führte. Nadeschka blieb diesmal verschwunden. Konstantin ging weiter, einen ruhigen Schritt nach dem anderen, auf der Suche nach einer zitronengelben Hose.

»Hallo, Robert!«, erklang eine Stimme hinter ihm.

Es verbanden sich keine angenehmen Erinnerungen mit dem letzten Mal, als jemand seinen echten Vornamen genannt hatte – kurz darauf war eine Kugel in seine Brust gehämmert worden.

Konstantin blieb vor einer kleinen Boutique stehen. Das Schaufenster zeigte ihm das Spiegelbild der Person hinter ihm.

»Hallo, Nadeschka«, sagte er, ohne sich umzudrehen. »Ich bin nicht mehr Robert. Das ist lange her.«

»Du siehst fast genauso aus wie damals«, behauptete Nadeschka, und Konstantin sah ihr Spiegelbild lächeln. »Aber offenbar steckst du voller Misstrauen. Du misstraust sogar mir. Wer hat mich angerufen? Deine Freundin?«

»Eine junge Frau, der ich geholfen habe und die mir hilft.« Er deutete zum nahen Platz. »Sie wartet dort drüben auf uns.«

128

Sie saßen an einem kleinen runden Tisch, nicht weit von der offenen Tür des »Superb«, tranken Kaffee und aßen Zimtkekse, die Ellen bestellt hatte. Die beiden Frauen kamen sofort wunderbar miteinander zurecht. Sie hätten unterschiedlicher kaum sein können, aber es schien eine geheime gemeinsame Frequenz zu geben, auf der sie sich verständigten, ohne dass Konstantin etwas davon mitbekam.

»Warum die Heimlichtuerei?«, wandte sich Nadeschka schließlich an ihn. »Warum ein konspiratives Treffen dieser Art?«

»Weißt du es nicht?«

»Bist du immer noch misstrauisch?«, erwiderte sie fast traurig. »Nein, ich weiß es nicht. Was vielleicht daran liegt, dass ich in letzter Zeit bezüglich dir keine Nachforschungen angestellt habe.«

»Es gibt da ein paar üble Leute, die hinter ihm her sind«, verkündete Ellen, einen weiteren Keks in der Hand, von dem sie gerade hatte abbeißen wollen. »Und auch hinter mir, weil ich ihm geholfen habe. Und er war tot und ist wieder zum Leben erwacht. Erstaunlich genug, meiner bescheidenen Meinung nach.«

Nadeschka wandte sich an Konstantin. »Wie wär's, wenn du mir alles erklärst? Wer hat es auf dich abgesehen? Warum bist du hier? Was erwartest du von mir?«

»Jetzt bin ich gespannt.« Ellen lehnte sich zurück. »Vielleicht sollte ich mir Popcorn bestellen.« Sie schob sich den Keks in den Mund.

Konstantin berichtete von den Ereignissen in Süditalien,

Marseille und Rom, ohne zu sehr in die Details zu gehen. Nadeschka wusste genug, um die Lücken in seinen Schilderungen füllen zu können. Die blutigen Einzelheiten blieben Ellen erspart, aber den Rest fand sie erschreckend genug. Sie hörte mit großen Augen und offenem Mund zu und vergaß die Kekse auf dem Tisch und das Popcorn in ihrer Fantasie.

»Ich wollte mehr erfahren und habe mich erneut mit der Agentur in Verbindung gesetzt«, sagte Konstantin. »Woraufhin die versucht hat, mich zu lokalisieren. Ich hielt es für besser, den Standort zu wechseln, aber das war nicht unbedingt eine gute Idee.« Er schilderte die Kontrolle durch die Carabinieri, bei der man angeblich Kokain in seinem Mietwagen entdeckt hatte, und erzählte von der anschließenden Begegnung mit Cordero, der sich als Verbündeter von Riccardo Mancini aus dem italienischen Innenministerium herausgestellt hatte.

»Wie hast du überlebt?«, fragte Nadeschka, nachdem Konstantin auch von der bösen Überraschung bei Sergio Enrico Cordero berichtet hatte.

»O ja, das wüsste ich auch gern«, fügte Ellen hinzu.

»Ich weiß es nicht«, antwortete Konstantin. »Offenbar habe ich großes Glück gehabt.«

Aber Glück erklärte nicht, warum er im Fluss nicht ertrunken war. Niemand konnte so lange den Atem anhalten, und er erinnerte sich nicht daran, ihn überhaupt angehalten zu haben. Kein normaler Mensch – nicht einmal jemand, der einen eigentlich tödlichen Schuss überlebt hatte – konnte so lange ohne Sauerstoff auskommen und anschließend wieder atmen.

»Und dann die Sache mit den beiden Typen, die mich am Ufer des Tiber bedrängt haben.« Ellen sah ihn forschend an, während sie sprach. »Er hat sie einfach so fertiggemacht.« Sie schnippte mit den Fingern. »Dabei war er schwer verwundet. Ich meine, er hatte ein *Loch* in der Brust!«

»Bemerkenswert«, kommentierte Nadeschka und musterte Konstantin nachdenklich.

Sie hatte sich verändert, fand er, und nicht unbedingt zum

Nachteil. Die letzten Kanten der Jugend waren abgeschliffen, sie war ruhiger, reifer und noch klüger, ohne ihren Reiz von damals verloren zu haben.

Vielleicht ahnte sie, was ihm durch den Kopf ging, denn ihre Lippen formten ein sanftes Lächeln.

Konstantin räusperte sich. »Ich weiß nicht, ob die Agentur für die Sache mit den Carabinieri verantwortlich ist. Wahrscheinlich nicht, aber der Lokalisierungsversuch bedeutet, dass sie ihre Neutralität verloren hat.«

Nadeschka schüttelte den Kopf. »Es fällt mir schwer, das zu glauben.«

»Die Agentur hat ihre Prinzipien der Nichteinmischung und Unparteilichkeit in genau dem Augenblick über Bord geworfen, als ich Informationen über die Mitglieder von Zeta angefordert habe«, betonte Konstantin. »Das kann wohl kaum Zufall sein. Ich fürchte, Zeta hat die Agentur unterwandert oder bereits übernommen.«

Nadeschka schüttelte erneut den Kopf, mit noch etwas mehr Nachdruck. »Davon weiß ich nichts.«

»Bist du ganz sicher?«, fragte Konstantin, und seine Botschaft lautete: Überleg es dir gut, jetzt hast du noch Gelegenheit, die Wahrheit zu sagen.

»Robert … Konstantin«, sagte sie. »Ich bin mir *ganz* sicher, ja. Ich weiß nichts von irgendeiner Unterwanderung oder Übernahme. Soweit ich es beurteilen kann, hat sich an der Arbeit der Agentur nichts geändert.«

Wie gut hatte Nadeschka zu lügen gelernt? Sie war schon damals eine nahezu perfekte Schauspielerin gewesen, was sie nicht zuletzt der Ausbildung beim SWR verdankte, und inzwischen hatte sie genug Zeit gehabt, ihre Masken noch weiter zu verbessern.

Ellen genügte ein Blick in ihre Augen. »Ich glaube ihr«, sagte sie mit Bestimmtheit.

Konstantin nickte, obwohl sich ein Misstrauen noch nicht ganz gelegt hatte. »Es spielt sich vor allem hinter den Kulissen ab«, erklärte er. »Eine internationale Konspiration, angeführt von großen grauen Eminenzen aus Politik, Wirtschaft und Organisierter Kriminalität. Überall weiten sie ihren Einfluss aus, offenbar auch in der Agentur.«

»Verschwörungstheorien …«, meinte Nadeschka.

»Ich wäre um ein Haar erschossen worden«, sagte Konstantin. »Das ist mehr Praxis als Theorie. Um am Leben zu bleiben, brauche ich mehr Informationen.«

»Die ich dir beschaffen soll«, kam ihm Nadeschka zuvor.

»Vielleicht interessiert es dich, ob du noch immer für die Leute arbeitest, für die du zu arbeiten glaubst. Damals hast du die Neutralität der Agentur für sehr wichtig gehalten. Würde es dir gefallen, wenn jemand die Agentur in ein Werkzeug für eine bestimmte Gruppe verwandelt?«

»Nein, das würde mich nicht gerade begeistern«, gestand Nadeschka.

»Lass uns gemeinsam herausfinden, was dahintersteckt«, schlug Konstantin vor. »In den Datenbanken der Agentur dürften wir Antworten auf die meisten unserer Fragen finden.«

Ellen nahm den letzten Keks und stand auf. »Es wird ohnehin Zeit, dass wir gehen. Die Kekse sind alle.«

129

Die Genfer Filiale der Agentur befand sich in einem acht Stockwerke hohen Apartmenthaus nicht weit vom Flughafen. Ellen stellte ihren kleinen Fiat in einer Nebenstraße ab, den Rest des Weges gingen sie zu Fuß.

Vor dem Gebäude sah sich Konstantin um, ohne etwas Verdächtiges ausmachen zu können. Er hatte wieder einen leichten Brandgeruch in der Nase, wie von einem Streichholz, das jemand einige Meter entfernt entzündet hatte.

»Bringst du dich nicht in Schwierigkeiten, wenn du uns ins Büro mitnimmst?«, fragte er, als sie die Straße überquerten.

Nadeschka warf einen Blick auf ihre Uhr. »Um diese Zeit ist nur die junge Sara da, unsere Systemadministratorin. Sie sorgt dafür, dass die Computer so arbeiten, wie sie arbeiten sollen, ohne störende Einflüsse von außen.«

»Sie hält Eindringlinge fern?«

»Das gehört zu ihren Aufgaben«, erklärte Nadeschka auf dem Weg zum Eingang. Ein Paar kam ihnen entgegen, ein Mann in mittleren Jahren und eine jüngere Frau, in ein Gespräch vertieft. »Außerdem pflegt sie die Daten und gibt Aufträge weiter, um die wir uns nicht selbst kümmern können. Einen großen Teil erledigen unsere KI-Systeme. Inzwischen sind mehr als achtzig Prozent unserer Arbeit automatisiert.«

»Und was ist eure Arbeit?«, fragte Ellen neugierig. »Was macht ihr *genau,* meine ich?«

Nadeschka öffnete die gläserne Tür. »Wir beschaffen Informationen und verkaufen sie.«

»Ihr *verratet* Dinge.«

»Wenn du es so nennen willst.« Inzwischen duzten sich die beiden Frauen. Sie hatten schnell Freundschaft geschlossen.

»Und ihr lasst euch gut dafür bezahlen.«

»Kommt darauf an.« Sie erreichten den Lift, und Nadeschka drückte den Knopf.

»Bei euch ist nicht zufällig noch eine Stelle frei?«, fragte Ellen. Es sollte scherzhaft klingen, aber Konstantin spürte Hoffnung hinter den Worten.

»Mal sehen«, meinte Nadeschka. »Mal sehen.«

Im Aufzug, auf dem Weg nach oben in den achten Stock, schwiegen sie. Konstantin musterte Nadeschka und versuchte, einen Blick in ihre Augen zu erhaschen, auf der Suche nach einer sicheren, zuverlässigen Antwort auf die Frage, ob er ihr tatsächlich vertrauen durfte. Vielleicht lag es an den schlechten Erfahrungen der letzten Tage, dass er immer noch ein wenig skeptisch war.

»Es ist keine Falle«, sagte sie, weil sie seinen Blick natürlich bemerkte. »Du bist zu misstrauisch.«

»Ich bin noch am Leben, *weil* ich misstrauisch bin«, erwiderte er.

Die Tür des Aufzugs öffnete sich, und sie schritten über den dunkelgrauen Teppichboden des Flurs. Vor der letzten Tür holte Nadeschka eine Chipkarte hervor und hielt sie vor den Scanner über dem elektronischen Schloss. Es klickte, und die Tür sprang einen Spaltbreit auf.

Nadeschka drückte sie ganz auf und vollführte eine einladende Geste.

»Nach dir«, bat Konstantin.

Sie betraten das erste von insgesamt fünf Zimmern der Agenturfiliale, einen kleinen Raum, der als Garderobe und eine Art Orientierungspunkt für die verschiedenen Mitarbeiter diente. Ein sechzig Zoll großer Touchscreen an der Wand war in zahlreiche Bildschirmfenster voller Symbole und geöffneter Textdateien unterteilt. Für jene, die es traditioneller mochten, war daneben ein Nachrichtenbrett mit angepinnten Zetteln angebracht, auf denen kurze Mitteilungen und Hinweise standen.

Eine junge Frau erschien in der Tür des Flurs, der zu den vier Haupträumen führte: etwa zwanzig, mit krausem blondem Haar und einer Brille mit großen runden Gläsern, die Augen dahinter türkisblau.

»Oh, du bist's«, sagte sie zu Nadeschka, die Stimme ein wenig rau. »Wen hast du mitgebracht?«

»Zwei Kollegen aus Italien, Robert und Ellen.«

»Ich bin Sara, freut mich, euch kennenzulernen«, sagte die junge Frau auf Italienisch. Und zu Nadeschka: »Kommst du hier eine Weile allein zurecht? Bis die anderen eintrudeln, dauert es noch eine Stunde, und ich muss etwas Dringendes erledigen.« Sie wirkte ein wenig nervös und schien es eilig zu haben.

»Kein Problem«, entgegnete Nadeschka. »Ist hier alles unter Kontrolle?«

»Alles bestens, ja.« Sara öffnete die Eingangstür mit ihrer eigenen Chipkarte. »Bis später!«

Nadeschka wartete, bis sich die Tür wieder geschlossen hatte. »Umso besser«, sagte sie dann. »So haben wir die Computer und Datenbanken eine Stunde lang ganz für uns allein.«

130

Drei der vier anderen Zimmer waren Büros mit Schreibtischen und Workstations sowie Topfpflanzen auf den Fensterbänken. Im vierten Zimmer, dem Hauptraum, befand sich in der Mitte ein halbrunder Tisch mit drei Rollsesseln, mehreren Tastaturen und zwei Virtual-Reality-Sets, bestehend aus Brillen, Kopfhörern und Sensorhandschuhen. Vor dem Tisch erhob sich eine Wand aus acht großen Monitoren, die Grafiken, Datenkolonnen, eine Weltzeittabelle und in einzelnen Bildschirmfenstern Szenen aus verschiedenen Städten in allen Erdteilen zeigten.

»Donnerwetter!«, entfuhr es Ellen. »Ein Paradies für Zocker.«

Der Rollladen des Fensters war heruntergelassen. An der Decke direkt über dem Tisch brannte eine weiß-blaue Lampe.

»Gespielt wird hier nicht«, sagte Nadeschka, dann wandte sie sich an Konstantin: »Von hier aus haben wir Zugriff auf alle Datenbanken der Agentur.«

Er setzte sich. »Machen wir uns an die Arbeit.«

Nadeschka sank in den Sessel neben ihm und zog eine Tastatur heran. »Was möchtest du wissen?«

»Klären wir zunächst einmal die Sache mit meiner letzten Informationsanfrage und dem Versuch, mich zu lokalisieren.«

Nadeschka nickte, die Hände an der Tastatur. »Wie lautet die Bezeichnung deines Accounts?«

Konstantin nannte eine Kombination aus Buchstaben und Zahlen.

Tasten klickten. Auf dem Bildschirm direkt vor Nadeschka erschien ein neues Fenster und zeigte Namen: Jayden de Boer (Amsterdam), Benedikt Hoffmann (Frankfurt), Alexandra Meidrich (Berlin) und Natalia Domanski (Warschau). Es folgten die Initialen weiterer Namen, unter ihnen das Kürzel »C. A.«. Die Anfrage schloss mit den Worten: »Zeta: Zusammensetzung, Ziele, Pläne.«

Nadeschka deutete auf Datum und Uhrzeit. »Stimmt das alles?«

»Ja, das ist meine Anfrage.« Konstantin erinnerte sich. »Meine früheren Anfragen wurden innerhalb weniger Minuten beantwortet, aber diesmal erfolgte keine Reaktion. Ich habe gewartet, eine halbe Stunde lang, und dann bekam ich plötzlich die Warnmeldung, dass jemand versuchte, meine Internetverbindung zurückzuverfolgen.«

Wieder klickten Tasten unter Nadeschkas Fingern. Die Namen wichen einer kleinen Tabelle mit knappen Angaben, die für Konstantin unverständlich blieben.

»Das hier ist das Auftragslog«, sagte sie. »Deine Anfrage hat keinen operativen Status bekommen.«

»Wer hat sie wo empfangen und entschieden, sie zu blockieren?«, fragte Konstantin. »Und wer wollte mich ausfindig machen?«

»Das sind VR-Sets, nicht wahr?« Ellen deutete auf die Brillen und Kopfhörer.

»Ja«, bestätigte Nadeschka.

»Kann ich eins ausprobieren?«

»Warum nicht? Wir haben ein Demo-Programm, eine Achterbahnfahrt. Interessiert?«

Ellen war sofort begeistert. »Ja!«

Nadeschka wandte sich einer anderen Tastatur zu. Auf dem Bildschirm ganz links erschien ein Rollercoaster, eine komplexe Achterbahn mit zahlreichen steilen Auf- und Abfahrten, Loopings und Spiralen. »Du solltest dich besser setzen, bevor du das Set aufsetzt. Sonst würdest du das Gleichgewicht verlieren und könntest fallen.«

Ellen sank in den noch freien Rollsessel, und wenige Sekunden später trug sie die VR-Brille, den Kopfhörer und die Handschuhe mit den Bewegungssensoren. »Es kann losgehen.«

Nadeschka startete das Programm, und auf dem Bildschirm war zu sehen, wie sich die Wagen der Achterbahn in Bewegung setzten.

Sie beugte sich zu Konstantin. »Deine neue Freundin?«

»Hast du mich schon mal gefragt«, sagte er und sprach ebenfalls leiser, obwohl er es für unwahrscheinlich hielt, dass Ellen ihn mit dem Kopfhörer an den Ohren und den Geräuschen der Achterbahn hören konnte. »Jemand in Not, dem ich geholfen habe.«

»Hast du mir erzählt, aber … seit wann hilfst du Menschen, die in Not sind?«

Er antwortete ihr nicht, sondern deutete auf den großen Monitor direkt vor ihr. »Wir haben über das Auftragslog gesprochen.«

Nadeschka betrachtete wieder den Eintrag. »Empfangen wurde deine Anfrage in Madrid, von jemandem mit dem Code Q4. Er oder sie hat sie nach Hamburg weitergeleitet, mit 99er-Status.«

»Was bedeutet das?«

»Die Hamburger Filiale der Agentur ist zuständig für Mitteleuropa«, erklärte Nadeschka. »Und Status 99 bedeutet ›interne Dringlichkeit‹.«

»Kannst du feststellen, woher der Versuch kam, mich zu lokalisieren?«

Nadeschkas Blick strich über die Bildschirme. »Dafür kommt eigentlich nur Hamburg infrage. Dort wurde deine Anfrage weiterverarbeitet. Das Log enthält keine zusätzlichen Einträge.«

»Könntest du nachforschen?«

»Das könnte ich, aber wäre das klug? Wenn ich mich bei der Filiale in Hamburg nach einer bestimmten Anfrage erkundige, die uns in Genf überhaupt nicht betrifft, dürfte man sich dort über unsere Neugier wundern.«

»Besser nicht in ein Wespennest stechen«, murmelte Konstantin. Hamburg, dachte er. »Ein gewisser Brois steht mit dieser Zeta-Sache in Verbindung. Vor zwei Jahren wurde er zum Ersten Bürgermeister von Hamburg gewählt, und in wenigen Monaten tritt er mit seiner Partei ›Bund für Deutschland‹ bei den Bundestagswahlen an. Er könnte der nächste Bundeskanzler werden, mit dem erklärten Ziel, ein Verbot von Sleepless zu verhindern.«

Im dritten Sessel neigte sich Ellen von einer Seite zur anderen und juchzte leise. Wie bei einer echten Achterbahnfahrt hob sie die Arme und ließ sie wieder sinken.

Nadeschka schüttelte den Kopf. »Ich weiß nicht, ob da ein Zusammenhang besteht.«

»Aber du weißt jetzt, dass die Agentur nicht mehr unabhängig und unparteiisch ist«, sagte Konstantin. »Jedenfalls nicht, wenn es um Zeta geht. Und um mich«, fügte er hinzu.

Nadeschka überlegte. »Das ist kein eindeutiger Beweis. Es könnte eine Fehlfunktion gewesen sein, ein Bedienungsfehler. Oder es steckt nur eine einzelne Person dahinter.«

»Oder die Agentur ist Teil der Konspiration namens Zeta.«

Konstantin hörte ein Klicken von der Eingangstür. Der Brandgeruch kehrte zurück.

»Sara, bist du das?«, fragte Nadeschka laut.

»Ja, ich bin's«, tönte die Antwort durch den Flur. »Es ging schneller, als ich dachte.«

Der Brandgeruch wurde stärker, wie von einem Feuer in unmittelbarer Nähe.

»Hast du eine Waffe?«, flüsterte Konstantin.

»Nein, natürlich nicht«, antwortete Nadeschka überrascht. »Hier brauchen wir so etwas nicht.«

Jemand erschien in der offenen Tür des Hauptzimmers, und es war nicht Sara.

»Hallo, Kosta«, sagte Marco Cutri, ältester und einziger noch lebender Sohn von Don Michele Cutri. »Die Stunde der Abrechnung ist gekommen.«

ZWEI JAHRE ZUVOR

131 ALEXANDER RIEKER
ICH BIN SO MÜDE

REPARATUREN, stand auf dem großen Schild über dem offenen Tor, vor dem Billyboy Luetken anhielt. Der korpulente Riese wuchtete sich von seiner nicht minder großen Maschine.

»Hier isses!«, verkündete er mit einer dröhnenden Stimme, die man noch zweihundert Meter entfernt hörte.

Rieker war ihm auf seinem Rad mit Müh und Not durch Hamburgs Verkehr gefolgt.

»Eine Reparaturwerkstatt?«, fragte er und lehnte das Rad an die Wand. Das kleine Gebäude wirkte wie eingezwängt zwischen einem Lagerhaus auf der linken und einer Spedition auf der rechten Seite.

Luetken stapfte durchs offene Tor. »Ich bin's, Kalle!«, donnerte er. »Haste mal 'n Bier?«

»Eins?«, fragte jemand aus der Grube unter einem alten orangefarbenen Ford.

»Eins für jede Hand, Mann!«

Ein schmächtiger Typ in einem fleckigen blauen Overall erschien und stieg die steile Grubentreppe hoch. Mit einem schmutzigen Tuch versuchte er, seine ölverschmierten Hände vom gröbsten Dreck zu befreien, und anschließend benutzte er dasselbe Tuch, um sich den Schweiß vom Gesicht zu wischen.

»Bin gleich wieder da.« Er verschwand in einem halb hinter Reifenstapeln verborgenen Nebenraum und kehrte kurz darauf mit zwei großen Bierflaschen zurück. Eine wollte er Rieker reichen.

»Nee«, brummte Luetken, »die sind beide für mich. Wir wollen doch nicht, dass er aufm Rückweg betrunken vom Rad fällt.«

Er lachte schallend.

»Der Typ ist 'n Kommissar«, fügte er hinzu. »Von der Polizei. Von der Mordkommission, um genau zu sein.«

»Oh. Ich bin unschuldig.« Kalle reichte Rieker die Hand zur Begrüßung.

Der warf einen kurzen Blick darauf und sagte: »Sorry, lieber nicht.«

Luetken öffnete die erste Flasche und nahm einen kräftigen, langen Schluck. Danach sagte er: »Ich hab da was läuten gehört, Kalle, und es war keine Glocke, Mann. Du bist bei dem Lackaffen gewesen und hast an seinem Wagen rumgewerkelt.«

»Bei welchem Lackaffen?«, fragte Kalle.

Luetken rülpste laut und herzhaft. »Mister B, Mann. Der uns von all den Plakaten anstarrt. Unser nächster Bürgermeister, wie's scheint. Du weißt genau, wen ich meine.«

»Brois.«

»Bingo!« Luetken trank erneut, leerte die erste Flasche und öffnete die zweite.

Riekers Blick wechselte zwischen den beiden Männern, der eine ein Berg, der andere im Vergleich dazu nicht mehr als ein kleiner Stein.

Billyboy »Krawallmacher« Luetken deutete auf den schmächtigen Burschen im schmutzigen Overall. »Das ist Kalle Wolff, Automechaniker. Repariert alles, der Junge. Darf sogar Hand anlegen an mein Moped.« Er lachte ohrenbetäubend. »Ist 'n guter Freund von mir.«

»Einen toller Freundschaftsdienst erweist du mir da«, jammerte Kalle. »Holst mir die Polizei ins Haus!«

»Ach was, derzeit kann Rieker niemanden verhaften. Er ist vom Dienst suspendiert, Kalle. Wegen dir.«

»Wegen mir?«, fragte der kleine Mann argwöhnisch.

»Und wegen Brois.«

Rieker räusperte sich demonstrativ. »Ich bin vom Dienst suspendiert, weil man mir zur Last legt, die Bremsen von Brois' Wagen manipuliert zu haben. Wissen Sie mehr darüber?«

»Und ob er mehr darüber weiß. Raus mit der Sprache, Kalle!«

Kalle Wolf warf dem aus der zweiten Flasche trinkenden Luetken einen finsteren Blick zu. »Ich hab da einen komischen Auftrag bekommen …«, begann er unsicher.

»Von Brois?«, fragte Rieker.

»Nein, nicht direkt von dem Lackaffen!«, donnerte Luetken. Er lehnte an der Wand, neben einem Werkzeugregal, in dem es klapperte, wenn er sprach. Für einen Moment fragte sich Rieker besorgt, ob die Wand dem enormen Druck standhalten konnte. »Von einem Mittelsmann. Wie hieß er noch? Benjamin Soundso.«

»Benjamin Dander«, sagte Kalle. »So hat er sich vorgestellt.« Er winkte mit dem schmutzigen Tuch. »Ich kann nichts dafür, ehrlich!«

»Wofür können Sie nichts?«, fragte Rieker.

»Ich mein, es ist doch nichts Schlimmes passiert, oder?«

»Abgesehen davon, dass ich vom Dienst suspendiert worden bin?«

»Ich sollte die Bremsen überprüfen und die Beläge wechseln«, sagte Kalle Wolff, während Luetken das zweite Bier trank und erneut rülpste. »›Warum kommen Sie nicht zu mir in die Werkstatt?‹, hab ich gefragt. Und dieser Dander hat geantwortet: ›Besonderer Service, besondere Bezahlung.‹ Hat mich ein bisschen gewundert, aber acht grüne Scheine sind nicht von der Hand zu weisen.«

»Achthundert Euro?«

»Plus Material natürlich. Bar auf die Kralle.«

»Ohne Rechnung, nehme ich an.«

»Sind Sie von der Mordkommission oder von der Steuerfahndung?«, fragte Kalle Wolff mit neuem Misstrauen. »Ich hab niemand umgebracht, so viel steht fest.«

»Na schön.« Rieker überlegte. »Sie haben also die Bremsbeläge gewechselt …«

»Eben nicht. Ich war mittendrin in der Arbeit, als Dander plötzlich kam und meinte, er hätte es sich anders überlegt und ich könnte Feierabend machen, sozusagen. Seltsame Sache.« Kalle zögerte. »Das Geld hab ich trotzdem gekriegt.«

Es wäre nie herausgekommen, dachte Rieker. Und wenn doch, wäre Kalle Wolff der Sündenbock gewesen. Brois hatte ein Alibi, ebenso alle anderen in seinem unmittelbaren Umfeld.

Benjamin Dander. Ein Unbekannter. Ein Mittelsmann, wie Billyboy Luetken gesagt hatte. Ein Niemand, schwer auffindbar. Warum hätte man auch nach ihm suchen sollen? Ohne den »Krawallmacher« hätte Rieker nie von ihm und Kalle Wolff erfahren. Was die Fingerabdrücke am Wagen betraf … Es war Brois sicher nicht schwergefallen, an entsprechende Musterexemplare zu gelangen. Man konnte sie digitalisieren und mit wenig Aufwand kopieren und platzieren. Die Kopie vom Original zu unterscheiden, erforderte gute Instrumente, entsprechende Kenntnisse, ein sehr aufmerksames Auge und auch einen leistungsfähigen Computer.

Lily, ich brauche dich, dachte Rieker.

Er atmete tief durch und fühlte sich einen wichtigen Schritt weiter.

»Na, hab ich Ihnen zu viel versprochen, Mann?« »Krawallmacher« Luetken stellte die leere zweite Flasche ins Werkzeugregal und stieß sich von der Wand ab, die erstaunlicherweise stehen blieb.

»Danke«, wandte sich Rieker an Kalle Wolff. »Und danke dafür, dass Sie zu einer offiziellen Aussage bereit sind. Das weiß ich sehr zu schätzen. Vielleicht bringe ich demnächst mein Fahrrad zu Ihnen zur Reparatur.«

»Offizielle Aussage?«, fragte der Automechaniker unsicher.

»Damit unser Freund der Kommissar vom Haken ist!«, donnerte Luetken so laut, dass die Werkzeuge im Regal erneut rasselten. »Damit er in den Dienst für Staat und Gesellschaft zurückkehren kann! Hab ich recht, Mann?«

»Hast du, Billyboy, hast du.«

Luetken stapfte zu dem Mann, der neben ihm wie ein ausgehungerter Zwerg wirkte, und legte eine große, breite Hand auf eine kleine, schmale Schulter. »Du wirst aussagen, Kalle, wenn eine Aussage nötig ist. Denn bestimmt willst du nicht, dass ich sauer auf dich bin.«

»Äh, nein«, bestätigte Kalle Wolff eingeschüchtert.

»Du wirst sogar schwören, dass du die Wahrheit sagst, wenn's nötig ist, hab ich recht?«

»Äh, ja.« Der Mechaniker schien den schmutzigen Lappen in seinen Händen auswringen zu wollen.

»Dann is ja alles klar, Kalle«, brummte Luetken. »Danke fürs Bier und bis zum nächsten Mal!«

Draußen schwang sich »Krawallmacher« Luetken auf seine Maschine und wirkte sehr zufrieden mit sich und der Welt.

Rieker nickte ihm zu. »Du hast was gut bei mir, Billyboy.«

Der dicke Riese auf der Boss Hoss nickte ebenfalls. »Sie sind wie ein Konto, Mann. Ich hab gerade eine Einzahlung bei Ihnen vorgenommen. Irgendwann heb ich die Moneten wieder ab, mit Zinsen.«

Er startete den Motor, der wie eine Urgewalt grollte, winkte und brauste davon.

Riekers Handy klingelte und vibrierte. Er holte es hervor, sah den Namen des Anrufers auf dem Display, verzog das Gesicht und drückte die grüne Taste.

»Zu mir, Rieker!«, sagte Kowalski. »Sofort. Und damit meine ich *sofort!*«

132

Man erwartete ihn bereits, als er das Polizeipräsidium am Bruno-Georges-Platz betrat. Eine junge Beamtin führte Rieker nicht zum Büro des Leiters der Mordkommission, sondern zu einem Besprechungszimmer im zweiten Stock. Von den Flurfenstern aus konnte man über die Straße hinwegsehen, zu dem Gebäude mit Lilys Wohnung.

»Wissen Sie, was los ist?«, fragte Rieker die Beamtin. »Eine kleine Vorwarnung könnte vielleicht nicht schaden.«

Die junge Frau schüttelte den Kopf. »Keine Ahnung«, erwiderte sie und lächelte kurz. »Viel Glück!«

»Das kann ich wahrscheinlich gut brauchen.« Rieker klopfte an, öffnete die Tür und betrat das Besprechungszimmer.

Drei Personen erwarteten ihn, und eine von ihnen lächelte.

Das Lächeln stammte von Klaus-Peter Stobbe, und es verhieß nichts Gutes. Er saß am Fenster, die Beine von sich gestreckt, die Arme verschränkt.

Clemens Kowalski stand beim Tisch, an dem Simon Lennard Mierhoff saß, der eine Art Polizeiversion von Billyboy »Krawallmacher« Luetken zu sein schien, obgleich er neben ihm klein und schlank ausgesehen hätte.

»Oh«, sagte Rieker. »Wem oder was verdanke ich die Ehre?«

»Setzen Sie sich, Rieker«, knurrte Kowalski. »Nein, nicht an den Tisch, sondern auf den Stuhl dort neben der Tür.«

»Kommt mir ein bisschen wie ein Sünderstuhl vor.« Rieker nahm Platz und schickte einen fragenden Blick zu den drei Männern. Stobbes Lächeln stand kurz davor, sich in ein Grinsen zu verwandeln.

»Das kostet Sie Kopf und Kragen!«, fauchte Kowalski. Er kam zwei Schritte näher und starrte Rieker zornig an. »Sie sind erledigt, Rieker. *Erledigt!*«

»Was zu viel ist, ist zu viel«, fügte Klaus-Peter Stobbe zufrieden hinzu.

»Wovon reden wir hier?«, fragte Rieker überrascht. Der Besuch bei Kalle Wolff hatte ihn davon überzeugt, die gegen ihn erhobenen Vorwürfe entkräften zu können, was ihm die Rückkehr in den aktiven Dienst ermöglicht hätte. Dann wäre er auch in der Lage, Lily zu helfen. Doch jetzt schwand seine Hoffnung.

»Wovon wir hier reden, fragt er!«, wandte sich Kowalski aufgebracht an den ruhigen, ernsten Polizeipräsidenten. »Als ob er es nicht genau wüsste!«

»Hören wir es uns noch einmal an«, sagte Mierhoff.

Auf dem Tisch lag ein kleines Gerät, das nach einem MP3-Player aussah. Kowalski drückte einen Knopf.

Rieker hob die Brauen, als seine eigene Stimme erklang.

»Ich kriege Sie, Brois«, tönte es aus dem Lautsprecher. »Früher oder später kriege ich Sie. Wenn es auf dieser Welt echte Gerechtigkeit gäbe, würden Menschen wie Sie gar nicht erst geboren. Sie gehören hinter Gitter, Brois, und ich werde alles in meiner Macht Stehende tun, um Sie wieder ins Gefängnis zu bringen, koste es, was es wolle.«

Eine andere Stimme erklang, die von Oskar Brois. »Und wenn Sie nicht genug Beweise finden, fabrizieren Sie dann selbst welche, so wie beim letzten Mal?«

»Der Zweck heiligt die Mittel«, hörte Rieker sich sagen. »Bei Ihnen gilt das in einem ganz besonderen Maße. Ich werde Sie aus dem Verkehr ziehen, so oder so.«

Kowalski drückte erneut den Knopf. Es wurde still.

»So oder so«, wiederholte Stobbe und schüttelte den Kopf. »Wie tief sind Sie gesunken, Rieker?«

Nicht tief genug, um dich zu erreichen, mein Junge, dachte der. »Woher haben Sie das?«

»Sie sind vom Dienst suspendiert, aber das hat Ihnen offenbar nicht gereicht«, schnaufte Kowalski. »Jetzt droht Ihnen die Entfernung aus dem Beamtenverhältnis.« Er drehte sich halb um und sah zum Polizeipräsidenten.

Mierhoff nickte langsam. »Paragraf dreizehn des Bundesdisziplinargesetzes«, verkündete er. »Und Paragraf achtundvierzig des Bundesbeamtengesetzes. Es läuft auf grobe Pflichtverletzung hinaus. Sie haben die rote Linie überschritten, Herr Rieker.«

»Von wegen überschritten, er ist über sie hinweg*gesprungen*«, knurrte Kowalski. »Sie verlieren Ihren verdammten Job und werden sich außerdem noch vor Gericht verantworten müssen.

Brois hat wegen der Drohungen und der Sache mit den Bremsen seines Wagens Strafanzeige gegen Sie erstattet!«

»Das mit den Bremsen kann ich aufklären …«, begann Rieker.

»Können Sie?«, fragte Mierhoff. »Da bin ich gespannt. Sie sind seit vielen Jahren Polizist, Sie kennen sich aus. Wie konnten Sie sich zu so etwas hinreißen lassen?«

»Es ist wegen seiner Frau«, sagte Kowalski. »Er verkraftet es nicht, dass er sie an Brois verloren hat.«

»Daniela liegt im Sterben.« Rieker erinnerte sich an ihr bleiches, eingefallenes Gesicht. »Vielleicht ist sie bereits tot. Ich war heute Morgen bei ihr, und im Klinikum bin ich Brois begegnet. Er hat mich in ein Gespräch verwickelt und offenbar alles aufgezeichnet, wie auch immer er das gemacht hat, denn sein Handy war ausgeschaltet. Die Worte, die Sie eben von mir gehört haben, sind zum einen Teil aus dem Zusammenhang gerissen und zum anderen manipuliert. Ich habe nie gesagt, dass der Zweck alle Mittel heiligt und ich Brois aus dem Verkehr ziehen werde, so oder so.«

»Glauben Sie wirklich, es nützt Ihnen etwas, das Offensichtliche zu leugnen?«, zischte Kowalski.

»Sie sind auf die schiefe Bahn geraten«, fügte Stobbe hinzu. Er saß noch immer mit gestreckten Beinen und verschränkten Armen da. »Wir könnten dieser Sache noch Komplizenschaft mit einer Frau hinzufügen, die unter dem Verdacht steht, an einem Mord beteiligt zu sein.«

Rieker öffnete den Mund, um eine scharfe Antwort zu geben, überlegte es sich jedoch rechtzeitig anders und klappte den Mund wieder zu.

»Eine Untersuchung ist eingeleitet, aber ich denke, große Hoffnungen dürfen Sie sich nicht machen. Sie werden entlassen.« Mierhoff stand auf. »Das wäre alles, Herr Rieker. Sie hören von uns.«

Rieker erhob sich ebenfalls und öffnete die Tür.

»Suchen Sie sich einen guten Anwalt, Rieker«, sandte ihm Kowalski nach, als er das Zimmer verließ.

133 CAROLIN ALBERTS

»Du holst ihn nicht schneller hierher, indem du ständig umherwanderst«, sagte Oskar, als Carolin ins Wohnzimmer zurückkehrte.

Sie betrachtete die große Topfpflanze, die hoch bis zur Decke reichte. Ihre Blätter hingen, gelb und halb tot, niemand hatte sich um sie gekümmert.

Carolin ging in die Küche, fand ein großes Glas im Geschirrschrank, füllte es und trug es zur Pflanze.

»Sie ist nicht mehr zu retten«, sagte Oskar.

Carolin beobachtete, wie der trockene Boden das Wasser aufsaugte. Sie stellte das leere Glas auf den Tisch und sah auf die Uhr.

»Seit einer Stunde sind wir hier«, sagte sie. »Es ist unmöglich.«

»Was ist unmöglich?«, fragte Oskar sanft. Er saß zurückgelehnt in Noahs Sessel, die Beine übereinandergeschlagen.

»Dass Noah so lange wach bleibt.« Carolin blieb in der Mitte des Zimmers stehen. »Er kann nicht endlos gegen den Schlaf ankämpfen. Einmal hat er es versucht, und es kam zu einem Kollaps.«

»Es ist bedenklich, nicht wahr? Was passieren kann, wenn man aufhört, Sleepless zu nehmen.« Brois saß da und lächelte, aber für einen Moment glaubte Carolin, in seinen Augen etwas Kaltes, Berechnendes auszumachen.

»Warum sollte man damit aufhören?« Sie lächelte ebenfalls. »Sleepless verlängert das Leben. Es macht uns wach und aufmerksam.«

»Aber wenn man es nicht mehr nimmt …«

»Noah ist ein Sonderfall«, behauptete Carolin. »Und ich bin sicher, im Institut hätte man ihm helfen können. Er litt und leidet wahrscheinlich noch immer an Halluzinationen. Um seine geistige Gesundheit ist es nicht besonders gut bestellt.«

Oskar blieb ruhig und entspannt. »Machst du dir Sorgen um ihn oder *wegen* ihm?«

Carolin überlegte. Oskar Brois wusste viel, aber er wusste nicht alles, kannte nicht alle Einzelheiten. Sie dachte an die Unterlagen, die Noah bei Jakob Alsen hinterlegt hatte, damit sie im Falle seines Ablebens Kommissar Rieker zugekommen wären.

»Rieker ist kein Problem mehr, meine Liebe«, sagte Oskar, als hätte er ihre Gedanken erraten.

Trotzdem konnte Noah noch immer großen Schaden anrichten, dachte Carolin. Er fühlte sich bedroht und war nicht mehr ganz bei sich … Sie versuchte, sich in seine Lage zu versetzen. Was hätte sie an seiner Stelle unternommen?

»Harmony!«, entfuhr es ihr. Warum hatte sie nicht sofort daran gedacht? Noah mochte verwirrt sein, aber dumm war er gewiss nicht. Ihm musste klar sein, dass er dem Schlaf nicht entkommen konnte. Er war nicht nach Hause zurückgekehrt, weil er wusste, dass ihm dort Gefahr drohte, wenn er einschlief.

Oskar stand auf und trat auf sie zu. »Was geht dir durch den Kopf?«

Es gab zwei Möglichkeiten für Noah, überlegte sie. Entweder versuchte er, sich erneut abzusichern, für den Fall, dass ihm etwas zustieß. Oder er entschied, dem Schlaf zu entrinnen, ungeachtet aller Konsequenzen, die das für ihn mit sich brachte.

Nur ein Ort kam für beide Möglichkeiten infrage.

»Ich weiß, wo er ist.« Carolin drehte sich um und eilte zur Tür. »Harmony.«

134 NOAH GUNNASON

Noah trug die Müdigkeit wie einen Mantel aus Blei. Als er den Eingang erreichte, traten ihm zwei Personen entgegen, ein Mann und eine Frau. Beide trugen eine Art Uniform und musterten ihn erstaunt.

»Oh, Herr Gunnason.« Der Mann öffnete die Tür für ihn. »Wir wussten gar nicht, dass Sie zurück sind.«

Noah nickte den beiden Sicherheitsleuten zu und wollte etwas erwidern, aber die Zunge war zu groß und zu schwer, und der Mund ließ sich kaum öffnen. Wie viel Zeit blieb ihm noch?, überlegte er und torkelte am Empfangstresen vorbei, hinter dem die tüchtige Dorothea saß.

»Kaffee«, brachte er hervor. »In mein Büro. Ein doppelter Espresso, doppelt stark.«

Dorothea antwortete, aber er verstand sie nicht.

Er ging weiter, einen mühsamen Schritt nach dem anderen. Mehrmals begegnete er Personen, die er kannte und die ihn grüßten. Wieder nickte er nur, denn die Zunge, die eben Kaffee verlangt hatte, schien noch größer und schwerer geworden zu sein.

Als er sein Büro betrat, konnte er sich für einige Sekunden nicht mehr genau daran erinnern, warum er hergekommen war. Dann fiel es ihm wieder ein: das Handy im Schreibtisch, ein zweites Mobiltelefon, schon etwas älter. Was aus seinem Smartphone geworden war, wusste er nicht. Vielleicht hatte er es verloren, als man ihn ins Institut gebracht hatte.

Carolin.

Sie hatte jemanden ermordet – der Name fiel ihm nicht mehr ein –, und sie war durchaus in der Lage, auch ihn umzubringen. Sie war nicht mehr die Frau, die er geliebt und mit der er Harmony gegründet hatte, in der Hoffnung, den Menschen etwas zu geben, das ihnen ein besseres Leben ermöglichte. Etwas Dunkles, Unheilvolles war in ihr erwacht, er hatte es in ihren Augen gesehen, in den schwarzen Tiefen ihrer Pupillen.

Noah zog die Jalousien hoch, sank in den Sessel hinter dem Schreibtisch und öffnete die unterste Schublade. Dort lag es, das kleine Telefon, nur einige Jahre alt, aber technisch bereits weit zurück.

Er nahm es mit tauber Hand, schaltete es ein und zögerte bei der PIN-Abfrage. Der erste Versuch, das Handy zu entsperren, schlug fehl, der zweite ebenfalls. Plötzlich erinnerte er sich: das Datum seines Geburtstags, Tag und Monat, gefolgt von einer 9.

Er gab die PIN ein, und auf dem kleinen Display erschien ein Auswahlmenü. Ein leises Warnsignal wies auf geringe Ladung hin – nur noch sieben Prozent. Wann hatte er den Akku seines Reserve-Handys zum letzten Mal aufgeladen?

Noah suchte nach dem Kabel, fand es in einer anderen Schublade und schloss das kleine Telefon ans Netz an. Ein Icon auf dem Display bestätigte den Beginn des Ladevorgangs.

Jemand klopfte an die Tür.

Noah holte tief Luft und bewegte die schwere Zunge. »Ich …« Er räusperte sich. »Ich möchte nicht gestört werden.« Wie anstrengend das Sprechen sein konnte!

»Ich bringe den Kaffee«, erklang Dorotheas Stimme.

»Oh«, ächzte Noah. »Herein.«

Dorothea öffnete die Tür und brachte ein Tablett.

»Ich habe eine große Tasse für die beiden Espressos genommen«, sagte sie und stellte das Tablett neben dem Monitor auf den Schreibtisch. »Doppelt stark. Das ist ziemlich viel Koffein, nichts für ein schwaches Herz. Herr Gunnason …« Dorothea maß ihn mit besorgtem Blick. »Geht es Ihnen gut? Brauchen Sie sonst noch etwas?«

»Es geht mir bestens«, krächzte Noah. »Und nein, ich brauche nichts.«

Das stimmte nicht. Er brauchte etwas, das gegen die Müdigkeit half, und er brauchte Zeit. Inzwischen wusste Carolin bestimmt, dass er das Institut verlassen hatte. Sie würde ihn suchen und früher oder später auch hierherkommen. Bis dahin musste er … was? Wieder ließ ihn sein Gedächtnis im Stich. Er hatte das alte Handy holen wollen, um jemanden anzurufen und um Hilfe zu bitten. Wer konnte ihm helfen?

Rieker!

Noah glaubte, sich zu erinnern, dass ihm der Kommissar seine Telefonnummer gegeben hatte, doch dann war sie vermutlich im verschwundenen Smartphone gespeichert, nicht aber in dem alten Handy, das gerade Strom empfing, genug für einen Anruf.

Dorothea hatte die Tür erreicht und schickte sich an, das Büro zu verlassen.

»Warten Sie«, krähte Noah. Er konnte sich selbst kaum verstehen, so undeutlich war seine Stimme. »Der Kommissar, Rieker. Hat er seine Telefonnummer bei Ihnen hinterlassen?«

»Er gab mir seine Visitenkarte, aber er nannte mir auch seine private Handynummer, unter der er auf jeden Fall jederzeit erreichbar sei. Ich hab sie notiert.«

»Ich brauche sie.« Noah gab sich alle Mühe, deutlicher zu sprechen. »Jetzt, sofort.«

Dorothea nickte. »Ich hole sie.«

Als sich die Tür wieder geschlossen hatte, nahm Noah die Tasse und stürzte den Kaffee hinunter.

Er schaltete den Computer ein und wartete ungeduldig, bis die Passwortabfrage auf dem Monitor erschien. Mit zitternden Fingern gab er das Kennwort ein, und wenige Sekunden später erschien der Desktop. Er startete den Datei-Browser, rief ein bestimmtes Verzeichnis auf und gab erneut ein Passwort ein, woraufhin sich ein kleines Auswahlmenü öffnete.

Es klopfte erneut. »Ich bringe die Telefonnummer, Herr Gunnason.«

»Ja, kommen Sie herein.«

Dorothea betrat erneut das Büro, legte die Visitenkarte des Kommissars auf den Schreibtisch.

»Und die Nummer seines Privathandys?«, fragte Noah.

»Habe ich auf die Rückseite geschrieben.« Sie bemerkte die leere Tasse. »Soll ich das Tablett mitnehmen?«

Noah starrte schon wieder auf den Bildschirm. »Was? Ja, danke.«

Dorothea ging damit zur Tür. »Geht es Ihnen wirklich gut, Herr Gunnason? Soll ich vielleicht einen Arzt rufen?«

»Einen Arzt? Nein, nein, es ist alles in Ordnung.« Noah winkte hektisch ab, und Dorothea verließ das Büro.

Die Unterlagen, die er dem Notar übergeben hatte, Ausdrucke von Dateien, zwei oder drei Originaldokumente, Listen und Zusammenstellungen … Ein passwortgeschütztes Unterverzeichnis enthielt all diese Daten. Und sie waren noch vorhanden, wie Noah erleichtert feststellte.

Der Kaffee half ein wenig, ein Teil des geistigen Nebels löste sich auf. Noah bekam einige zusätzliche Minuten.

Er suchte in den Schubladen des Schreibtischs nach einem USB-Stick, fand keinen, suchte erneut und wurde schließlich in einer Ecke fündig. Seine Finger zitterten so sehr, dass es drei Versuche brauchte, den Stick in einen USB-Port des Computers zu stecken.

Als er damit begann, die Dateien des geschützten Verzeichnisses auf den Stick zu kopieren, verdichtete sich der mentale Nebel wieder, und Noah begriff: Er würde es nicht schaffen, Harmony rechtzeitig zu verlassen, bevor erneut der große Schlaf kam.

Er warf einen Blick auf die Ladeanzeige des Handys und fragte sich, ob er Rieker sofort anrufen sollte. Wie lange würde der hierher brauchen? Und war Carolin bereits unterwegs? Wer würde zuerst bei ihm eintreffen, sie oder der Kommissar? Wenn Carolin ihn schlafend fand, den USB-Stick an sich nahm und das geschützte Verzeichnis löschte … Dann gab es nichts mehr, das ihn vor ihr schützte.

Den Schlaf besiegen, der Hilflosigkeit, die er brachte, entkommen …

Der Kopiervorgang war beendet, Noah zog den Stick ab und steckte ihn ein.

Es gab nur eine einzige Möglichkeit, der letzte Strohhalm für den Ertrinkenden.

Noah stand auf, und für einen Moment befürchtete er, dass ihn die Beine nicht mehr trügen. Der Schreibtisch schien sich zu bewegen und zur Seite zu rücken, die Tür begann mit einem langsamen Tanz, das durchs Fenster fallende Licht flackerte wie bei einer defekten Lampe.

Er schloss die Augen, aber nicht zu lange, nur für zwei oder drei Sekunden, denn in der Dunkelheit hinter den Lidern lauerten Schlaf und Wehrlosigkeit.

Noah taumelte hinter dem Schreibtisch hervor, stieß mit dem Fuß gegen etwas und wäre beinah gefallen. Er fing sich ab, und einige schnelle Schritte, halb aus dem Gleichgewicht, brachten ihr zur Tür.

Im Flur begegnete er Silhouetten, die manchmal zu Gestalten wurden, zu Menschen, die er kannte, an deren Namen er sich aber nicht erinnerte. Sie grüßten ihn und richteten Fragen an ihn, aber Noah schüttelte nur den Kopf und konzentrierte sich ganz darauf, wach zu bleiben.

Er erreichte den Präsentationsraum, traf dort zwei Personen an und schickte sie mit einem gestammelten »Bitte gehen Sie« hinaus. Als er allein war, torkelte er zum nächsten Schrank, zog eine Schublade auf und langte nach einer großen Schachtel, die nur eine Art Balkendiagramm aus grünen Streifen aufwies. Noah öffnete sie und blickte auf grüne Pillen, mit einem »S« gekennzeichnet.

Carolin hatte ihm ohne sein Wissen Sleepless gegeben, weil sie zunehmende Distanz zwischen ihnen vermeiden wollte. Aber durch Sleepless war es ihm schlecht gegangen, er hatte Halluzinationen bekommen und einen Zusammenbruch erlitten. Was würde geschehen, wenn er nach anderthalb Monaten Abstinenz erneut Sleepless nahm, um nicht schlafen zu müssen?

Er würde es gleich erfahren.

Noah nahm zwei Pillen, steckte sie in den Mund und schluckte sie.

135

Noah schloss die Augen, er konnte sie nicht mehr offen halten.

Der Schlaf kam, eine schwarze Welt ohne Gedanken und Gefühle nahm ihn auf. Aber nicht für lange.

Er fand sich auf dem Boden wieder, als er die leicht gewordenen Lider hob. Sonnenschein fiel durchs Fenster neben dem großen Schrank, mit einem goldenen Funkeln, als hätte jemand Feenstaub in der Luft versprüht. Die Kanten des Schranks bildeten klare, scharf abgegrenzte Linien, die Konturen von Tisch und Stühlen zeichneten sich mit neuer Deutlichkeit ab.

Noah hob die Hand, während er noch auf dem Teppichboden lag, und betrachtete sie. Er sah die Finger, lang und dünn, die Haut mit ihren Falten und Poren, wie kleine Täler und Krater. Er hörte das Rascheln und Knistern seiner Kleidung, wenn er sich bewegte, wie das Rauschen des Winds in hohen Baumwipfeln. Wenn er die Aufmerksamkeit nach innen richtete, vernahm er den dumpfen, langsamen Trommelschlag seines Herzens und das Strömen des Bluts in den Adern. Eine neue Welt, größer als die alte, mit viel mehr Details, die es zu erleben und zu erfahren galt.

Noah stand auf.

Die Sleepless-Schachtel war ihm aus der Hand gefallen, als er zu Boden gesunken war. Er hob sie auf und wollte sie in die offene Schublade des Schranks zurücklegen, doch dann zögerte er und steckte sie stattdessen ein.

Wie viel Zeit war vergangen? Er sah auf die Uhr und stellte fest, dass er nur einige Minuten auf dem Boden gelegen hatte, nicht länger. Der Kopf war klar, der Nebel darin verschwunden. Die Beine trugen ihn mühelos, neue Kraft erfüllte ihn.

Seine Gedanken …

Sie tanzten nicht mehr wild durcheinander und splitterten nicht mehr wie sprödes Glas. Sie schienen klarer zu sein als jemals zuvor und ließen sich mühelos ordnen.

Noah atmete tief und erleichtert durch. Er stand still und genoss für einige Sekunden das völlige Fehlen von Müdigkeit.

Erinnerungen stiegen in ihm auf.

Er griff in die Tasche und fühlte den USB-Stick mit den kopierten Daten. Das Handy, mit dem er Kommissar Rieker anrufen wollte, lag noch in seinem Büro, mit einem Ladegerät verbunden.

Noah schritt zur Tür, öffnete sie und verließ den Präsentationsraum.

Auf dem Weg durch den Flur begannen die Kopfschmerzen.

Er fühlte sie zunächst als dumpfen Druck in den Schläfen, aus dem schnell ein Stechen wie von Dutzenden Nadeln wurde. Sein Blickfeld engte sich ein – und als er zur Seite sah, schob sich eine Fratze aus der Wand, mit rubinroter Haut, goldenen Augen und pechschwarzem Bart.

Die Halluzinationen kehrten zurück.

Vor der offenen Tür seines Büros wartete Dorothea auf ihn. »Herr Gunnason? Frau Alberts hat gerade angerufen und bittet Sie, hier auf sie zu warten.«

»Carolin ist hierher unterwegs?« Er hatte es gewusst.

Dorothea nickte. »Sie müsste in wenigen Minuten eintreffen.«

Noah eilte an ihr vorbei ins Büro, griff nach dem kleinen Handy und steckte es ein.

Als er sich umdrehte, stand Dorothea in der Tür. »Frau Alberts hat gesagt, ich soll Sie nicht gehen lassen.«

Noah trat dicht an sie heran. »Wollen Sie mich aufhalten?«

Sie wich sofort beiseite. »Nein, natürlich nicht.«

Im Flur zögerte Noah noch einmal. »Richten Sie Carolin einen schönen Gruß von mir aus, Dorothea. Ich schätze, wir sehen uns früh genug wieder.«

136 ALEXANDER RIEKER

»Hallo, Charlie!«

Charlotte Matthiessen sah von ihrem großen Schreibtisch auf.

»Alex!« Mit einem Satz war sie auf den Beinen, flog ihm entgegen, und für einen Moment dachte er, dass sie die Arme um ihn schlingen würde, aber im letzten Augenblick hielt sie sich zurück und streckte die Hand aus. »Freut mich sehr, dich wiederzusehen!«

Er ignorierte die Hand, ergriff Charlotte an den Schultern und gab ihr einen Kuss erst auf die linke und dann auf die rechte Wange. Beide schienen noch mehr Sommersprossen bekommen zu haben. Das rotblonde Haar war zu einem baumelnden Pferdeschwanz zusammengebunden.

»Prost Mahlzeit, ausgerechnet hier bist du gelandet«, sagte er und ließ sie los. »Bei ihm.«

»Bei Stobbe, ja.« Sie zuckte mit den Schultern. »Ich konnte es mir nicht aussuchen.«

Rieker sah sich um. »Wenigstens hast du ein eigenes Zimmer und musst seinen Anblick nicht ständig ertragen. Dein Schreibtisch ist größer als unsere beiden im St.-Pauli-Büro zusammen.«

»Mir wäre das andere Büro trotzdem lieber«, sagte Charlotte. Sie kehrte nicht hinter ihren Schreibtisch zurück, blieb vor Rieker in der Mitte des Zimmers stehen.

»Mir ist da was Blödes passiert …«, begann er.

»Schon wieder?«

»Leider ja.« Rieker berichtete von seiner Begegnung mit Polizeipräsident Mierhoff sowie Kowalski und Stobbe. »Tolles Trio. Einer sympathischer als der andere.«

»Brois hat dich reingeritten«, stellte Charlotte voller Mitgefühl fest.

»Aber so richtig. Noch mehr als beim ersten Mal. Weil ich dumm gewesen bin.«

»Und jetzt?«, fragte Charlotte. »Wie soll es weitergehen?«

»Weiß nicht.« Rieker lächelte schief. »Ich arbeite dran. Und weshalb ich zu dir gekommen bin …«

»Ja?«

»Natürlich wollte ich dir Guten Tag sagen und sehen, wie es dir geht. Und bei der Gelegenheit …«

»Lily?«

»Ja«, bestätigte Rieker. Es klang fast entschuldigend. Inzwischen glaubte er zu wissen, wie es um Charlottes Gefühle bestellt war.

Sie seufzte leise. »Sie befindet sich in der Untersuchungshaftanstalt. In Dammtor.«

»Komplizenschaft in einem Mordfall«, brummte Rieker. »Das ist ein schlechter Scherz. Lily wurde entführt und konnte entkommen. Ihr Entführer wurde von jemand anders ermordet.«

»Wenn du davon überzeugt bist, bin ich es ebenfalls.«

»Kann sie Besuch empfangen?«, fragte Rieker. »Kann ich zu ihr?«

Hinter ihm öffnete sich die Tür.

»Oh, Rieker«, sagte Klaus-Peter Stobbe. »Lange nicht gesehen, wie? Charlie arbeitet jetzt für mich.«

Charlotte setzte zu einer Erwiderung an, aber Rieker schüttelte den Kopf. Lass nur, sagte sein Blick. Es hat keinen Sinn.

»Da können Sie von Glück sagen, Stobbe«, wandte sich Rieker an den jungen Kommissar. »Charlotte ist so verdammt gut, dass es ihr vielleicht sogar gelingt, Ihre Fehler auszubügeln.«

Klaus-Peter Stobbe nahm die Worte nicht ernst und grinste nur.

Rieker ging zur Tür.

»Alex …«

Halb im Flur drehte er sich um.

»Funakoshis sechzehnte Karateka-Regel«, sagte Charlotte. »›Sobald man vor die Tür tritt, findet man eine Vielzahl von Feinden vor.‹«

Rieker nickte. »Danke für den Hinweis. Manchmal braucht man nicht einmal vor die Tür zu treten, um Feinden zu begegnen.«

Als er das Polizeipräsidium verließ und in den warmen Sonnenschein trat, fragte er sich, ob er laufen sollte. Um auf andere Gedanken zu kommen, wäre ein langer, anstrengender Lauf nötig gewesen, zum Beispiel einmal um Hamburg oder nonstop nach München.

Er sah hinüber zu dem Gebäude mit Lilys Wohnung und überlegte, zur Untersuchungshaftanstalt zu fahren, um eine gewisse Dark Lady zu besuchen, aber wahrscheinlich hätte man ihn nicht zu ihr gelassen, denn er war weder Anwalt noch ein Familienangehöriger.

Sein Handy klingelte.

Er holte es hervor und hob es ans Ohr. »Rieker.«

»Noah Gunnason hier. Ich muss mit Ihnen reden, es ist dringend.«

137

Sie trafen sich im Heine-Park, nur ein paar Schritte von den Elbtreppen entfernt. Dort saß Noah Gunnason, Partner und Kompagnon von Carolin Alberts, zitternd auf einer Bank und starrte vor sich hin wie jemand, der Schreckliches gesehen hatte.

Rieker lehnte sein Rad an den nahen Baum. Gunnason hatte ihn auf seinem privaten Handy erreicht. Sein Diensthandy hatte er wie seinen Ausweis und die Dienstwaffe nach der Suspendierung abgeben müssen. Doch nach den Erfahrungen im Fall Brois und wie übel man ihm damals mitgespielt hatte, hinterließ er in wichtigen Fällen auch immer die Nummer seines Privathandys. Man konnte nie wissen.

Das hatte sich hier ausgezahlt. Statt im Kommissariat anzurufen, hatte Gunnason gleich Riekers Privatnummer gewählt. Vielleicht ein Hinweis darauf, dass er sich verfolgt fühlte und sogar der Polizei misstraute. Offenbar mit Ausnahme von Rieker.

»Sie sehen aus, als wären Sie dem Teufel höchstpersönlich begegnet«, sagte er zur Begrüßung, als er sich der Bank näherte. »Sollten Sie nicht irgendwo in Behandlung sein?«

»Carolin wollte mich wegsperren lassen.« Gunnason sprach schnell, als hätte er wenig Zeit. Die Worte gingen ineinander über. »Sie hat Gilbert Fournier ermordet, und sie wird auch mich umbringen.«

Rieker setzte sich neben ihn. »Ich hatte Sie um Hilfe gebeten, um Informationen und eine Aussage, aber Sie haben abgelehnt. Was hat sich geändert?«

Gunnason griff in die Hosentasche und holte etwas hervor, einen USB-Stick. »Ich hab alles.«

»Was ›alles‹?«, fragte Rieker und wagte kaum zu hoffen.

»Mein Leben steht auf dem Spiel.« Gunnason sprach so schnell, dass Rieker Mühe hatte, ihn zu verstehen. »Ich habe Beweise gesammelt. Über die manipulierten Daten bei der Zulassung von Sleepless und über das Ranazol, das Fourier umgebracht hat. Ich hatte sie bei einem Notar hinterlegt …« Rieker erinnerte sich daran, Noah Gunnason beim Notar Alsen begegnet zu sein. »Aber Carolin hat ihn unter Druck gesetzt und zur Herausgabe der Unterlagen gezwungen.«

Rieker zog den Stick aus bebenden Fingern. »Hier drauf ist alles gespeichert?«

»Ja.« Gunnason sah sich um, als befürchtete er, dass Carolin Alberts und ihre Helfer hinter einem Gebüsch hervortraten.

»Daten, mit denen sich beweisen lässt, dass Carolin Alberts für die Ermordung von Gilbert Fournier verantwortlich ist?«

»Und Beweise für die Gefährlichkeit von Sleepless. Alles auf dem Stick gespeichert.« Gunnason schnitt eine Grimasse, hob die leeren Hände und massierte sich die Schläfen. »Ich musste erneut Sleepless nehmen, sonst säße ich jetzt nicht hier. Aber … es tut weh. Und ich habe Halluzinationen.« Er schüttelte plötzlich den Kopf und strich sich über Wangen und Kinn, als wollte er sich von etwas befreien, das in seinem rotbraunen Bart steckte. »Kleine schwarze Käfer«, murmelte er. »Sie krabbeln überall.«

Lieber Himmel, dachte Rieker. Die Aussage eines solchen Mannes war nicht viel wert, ein guter Anwalt würde sie mit Leichtigkeit demontieren und nichts von ihr übrig lassen. Aber wenn der Stick tatsächlich hieb- und stichfeste Beweise enthielt …

Er stand auf. »Ich sehe mir die Daten an und entscheide dann, was zu tun ist.«

Gunnason kam ebenfalls auf die Beine und machte mit der rechten Hand eine Bewegung, als wollte er etwas abwehren. »Wo?«

»Ich kenne da einen sehr leistungsfähigen Computer, in dem ein gut recherchierter Bericht darauf wartet, vervollständigt zu werden.«

Allerdings lag der Bruno-Georges-Platz nicht gerade hinter der nächsten Ecke, und ein Fußmarsch quer durch die Stadt mit jemandem, der jeden Moment durchdrehen konnte, kam nicht infrage.

Rieker deutete auf sein Rad. »Ich schätze, Sie würden mir vom Gepäckträger fallen. Kommen Sie, wir nehmen ein Taxi.«

Das Fahrrad, ein teures Sportrad, blieb an den Baum gelehnt zurück.

Noah Gunnason begann sofort mit einer unruhigen Wanderung durch Lilys Kombination von Schlaf-, Wohn- und Arbeitszimmer: von der einen Seite des großen Betts zur anderen, von dort zur kleinen Küche, dann zurück bis zum Schreibtisch, an dem Rieker vor einem breiten, gewölbten Monitor saß, dann wieder zum Fenster. Angeblich wurde er, wenn er in Bewegung blieb, besser mit den schwarzen Käfern fertig, die immer wieder im Bart und an den Hosenbeinen auftauchten. Einmal blieb er stehen, starrte aufs Bett und murmelte etwas von einer roten Fratze.

Rieker konzentrierte sich auf den Monitor, der ihm in mehreren Bildschirmfenstern den Inhalt des USB-Sticks präsentierte. Listen und Aufstellungen zeigten die Ergebnisse von Tests und Analysen, die nachträglich verändert worden waren, um eine schnelle Zulassung von Sleepless möglich zu machen. Eine Textdatei enthielt Anmerkungen von Noah, die bestimmte Daten kommentierten, insbesondere die Logs und Herstellungsprotokolle, aus denen hervorging, dass Carolin Alberts in Harmonys Laboratorium Ranazol hergestellt hatte.

»Das genügt für eine Verurteilung«, stellte Rieker zufrieden fest. »Es ist mehr als genug. Und was Sleepless betrifft … Zusammen mit dem Bericht, an dem Lily und ich gearbeitet haben, ergibt sich ein klares Bild. Das Zeug gehört verboten, sofort. Die Öffentlichkeit muss Bescheid wissen.«

»Lily?«, fragte Gunnason auf dem Weg zur kleinen Küche. Er ging mit kurzen, unsicheren Schritten, wie jemand, der zwar ein bestimmtes Ziel hatte, aber immer wieder davor zurückschrecke, es zu erreichen.

»Eine Dark Lady«, sagte Rieker. »Wir befinden uns in ihrer Wohnung.«

Noah Gunnason blickte sich um, wie auf der Suche nach jemandem.

»Nein, sie ist nicht da. Sie …« Rieker winkte ab. »Lassen wir das.« Er beugte sich zur Seite und schaltete den Laserprinter ein. »Ich drucke den ganzen Kram aus, und dann …«

»Ja?« Gunnason machte bei der Küche kehrt und wich auf dem Weg zurück einem unsichtbaren Hindernis aus. »Was dann? Was wollen Sie unternehmen?«

Der Drucker begann zu summen. Ein Blatt nach dem anderen rutschte ins Ausgabefach.

»Ich gehe zu Kowalski und bringe ihm das hier.« Rieker deutete auf die Ausdrucke. »Das ganze Material. Den Bericht und Ihre Unterlagen. Kowalski leitet die Mordkommission«, erklärte er. »Ihm bleibt gar nichts anderes übrig, als neue Ermittlungen einzuleiten.«

»Ermittlungen?« Es klang enttäuscht.

»Er wird Carolin Alberts verhaften lassen, und der Staatsanwalt wird offiziell Anklage wegen Mord erheben. Damit sind Sie vom Haken. Sie können sich in aller Ruhe auskurieren und auf Ihre Aussage vor Gericht vorbereiten.«

Rieker dachte auch daran, dass es ihm auf diese Weise vielleicht gelang, sich zu rehabilitieren, aber er war stolz darauf, dass es ein kurzer Gedanke blieb, der ihn rasch wieder verließ.

»Ich gehe nicht ins Institut zurück!«

Rieker stand auf und nahm die Blätter aus dem Ausgabefach. »Wir finden einen guten Arzt für Sie«, versprach er. »Sobald das hier erledigt ist.« Er zeigte zum Fenster. »Ich gehe rüber zum Polizeipräsidium. Sie bleiben hier, und was auch immer geschieht: Warten Sie auf mich und öffnen Sie niemandem die Tür. Haben Sie verstanden?«

Noah Gunnason nickte.

»Es dauert nicht lange«, versicherte ihm Rieker. »Nur ein paar Minuten.«

Gunnason wanderte durchs Zimmer und murmelte vor sich hin. Rieker verließ Lilys Wohnung und eilte zum Polizeipräsidium.

138

»Schon wieder da?«, fragte Clemens Kowalski, als Rieker das Büro des Leiters der Mordkommission betrat. Er saß hinter seinem Schreibtisch, lehnte sich zurück und faltete die Hände auf dem deutlich sichtbaren Bauchansatz. »Wollen Sie gestehen und es damit leichter für uns alle machen?«

»Ich bringe Ihnen das hier.« Rieker legte die Ausdrucke auf den Schreibtisch.

»Was ist das? Ihr Geständnis? Ist offenbar ziemlich umfangreich.«

»Es ist der Beweis, dass Carolin Alberts Gilbert Fournier ermordet hat, der im Auftrag von Kruither & Voch die Übernahme von Harmony verhandeln sollte.« Rieker blieb vor dem Schreibtisch stehen. »Fourier hat sie erpresst. Er wusste um die Gefährlichkeit von Sleepless und dass es bei der überraschend schnellen Zulassung nicht mit rechten Dingen zugegangen ist.« Er zeigte auf den Papierstapel, als Kowalski nicht reagierte. »Es steht alles drin. Das Beweismaterial genügt, um Carolin Alberts sofort zu verhaften.«

Einige Sekunden vergingen, ohne dass etwas geschah. Schließlich beugte sich Kowalski vor und blätterte in den Unterlagen.

»Gilbert Fournier wurde mit Ranazol umgebracht, fragen Sie Kroge«, fügte Rieker hinzu. »Carolin Alberts hat das Ranazol für ihre Tat in Harmonys Laboratorium hergestellt.«

Kowalski blätterte noch etwas mehr. »Viele Listen, Aufstellungen und Diagramme.«

»Wir haben anderthalb Monate an dem Bericht gearbeitet und so viele Daten wie möglich zusammengetragen«, sagte Rieker.

»Wir?«

»Ja, wir.«

»Sie sprechen nicht zufällig von einer Dame, die wegen Komplizenschaft bei einem Mord in Untersuchungshaft sitzt?«

»Ich spreche von einer Dame, die entführt wurde und froh sein kann, mit dem Leben davongekommen zu sein«, betonte Rieker. »Stobbe täte gut daran zu versuchen, Täter zu finden, anstatt Opfer hinter Gitter zu bringen. Es hat etwas mit Zeta zu tun, einer Gruppe von einflussreichen Leuten.«

»Zeta«, brummte Kowalski. »Eine Gruppe von einflussreichen Leuten. Führt uns das zu irgendeiner dieser Verschwörungstheorien, Rieker?«

»Brois könnte etwas damit zu tun haben.« Rieker ließ sich

nicht beirren. »Wir haben einige Indizien gefunden. Er ist mit Carolin Alberts liiert.«

»Brois, wie?«, knurrte Kowalski. »Dachte mir schon, dass der irgendwann in Ihrer Geschichte auftauchen würde. Er zählt zu Ihren Lieblingsverdächtigen, ganz gleich, um was es geht.« Er legte die rechte Hand auf den Papierstapel. »Ist das alles, Rieker?«

»Wir sind Polizisten.« Rieker zwang sich, ruhig zu sprechen. »Wir tragen Verantwortung und …«

»Sie nicht mehr«, unterbrach ihn Kowalski. »Haben Sie vergessen? Sie sind vom Dienst suspendiert, weil Sie völlig verantwortungs*los* gewesen sind.«

»Wir steuern auf eine Katastrophe zu«, sagte Rieker. Sein Ton appellierte an die Vernunft des Mannes auf der anderen Seite des Schreibtischs. »Bitte sehen Sie sich die Unterlagen genau an. Sleepless ist gefährlich und muss so schnell wie möglich verboten werden …«

»Das hier ist die Mordkommission«, sagte Kowalski. »Für Arzneimittel oder Lifestyle-Medikamente sind wir nicht zuständig.«

»Carolin Alberts hat Gilbert Fournier gewissermaßen mit ihren eigenen Händen umgebracht«, erklärte Rieker. »Aber auf ihr Konto gehen noch viel mehr Tote, Menschen, die Sleepless zum Opfer gefallen sind. Ich sage es noch einmal: Wir sind Polizisten, wir tragen Verantwortung. Wenn wir nichts unternehmen, wenn wir tatenlos zusehen, wie die Katastrophe die ganze Welt erfasst, machen wir uns mitschuldig. Und außerdem …« Rieker lächelte kühl und deutete auf die Ausdrucke. »Damit könnten Sie Ruhm ernten. Als der Mann, der die Welt vor dem Ruin bewahrt hat.«

»Ruhm, wie? Retter der Welt.« Kowalski schüttelte den Kopf. »Da es angeblich um Mord geht, übergebe ich die Sache Stobbe. Aber der hat gerade mit einem *echten* Mordfall zu tun, in den eine Freundin von Ihnen verwickelt ist.« Kowalski machte eine Handbewegung, als würde er ein lästiges Insekt verscheuchen.

»Und jetzt raus mit Ihnen, Rieker! Ich will Sie hier nicht mehr sehen.«

Rieker ging zur Tür. »Wenn Sie sich nicht darum kümmern, nehme ich die Sache selbst in die Hand. Dann wende ich mich an die Medien, online, Zeitungen, Radio und Fernsehen. Die Welt muss gewarnt werden.«

139

Rieker überquerte die Straße, fast ohne auf den Verkehr zu achten. Neben und hinter ihm hupte es mehrmals, aber er nahm es kaum zur Kenntnis.

Tief in Gedanken versunken erreichte er das Mietshaus mit Lilys Wohnung, ließ sich vom Aufzug in den dritten Stock tragen und stapfte durch den Flur. Er klopfte oder klingelte nicht, steckte den Schlüssel ins Schloss und betrat das Apartment.

»Bin wieder da!«, kündigte er sich laut an.

Alles blieb still.

Rieker schloss die Tür hinter sich. »Herr Gunnason?«

Keine Antwort.

Eine schnelle Suche ergab: Noah befand sich nicht mehr in der Wohnung.

In der Mitte des großen Zimmers mit Bett und Schreibtisch blieb Rieker stehen, drehte sich langsam und hielt nach Hinweisen Ausschau.

Alles schien an seinem Platz zu sein, Computer und Drucker waren ausgeschaltet, wie er sie zurückgelassen hatte. Soweit er es feststellen konnte, war niemand gewaltsam in die Wohnung eingedrungen, und es hatte auch kein Kampf stattgefunden. Daraus ließ sich nur ein Schluss ziehen: Noah Gunnason hatte von sich aus entschieden, die Wohnung zu verlassen, um einen Rieker unbekannten Ort aufzusuchen.

Der einzige Zeuge. Der Mann, der in Harmonys Laboratorium die Beweise für die Schuld von Carolin Alberts beseitigt hatte. Gunnasons Aussage war von zentraler Bedeutung. Ohne sie reichten die Unterlagen vielleicht nicht zu einer Verurteilung.

Rieker machte sich auf die Suche.

Wie sollte man in einer Stadt wie Hamburg jemanden finden, von dem man nicht wusste, wohin er wollte und welche Richtung er eingeschlagen hatte? Es war so gut wie unmöglich. Nach einer halben Stunde begriff Rieker, dass es keinen Sinn hatte, sich auf Glück und Zufall zu verlassen – solche Verbündeten taugten nicht viel. Die Suche zu Fuß hatte noch weniger Sinn, denn er kam viel zu langsam voran. Ein Fahrrad wäre jetzt sehr nützlich gewesen.

Er wandte sich in Richtung Heine-Park, um sein Rad zu holen, das er dort an einen Baum gelehnt zurückgelassen hatte. Außerdem hegte er die kleine Hoffnung, dort Noah Gunnason anzutreffen – vielleicht hatte es ihn aus irgendeinem Grund zum Ort ihres Treffens zurückgezogen.

Unterwegs kam ihm die Stadt noch fiebriger und hektischer vor als sonst. All die Menschen auf den Bürgersteigen und in den Fahrzeugen, in Büros und Läden – wie viele von ihnen nahmen Sleepless? Wie viele von ihnen hatten Halluzinationen wie Gunnason? Wie viele von ihnen hatten versucht, auf Sleepless zu verzichten, nur um festzustellen, dass es kein Zurück in das alte Leben gab, nur in tiefen, langen Schlaf, zwanzig und mehr Stunden pro Tag?

Und wie viele von all den Menschen würden früher oder später den Verstand verlieren und zu einer Gefahr für sich und andere werden?

Gruppen von Jugendlichen zogen durch den Heine-Park, hier und dort erklang Musik. Von Noah Gunnason war weit und breit nichts zu sehen.

Ebenso wenig von Riekers teurem Sportrad. Es lehnte nicht mehr an dem Baum neben der Sitzbank – jemand hatte es gestohlen.

140 CAROLIN ALBERTS

Sie standen in Noahs Büro: Carolin, Oskar, der junge, schlaksige Dennis Roever, der sich um Harmonys Computer kümmerte, und die untröstlich wirkende Dorothea.

Carolin sah sich um. »Er war also hier.«

»Ich habe gesehen, wie er aus seinem Büro gekommen ist«, sagte Dennis. »Ich habe ihn gegrüßt, aber er schien mich gar nicht zu bemerken.«

»Wohin ist er gegangen?«, fragte Carolin schnell. »Was hat er gemacht?«

»Ich weiß es nicht«, antwortete der Systemadministrator entschuldigend. »Ich bin ihm nicht gefolgt.«

Carolin drehte sich um. »Dorothea? Sie sollten dafür sorgen, dass er hierbleibt.«

»Es tut mir sehr leid«, erwiderte die Empfangsdame. »Aber wie hätte ich ihn aufhalten sollen?«

Carolin ging zum Schreibtisch. »Was wollte er hier?«

»Frau Alberts …«, begann Dorothea.

»Ja?«

»Herr Gunnason hat mich um eine Telefonnummer gebeten. Um die des Kommissars.«

Oskar Brois hob die Brauen. »Kommissar Rieker?«

»Ja, den meine ich.«

»Haben Sie ihm die Nummer gegeben?«, fragte Carolin alarmiert.

»Natürlich«, bestätigte Dorothea verwirrt. »War das nicht richtig?«

Für einen Moment fühlte sich Carolin wie ein Vulkan unmittelbar vor dem Ausbruch, voller Zorn auf sich und alle anderen. Dann aber fiel ihr ein, dass Rieker vom Dienst suspendiert war. Noah konnte ihn weder im Kommissariat noch auf dessen Diensthandy erreichen.

Sie wollte schon erleichtert aufatmen, als Dorothea aus irgendeinem Grund, vielleicht, um ja nichts zu verschweigen und damit einen weiteren Fehler zu begehen, hinzufügte: »Der Kommissar hatte mir auch die Nummer seines Privathandys gegeben.«

Carolin hätte schreien mögen, aber Schreie nützten nichts.

Plötzlich hörte sie einen Klingelton. Oskar holte sein Handy hervor, sah aufs Display und nahm den Anruf entgegen.

»Brois.« Er lauschte einen Moment. »Einen Augenblick.« Er ging zur Tür. »Ich bin gleich wieder da«, sagte er zu Carolin und verließ das Zimmer.

»Dennis …« Sie traf eine Entscheidung. Den Schaden begrenzen, dachte sie. Und verhindern, dass noch mehr Schaden angerichtet wurde. »Nehmen Sie sich Noahs Computer vor. Ich möchte wissen, welche Daten er abgerufen hat. Das lässt sich doch feststellen, oder?«

»Ja, bei einem offenen System.« Der junge Mann trat zum Schreibtisch. »Aber dieses System ist passwortgeschützt.«

Carolin glaubte, das Ticken der Zeit zu hören, und mit jeder verstreichenden Sekunde wuchs die Gefahr. Oskar und sie waren vom Verkehr aufgehalten worden, und das hatte Noah einen Vorsprung von einer Dreiviertelstunde gegeben.

In fünfundvierzig Minuten konnte viel passieren.

»Knacken Sie das System«, sagte Carolin. »Nehmen Sie es auseinander. Löschen Sie alle lokalen Speicher, bis auf das letzte Bit.« Ihr fiel etwas ein. »Nehmen Sie sich anschließend die anderen Computer vor und suchen Sie nach privaten Dateien von Noah Gunnason.«

»Soll ich die ebenfalls löschen?«, fragte Dennis Roever verwundert.

»Ja, alle.«

Es klopfte an der Tür, und Helena vom Marketing sah herein. »Ich habe gehört, dass Sie wissen möchten, wo Herr Gunnason gewesen ist. Ich habe gesehen, wie er den Präsentationsraum betreten hat. Dort fehlt eine Schachtel Sleepless.«

Das erklärte, warum Noah nicht zusammengebrochen war, warum er nicht in irgendeiner Ecke lag und schlief. Er hatte wieder Sleepless genommen. Was vielleicht alles noch schlimmer machte.

Oskar erschien in der Tür. »Carolin? Wir sollten uns auf den Weg machen. Es hat sich etwas ergeben.«

Sie sah es in seinem Gesicht – etwas Ernstes war geschehen.

»Na schön«, sagte sie. »An die Arbeit, Dennis! In ein oder zwei Stunden kehre ich zurück, dann erwarte ich einen Bericht von Ihnen.«

Carolin begleitete Oskar nach draußen.

»Was ist los?«, fragte sie im Garten vor dem Hauptgebäude von Harmony.

»Gleich. Im Wagen.«

Die Limousine stand neben der Zufahrt. Als sie darin saßen, sagte Oskar Brois: »Hier bin ich einigermaßen sicher, dass niemand mithört. Man kann nie wissen.«

Carolin sah ihn erwartungsvoll an.

»Mierhoff hat mich angerufen«, erklärte Oskar, »gleich nachdem er selbst einen Anruf erhalten hat, von Clemens Kowalski, dem Leiter der Mordkommission. Rieker war bei ihm, mit einem viele Seiten umfassenden und sehr detaillierten Bericht. Ein Teil des Materials stammt offenbar von Noah und beweist, dass du Gilbert Fournier auf dem Gewissen hast.«

Carolin fühlte sich von Kälte berührt.

»Der Rest dreht sich um die Gefährlichkeit von Sleepless«, fuhr Oskar fort. »Alles nicht nur mit statistischen Daten belegt, sondern auch namentlich genannten Einzelfällen. Wenn das Material veröffentlicht wird, könnte Sleepless verboten werden.«

»Dazu darf es nicht kommen«, hauchte Carolin.

»Auch von Zeta ist in dem Bericht die Rede«, fügte Oskar hinzu. »Mierhoff hat ihn blockiert. Aber das genügt nicht. Rieker hat damit gedroht, sich an die Öffentlichkeit zu wenden. Er will ›die Welt warnen‹, wie er sagte.«

Carolins Hände waren kalt wie Eis. »Wir müssen schnellstens etwas unternehmen.«

Oskar nickte. »Ich habe bereits alles in die Wege geleitet.«

141 ALEXANDER RIEKER

Auf dem Rückweg durch die Stadt dachte Rieker darüber nach, was er tun sollte. Er hatte bei Kowalski nicht übertrieben, die Welt musste gewarnt werden, je eher, desto besser. Die Konsequenzen, die sich für ihn selbst ergaben, wenn er das Material veröffentlichte, spielten keine Rolle – es ging um viel, viel mehr als nur seine berufliche Zukunft. Carolin Alberts musste zur Rechenschaft gezogen und Sleepless verboten werden, so schnell wie möglich.

Lily wäre ihm bei den Online-Medien eine große Hilfe gewesen, doch er konnte nicht warten, bis sie aus der Untersuchungshaft entlassen wurde, er musste sofort handeln.

Der erste Schritt bestand darin, in ihre Wohnung beim Bruno-Georges-Platz zurückzukehren, einen zweiten Ausdruck anzufertigen und den kompletten Bericht auf so vielen USB-Sticks und SD-Karten wie möglich zu speichern.

Vor dem Mietshaus blieb er stehen und blickte zum Polizeipräsidium auf der anderen Straßenseite. Zeta war nicht das Hirngespinst eines Verschwörungstheoretikers, die Gruppe aus einflussreichen Leuten existierte tatsächlich. Rieker hatte zunächst angenommen, dass es sich um die Finanzseilschaft hinter Brois' schmutzigen Immobiliengeschäften vor einem knappen halben Jahr handelte. Aber es steckte mehr dahinter.

Wer auch immer sich außer Brois hinter »Zeta« verbarg, den

Unbekannten ging es nicht nur um Geld. Alles deutete darauf hin, dass sie wirtschaftlichen und politischen Einfluss anstrebten, und dieser neue »Bund für Deutschland« war ein wichtiges Werkzeug dafür. Nach den letzten Umfragen konnte er die in wenigen Tagen stattfindenden Bürgerschaftswahlen gewinnen, und dann erwartete Hamburg ein Erster Bürgermeister namens Oscar Brois.

Als Rieker das Mietshaus erreichte, erinnerte er sich plötzlich an den Besuch im Regenbogenland und die Worte, die Anamaria gesprochen und geschrieben hatte. Ein Mann, der aufstieg, an Einfluss und Macht gewann, mit anderen Personen in seiner Nähe, die ein Netz spannen, »in dem auch ihr euch befindet« – damit hatte Anamaria ihn und Lily gemeint.

Der Aufsteiger konnte Brois sein, und mit den Personen in seinem Umfeld war vielleicht Zeta gemeint.

Diesen Namen hatte Anamaria geschrieben, zusammen mit einem anderen: Konstantin. Wer war damit gemeint? Rieker kannte niemanden, der so hieß, aber offenbar gab es einen Zusammenhang mit Zeta.

Diesmal verzichtete er darauf, den Lift zu benutzen. Er ging die Treppe hoch und nahm langsam eine Stufe nach der anderen, noch immer tief in Gedanken.

Carolin Alberts, eine Mörderin, und Oskar Brois … sie hatten sich nicht nur miteinander verbündet, sie bildeten ein Paar, und wahrscheinlich gehörten beide zu Zeta, was immer sich hinter dieser Bezeichnung auch verbergen mochte.

Der Immobilienskandal, der Hamburg vor einem halben Jahr erschüttert und viele Sparer um ihr Geld gebracht hatte, war nichts weiter als ein Kindergeburtstag im Vergleich mit dem, was der Stadt – und vielleicht sogar der ganzen Welt – bevorstand. Wenn er den Bericht, an dem er mit Lily gearbeitet hatte, zusammen mit Noah Gunnasons Unterlagen rechtzeitig veröffentlichte … Vielleicht ließ sich damit ein Wahlsieg von Oskar Brois verhindern.

Im dritten Stock blieb Rieker vor Lilys Tür stehen, gab den

Code ein und öffnete das elektronische Schloss mit dem Chipschlüssel. Er trat ein und schloss die Tür hinter sich.

Stille empfing ihn.

Er ging sofort ins große Zimmer mit dem Bett auf der einen und dem Schreibtisch auf der anderen Seite und schaltete Computer und Drucker ein. In der kleinen Küche kochte er Kaffee, kehrte mit einem Becher zum Schreibtisch zurück, setzte sich und gab sein Passwort ein, mit dem ihm Lily Zugang zu einem Guest-Account gewährt hatte.

Er suchte in den Schubladen, nahm alle Sticks und SD-Karten, die er finden konnte, bestückte damit die Ports und begann, die Daten des Berichts zu kopieren.

Der Drucker summte.

Und eine Stimme erklang.

Jemand hinter Rieker sagte: »Besten Dank für den Zugang zum Computer.«

Er sprang auf und warf sich zur Seite, war aber trotz der schnellen Reaktion zu langsam. Etwas traf ihn an der Schulter – ein harter Schlag – und riss ihn herum.

Rieker stürzte und blieb rücklings auf dem Boden liegen.

Eine Gestalt näherte sich, kaum mehr als eine Silhouette vor dem hellen Hintergrund des Fensters. Das Gesicht war nicht zu erkennen.

»Leben Sie wohl«, sagte der Unbekannte und schoss erneut, mit einer Pistole, auf deren Lauf ein Schalldämpfer geschraubt war.

Die Kugel schlug mitten in Riekers Brust ein.

Es wurde dunkel.

142

Rieker öffnete die Augen. Etwas Warmes rann ihm aus dem Mund, kein Speichel, sondern Blut. Er hustete, Schmerz explodierte in seiner Brust.

Er versuchte, so ruhig wie möglich zu liegen.

Nach einer Weile ließ der Schmerz nach, und er wagte es,

die rechte Hand zu bewegen. Zwei Kugeln, dachte er. Die eine steckte in der Schulter, die andere in der Brust – er war dem Tod näher als dem Leben.

Taube Finger fanden das Handy in der Hosentasche, zogen es mühsam hervor und hoben es. Rieker konnte das Display kaum erkennen, das Bild vor seinen Augen verschwamm.

Schließlich fand er die Kurzwahl und drückte eine Taste.

Er hörte es klingeln. Einmal, zweimal, ein drittes Mal. Bitte geh ran, dachte er. Ich sterbe.

»Büro Kowalski, Matthiessen«, ertönte eine Stimme.

»Charlie«, krächzte Rieker. »Ich bin's.«

»Alex?«

»Jemand hat auf mich geschossen«, brachte er hervor. »Bitte hilf mir ...«

HEUTE

143 KONSTANTIN BEGEGNUNGEN

GENF

Ellen merkte nichts. Sie saß noch immer im dritten Sessel vor all den Bildschirmen, mit einer VR-Brille, die ihr ganzes Blickfeld umschloss, und einem Kopfhörer, der sie akustisch in die Welt der Achterbahn entführte. Ihre Hände bewegten sich, die Sensoren der Handschuhe reagierten und passten das Bild an, das ihr die Brille zeigte.

Nadeschka war wie erstarrt, ihre Miene ausdruckslos. Natürlich erkannte sie den Ernst der Situation – sie war lange genug im Geschäft – und suchte nach einem Ausweg.

»Ich konnte nicht anders!«, stieß Sara, die Systemadministratorin, im Flur mit weinerlicher Stimme hervor. »Sie haben mich gezwungen!«

Neben ihr stand ein zweiter Mann, etwas jünger und größer als der dickliche Marco Cutri, jemand, den Konstantin zum ersten Mal sah: ein drahtiger Typ mit scharfem Blick, ein Wacher. Er hielt Sara fest, und sie zappelte an seiner Hand wie ein Fisch am Angelhaken.

Marco betrat das Zimmer mit den Monitoren, die Pistole auf Konstantin gerichtet. Er ließ sich Zeit, vielleicht wollte er den Triumph genießen.

Konstantin ließ sich keine Zeit. Er musste sofort handeln, wenn er noch eine Chance haben wollte.

Brandgeruch erfüllte den Raum.

Mit der Energie des Feuers in den Beinen sprang er auf und

warf sich zur Seite, weil ihm klar war, dass Marco sofort schießen würde, sobald er die Bewegung registrierte. Einen Sekundenbruchteil später knallte der Schuss.

Die Kugel durchdrang die Rückenlehne des Sessels und schlug in einem der unteren Bildschirme ein.

Nadeschka ließ sich blitzschnell nach links kippen, um der zweiten Kugel zu entgehen. Doch die hatte nicht ihr gegolten, sondern Ellen, und traf die junge Frau im Nacken. Sie starb, ohne zu ahnen, was um sie herum geschah.

Konstantin sah es in einer sonderbaren, vielleicht von Adrenalin geschaffenen Zeitlupe. Ein rotes Loch entstand in Ellens Genick, Blut spritzte, Knochensplitter flogen. Ohne einen Laut sank sie nach vorn, kam halb auf dem Tisch vor den Bildschirmen zum Liegen und rührte sich nicht mehr.

Konstantin blieb in Bewegung, mit der Kraft von Flammen in den Muskeln. Während er noch über den Teppichboden rollte, sah er alles wie mit einem dritten Auge, das nicht an den Körper gebunden war. Damit beobachtete er, wie sich Sara im Flur losriss, was ihr vor allem deshalb gelang, weil der Mann abgelenkt war und nach seiner Waffe griff. Sie lief zur Tür, während der drahtige Typ, der sie eben noch festgehalten hatte, einen kleinen Revolver hervorholte.

Konstantin versetzte Marco einen Tritt gegen das Knie, hörte das Knirschen und Knacken von Knochen, einen schmerzhaften Aufschrei … Alles war laut und deutlich, trotz des Zischens und Prasselns eines Feuers direkt hinter ihm.

Konstantin kam wieder auf die Beine, wuchs vor dem taumelnden Marco Cutri in die Höhe, und bevor sich die Pistole erneut auf ihn richten konnte, fand seine Faust das breite, fleischige Gesicht.

Das Auge des Beobachters sah, wie Sara die Eingangstür aufriss und nach draußen entkam. Der zweite Mann achtete nicht auf sie, sondern legte mit dem Revolver auf Konstantin an.

Nadeschka lag zwischen den Rollsesseln auf dem Boden und machte sich so klein wie möglich.

»Bleib liegen!«, rief Konstantin mit einer Stimme, die nicht nach seiner eigenen klang, sondern dumpf und fremd.

Marco Cutri fiel nach hinten, Knie und Nase gebrochen. Konstantin hielt ihn mit der einen Hand fest, und als der Revolver ein Projektil in seine Richtung spuckte, traf es nicht ihn, sondern die Schultern des bereits verletzten Mannes.

Konstantin schloss die freie Hand um fremde Finger, richtete die Pistole in ihnen auf den Revolverschützen und zwang Marcos Zeigefinger, den Abzug zu drücken.

Erneut knallte es, und Konstantin sah, wie die Kugel den Kehlkopf des anderen Mannes zerriss. Trotz der tödlichen Verletzung versuchte er, noch einmal mit dem Revolver zu schießen. Aber die Kräfte verließen ihn zu schnell, er konnte sich nicht mehr auf den Beinen halten, sank auf die Knie, betrachtete seine Waffe wie etwas, das er nicht mehr verstand, schloss die Augen und starb. Er kippte nicht nach rechts oder links, er sackte in sich zusammen und verharrte in der Haltung eines Betenden.

Alles war rasend schnell gegangen, doch Konstantin hatte jede einzelne Bewegung gesehen, wie ein Muster aus kleinen Abschnitten, die aneinandergereiht Überleben bedeuteten.

Konstantin entwand Marco Cutris Hand die Pistole und ließ den Mann zu Boden sinken. Der Brandgeruch ließ nach, ein Zittern schlich sich in die Beine, als er Nadeschka hoch half. Er deutete auf die Bildschirme und Tastaturen. »Lade so viel wie möglich runter. Du hast eine Minute Zeit. Los!«

Nadeschka sprang auf und war einen Moment später am Tisch mit den Tastaturen.

Don Micheles letzter lebender Sohn stöhnte nicht, er zeterte und fluchte. Konstantin richtete die Pistole auf ihn.

Marco starrte zornig zu ihm hoch. »Na los, worauf wartest du?«, knurrte er. »Erschieß mich!«

Aber Konstantin erschoss ihn nicht.

»Nein«, sagte er, überrascht von sich selbst. »Ich schenke dir das Leben. Mit freundlichem Gruß an deinen Vater.«

Marco Cutri fluchte erneut. Blut lief ihm unaufhörlich aus der gebrochenen Nase.

Konstantin drehte sich um und sah die tote Ellen. »Armes Kind.«

»Sie war kein Kind mehr«, sagte Nadeschka. Ihre Finger flogen über die Tasten. »Sie wusste, worauf sie sich einließ.«

»Nein.« Konstantin schüttelte den Kopf. »Nein, das wusste sie nicht. Wie weit bist du?«

»Ich brauche mindestens eine halbe Stunde.«

»Du hattest eine Minute, und die ist fast um. Wir müssen los.«

Nadeschka zog eine Speicherkarte aus dem Geräteblock vor den Bildschirmen. »Es sind nicht allzu viele Daten …«

»Die Polizei ist sicher schon unterwegs«, drängte Konstantin. »Und vielleicht haben Marco Cutri und Co Freunde in der Nähe.«

»Wir kriegen dich!«, zischte Don Micheles Sohn. Er war zur Wand gekrochen und versuchte, sich daran aufzurichten. »Es ist nur eine Frage der Zeit.«

»Du solltest froh sein, dass du noch lebst.« Konstantin ging mit langen Schritten zur offenen Eingangstür, gefolgt von Nadeschka.

Draußen im Flur standen mehrere Personen vor einem der anderen Apartments. Als sich Konstantin mit der Pistole zeigte, verschwanden sie in der Wohnung und warfen die Tür hinter sich zu.

Nadeschka hatte den kleinen Revolver des anderen Mannes genommen und steckte ihn ein.

»Es tut mir leid«, sagte Konstantin, als sie am Lift vorbei zur Treppe eilten. »Du bist jetzt kompromittiert. Hierher kannst du nicht zurück. Deinen Platz bei der Agentur hast du verloren.«

»Kommt darauf an, was wir in den Daten finden«, gab Nadeschka zurück.

144

»Wohin?«, fragte Konstantin draußen. Es war schwülheiß, die Sonne verschwand hinter Wolken.

»Zu mir.« Nadeschka ging zum Parkplatz und holte ein Schlüsselbund hervor. Ein bronzefarbener Toyota war ihr Ziel.

Konstantin sah sich um. Von Polizei war noch nichts zu sehen, aber sie konnte nicht mehr weit sein.

Die Zentralverriegelung des Wagens klickte, als Nadeschka den Knopf der Fernbedienung drückte.

»Bei dir wird man zuerst nach uns suchen.« Konstantin öffnete die Beifahrertür und stieg ein. »Die Agentur weiß, wo du wohnst, oder?«

»Ja. Ich hole nur ein paar Sachen, dann machen wir uns auf den Weg.«

Nadeschka startete den Motor und fuhr los.

Unterwegs nach Norden sagte sie: »Du bist immer wieder für eine Überraschung gut.«

»Wie meinst du das?«

»Du hast ihn nicht erschossen«, stellte Nadeschka fest. »Er hatte es auf dich abgesehen, er wollte dich umbringen, aber du hast ihn nicht erschossen, obwohl er deine neue Freundin getötet hat.«

»Ellen war nicht meine neue Freundin«, stellte Konstantin noch einmal klar. »Und wer weiß? Vielleicht wird Marco Cutri jetzt bei seinem Vater ein gutes Wort für mich einlegen.«

Nadeschka warf ihm einen kurzen Blick zu. »Es hat mir gezeigt, dass du nicht der eiskalte Killer bist, den andere in dir sehen sollen.«

»Nicht immer«, entgegnete Konstantin sanft. »Nicht überall.«

Nadeschka hielt auf dem Parkplatz einer eleganten Wohnanlage im Norden von Genf, stellte den Motor ab und öffnete die Tür. »Ich bin gleich wieder da.«

Konstantin sah ihr nach, als sie zum Eingang schritt, dabei wie beiläufig nach rechts und links sah und die Lage sondierte.

Kaum dass sie im Gebäude verschwunden war, begann es zu regnen. Große Tropfen trommelten aufs Wagendach, ein Blitz flackerte, Donnergrollen zog über die Stadt.

Konstantin stieg aus, stapfte durch den Regen und verließ den Parkplatz. Einige Dutzend Meter entfernt gesellte er sich mehreren Personen hinzu, die an einer überdachten Bushaltestelle warteten. Von dort aus konnte er sowohl den Parkplatz als auch die nahe Wohnanlage beobachten.

Niemand näherte sich dem bronzefarbenen Toyota. Im Eingang des Gebäudes, das Nadeschka betreten hatte, stand ein sommerlich gekleidetes junges Paar. Die Frau, um die zwanzig, erinnerte Konstantin ein wenig an Ellen. Sie fröstelte, rieb sich die Arme und blickte immer wieder zu den Wolken hoch. Ihre Lippen bewegten sich, sie sprach, und Konstantin glaubte, ihre Stimme zu hören: »Warum hast du nicht an den Regenschirm gedacht?«

Er hörte auch die Antwort des jungen Mannes, obwohl er hundert Meter entfernt stand und trotz des lauten Regenrauschens: »Es dauert nur ein paar Minuten, gleich ist es vorbei.«

Dann vernahm er eine andere, leisere Stimme. *Hilf mir!*

Nadeschka.

Er lief los, durch den strömenden Regen, vorbei an Beeten mit Pfützen zwischen den Blumen. Das junge Paar im Eingang wich für ihn beiseite, und er wurde nur ein wenig langsamer, als er den Flur erreichte, wo er den Aufzug ignorierte; stattdessen stürmte er die Treppe hoch, wobei er kaum außer Atem geriet, denn seine Beine steckten voller Kraft.

Im zweiten Stock verließ Konstantin die Treppe, ohne zu wissen, woher er die Gewissheit nahm, dass sich Nadeschkas Wohnung in dieser Etage befand. Über einen dicken Teppichboden, der das Geräusch seiner Schritte schluckte, eilte er an geschlossenen Türen vorbei und flüsterte: »Wo bist du? Welches Apartment ist das richtige?«

Auf halbem Weg zum Fenster am Ende des Flurs blieb er stehen, in den heißen Händen ein kleines Zittern, nicht von

Schwäche, sondern von Adrenalin. Er vernahm Stimmen hinter den Türen – Stimmen, die für gewöhnliche Ohren nicht zu hören waren –, doch keine von ihnen war die von Nadeschka. Namensschilder gab es nicht, nur Nummern, von 21 bis 29.

Hinter einer Tür, der Nummer 27, war es still, und Konstantin streckte die Hand nach der Klinke aus. Wenn man nur schnell einige Sachen holen wollte, schloss man nicht hinter sich ab.

Er drückte die Klinke. Die Tür war nicht verriegelt und öffnete sich einen Spaltbreit.

Konstantin lauschte und hörte ein leises Rascheln und Klappern. Er öffnete die Tür etwas weiter, trat ein und hielt plötzlich die Pistole in der Hand, die er Marco Cutri abgenommen hatte.

Er horchte erneut. Windböen warfen Regen gegen die Fenster.

Vor ihm bewegte sich etwas.

Eine Silhouette erschien in den Schatten, und Konstantin reagierte ohne einen bewussten Gedanken. Er begann mit einem Tanz, wie unter der Tiber-Brücke, als Ellen in Bedrängnis geraten war. Die Pistole blieb in seiner Hand, aber er benutzte sie nicht, ein Schuss wäre zu laut gewesen.

Mühelos wich er der Faust eines Mannes aus, schlug seinerseits und traf den Hals genau an der richtigen Stelle. Der Angreifer schnappte nach Luft, röchelte und ging zu Boden.

»Nadeschka?«, rief Konstantin. Es hatte keinen Sinn mehr, zu versuchen, leise zu sein.

»Pass auf!«, rief sie aus dem Zimmer vor ihm.

Der Tanz ging weiter, jede Bewegung unvorhersehbar. Eine zweite Silhouette erschien, kleiner als die erste, mit etwas in der Hand, das nach einer Waffe aussah.

Der Tänzer namens Konstantin duckte sich und schlug zu, traf mit der einen Faust die Hand der Frau, die vor ihm erschienen war, und mit der anderen, in der er noch immer die Pistole hielt, ihre Schläfe.

Ihre Waffe, eine Injektionspistole, fiel zu Boden, die Frau schwankte und taumelte.

Konstantin packte sie am Hals.

»Zwei«, sagte er. »Sonst noch jemand?«

»Nein, nein«, lautete die Antwort aus dem Zimmer. Nadeschkas Stimme klang undeutlich, sie lallte. »Mehr nicht.«

Konstantin hielt die Frau weiterhin am Hals gepackt, während er sie mit sich zog und das Wohnzimmer betrat. Nadeschka saß auf dem Boden, mit Handschellen an einen Heizkörper gekettet. Es fiel ihr schwer, zu ihm hochzusehen – der Kopf kippte immer wieder nach vorn, ihr fielen die Augen zu.

Konstantin schüttelte die unbekannte Frau. »Was hat sie bekommen?«

»Irgendein verdammtes Betäubungsmittel«, brachte Nadeschka mit schwerer Zunge hervor. »Aber nicht die volle Dosis, du hast sie gestört.«

Er blickte der Frau – um die vierzig, das strohblonde Haar kurz – in die Augen, aus einem Abstand von weniger als zwanzig Zentimetern, und sah nackte Angst. »Wer hat den Schlüssel für die Handschellen?«

Die Frau öffnete den Mund, konnte aber nicht sprechen. Ihr Gesicht lief rot an.

»Sie hat ihn.« Nadeschka versuchte, aufzustehen. »In der rechten Tasche.«

Konstantin ließ die Frau los. Sie schnappte nach Luft, hustete und wich von ihm zurück. Konstantin richtete die Pistole auf sie. »Nehmen Sie ihr die Handschellen ab!«

Aus dem Augenwinkel bemerkte er eine Bewegung – der Mann, den er im Flur niedergeschlagen hatte, regte sich. Einige schnelle Schritte brachten Konstantin zu ihm, wobei seine Pistole auf die Frau gerichtet blieb, die sich den Hals rieb.

»Haben Sie nicht gehört?«, zischte er. »Die Handschellen!«

Der Mann knurrte ein unverständliches Wort und bemühte sich, auf die Beine zu kommen. Ein Schlag mit dem Pistolenlauf schickte ihn wieder zu Boden, doch er blieb bei Bewusstsein und kroch zur Seite.

Konstantin ergriff die nahe Injektionspistole, drückte sie

dem Mann an den Hals und betätigte den Auslöser. Als sich der Mann noch immer bewegte, gab er ihm eine zweite und dann eine dritte Dosis, bis der andere schließlich, nach einem letzten wütenden Ächzen, still liegen blieb.

Im Wohnzimmer streifte Nadeschka gerade die Handschellen ab und kämpfte sich auf wackligen Beinen hoch. Neben ihr rann Regenwasser über die Fensterscheibe, und der grelle Schein eines Blitzes tauchte das Zimmer in blendend helles Licht.

Für den Hauch eines Moments glaubte Konstantin, den Flammenmann zu sehen, eine feurige Gestalt im Gleißen des Blitzes.

»Sie haben mich erwartet«, lallte Nadeschka.

»Was ist mit dir?«, fragte Konstantin, den Blick auf die Frau gerichtet.

»Es geht schon.« Nadeschka stützte sich an der Wand ab. »Nur die Beine wollen noch nicht so richtig. Ich brauche ein paar Minuten.«

»Die haben wir nicht. Wir müssen weg, sofort.«

Konstantin trat auf die Frau zu. Sie wollte erneut vor ihm zurückweichen, hatte aber plötzlich die Wand im Rücken.

»Mal sehen, wie Ihnen die eigene Medizin schmeckt«, knurrte er, hielt ihr die Injektionspistole an den Hals und drückte ab.

Sie setzte sich nicht zur Wehr und versuchte nicht einmal, auszuweichen. Einige Sekunden lang sah sie ihn an, nun mit mehr Trotz als Angst in den Augen. Dann gaben die Beine unter ihr nach, und sie sank zu Boden.

Konstantin ergriff Nadeschkas Hand. »Komm!«

»Die Speicherkarte mit den Daten«, ächzte sie. »Die anderen Sachen, im Büro …«

Er wurde im nächsten Zimmer fündig. Dort lag die kleine SD-Karte mit den kopierten Daten auf dem Schreibtisch, neben einem Laptop, Kabeln, mehreren Ausdrucken und einigen Kleidungsstücken. Rasch packte er alles in die bereitstehende Reisetasche. Als er damit in den Flur zurückkehrte, hatte Nadeschka den reglosen Mann auf den Rücken gedreht.

»Du hast ihn nicht erschossen.« Ihre Stimme klang schon etwas deutlicher.

Konstantin öffnete die Tür und spähte in den Flur. Niemand zu sehen. Vielleicht waren der Mann und die Frau allein gewesen, aber wie lange dauerte es, bis jemand merkte, dass etwas schiefgegangen war, und Verstärkung schickte?

»Es war nicht nötig«, antwortete er. »Gehen wir.«

Sie verbargen ihre Waffen unter der Kleidung und verließen die Wohnung.

Konstantin wählte wieder die Treppe, obwohl Nadeschka Probleme mit den Stufen hatte. Er half ihr, aber sie kamen langsamer voran, als ihm lieb war.

Das Paar im Hauseingang wartete noch immer darauf, dass der Regen aufhörte. Für einen Moment dachte Konstantin, dass die frierende junge Frau und der stoische junge Mann, der den Regenschirm vergessen hatte, zur Agentur gehörten. Aber sie wichen erneut beiseite und sahen ihnen besorgt hinterher, als Konstantin die immer noch benommene Nadeschka durch den nicht mehr ganz so starken Regen zum Parkplatz führte.

Der Toyota stand dort, wo Konstantin ihn zurückgelassen hatte, leer, ohne eine Überraschung in seinem Innern. »Ich schätze, diesmal fahre ich.«

»Keine Einwände.« Nadeschka sank auf den Beifahrersitz. »Ich spüre meine Füße kaum.«

Konstantin legte die Reisetasche auf den Rücksitz und setzte sich ans Steuer, Hemd und Haar nass vom Regen. Er ließ sofort den Motor an, schaltete die Scheibenwischer ein und fuhr los. Der dichte Verkehr der nahen Straße nahm sie auf.

Nach einigen Hundert Metern zwang ihn eine rote Ampel, anzuhalten.

»Wohin?«, fragte er.

Nadeschka seufzte. »Raus aus der Stadt. Zu einem Ort, wo wir ungestört sind. Ich möchte mir die Daten ansehen und herausfinden, wie schlimm es um uns bestellt ist.«

ZWEI JAHRE ZUVOR

145 ALEXANDER RIEKER TIEFE FLUCHTEN

Schmerz brannte heiß in Riekers Brust, und jede noch so kleine Bewegung verdoppelte und verdreifachte ihn. Das Atmen fiel ihm schwer.

»Ich krieg keine Luft«, krächzte er.

»Bewegen Sie sich nicht«, sagte jemand.

Rieker bewegte sich nicht, er wurde bewegt. Hände ergriffen ihn, hoben ihn an, und der Schmerz wurde so gewaltig, so kolossal, dass er fürchtete, jemand würde ihm bei lebendigem Leib die Brust aufschneiden. Dann lag er auf einer Bahre, und ein Gesicht erschien über ihm, voller Sommersprossen und von rotblondem Haar umgeben.

»Charlie?«, brachte er hervor.

»Es wird alles gut«, sagte Charlotte.

»Alles gut?«, wiederholte Rieker mühsam. »Bist du sicher?«

Die Bahre schwankte, als sie nach draußen getragen wurde, zu einem Krankenwagen, und erstaunlicherweise ließ der Schmerz mit dem Schwanken nach. Dafür verdichtete sich die Dunkelheit, die Riekers Blickfeld verengte.

»Nein«, antwortete Charlotte ehrlich. »Aber du bekommst jede nur erdenkliche Hilfe.«

»Wie schlimm ist es?«, ächzte Rieker.

»Sehr schlimm. Wenn du mich nicht angerufen hättest …«

Rieker sah die Sorge in Charlottes großen Augen. Und noch etwas mehr.

»Danke«, hauchte Rieker. Die Kraft verließ ihn, er sah nur noch Charlottes Gesicht, mehr nicht. »Danke, Charlie!«

Finsternis umfing ihn.

Worte drangen aus der Welt jenseits der Dunkelheit.

»Eine Kugel steckt in der Schulter, aber die ist kein Problem«, sagte jemand. »Die andere jedoch befindet sich in unmittelbarer Nähe des Herzens. Es grenzt an ein Wunder, dass er noch lebt.«

»Bleibt er am Leben? Können Sie ihn retten?«

Die Stimme einer Frau. Nicht die von Lily, stellte Rieker bedauernd fest. Aber eine vertraute Stimme, von jemandem, der ihm geholfen hatte, auf den er zählen konnte.

Er versuchte zu sprechen, doch der Mund ließ sich nicht öffnen.

»Wir geben uns alle Mühe«, versprach die erste Stimme.

Besonders zuversichtlich klang es nicht, fand Rieker.

Einmal erwachte Rieker und sah, dass Charlotte schlief.

Er lag in einem Krankenhausbett, umgeben von weißen Wänden mit wenigen Bildern, die Kornfelder, Wälder und Seen zeigten. Sonnenschein fiel durch Fenster und Gardinen, schuf ein Fleckenmuster an der Wand neben dem Sessel, in dem Charlotte zur Seite gerutscht war, mit dem Kopf halb auf der Armlehne.

»Charlie …«, krächzte er.

Sie war sofort hellwach und beugte sich vor. »Alex!«, entfuhr es ihr erfreut. Und dann, etwas ruhiger: »Wie geht es dir?«

»Ich fühle mich wie durch die Mangel gedreht.« Das Sprechen fiel ihm noch immer schwer.

»Kein Wunder.« Ihre Finger strichen über seine Hand. »Es wird alles gut. Du bist zweimal operiert und über den Berg, heißt es. Ich bin hier, damit der Unbekannte, der auf dich geschossen hat, keine zweite Chance erhält.«

»Was ist mit …?« Riekers Stimme versagte.

»Polizeischutz? Personalmangel, hat Kowalski gesagt.«

»Und du?«, fragte Rieker.

»Ich hab Urlaub genommen.«

Er schloss kurz die Augen. »Danke!«

»Das Team muss zusammenhalten, nicht wahr?«

Mattigkeit kehrte zurück. »Du hast gesagt, dass ich über den Berg bin«, murmelte Rieker, erneut dem Schlaf nahe. »Aber wenn ich ehrlich bin … Ich scheine noch an einem ziemlich steilen Hang zu klettern und kann den Gipfel nicht mal sehen.«

»Es wird schon«, versicherte ihm Charlotte. »Es wird schon, Alex.«

Ein Gesicht erschien vor ihm im Nebel zwischen Schlafen und Wachen, das Gesicht einer Frau.

»Lily?«, fragte Rieker hoffnungsvoll und versuchte, die Augen weiter zu öffnen.

»Ich bin's nur. Charlotte.«

Der Nebel lichtete sich etwas mehr. Rieker sah Sommersprossen und rotblondes Haar.

»Nein«, sagte er leise und tastete nach ihrer Hand. »Nicht ›nur‹. Das Nur passt nicht zu dir. Du bist ganz und gar Charlie, und das ist gut so. Was würde ich ohne dich machen?«

Charlotte lächelte.

Gut eine Woche später stand Rieker auf eigenen Beinen, ohne dass ihn jemand stützen musste.

»Na bitte«, sagte der Arzt zufrieden, ein gemütlich wirkender Mittsechziger. »Wenn Sie weiterhin so gute Fortschritte machen, können Sie bald wieder einen Marathon laufen.«

»Ich schätze, damit muss ich noch ein paar Tage warten.« Rieker ging einige vorsichtige Schritte mit weichen Knien.

»Klappt doch wunderbar«, freute sich der Arzt, ein Mann, dessen Lebensphilosophie darin bestand, alles von der positiven Seite zu sehen.

Rieker rang sich ein Lächeln ab. »Wie sehe ich aus, Charlie?«

»Schrecklich.«

Er nickte. »Danke für deine Ehrlichkeit.«

»Du hast abgenommen«, sagte Charlotte. »Vorher warst du schlank, jetzt bist du dürr. Aber das kriegen wir wieder hin. Ich koche für dich.«

Er hatte sie in den vergangenen Tagen mehrmals nach Lily gefragt, aber Charlotte hatte nichts über die »Queen des Darknet« in Erfahrung bringen können, nur, dass sie weiterhin in Untersuchungshaft saß.

Rieker wollte die Reisetasche mit seinen Sachen nehmen, doch Charlotte war schneller. »Die trage ich.«

»Dann kannst du mich nicht mehr stützen.«

Charlotte nahm die Tasche. »Wenn du fällst, helfe ich dir wieder hoch.«

»Das beruhigt mich.«

Draußen erwartete sie ein grauer, kühler Tag. Rieker sah zum bedeckten Himmel hoch. »Wo ist der Sommer geblieben? Hast du mich belogen? Bin ich länger als nur zwei Wochen im Krankenhaus gewesen?«

»Das hier ist Hamburg.« Charlotte deutete zum Parkplatz. »Komm, ich bring dich nach Hause.«

Als sie in ihrem E-Wagen saßen, sagte Rieker erschöpft: »Himmel, ich bin froh, dass ich nicht mit dem Rad fahren muss. Da fällt mir ein … Ich hab gar kein Rad mehr. Jemand hat es gestohlen.«

»Wir kaufen dir ein neues«, versprach Charlotte.

Einmal erwachte Rieker mitten in der Nacht und starrte in die Dunkelheit. Er fühlte sich noch immer nicht gut, aber viel besser als noch vor einigen Tagen.

Er schlug die Decke beiseite, schwang die Beine über den Rand des Betts und saß still und stumm. Durchs geschlossene Fenster kam ein dumpfes Brummen, die Stimme der Stadt, die nicht mehr schlief.

Schließlich stand Rieker auf und ging mit sicheren Schritten ins Wohnzimmer seiner kleinen Wohnung. Charlotte lag dort auf dem Sofa, obwohl im Doppelbett genug Platz gewesen wäre. Sie hatte sich bei ihm einquartiert, damit er nicht allein und ohne Schutz war.

Rieker wollte sich umdrehen und ins Schlafzimmer zurückkehren, als Charlotte sagte: »Ich bin wach.«

»Tut mir leid, wenn ich dich geweckt habe.«

»Nein, nein.« Sie setzte sich auf. Etwas Licht fiel durchs Fenster, dessen Jalousien nicht heruntergelassen waren. Rieker sah, dass Charlotte ein weißes T-Shirt mit einem großen gelben Smiley trug. »Es ist viele Jahre her, dass ich nachts einfach durchgeschlafen habe. Meistens werd ich drei- oder viermal in der Nacht wach. Das Karate-Training hilft, es macht müde.«

»Du trainierst nicht mehr, oder?« Rieker sank in einen Sessel.

»Ich hab auch davon Urlaub genommen.«

Rieker nickte langsam. »Urlaub vom Dienst und Urlaub von Karate. Du verzichtest auf all das, was dir wichtig ist.«

»Nein, tue ich nicht«, widersprach Charlotte. »Nicht auf alles.«

Einige Sekunden verstrichen in Stille.

»Wird dir hier nicht langweilig?«, fragte Rieker. »Ich hab keinen Fernseher.«

»Ich lese mich durch deine Büchersammlung.«

Riekers Blick glitt über die vollen Regale. Ein Buch lag auf dem niedrigen Tisch, und ein Lesezeichen ragte daraus heraus. Den Titel konnte Rieker nicht erkennen, es war zu dunkel. Das letzte Buch, das er gelesen hatte – oder *in* dem er gelesen hatte –, hieß *On the Silk Road Again,* ein Buch über Computer und das Darknet, verfasst von Rossella Ulbricht alias Black Lily. Er war bei der Lektüre eingeschlafen und zu spät erwacht, um etwas gegen Lilys Entführung zu unternehmen.

»Vielleicht wäre dies alles nicht passiert, wenn ich mehr auf deine Karate-Weisheiten geachtet hätte«, sagte er, als das Schweigen unangenehm zu werden begann.

»Funakoshis Regeln sind sehr tiefgründig«, gab Charlotte zurück. »Es lohnt sich, genauer über sie nachzudenken.«

»Wie lautet die nächste?«

Charlotte überlegte kurz. »Funakoshis zwölfte Karateka-Regel: ›Denk nicht an das Gewinnen, doch denke darüber nach, wie man nicht verliert.‹«

»Ich fürchte, vom Gewinnen bin ich weit entfernt. Ich kann froh sein, dass ich noch lebe. Weiß man, wer auf mich geschossen hat? Werden Nachforschungen angestellt?«

Auch das hatte er sie schon mehrmals gefragt.

»Der Unbekannte hat keine Spuren hinterlassen«, erklärte Charlotte nicht zum ersten Mal. »Nichts, niente, nada. Nicht einmal die Patronenhülsen wurden gefunden. Der Schütze hat sie mitgenommen.«

»Ein Profi?«

»Zweifellos.«

»Wir wissen, wer dahintersteckt«, sagte Rieker. »Und Kowalski und Konsorten sollte es ebenfalls klar sein.«

»Brois«, sagte Charlotte. »Carolin Alberts. Und vielleicht noch andere, die sich durch deinen Bericht über die Gefährlichkeit von Sleepless und die Ermordung von Gilbert Fournier bedroht sahen.«

»Zeta«, erklärte Rieker. »Was ist mit Noah Gunnason?«

»Er ist verschwunden«, sagte Charlotte. »Niemand weiß, wo er sich befindet.«

»Ich soll nicht an den Sieg denken, aber daran, eine Niederlage zu vermeiden«, brummte Rieker. »Wir sind die Guten, nicht wahr, Charlie?«

»Das will ich hoffen.«

»Und die anderen – Carolin Alberts, Brois und Co – sind die Bösen. Wenn wir jetzt aufgeben, gewinnen die Bösen. Das können wir nicht zulassen.«

»Du hast noch nie einfach so aufgegeben.«

»Nein, hab ich nicht«, bestätigte Rieker. »Der Schütze hätte besser zielen sollen. Es war ein Fehler, mich am Leben zu lassen, denn solange ich lebe, gebe ich nicht auf. Wir machen weiter, auch wenn es heißt, noch einmal von vorn anzufangen. Wir lassen nicht locker. Wir stellen einen neuen Bericht zusammen und bringen alles an die Öffentlichkeit.«

»Du bist vom Dienst suspendiert, Alex«, erinnerte ihn Charlotte. »Doch das genügt ihnen noch nicht. Sie werden dich entlassen.«

Rieker lächelte grimmig. »Was vielleicht nicht so einfach sein wird, wie sie sich das vorstellen. Ich hab den Mann gefunden, der an den Bremsen von Brois' Wagen herumgewerkelt hat. Seine Aussage wird alles in einem anderen Licht erscheinen lassen.«

»Wird er denn aussagen?«, fragte Charlotte.

»Und ob. Weil er sonst Ärger von ›Krawallmacher‹ Luetken bekommt, und das ist jemand, von dem man nicht möchte, dass er sauer auf einen ist. Morgen fangen wir an, Charlie. Am Tatort. Wo der Unbekannte auf mich geschossen hat. In Lilys Wohnung. Dort beginnen unsere neuen Ermittlungen. Kannst du noch etwas länger Urlaub machen?«

»Es geht dir schlecht. Ich muss bei dir bleiben.«

»Genau.« Rieker stand auf.

Charlotte sah ihn an und schien auf etwas zu warten.

»Das Sofa ist unbequem«, sagte Rieker. »Komm ins Bett, lass uns schlafen.«

146 OSKAR BROIS

Oskar Brois trat aus dem Scheinwerferlicht im Fernsehstudio und hörte den Applaus. Selbst die Journalisten klatschten, stellte er zufrieden fest, bevor er das Studio verließ. Im Flur erwarteten ihn seine Freunde von Zeta, die ebenfalls applaudierten, wenn auch nur kurz.

»Die letzten Hochrechnungen sind bestätigt«, sagte Benedikt Hoffmann von Akzentua in Frankfurt. »Unser Bund hat mehr als dreiundfünfzig Prozent der Stimmen bekommen. Die absolute Mehrheit. Wir brauchen nicht einmal einen Koalitionspartner.«

Es entging Brois nicht, dass Hoffmann von »wir« sprach. Es war keine Rhetorik; er meinte es so. Sein »wir« sollte daran erinnern, wem der Erfolg zu verdanken war.

Die anderen – Jayden de Boer, Alexandra Meidrich, Natalia Domanski und Riccardo Mancini, der »kleine Kreis« – schüttelten ihm die Hand, klopften ihm auf die Schulter und freuten sich mit ihm.

»Dies ist der Anfang«, versprach ihm Alexandra. Mit der Deutlichkeit von Sleepless sah Brois, wie ihr Lippenstift im Licht einer nahen Lampe glänzte. »Der erste große Erfolg, ein Sprungbrett für die Bundestagswahl in zwei Jahren.«

Bundeskanzler? Brois lächelte. Warum nicht? Zwei Jahre. Siebenhundertdreißig Tage *und* Nächte, um auf das Ziel hinzuarbeiten. Alles war möglich. Man musste nur wollen.

Riccardo Mancini deutete durch den Flur. »Carolin wartet auf Sie.«

Brois nickte ihm und den anderen zu. »Wir sehen uns später.«

Carolin Alberts saß in dem Zimmer, das ihm der Fernsehsender zur Verfügung gestellt hatte, in einer weißen Bluse, die ihre Brüste zur Geltung brachte, ohne sie zu sehr zu betonen, und einem kurzen Rock, dessen helles Grün gut zu den Augen passte. Sie hatte ihre frühere Aura von Souveränität zurückgewonnen und wirkte wieder wie eine Frau, die in einem früheren Jahrhundert vielleicht die Krone einer Königin getragen hätte.

»Herr Bürgermeister ...« Sie stand auf, kam näher und hauchte ihm einen Kuss auf den Mund.

»Noch nicht, aber bald«, sagte er. »Wir haben gewonnen. Wir beide.«

»Rieker geht es besser«, erwiderte Carolin sanft, als wollte sie daran erinnern, dass vielleicht noch nicht *alles* gewonnen war. »Er liegt nicht mehr auf der Intensivstation.«

»Er ist gewarnt«, sagte Brois zufrieden. »Und er steht mit leeren Händen da, sobald er wieder stehen kann. Der Bericht existiert nicht mehr, die Daten sind gelöscht ...«

»Der Mann, der auf ihn geschossen hat ...«

»Niemand wird ihn finden. Zumindest nicht lebend. Die Agentur hat sich darum gekümmert.« Brois ergriff Carolins Hände und begann einen langsamen Tanz mit ihr, zu einer Musik, die nur er hörte ... oder vielleicht auch sie. »Die anderen sind da, der ›kleine Kreis‹. Später feiern wir gemeinsam.«

»Sie beanspruchen den Erfolg auch für sich.«

»Und damit haben sie recht, allein hätte ich es nicht geschafft«, räumte Brois ein. »Aber im Vertrauen, Carolin: Ich bin nicht der, für den sie mich halten. Ich bin kein Werkzeug für die politische Macht von Zeta.«

»Wer bist du dann?«, fragte Carolin, während sie tanzten.

»Ich bin mein eigener Herr«, antwortete Brois und schwang

Carolin im Kreis, zu einer Musik, die nur für sie beide spielte. »Und ich habe eigene Pläne.«

»Für dich allein?« Carolin lächelte.

»O nein, meine Liebe. Für uns beide. Heute beginnt ein neuer Weg für uns. Wir bringen uns an die Spitze, wir lenken die Lenker von Akzentua, ohne dass sie etwas merken. Denn wir haben ihnen etwas voraus.«

»Nicht Sleepless«, sagte Carolin. »Benedikt Hoffmann und die anderen zählen ebenfalls zu den Wachen.«

»Nicht Sleepless, nein. Aber wir sind anders als die anderen. Wir sehen und hören mehr. Wir planen noch weiter und besser. Wir sind noch wacher als die Wachen.« Brois sah ihr in die Augen und zeigte sein strahlendes Lächeln. »Wir sind die Zukunft.«

147 CAROLIN ALBERTS

Carolin Alberts wanderte durch Säle und Flure, sprach mit Gästen des großen Empfangs und der Konferenz im CCH, dem Congress Center Hamburg. Wirtschaft und Politik, Banken und Börsen, Industrie und Handel – hier trafen sich die Männer und Frauen, deren Entscheidungen die Geschicke der Welt bestimmten.

Gelegentlich wich Carolin bei ihren Wanderungen zwischen Tischen und Gesprächsgruppen ein wenig in den Hintergrund, nicht weil sie müde wurde – inzwischen war es drei Uhr nachts –, sondern weil sie beobachten wollte, wie die Worte, die sie an bestimmte Personen gerichtet hatte, nach und nach ihre Wirkung entfalteten. Während der vergangenen Stunden hatte sie einige der »Distribuenten« identifiziert, Menschen, die Neuigkeiten, Meinungen und für wichtig gehaltene Informationen von Gruppe zu Gruppe trugen. Worte, die man an diese Personen richtete, erzielten die größte Wirkung.

Carolins besondere Aufmerksamkeit galt einem Paar aus China, einem immer lächelnden Mann in dunkelgrauem Anzug und einer Frau mit kurzem schwarzem Haar, hohen Wangenknochen und großen, intelligenten Augen, beide nicht älter als vierzig. Es hieß, dass sie direkte Kontakte zum Politbüro der Kommunistischen Partei unterhielten. Hier bot sich ein vielversprechender Ansatzpunkt, denn China stellte mit mehr als einer Milliarde Menschen einen enorm großen Absatzmarkt dar.

»Wir sind die Zukunft«, hatte Oskar Brois zu ihr gesagt. Die Zukunft entfaltete sich hier, Carolin konnte dabei zusehen.

Im Ballsaal tanzten Banker mit Börsenmaklerinnen und Ministerinnen mit Industriekapitänen. Carolin aber trat durch die große Fenstertür auf eine Terrasse und fühlte, wie ihr kühle Nachtluft über die heißen Wangen strich. An der Brüstung blieb sie stehen und sah zur Universität auf der anderen Straßenseite. Hinter fast allen Fenstern brannte Licht, Studenten feierten und arbeiteten.

Ein Mann erschien neben ihr, mit einem Sektglas in der Hand, das er auf die Brüstung stellte. Er trug einen anthrazitfarbenen Maßanzug mit gelber Krawatte, und die Gefängnisblässe war längst aus jenem Gesicht verschwunden, das in den vergangenen Wochen von vielen Wahlplakaten gelächelt hatte.

»Hier trennt sich die Spreu vom Weizen«, sagte Oskar Brois, »die Schläfer von den Wachen. Du hast es längst bemerkt, nicht wahr? Bei den Banketten und beim Tanz, bei den Gesprächen und Verhandlungen. Es sind fast nur noch Kunden von dir da, Carolin. Die anderen liegen in ihren Hotelbetten, das Leben geht an ihnen vorbei. Von der Chance, lukrative Verträge abzuschließen und neue geschäftliche Kontakte zu knüpfen, ganz zu schweigen.«

»Drei Uhr nachts, und die Universität ist noch immer geöffnet«, sagte Carolin.

Oskar nickte. »Nicht nur die Universität, auch die meisten Geschäfte und Büros. Es gibt fast keine Unterschiede mehr zwischen Tag und Nacht. Wir erleben den Beginn einer neuen Ära.« Er zeigte sein strahlendes Lächeln. »Gute Aussichten für dein Unternehmen. Harmonys Verkaufszahlen werden besser und besser, ein Ende ist nicht in Sicht. Und da wir gerade dabei sind … Ich hab mit unseren beiden chinesischen Gästen gesprochen und ihnen angekündigt, dass ich in zwei Jahren bei den Bundestagswahlen kandidieren werde. Natürlich habe ich auch dich erwähnt. Morgen früh um zehn erwarten sie dich zu einem Gespräch. Wenn du es geschickt anstellst, bekommst du eine Lizenz für den Verkauf von Sleepless in China.«

Carolin nickte zufrieden. »Der größte Markt der Welt.«

»Und bald die größte Macht auf diesem Planeten«, sagte Oskar. »Es ist nur noch eine Frage von wenigen Jahren, bis China die USA überholt, militärisch und auch wirtschaftlich. Wir täten gut daran, schon jetzt zu expandieren. Das verschafft uns einen klaren Vorteil …«

Er sprach weiter. Über das, was seiner Meinung nach in den nächsten Jahren geschehen würde. Dabei ging es nicht nur um die politische Zukunft des Bunds für Deutschland und ihm selbst, sondern auch um Harmonys Aufstieg zu einem global agierenden pharmazeutischen Konzern und die Veränderungen in der Welt. Beim letzten Punkt würde Zeta eine wichtige Rolle spielen, schloss er.

Musik drang durch die offene Fenstertür. Einige Pärchen schlenderten Arm in Arm über die große Terrasse. Der Nachtwind strich durch Carolins Haar. Sie fühlte sich auf eine besondere Art und Weise lebendig.

»Du willst Zeta übernehmen?«, fragte sie leise und nach einem vorsichtigen Blick über die Terrasse.

»Wir beide«, sagte Oskar Brois. »Eine neue Welt entsteht, und jemand muss die Zügel ergreifen, um sie zu lenken. Wenn wir zögern, kommt uns jemand zuvor.«

»Zeta wird sich nicht so einfach übernehmen lassen.«

»Es kommt darauf an, besser vorauszuschauen und besser zu planen als die anderen.« Auch er sprach leise. »Besser und schneller. Wir weiten unseren Einfluss aus, du in der Wirtschaft und ich in der Politik. Wenn ich Bundeskanzler bin und du das Oberhaupt des wichtigsten pharmazeutischen Konzerns der Erde, sind wir beide unersetzlich. Die anderen hingegen – der ›kleine Kreis‹, insbesondere Benedikt Hoffmann von Akzentua in Frankfurt – können nach und nach ersetzt werden. Es wird keine offene Machtübernahme sein, sondern ein … Sieg der Tüchtigen.«

»Eine neue Welt mit einer neuen Ordnung. Grenzen werden verschwinden.«

»Und neue entstehen, nicht zwischen Staaten, sondern zwischen Schläfern auf der einen und Wachen auf der anderen Seite. Und einige der Wachen sind noch etwas wacher als die anderen, mit einem schärferen Blick für die Zukunft. Menschen wie wir.«

Und doch gab es einen Schatten, eine dunkle Wolke, eine Gefahr, die alles ruinieren konnte.

Carolin sah sich erneut um, dann fragte sie: »Was ist mit Noah?«

Oskar blickte in die Nacht. »Erstaunlicherweise haben wir ihn noch immer nicht gefunden, selbst die Agentur nicht. Vielleicht ist er einem Unfall zum Opfer gefallen.«

»Das glaube ich nicht. Er versteckt sich irgendwo.«

»Die Agentur hat überall ihre Fühler ausgestreckt, früher oder später wird sie eine Spur entdecken. Wir behalten auch Rieker im Auge, für den Fall, dass Noah noch einmal versucht, sich mit ihm in Verbindung zu setzen. Oder dass sich Rieker auf die Suche nach ihm macht. Wer weiß, vielleicht führt er uns zu ihm.«

»Willst du ihn gewähren lassen?«, fragte Carolin.

»Ein zweiter Anschlag auf sein Leben wäre dumm, zumindest unter den gegenwärtigen Umständen«, mahnte Oskar. »Wenn er noch immer keine Ruhe gibt, können wir ihn benutzen.«

Ein Gedanke stieg in Carolin auf.

»Es ist mir zu passiv«, sagte sie. »Wir warten darauf, dass etwas passiert, anstatt etwas passieren zu lassen.« Sie fröstelte erneut.

Oskar Brois legte ihr den Arm um die Taille und zog sie an sich, wie um sie zu wärmen. »Was schlägst du vor?«

»Wenn sich Noah so gut versteckt hat, dass wir ihn nicht finden können, müssen wir ihn aus seinem Versteck herauslocken.«

Carolin beobachtete die Lichter der Stadt. Irgendwo dort draußen verbarg sich Noah, der Mann, mit dem sie Harmony gegründet hatte, noch vor wenigen Wochen ihr Partner und Kompagnon, jetzt ein Gegner, der bereit war, Rieker zu helfen und alles preiszugeben.

»Wir müssen Noah etwas anbieten, das einen unwiderstehlichen Reiz auf ihn ausübt«, sagte sie. »Etwas, das er für so vielversprechend oder wichtig hält, dass er sein Versteck verlässt.«

»Eine Falle.«

»Ja«, sagte Carolin. »Für Noah und für Rieker.«

»Wann und wo?«, fragte Oskar.

»So bald wie möglich. Und an einem Ort, den wir unter Kontrolle haben.«

Oskar Brois nickte langsam. »Vielleicht kann uns die Agentur dabei helfen.«

»Nein«, widersprach Carolin. »Das müssen wir selbst erledigen.«

148 ALEXANDER RIEKER

Kurz vor acht Uhr am nächsten Morgen standen Rieker und Charlotte vor einer verschlossenen und versiegelten Tür im dritten Stock eines Mietshauses am Bruno-Georges-Platz.

»Hier kommen wir nicht weiter«, sagte Charlotte.

Rieker starrte auf die beiden Siegel. »Hast du nichts davon gewusst?«

»Ich bin in Urlaub.«

Rieker streckte die Hand nach dem ersten Siegel aus.

»Das kann dich teuer zu stehen kommen«, warnte Charlotte. »Die Konsequenzen wären mindestens ein Strafbefehl.«

»Ich werd ohnehin entlassen«, erwiderte Rieker. »Und außerdem …« Er blickte sich um. Der Flur war leer. »Niemand beobachtet uns.«

Er brach die beiden Siegel – neben ihm schnitt Charlotte eine Grimasse – und stellte fest, dass das elektronische Schloss deaktiviert worden war. Zugangscode und Chipschlüssel nützten ihm nichts mehr, wohl aber der ganz normale Schlüssel, den Rieker in weiser Voraussicht bei sich zu Hause aufbewahrt hatte. »Man kann nie wissen«, hatte ihm Lily vor Monaten gesagt. »Ein Stromausfall genügt, und man kommt nicht mehr in die eigene Wohnung.«

Er öffnete die Tür.

Dunkelheit erwartete sie. Alle Jalousien waren heruntergelassen.

Rieker schaltete das Licht ein und begann mit einer langsamen Wanderung durch die Wohnung. In der kleinen Küche waren Schränke und Schubladen geöffnet, Teller und Töpfe bedeckten Tisch und Spüle. Im Bad standen die Türen des großen Spiegelschranks offen, und der Toilettendeckel war nicht geschlossen. Im größten Raum, der Kombination aus Wohn-, Schlaf- und Arbeitszimmer, lagen Laken und Decke neben dem Bett. Jemand schien unter der Matratze gesucht zu haben. Der Schreibtisch war leer; der große gewölbte Monitor fehlte ebenso wie der Computer und alle Peripheriegeräte.

»Stobbe und die anderen hätten wenigstens wieder aufräumen können«, brummte Rieker.

Zusammen mit Charlotte unternahm er eine zweite Tour durch die Wohnung, noch langsamer und aufmerksamer als zuvor.

»Nichts«, sagte er schließlich und blieb mitten im großen Zimmer stehen. »Ist dir was aufgefallen, Charlie?«

Sie schüttelte den Kopf.

»Ich hatte die vage Hoffnung, mein Handy zu finden.« Rieker blickte unter den Schreibtisch und sah nur einige Kabel.

»Sie haben alles mitgenommen, auch dein Handy«, sagte Charlotte. »Ist was Wichtiges darin gespeichert?«

Rieker zuckte mit den Schultern und deutete zum Wohnzimmertisch. »Setz dich. Ich koch uns Kaffee.«

Als er einige Minuten später mit zwei Bechern zurückkehrte, hatte Charlotte die Bücher vom Boden aufgesammelt und ins Regal gelegt. Sie stand am Fenster und blickte nachdenklich aufs Bett. Rieker fragte sich, was ihr durch den Kopf ging.

»Die Jalousien lassen wir besser unten.« Er stellte die Becher auf den Tisch. »Man kann das Präsidium von hier aus sehen und auch umgekehrt. Wenn Kowalski merkt, dass jemand hier ist, schickt er sofort die Kavallerie.«

Charlotte drehte sich zu ihm herum und nahm ihren Kaffeebecher. »Du fühlst dich hier wie zu Hause.«

»Wir haben hier an unserem Bericht gearbeitet«, sagte Rieker.

»Aber es war nicht nur Arbeit, die dich hierhergebracht hat.«

»Nein.«

Charlotte senkte den Blick. »Es tut mir leid. Ich meine …«

»Wir sind keine pubertierenden Jugendlichen mehr«, sagte Rieker sanft. Er wusste um Charlottes Gefühle für ihn. »Wir sollten beide in der Lage sein, damit umzugehen.«

Charlotte trank einen Schluck Kaffee. Wenn sie enttäuscht war, gab ihr sommersprossiges Gesicht nichts davon preis. »Ja, du hast recht.«

»Wir brauchen Lily«, betonte Rieker. »Sie und ihre Kenntnisse.«

Charlotte seufzte. »Ich kann ebenfalls mit einem Computer umgehen. Und ich habe Erfahrung mit Ermittlungen. Ich weiß, worauf es dabei ankommt.«

Rieker verzichtete auf den Hinweis, dass Black Lily vermutlich über direkte Geheimdienstkontakte verfügte, die sich für bestimmte Recherchen noch besser eigneten als jahrelange Erfahrungen im Polizeidienst.

»Deine Hilfe ist sehr, sehr wertvoll, Charlie«, sagte er. »Ohne dich säße ich nicht hier. Ohne dich wäre ich sehr wahrscheinlich nicht mehr am Leben. Aber … weißt du, Lily ist Lily. Wir brauchen sie.«

»Vor allem du brauchst sie«, erwiderte Charlotte leise.

»Ja, ich geb's zu. Mir liegt viel an ihr. Es war meine Schuld, dass sie entführt wurde, und wegen dieser Entführung sitzt sie jetzt in Untersuchungshaft, weil sich der sympathische Klaus-Peter Stobbe gern mit einem Ermittlungserfolg schmücken möchte. Sie ist Opfer, nicht Täter.«

»Vielleicht ist sie derzeit im Gefängnis am besten aufgehoben«, meinte Charlotte nach einer kurzen Pause. »Dort kann der Killer sie nicht erreichen.«

»Kommt darauf an, wie groß das Spinnennetz namens Zeta ist, wie weit es reicht.« Rieker legte die Hände auf den Tisch. »Also gut, Charlie. Das alte Team. Wo sind wir, und wo wollen wir hin?«

Sofort verwandelte sich Charlotte in die tüchtige Assistentin eines Kommissars. »Wir wissen, dass Gilbert Fournier von Carolin Alberts ermordet wurde, weil er sie erpresst hat. Wir wissen auch, dass die Zulassungsdaten von Sleepless manipuliert wurden, damit die neue Smart Drug möglichst schnell auf den Markt gebracht werden konnte. Außerdem haben wir bei unseren Recherchen herausgefunden, dass Sleepless schwere Nebenwirkungen haben kann, von Halluzinationen über multiples Organversagen bis hin zu Schlaganfällen.«

Rieker nickte langsam und dachte an seine Ex-Frau Daniela, die inzwischen ihrem Schlaganfall erlegen war. »Danny hat das Zeug genommen, und es hat sie ins Grab gebracht. So erging es auch Doktor Felix Arents, beim Bundesinstitut für Arzneimittel und Medizinprodukte zuständig für die Zulassung von Sleepless.«

»Er bekam falsche Daten von Carolin.«

Rieker nickte erneut. »Es gibt noch zwei andere wichtige Dinge, die direkt mit Sleepless in Zusammenhang stehen. Erstens: Wer das Zeug absetzt, kehrt nicht etwa zu normalem Schlaf zurück, sondern schläft immer länger, bis zu zwanzig und mehr Stunden am Tag, wie bei einer besonders schweren Narkolepsie. Die Betreffenden verlieren die Kontrolle über ihr Leben. Und zweitens: In manchen Fällen verändert Sleepless offenbar den Schaltplan des menschlichen Gehirns, wodurch neue Fähigkeiten entstehen.«

Er erzählte vom Besuch im Regenbogenland, beim »Orakel« namens Anamaria, die angeblich in die Zukunft sehen konnte, und von Magnus, der immer länger schlief, seit er kein Sleepless mehr nahm.

»Es ist unmöglich, in die Zukunft zu sehen«, sagte Charlotte. »Wie soll man etwas sehen, das noch nicht geschehen ist?«

»Das habe ich auch gedacht«, räumte Rieker ein. »Aber Anamaria behielt recht mit dem, was sie angekündigt hat, und sie wusste von Zeta. Außerdem nannte sie einen Namen: Konstantin.«

»Konstantin?«, wiederholte Charlotte. »Den Namen höre ich zum ersten Mal. Bei unseren bisherigen Ermittlungen ist er nie aufgetaucht.«

»Was nicht ist, kann noch werden. Vielleicht handelt es sich um jemanden, der bei Zeta eine wichtige Rolle spielt. Also …« Rieker nahm die Hände vom Tisch, ergriff den Becher und trank von dem Kaffee. Beim Schlucken hatte er noch immer einen dumpfen Schmerz in der Brust. »Wir wissen bereits eine ganze Menge.«

»Aber noch nicht annähernd genug«, wandte Charlotte ein. »Und es fehlen Beweise.«

»Der Bericht war voll davon, aber er existiert nicht mehr«, sagte Rieker. »Den Ausdruck habe ich Kowalski gebracht, doch wer weiß, was daraus geworden ist. Ich wollte hier die Daten aus dem Computer auf USB-Sticks und SD-Karten kopieren, aber zwei Kugeln kamen mir dazwischen. Jetzt ist der Computer nicht mehr da, und vielleicht sind die Daten, die Lily und ich gesammelt haben, ebenso verschwunden. Wir müssen davon ausgehen, dass einflussreiche Leute bei der Polizei zu Zeta gehören, Charlie. Ich will nicht sagen, dass Kowalski mit von der Partie ist, vielleicht hat er nur das Pech, zwischen den Fronten zu stehen.«

Charlotte lächelte schief. »Wir beide gegen den Rest der Welt?«

»Wir drei, mit Lily«, korrigierte Rieker behutsam. »Der nächste Punkt: Wohin wollen wir? An die Öffentlichkeit. Carolin Alberts gehört als Mörderin hinter Gitter. Und was Sleepless betrifft: Es muss alles publik gemacht werden, und zwar so schnell wie möglich, bevor die ganze Welt in den Abgrund stürzt. Wir sammeln Beweise, stellen einen neuen Bericht zusammen und veröffentlichen ihn: online, in den sozialen Medien, in Zeitungen und im Fernsehen. Der Anfang der Reise ist klar, ebenso das Ende. Schwierig wird der Weg dazwischen.«

Charlotte hatte bereits einen Schritt weiter gedacht. »Noah«, sagte sie.

»Genau. Noah Gunnason, Mitinhaber von Harmony und ehemaliger Partner von Carolin Alberts, die inzwischen mit Brois zusammen ist. Von ihm stammen die wichtigsten Daten in dem Bericht, den ich Kowalski vorgelegt habe. Seine Aussage vor Gericht wäre gleichbedeutend mit einer Garantie für Carolin Alberts Verurteilung als Mörderin von Gilbert Fournier. Und er kann aus eigener Erfahrung bestätigen, wie gefährlich Sleepless ist. Wir müssen ihn finden. Das geht am besten mit den Werkzeugen der Polizei, und deshalb, Charlie, solltest du zu Stobbe ins Präsidium zurückkehren. Beende deinen Urlaub.«

»Dann bist du allein«, gab Charlotte zu bedenken. »Dann schützt dich niemand mehr.« Sie machte Karatebewegungen mit beiden Händen. »Dort draußen treibt sich ein Killer herum, der es vielleicht noch immer auf dich abgesehen hat.«

»Diesmal bin ich gewarnt«, sagte Rieker. »Er wird kein leichtes Spiel haben. Dich aber brauch ich bei den Polizeicomputern, Charlie. Dort bekommst du die neuesten Informationen. Und du könntest mir helfen, die Genehmigung für einen Besuch im Untersuchungsgefängnis zu erhalten. Ich muss mit Lily reden.«

»Ich verstehe«, murmelte Charlotte. Und etwas lauter: »Na schön. Ich mache mich gleich auf den Weg, ist ja nur über die Straße. Stobbe wird überrascht sein.«

»Er wird sich freuen, dass du zurück bist. Eine so gute Assistentin wie dich hatte er bestimmt noch nie.« Rieker stand auf.

Charlotte erhob sich ebenfalls. »Und du?«

»Ich mache eine Runde durch die Stadt und spreche mit einigen Leuten. Wir müssen Noah Gunnason finden.«

149 BLACK LILY

Black Lily war keine Dark Lady mehr. Sie trug nun andere Kleidung, beigefarben und blau, und hatte sich angepasst und begriffen, dass sie Geduld haben musste. Manchmal kam der junge Kommissar namens Stobbe, der sie verhaftet hatte, und stellte Fragen, die nicht direkt dumm waren, aber Egoismus und Egomanie verrieten – er suchte einen Erfolg, den er bei und mit ihr jedoch nicht finden würde.

»Es wäre alles viel leichter für Sie, wenn Sie gestehen würden«, sagte er bei einem Gespräch im Besucherzimmer.

»Warum sollte ich etwas gestehen, das ich nicht getan habe?«, entgegnete Lily ruhig. »Und überhaupt: Warum ist mein Anwalt nicht hier?«

»Wir haben ihn benachrichtigt, vielleicht wurde er aufgehalten. Außerdem ist das hier nur ein Gespräch, kein Verhör.« Stobbe saß auf der anderen Seite des Tisches, zurückgelehnt, die Arme verschränkt, ein Mann, der sich seines Sieges sicher wähnte. »Leugnen nützt Ihnen nichts. Alle Indizien sprechen gegen Sie.«

»Ich wurde entführt«, wiederholte Lily zum gefühlt hundertsten Mal. »Von einem Hacker, der sich Hannibal nannte und im Auftrag eines Alten namens Sokrates handelte. Dieser Sokrates hat zwei Männer geschickt, die nachts in das Strandhaus eingedrungen sind und Hannibal erschossen haben. Wir sollten beide sterben, weil wir von dem Auftraggeber wussten.

Ich konnte entkommen, floh über den Strand und dann mit einem Ruderboot aufs Meer, wo ich in ein Unwetter geriet und von zwei Fischern namens Josch und Benni gerettet wurde, die Ihnen alles bestätigen können.«

Stobbe nickte. »O ja, zwei unverdächtige Zeugen. Sie haben alles gut vorbereitet, Frau Engel.«

Lily seufzte und faltete die Hände im Schoß. »Wie Sie meinen.«

»Gefällt es Ihnen hier in Dammtor, Frau Engel?«

Lily zuckte mit den Schultern.

»Vermutlich ist Ihnen langweilig, so ganz ohne Computer.«

Lily schwieg.

»Wissen Sie, wie lange wir Sie hier festhalten können, Frau Engel?«

»Sechs Monate«, sagte sie. »Eine Fortdauer über sechs Monate darf nur erfolgen, wenn die besondere Schwierigkeit oder der besondere Umfang der Ermittlungen oder ein anderer wichtiger Grund die Fortdauer rechtfertigen. So will es die deutsche Strafprozessordnung.«

Stobbe beugte sich ein wenig vor, die Arme noch immer verschränkt. »Höre ich da Ihren Freund?«

»Ich fürchte, ich verstehe nicht.«

»Rieker. Ihr Freund und vielleicht sogar Ihr Komplize. Möglicherweise steckt er in dieser Sache mit drin. Ich halte das sogar für sehr wahrscheinlich.«

Lily rollte mit den Augen.

»Sechs Monate können ziemlich lang sein, Frau Engel«, sagte Stobbe. »Und die Ermittlungen könnten durchaus noch länger dauern und sich durch einen ›besonderen Umfang‹ auszeichnen.«

»Mag sein«, sagte Lily ungerührt. »Aber so lange werde ich hier nicht Gast sein.«

»Wenn Sie glauben, dass Sie schon bald aus der Untersuchungshaft entlassen werden …«

»Morgen«, sagte Lily ruhig. »Oder übermorgen. Spätestens in der kommenden Woche.«

»Rieker kann Ihnen nicht helfen.« Ärger lag in Stobbes Stimme.

»Wie geht es ihm?« Stobbe hatte ihr gleich bei seinem ersten Besuch erzählt, dass jemand auf Rieker geschossen hatte, ausgerechnet in ihrer Wohnung, was sie seiner Meinung nach noch verdächtiger machte.

»Besser. Er hat jetzt eine neue Freundin, wie es scheint.« Stobbe wartete auf eine Reaktion. Als keine kam, fügte er hinzu: »Charlotte, seine frühere Assistentin. Hat extra Urlaub genommen, damit sie sich um ihn kümmern kann.«

»Freut mich, ihn in guten Händen zu wissen«, entgegnete Lily ungerührt.

»Er ist vom Dienst suspendiert und bald weder Kommissar noch Polizist«, sagte Stobbe. »Er wird sich nach einem neuen Job umsehen müssen.«

Black Lily lächelte ein dunkles Lächeln. »Sie vielleicht auch.«

»Wollen Sie mir drohen, Frau Engel?«

»Wer bin ich schon, dass ich Ihnen drohen könnte?« Lily stand auf. »Wenn Sie mich jetzt entschuldigen würden ... Ich möchte zurück in meine Zelle, wo Langeweile auf mich wartet.«

Sie ging einige Schritte und klopfte an die Tür. Eine Wärterin öffnete.

Stobbe saß noch am Tisch. »Sie werden sich wundern, Frau Engel.«

Lily richtete einen letzten Blick auf ihn. »Wirklich? Es würde mich freuen. Was wäre das für eine Welt, wenn sie einen nicht mehr hin und wieder in Erstaunen versetzte?«

150

In ihrer Zelle wartete tatsächlich Langeweile auf sie, aber Lily hatte gelernt, damit fertigzuwerden. Sie verbrachte die Zeit mit gründlichem Nachdenken über ihre Situation und die Hintergründe der jüngsten Ereignisse. Natürlich dachte sie auch an Alexander, und diese Gedanken waren mit Sorge verbunden.

Kontakte mit den übrigen Untersuchungshäftlingen mied sie nicht, beschränkte sie jedoch auf das Notwendige. Es kam immer wieder vor, dass sich verdeckte Ermittler unter die Häftlinge mischten und versuchten, Vertrauen zu gewinnen, um auf diese Weise mehr zu erfahren. Lily kannte ihre Methoden und auch das beste Gegenmittel: Schweigen.

Zwei weitere Tage vergingen, ohne dass etwas geschah. Die tägliche Routine veränderte sich nicht, bestimmt von Mahlzeiten, Freigang und kurzen Gesprächen mit anderen Frauen, die in Dammtor darauf warteten, dass offiziell Anklage gegen sie erhoben wurde. Einmal kam ihr Anwalt, ein kleiner, gedrungener Mann, der ihr als Pflichtverteidiger zugewiesen worden war und kein großes Interesse an ihrem Fall zeigte. Lily hatte darauf verzichtet, selbst einen Anwalt zu beauftragen, obwohl sie finanziell durchaus dazu in der Lage gewesen wäre; es stand genug Geld auf mehreren Konten zur Verfügung. Doch sie brauchte keinen Anwalt, weil sie wusste, dass es nicht zu einer Anklage und schon gar nicht zu einem Prozess kommen würde.

Am dritten Tag nach dem letzten Gespräch mit Stobbe hatte das Warten ein Ende. Die Zellentür wurde aufgeschlossen, eine Wärterin blickte herein und sagte: »Packen Sie Ihre Sachen.«

Lily sammelte nicht nur ihre wenigen Habseligkeiten ein, sondern zog sich auch um – aus dem Beige und Blau wurde wieder das Schwarz von Black Lily.

Der Mann, der sie abholte, hieß Henning. Lily war ihm zweimal begegnet, zuletzt vor einem halben Jahr in Berlin, in Verbindung mit einem Auftrag, bei dem es um die Computernetze mehrerer diplomatischer Vertretungen gegangen war, unter ihnen die Botschaften Russlands und der Ukraine.

»Sind Sie so weit?«, fragte er knapp. Ein kühler Mann, dieser Henning, mit grauweißem Haar und Augen in der Farbe von Schiefer. Die Falten in seinem ernsten Gesicht wiesen deutlich darauf hin, dass er nicht mehr zu den Jüngsten zählte; Lily schätzte ihn auf knapp siebzig. Doch er hatte etwas Kraftvolles und Elastisches, das den meisten Männern seines Alters fehlte.

Lily nickte, die kleine Reisetasche in der rechten Hand. »Ich habe hier nichts mehr zu erledigen.«

Niemand stellte sich ihnen in den Weg, als sie durch den Flur gingen. Türen wurden für sie geöffnet. Schließlich standen sie draußen unter tief hängenden grauen Wolken, aus denen erste Regentropfen fielen. Henning deutete zum nahen Parkplatz. Dort leuchteten die Blinker eines großen dunklen BMW auf, als er die Taste der Fernbedienung drückte.

»Sie finden alles im Fond«, sagte er, setzte sich ans Steuer und ließ den Motor an.

Lily nahm hinten Platz. »Sie bringen mich nicht nach Hause?«

»Haben Sie das erwartet?« Henning lenkte den großen Wagen auf die Straße und nahm sofort die nächste Abzweigung.

»Nein.« Lily zog einen schwarzen Aktenkoffer hinter dem Fahrersitz hervor und öffnete ihn. »Nein, eigentlich nicht. Wohin fahren wir?«

»Zum Flughafen.«

Lily sah sich den Inhalt des Koffers an: ein Pass, der ihr eine neue Identität gab – Irene Masowski, kryptografische Analytikerin und Spezialistin für KI-Systeme –, mehrere Kreditkarten auf diesen Namen, ein Flugticket nach Frankfurt und eine Mappe mit Dossiers und Instruktionen.

»Ihr habt euch Zeit gelassen«, sagte sie und sah sich den Inhalt der Mappe an.

»Es mussten einige Dinge erledigt werden«, erklärte Henning.

»Sind die beiden Männer identifiziert, die es auf Hannibal und mich abgesehen hatten? Und was ist mit der Person, die auf Kommissar Rieker geschossen hat?«

»Jascha Babić und ein gewisser Lukas«, antwortete Henning. »Letzterer hat auch auf Rieker geschossen. Beauftragt von einem Unabhängigen, der inzwischen von der Agentur übernommen wurde.«

»Wo sind sie jetzt?«

»Noch in Hamburg.«

Lily überlegte schnell. »Können wir sie aus dem Verkehr ziehen?«

»Das wäre unklug. Wir beobachten sie, um mehr über ihre Kontakte zu erfahren.«

»Rieker könnte erneut in Gefahr geraten.« Lily hörte die Sorge in ihrer Stimme und bemerkte Hennings Blick in den Rückspiegel.

»Wir schleusen Sie bei Akzentua ein«, sagte er zu Lily. »Sie sollen mehr über Zeta und die Agentur herausfinden. Vielleicht gelingt es Ihnen auf diese Weise, Kommissar Rieker zu schützen. Was Hamburg betrifft … Wir behalten die Situation so gut es geht unter Kontrolle.«

Lily nickte. »Auf nach Frankfurt.«

151 MATTHIAS TEUBNER

Das große Landhaus im Norden von Hamburg erhob sich zwischen alten Eichen, die an heißen Sommertagen angenehmen Schatten spendeten. Ein Graureiher stand am Rand des Fischteichs und hoffte dort auf Beute. Er flog davon, als Matthias aus seinem Wagen stieg.

Der Gärtner kam aus dem Haus und eilte dem Ankömmling entgegen. Die Haushälterin blieb in der offenen Tür stehen.

»Wir haben ihn im Arbeitszimmer gefunden«, sagte der Gärtner voller Kummer. »An seinem Schreibtisch.«

Matthias blickte auf seine Uhr. Es war kurz nach neun. Den Anruf hatte er vor einer knappen Stunde erhalten.

»Wer weiß sonst noch davon?«, fragte er.

»Niemand. Wir haben nur den Arzt und Sie verständigt, wie es in den Anweisungen verlangt wird.«

Der alte Richard Mason Richardson aus Leeds, Yorkshire, hatte an alles gedacht. Typisch für ihn, den eigenen Tod als einen Punkt auf seiner langen Agenda zu sehen.

Matthias blieb auf dem Kiesweg vor dem Haus stehen und sah sich um. An diesem Morgen herrschte eine andere Art von Stille, merkte er, ein sonderbarer, tiefer Frieden, geschaffen vielleicht von der Abwesenheit eines Lebens.

»Danke«, sagte er, die Gedanken ruhig und klar. »Ich kümmere mich um alles.« Er deutete zum Garten. »Ich nehme an, es wartet Arbeit auf Sie.«

Der Gärtner nickte traurig und ging zum Schuppen, um sein Werkzeug zu holen. Die Haushälterin wich beiseite, als Matthias das Haus betrat.

»Wenn ich die Nacht geblieben wäre wie sonst, hätte ich ihm vielleicht helfen können«, sagte sie niedergeschlagen. »Aber er hat mich gestern Abend fortgeschickt.«

Er hat es gewusst, dachte Matthias. Er hat gewusst, dass er in dieser Nacht sterben würde, und er wollte allein sein.

Richard Mason Richardson hatte den größten Teil seines Lebens damit verbracht, Informationen zu sammeln und mehr zu wissen als andere Menschen. Und so hatte er sein Leben auch beendet, mit einem Vorsprung an Wissen, das ihn diesmal jedoch selbst betraf.

»Ich hätte ihm helfen können«, wiederholte die Haushälterin und schniefte leise. Sie holte ein Taschentuch hervor und putzte sich die Nase.

»Sie trifft keine Schuld«, sagte Matthias. »Sie können nach Hause fahren, wenn Sie möchten, wenn es zu viel für Sie ist.«

Die Haushälterin schüttelte den Kopf. »Nein, nein, es geht schon.«

Matthias nickte ihr zu und ging durch den Flur. Die Tür des Arbeitszimmers stand einen Spaltbreit offen. Er drückte sie noch etwas weiter auf und trat ein.

Der alte Richardson saß hinter seinem großen Schreibtisch, die Jalousien des Fensters hochgezogen, die Vorhänge offen. Was bedeutete, dass er vor Sonnenaufgang gestorben war. Andernfalls hätte er zumindest die Vorhänge zugezogen, um den Sonnenschein auszusperren, der das Arbeitszimmer morgens durch eine Lücke zwischen den Eichen erreichte. Die Arme lagen angewinkelt auf dem Schreibtisch, der Kopf auf den Armen – er schien zu schlafen.

Der Arzt hatte im großen Polstersessel in der einen Ecke des Zimmers gewartet und stand auf, als Matthias eintrat.

»Der Tumor hat ihn umgebracht, nehme ich an«, sagte Matthias.

»Ja«, bestätigte der Arzt. »Heute Nacht gegen vier. Ich habe den Totenschein ausgestellt.« Er wies auf den Schreibtisch.

Matthias betrachtete den Reglosen. »Wie ist er gestorben?«

»Ruhig und friedlich.«

Das waren dumme, unpassende Worte, fand Matthias. Wie auch immer man starb, es war nie ein ruhiger, friedlicher Vorgang, sondern ein Kampf, ein mühevolles Ringen um den letzten Rest Leben. Ruhe und Frieden fand man erst später, wenn der Kampf vorbei und verloren war.

»Kann ich sonst noch etwas für Sie tun?«, fragte der Arzt freundlich. »Wenn Sie möchten, empfehle ich Ihnen einen Bestatter.«

»Darum kümmere ich mich selbst, danke.«

Der Arzt verließ das Zimmer, die Stille kehrte zurück und breitete sich aus.

Matthias stand vor dem Schreibtisch, den Blick auf den Toten gerichtet, der wie ein Vater für ihn gewesen war und der ihn zu seinem Nachfolger und Erben ernannt hatte. Er verdankte ihm viel, diesem Mann aus Leeds, der einst als Immobilienmakler begonnen und dann das lukrativere Informationsgeschäft entdeckt hatte. Richardson war zu einem der besten Informationsmakler weltweit geworden, mit Kontakten und Quellen in fast allen Ländern. Doch vor einigen Jahren hatte sich die Situation nicht zuletzt durch die globale Digitalisierung geändert. Und dann durch Sleepless. Richardson hatte die neue Smart Drug, die den Menschen vom Schlaf befreite, nie genommen. Er war ein Schläfer geblieben, ein Mann mit tiefen Wurzeln in Vergangenheit und alten Traditionen, und dadurch hatten seine Konkurrenten einen Vorsprung gewonnen, der sich schließlich nicht mehr einholen ließ. Die »Agentur« war entstanden und hatte nach und nach alle unabhängigen Informationsmakler übernommen, auch die Geschäfte von Richard M. Richardson – er hatte sich fügen müssen, ihm war keine andere Wahl geblieben.

Doch was nach einer Niederlage aussah, konnte auch eine große Chance für die Zukunft sein.

Matthias griff nach dem Telefon und sprach mit einem Bestattungsunternehmen. Anschließend wählte er eine Nummer, die auf einer bestimmten Visitenkarte gestanden hatte und die er auswendig wusste. Er vereinbarte ein Treffen für den Abend.

152

Es dämmerte, als die beiden Besucher eintrafen. Sie kamen mit einem kleinen, unauffälligen Wagen, einem kompakten Mitsubishi, und Matthias, der auf der Terrasse gewartet hatte, trat ihnen entgegen.

»Wir möchten Ihnen unser Beileid aussprechen, Matthias«, sagte die Frau namens Nadeschka Saizewa, deren vollständigen Namen er seit seinem Anruf kannte, ebenso wie den ihres Begleiters.

»Der Tod von Richard Mason Richardson ist zweifellos ein großer Verlust für Sie«, fügte Kyle McKenzie hinzu.

»Das stimmt«, sagte Matthias. »Obwohl er nicht überraschend kam. Mister Richardson litt an einer schweren Krankheit. Ich habe in den vergangenen Wochen die Geschäfte geführt, wie Sie wissen.«

»Ich nehme an, darüber möchten Sie mit uns sprechen«, erwiderte Nadeschka. »Über Ihre Geschäfte. Wenn Sie dabei Hilfe benötigen oder auch bei anderen Dingen … Sie können sich jederzeit an uns wenden.«

Matthias deutete zum Haus. »Darf ich bitten?«

Im Arbeitszimmer stand das Fenster offen. Kühle Luft strömte herein. Matthias ging zu der kleinen Bar, die er am Nachmittag eingerichtet hatte. »Möchten Sie etwas trinken? Gin Tonic?«

»Orangensaft«, bat Nadeschka.

»Für mich ebenfalls«, fügte Kyle hinzu.

Matthias öffnete den kleinen Kühlschrank, füllte zwei Gläser, reichte sie den Besuchern und setzte sich dann an den Schreibtisch.

»Das ist jetzt Ihr Platz, Matthias.« Nadeschka trank einen Schluck und stellte das Glas auf den kleinen runden Tisch zwischen den beiden Sesseln, in denen Kyle und sie Platz genommen hatten. »Machen Sie guten Gebrauch davon.«

Matthias hatte vor einer halben Stunde eine weitere Sleepless-Pille genommen. Seine Sinne waren geschärft, der Kopf klar und ohne mentalen Ballast. Aber er musste vorsichtig sein, denn Nadeschka und Kyle zählten ebenfalls zu den Wachen, sie ließen sich nicht leicht täuschen.

»Als Sie zum ersten Mal hierherkamen, haben Sie Mister Richardson eine Art Franchising angeboten«, sagte er. »Er sollte seine Geschäfte in Ihre Organisation integrieren und dafür auf die größeren Ressourcen der Agentur zurückgreifen können. Mister Richardson hat sich damit einverstanden erklärt, auch deshalb, weil Sie ihm keine Wahl ließen.«

Nadeschka und Kyle hörten aufmerksam zu.

»Mister Richardson war mit seinen Methoden sehr erfolgreich«, fuhr Matthias fort. »Aber es sind alte Methoden. Die Zeiten ändern sich, und zwar schneller als jemals zuvor. Ich will ganz offen sein: Mister Richardson wäre schwerlich in der Lage gewesen, seine Methoden den Veränderungen anzupassen. Er hätte mit alten Traditionen brechen müssen, und das fällt Menschen umso schwerer, je älter sie werden. Außerdem nahm er kein Sleepless. Er blieb ein Mann der Vergangenheit.«

Die beiden Besucher von der Agentur schwiegen. Nadeschka hatte die Hände im Schoß gefaltet, Kyles Arme ruhten auf den Armlehnen.

»Mister Richardson konnte auch recht eigenwillig sein.« Matthias wählte seine Worte mit Bedacht. »Ihm lag immer daran, das zu schützen, was er im Lauf der vielen Jahre harter Arbeit erreicht hatte. Deshalb hat er Ihnen, als er Ihr Angebot annahm, nicht Zugang zu allen seinen Datenbanken gewährt und außerdem die Existenz eines Bankschließfachs verschwiegen, das Dossiers über gewisse Personen in Wirtschaft und Politik enthält.«

Er zog eine Schublade auf, entnahm ihr einen USB-Stick und schob ihn über den Schreibtisch.

»Ich glaube, ich habe einen besseren Blick für die Veränderungen und die neue Welt, die uns erwartet«, sagte er. »Hiermit möchte ich Ihnen meinen guten Willen zeigen und meine volle Kooperationsbereitschaft unter Beweis stellen.«

Nadeschka betrachtete den Stick einige Sekunden lang, bevor sie ihn nahm und einen kurzen Blick mit Kyle wechselte.

»Das wissen wir sehr zu schätzen«, erwiderte sie anerkennend.

»Es gibt da noch einen kleinen Punkt«, sagte Matthias. »Die unangenehme Sache mit den beiden Hackern, bei denen Mister Richardson leider ein Fehler unterlief.«

»Sie meinen Hannibal und Black Lily«, begriff Nadeschka sofort.

»Ja. Und Rieker. Es war ein Fehler, die beiden Killer zu beauftragen.« Matthias schüttelte den Kopf. »Der Fehler begann bereits mit der Entführung. So etwas weckt Aufmerksamkeit, und die ist schlecht fürs Geschäft. Ich habe in den vergangenen Tagen versucht, die beiden Männer zu erreichen und ihnen mitzuteilen, dass sie den Auftrag als erledigt betrachten sollen, aber leider konnte ich keinen Kontakt herstellen.«

»Jascha Babić und Lukas«, sagte Kyle. »Es sind gute Leute. Wir haben sie übernommen und halten sie in Bereitschaft.«

Die Angel ausgeworfen, der Köder geschnappt, dachte Matthias, als er seine Vermutung bestätigt hörte – die Geschäfte der Agentur betrafen nicht nur den Handel mit Informationen.

Nadeschka hielt den USB-Stick in der Hand. »Wir danken Ihnen für Ihre Offenheit. Sie werden sehen, dass unsere Zusammenarbeit auch Ihnen zum Vorteil gereicht.«

Matthias lächelte zufrieden. »Da bin ich sicher.«

Spät in der Nacht, als draußen in der Finsternis kalter Regen fiel, für die Jahreszeit zu früh, saß Matthias am Computer und sah sich den Inhalt der Datenbanken an, zu denen allein er Zugang hatte. Sie enthielten nicht nur weitere Dossiers, die in Zukunft von Nutzen sein konnten, sondern auch die Ergebnisse erster eigener Recherchen über die Agentur und ihre Filialen überall in der Welt. Bevor er mit dem Aufstieg beginnen konnte, musste er mehr über die Organisationsstrukturen und personellen Verflechtungen erfahren.

Er stand in der Mitte seines Lebens, die besten Jahre lagen noch vor ihm – er konnte es bis an die Spitze der Agentur schaffen, wenn er den richtigen Weg einschlug.

Der Kleine konnte tatsächlich den Großen fressen, nicht auf einmal, aber mit einem winzigen Bissen nach dem anderen.

153 NOAH GUNNASON

Der Kallberghof – ein altes Gut mit einer bis ins Mittelalter reichenden Ahnentafel – lag nur wenige Kilometer von der dänischen Grenze entfernt. Zu Beginn der Dreißigerjahre des zwanzigsten Jahrhunderts hatte der damalige Gutsherr ein eindrucksvolles religiöses Erlebnis gehabt, das ihn Diesseits und Jenseits mit anderen Augen sehen ließ. Aus seinen Tagebüchern ging hervor, dass er nicht etwa Gottes Stimme gehört oder die Jungfrau Maria erblickt hatte, sondern dem Teufel höchstpersönlich begegnet war. Einige Historiker vermuteten, dass Wilhelm Adalbert von Kallberg Besuch von einem ranghohen NSDAP-Mitglied erhalten hatte, vielleicht sogar von Hitler selbst, und dass der Hinweis auf den »Teufel« in seinen Tagebüchern im übertragenen Sinne gemeint war. Wer auch immer Kallbergs Teufel gewesen war, die Begegnung hatte einen religiösen Mann aus ihm gemacht und ihn veranlasst, seinen Gutshof in ein Kloster umzuwandeln.

Noah war mit zwanzigtausend Euro in bar gekommen, seiner Reserve für den Notfall, und die Hälfte davon hatte er der Bitte um Aufnahme hinzugefügt. Es machte ihn nicht zu einem Mönch, nicht in wenigen Tagen und Wochen, aber zu einem großzügigen Gönner, der Abstand von der Welt brauchte, Zeit und Muße, um Gedanken und Gefühle zu ordnen. Und der vielleicht, wenn man ihn freundlich behandelte, weiterhin generös blieb – der Abstand der Mönche vom Rest der Welt war nicht so groß geworden, dass sie den Wert von Geld vergessen hatten.

Noah bekam ein kleines Zimmer im ersten Stock, mit einem weichen Bett, das er nicht brauchte, einem Wandbild, das ein Segelschiff in stürmischer See zeigte, und einem Schreibtisch, an dem er saß, wenn er plante und die Zukunft zeichnete. Beim Essen leistete er den Mönchen Gesellschaft, insgesamt siebenundzwanzig, lauschte ihren Gesprächen, die sich um Arbeit und Andacht drehten, und beantwortete Fragen, wenn er sie beantworten konnte und wollte. Die Mönche nahmen kein Sleepless, sie rauchten und tranken nicht, ihre Drogen waren Gebet und Frömmigkeit. Sie wunderten sich über den Mann, der niemals schlief, aber sie ließen ihn in Ruhe, denn er bezahlte gut und störte niemanden.

In seinen klaren Momenten wusste Noah, dass er hier sicher war, dass niemand an einem solchen Ort nach ihm suchen würde. Tagsüber saß er am Fenster und dachte nach, solange ihn rote Fratzen und schwarze Käfer in Ruhe ließen. In jenen Stunden, während er die Wolken beobachtete und den Vögeln bei ihren Flugmanövern zusah, lernte er mehr über sich selbst und die Veränderungen, zu denen es in ihm gekommen war. Er entwickelte ein Gespür dafür, wann die Halluzinationen begannen, die so echt wirkten, dass sie sich nicht von der Wirklichkeit unterscheiden ließen. Er fühlte sie kommen wie eine Welle, und manchmal gelang es ihm, die Energie dieser Welle zu nutzen, für seine Planungen, Berechnungen und Ausblicke auf das, was geschehen würde.

Nachts ging er spazieren oder saß bei den Teichen auf einer Bank und beobachtete, wie die Sterne über den Himmel zogen und sich Mondschein auf dunklem Wasser spiegelte. Es waren seltene Momente des Friedens. Wenn der Himmel bedeckt war und die Nächte besonders dunkel wurden, wanderte er im Licht einer Taschenlampe durch Heide und Moor und stellte sich vor, der einzige Mensch auf Erden zu sein, Überlebender einer globalen Katastrophe. Bei diesen langen Wanderungen blieb er meistens von Halluzinationen verschont, und das war einer der Gründe, warum er die ganze Nacht unterwegs war.

Sie lagen immer auf der Lauer, die grässlichen Bilder und Halluzinationen, und meistens kamen sie dann, wenn er in seiner Wachsamkeit nachließ, wenn er für einen Moment wagte, sich ein wenig zu entspannen, oft begleitet von einem scharfen Geruch und einem lauter werdenden Pfeifen: dämonische Fratzen, die ihn verspotteten und sich über ihn lustig machten, ihm flüsternd und knurrend die schlimmsten aller Qualen in Aussicht stellten; Käfer, Spinnen und anderes Getier, das aus Ritzen gekrochen kam oder ihm durch Haar und Bart krabbelte; Flammen, die plötzlich aus Gläsern und Bechern loderten; bodenlose Abgründe, die sich dort öffneten, wo eben noch steinerne Fliesen oder ein Teppich gewesen waren. Oder Carolin: Sie lächelte, richtete eine Pistole auf ihn und schoss. Alles wirkte so echt, dass Erklärungsversuche des Verstandes im Kampf gegen Angst und Panik scheiterten.

Wenn es ihm gelang, unbehelligt von wilden Emotionen darüber nachzudenken, kamen ihm die vielen Menschen in den Sinn, die durch Sleepless den Verstand verloren hatten und durch Wahnsinn zu Tode gekommen waren. Dann stieg eine andere Angst in ihm auf, mit einer dunklen Verlockung in ihrem Innern. Würden die Halluzinationen auch ihn irgendwann in den Wahnsinn treiben? Würde auch er zu einem Dolch greifen und sich die Klinge in die Schläfe stoßen? Oder von einer Dachterrasse im zehnten Stock springen, weil er in seinem Wahn glaubte, fliegen zu können? Der Tod – und das war das Verlockende – stellte Befreiung in Aussicht, das Ende von Schmerz, Mühsal und Angst. Unglücklicherweise bedeutete er auch das Ende des Lebens.

Es gab einen anderen Weg. Er konnte aufhören, Sleepless zu nehmen. Doch Noah hatte es schon einmal versucht und kannte das Ergebnis: Hilflosigkeit. Die Halluzinationen hatten wie erhofft aufgehört, und der Schlaf war zurückgekehrt. Aber Noah hatte immer länger geschlafen, zwanzig und mehr Stunden, und während der wachen Minuten einen dichten Nebel im Kopf gehabt, in dem sich die Gedanken verirrten. Der Schlaf nach Sleepless war wie ein langsamer Tod.

Noah hatte entschieden, weiterhin Sleepless zu nehmen, zwei Pillen pro Tag.

Wenn die Sonne über den Himmel zog, half er den Mönchen im Garten. Nachts ging er ins Moor, um den Schreckensbildern zu entkommen.

Er wartete auf etwas, ohne zu wissen, worauf.

154

Eines Nachts im Moor, als seine Beine von der langen Wanderung müde wurden und eine Pause verlangten, setzte er sich unweit eines pechschwarzen Tümpels auf einen Stein und hörte den quakenden Fröschen zu. Gelegentlich platschte es, wenn einer von ihnen sprang, um einen Rivalen zu vertreiben oder einem Weibchen nachzustellen.

Seine Gedanken hatten erneut mit einem wirren Tanz begonnen, und er überließ sie ihrem Reigen, ohne zu versuchen, sie festzuhalten. Wolken zogen von Westen heran, vom Meer, es wurde dunkler, das Quaken leiser.

Plötzlich platschte es lauter als zuvor.

Noah griff in die Jackentasche, musste jedoch feststellen, dass er die Taschenlampe vergessen hatte. Er spähte in die Finsternis und bemerkte eine Gestalt, die sich mit neuerlichem Platschen aus dem Tümpel erhob und durchs dunkle Wasser watete, direkt auf ihn zu.

»Noah«, krächzte sie. »Noah …«

Er stand auf. »Wer bist du?«

Er wich zurück, als die Gestalt näher kam, doch sie war schneller, ragte von einem Moment zum anderen vor ihm auf.

Noah hatte kein Pfeifen gehört, aber es musste eine Halluzination sein.

Er schloss die Augen. »Verschwinde!«, sagte er laut. »Lass mich in Ruhe!«

Als er die Lider hob, stand die Gestalt noch immer da, und er konnte ihr ledriges, halb mumifiziertes Gesicht erkennen. Carolin öffnete den Mund, in dem nur noch wenige Zähne steckten, und zischte wie eine Schlange. Sie holte aus, und ihre Faust traf ihn an der Stirn.

Schmerz füllte Noahs Kopf. Er fiel, und die dunkle Nacht schloss sich um ihn.

Als er einige Minuten später erwachte, leuchteten wieder die Sterne, und die Wolken hatten auch den Mond freigegeben. Die Frösche begannen mit einem neuen Konzert.

Noah stand auf und sah sich um. Weit und breit zeigte sich niemand, aber die Stirn tat weh, und seine Finger ertasteten eine Schwellung.

Wieder in seinem Zimmer, öffnete er den Schrank, zog die untere der beiden Schubladen auf, nahm die darin liegende Schachtel, öffnete sie – und erschrak. Sie enthielt nur noch eine grüne Pille.

Er versuchte, sich daran zu erinnern, ob er eine andere Schachtel hatte, vielleicht versteckt an einem sicheren Ort. Nein, es gab nur diese eine. Sein Vorrat an Sleepless war zur Neige gegangen, ohne dass er darauf geachtet hatte.

Plötzlich wurde ihm klar, worauf er die ganze Zeit gewartet hatte: auf diesen Moment, auf die Notwendigkeit einer Entscheidung.

Er brauchte Sleepless. Ohne die grünen Pillen wurde er innerhalb kurzer Zeit ein Opfer von Schlaf und Hilflosigkeit.

Etwas in ihm hatte ihn bis zum letzten Augenblick zögern lassen, damit ihm keine Wahl mehr blieb. Er musste den alten Gutshof verlassen, weil er Sleepless brauchte.

Und weil eine Mission auf ihn wartete.

Er musste zurückkehren in die Welt, in der sich Wahnsinn und Chaos ausbreiteten. Er musste die Menschen warnen, am besten an einem Ort, wo alle seine Stimme hörten.

HEUTE

155 KONSTANTIN AUSSICHTEN

SAINT-CERGUE

Sie verließen Genf und fuhren nach Norden, bis das Tageslicht schwand. Zuerst folgte Konstantin der Straße am westlichen Ufer des Genfer Sees entlang, und dabei vergewisserte er sich immer wieder, dass ihnen niemand folgte. Die Agentur wusste, wem der Toyota gehörte, doch es hätte zu viel Zeit erfordert, das Fahrzeug zu wechseln.

In Nyon, kurz nach dem kleinen Jachthafen, verließ Konstantin die Uferstraße und wandte sich nach Nordwesten. Für einige Sekunden spielte er mit dem Gedanken, die Autobahn zu nehmen, um schneller voranzukommen, aber er entschied sich dagegen und blieb auf der Landstraße, die sie kurz darauf in die Berge brachte.

Es wurde dunkel, der Verkehr nahm ab. Bald kamen ihnen nur noch wenige Fahrzeuge entgegen, und hinter ihnen schien die Straße völlig leer zu sein.

Konstantin entspannte sich ein wenig und sah zur Seite.

Nadeschka saß ruhig und still, den Blick in die Nacht gerichtet.

»Wie geht es dir?«, fragte er.

»Besser«, antwortete sie. »Ich fühle meine Füße wieder, und der Kopf ist klar.«

»Sie wollten dich nicht umbringen, nur betäuben.« Konstantin steuerte den Wagen durch eine neue enge Kurve. Es ging immer höher hinauf in die Berge.

»Das ist mir ein großer Trost.« Nadeschka drehte den Kopf. »Du hast es wieder getan.«

»Was?«

»Die Kung-Fu-Sache, von der mir Ellen erzählt hat und die ich gesehen habe, als wir in der Filiale Besuch bekamen.«

Konstantin schwieg einige Sekunden. »Wir haben beide überlebt«, sagte er schließlich.

Nadeschka seufzte tief und schwer. »Die Agentur ist überall.«

Konstantin lächelte schief. »Nicht hier. Nicht bei uns.«

Nadeschka seufzte erneut und sah wieder nach draußen. Bäume strichen im Scheinwerferlicht vorbei. Es ging noch immer in engen Kurven nach oben. Die Welt schien sich um sie geschlossen zu haben – jenseits des Lichts vor ihnen gab es nur Finsternis.

»Ich hatte einen guten Job«, sagte Nadeschka. »Ohne Probleme. Sicher. Das ist jetzt vorbei.«

»Tut mir leid.«

»Du bringst mir kein Glück, Robert. Damals nicht und heute ebenso wenig.«

»Das tut mir noch mehr leid.«

Ein Wagen kam ihnen entgegen. Das Licht blendete, Konstantin kniff die Augen halb zu.

»Die Agentur ist überall«, betonte Nadeschka noch einmal. »Sie könnte sogar hier bei uns im Auto sein, in Form eines kleinen Mikrosenders, der unsere GPS-Daten weitergibt.«

»Wie wahrscheinlich ist das?« Im Spiegel beobachtete er, wie die Rücklichter des Wagens hinter ihnen verschwanden.

»Nicht sehr wahrscheinlich, aber auch nicht ausgeschlossen.«

»Du bist die Leiterin einer wichtigen Filiale. Die Agentur hatte keinen Grund, dir zu misstrauen.«

»Sie haben schnell reagiert«, sagte Nadeschka. »Schneller, als ich dachte. Bevor die beiden Besucher meine Wohnung betraten, könnten sie eine Wanze im Auto versteckt haben.« Sie legte eine kurze Pause ein. »Wie man's auch dreht und wendet, wir sind so gut wie erledigt, Robert.«

»Langsam, langsam.« Konstantin warf ihr erneut einen Blick zu. »Erledigt ist man nur, wenn man sich selbst aufgibt. Und ich bin nicht mehr Robert.«

»Wer bist du dann?«

»Ich bin Konstantin.«

Nadeschka musterte ihn. »Bist du sicher? Wer war der Mann, der die Angreifer in der Filiale außer Gefecht gesetzt hat und dem es in meiner Wohnung offenbar mühelos gelang, zwei Gegner zu überwältigen?« Als Konstantin nicht antwortete, fügte sie eine weitere Frage hinzu: »Wer ist der Mann, der in Rom erschossen wurde und von den Toten auferstanden ist?«

»Ich bin ich«, sagte Konstantin. »Ich gebe nicht auf. Ich werde die Leute finden, die für all das verantwortlich sind, und ich werde sie zur Rechenschaft ziehen. Es wird ihnen teuer zu stehen kommen, was sie dir und mir angetan haben.«

»Und Ellen.«

»Und Ellen«, bekräftigte Konstantin.

Nadeschka deutete nach vorn. »Wohin fährst du?«

»Irgendwohin.« Ihm knurrte der Magen. »Aber wir müssen bald anhalten, denn ich sterbe vor Hunger.«

156

»Du isst und isst«, staunte Nadeschka.

Konstantin schob den Teller beiseite und fragte sich, ob er eine dritte Portion bestellen sollte. »Hast du Sleepless?«

Sie hatten den kleinen Ort Saint-Cergue erreicht und saßen in einem von Wachen geführten und rund um die Uhr geöffneten Restaurant. Allerdings waren nur wenige der anderen Tische besetzt.

»Ja.« Nadeschka holte einen Blister hervor und reichte ihn Konstantin, der erst eine grüne Pille herauslöste und dann, nach kurzem Zögern, noch eine zweite. Er steckte beide in den Mund und trank einen Schluck von seinem Mineralwasser.

Nadeschka hob die Brauen. »Zwei?«

»Eine für mich und eine für den Flammenmann.«

»Für wen?«

»Schon gut.« Konstantin ließ den Blick durchs Restaurant schweifen. Gedämpfte Musik drang aus Lautsprechern in der Decke, manchmal übertönt vom Gelächter der jungen Leute, die auf der gegenüberliegenden Seite an einem Ecktisch saßen und Wein tranken. Einige Tische weiter links las ein Mann in einem Buch. Der Kellner sprach mit der Rothaarigen hinter dem Tresen, und gelegentlich sahen beide zum großen Fernseher, der hinter dem Billardtisch auf der rechten Seite an der Wand hing. Ein Film lief dort und zeigte gerade eine wilde Verfolgungsjagd.

Es war nach Mitternacht.

»Was hast du herausgefunden?«, fragte Konstantin und zeigte auf den Laptop, mit dem sich Nadeschka die Daten der Speicherkarte ansah.

»Alles deutet darauf hin, dass du recht hast mit deiner Vermutung.« Nadeschka klang traurig. »Die Agentur scheint tatsächlich nicht mehr neutral und unparteiisch zu sein. Man müsste die Daten genauer analysieren, aber …«

»Dein Eindruck«, sagte Konstantin. »Deine Intuition. Deine Erfahrung. Was denkst du?«

Der Keller kam und holte den leeren Teller. Nadeschka rückte den Laptop ein wenig zur Seite, damit er keinen Blick auf das Display werfen konnte. Als er wieder gegangen war, sagte sie: »Ich denke, dass die Agentur in den vergangenen beiden Jahren zu einem Werkzeug von Zeta geworden ist. Offenbar hat an der Spitze ein Wechsel stattgefunden. Die Direktion befindet sich nicht mehr in Paris und London, sondern in Deutschland, in Hamburg. Der Codename des Direktors lautet Prometheus.«

»Prometheus, ›der Vorausdenkende‹«, murmelte Konstantin. »Wer verbirgt sich hinter diesem Namen? Kannst du das herausfinden?«

»Ich glaube, das hab ich bereits. Wenn mich nicht alles täuscht, handelt es sich um Matthias Teubner, der in engem Kontakt mit

Oskar Brois vom Bund für Deutschland und Carolin Alberts von Harmony steht.«

»Die Initialen in meiner Anfrage«, sagte Konstantin. »C Punkt A Punkt.«

Nadeschka nickte. »Carolin Alberts. Die Inhaberin des Unternehmens, das Sleepless auf den Markt gebracht hat.«

»In Mancinis Unterlagen waren die Initialen mit mehreren Ausrufezeichen versehen. Offenbar hat er sie für sehr wichtig gehalten.«

»Das ist sie zweifellos«, meinte Nadeschka. »Allerdings könnte sie schnell an Bedeutung verlieren, wenn Brois die kommenden Bundestagswahlen in Deutschland verliert. Dann droht ein Verbot von Sleepless, und das wäre praktisch das Ende von Harmony.«

Die beiden Sleepless-Pillen, die Konstantin genommen hatte, schärften Sinne und Verstand. Kristallklare Gedanken erkundeten neue Möglichkeiten.

»Und Zeta?«, fragte er und sah noch einmal zu den anderen Tischen. Der Mann auf der linken Seite war noch immer in sein Buch vertieft, die jungen Leute am Ecktisch scherzten und lachten, und zwei neue Gäste bestellten Bier und begannen mit einer Partie Billard.

Nadeschka drückte einige Tasten. »Zeta ist so etwas wie eine große graue Eminenz, die zuerst vor allem Deutschland und Italien betraf, inzwischen aber auch in anderen Ländern Europas und auf anderen Kontinenten Einfluss gewinnt. Eine Verbindung aus Politik, Wirtschaft und Organisierter Kriminalität, geleitet und gelenkt von Wachen. Eine Schattenmacht, die alles durchdringt.«

»Und die Agentur gehört jetzt dazu.«

»Ja.«

Konstantin ließ es sich durch den Kopf gehen. »Da ist ein Monstrum entstanden, das alles verschlingt. Alles, was bisher noch unabhängig geblieben ist.«

»So sieht es aus.«

»Und wir stehen auf der Abschussliste dieses Ungeheuers«, sagte Konstantin.

»Du«, korrigierte ihn Nadeschka. »Mich wollten sie nur betäuben, erinnerst du dich?«

»Weil sie von dir mehr über mich erfahren wollten. Anschließend hätten sie dich endgültig aus dem Verkehr gezogen.« Konstantin sah sie an. »Für dich gibt es kein Zurück mehr, Nadeschka. Du steckst jetzt genauso in dieser Sache drin wie ich. Wir müssen es gemeinsam durchstehen und uns gegenseitig helfen.«

»So wie in der guten alten Zeit?«, entgegnete sie. »Die eigentlich gar nicht so gut war.« Sie schüttelte den Kopf. »Wohin wir uns auch wenden, wohin wir auch fliehen, man wird uns finden. Es gibt keinen Ort auf der Welt, der weit genug entfernt ist. Wir können uns nicht auf Dauer verbergen.«

Einer der beiden Billardspieler freute sich laut über einen guten Stoß. Der Kellner brachte ihnen Bier. Die Rothaarige hinter der Theke warf einen Blick auf ihr Handy. Die jungen Leute am Ecktisch sprachen und gestikulierten. Und der Bücherfreund einige Tische weiter links las noch immer.

»Sie kriegen uns«, bekräftigte Nadeschka.

»Oder wir kriegen sie«, sagte Konstantin.

»Wir beide?« Nadeschka musterte ihn. »Wir haben es mit einem Gegner zu tun, der über beträchtliche Ressourcen überall auf der Welt verfügt. Es mit der Agentur allein aufzunehmen, wäre schwer genug, das weiß niemand besser als ich.«

Konstantin lächelte plötzlich. Nach dem Essen und den beiden Sleepless-Pillen fühlte er die Nähe des Flammenmanns, und eins hatte er inzwischen begriffen: Die feurige Gestalt war kein Feind, sondern ein Freund, ein Verbündeter. Ihre Glut bedeutete Kraft.

»Was haben wir zu verlieren?«, fragte er.

»Unser Leben?«, erwiderte Nadeschka.

»Du hast es selbst gesagt. Wir können nicht weglaufen. Es hat keinen Sinn zu versuchen, uns irgendwo zu verstecken. Und Angriff ist die beste Verteidigung.«

Nadeschka zögerte einige Sekunden. »Meinst du das ernst?«

Ein Gedanke kam Konstantin: Die Lage schien aussichtslos, aber darin lag auch eine Chance. Es war ein Gedanke klar wie Kristall, mit scharfen Kanten, an denen man sich verletzen konnte, wenn man nicht aufpasste.

»David und Goliath«, sagte Konstantin. »Jemand, der sich unbesiegbar wähnt, rechnet selten mit einem Angriff, und selbst wenn, würde er sich darüber nicht den Kopf zerbrechen, denn er fürchtet keine Niederlage.«

»Du willst ganz allein gegen Zeta und die Agentur antreten?«

»Oh, ich bin nicht allein.« Konstantin lächelte erneut. »Du bist an meiner Seite.«

»Lieber Himmel«, murmelte Nadeschka.

»Du kennst die Agentur besser als ich«, erklärte er. »Du kennst sie in- und auswendig. Du weißt, worauf wir achten müssen und worauf es ankommt.«

»Ich weiß, dass man sich besser nicht mit der Agentur anlegen sollte!«

»Uns bleibt keine Wahl«, sagte Konstantin ernst. »Wenn wir weglaufen, haben wir verloren. Wenn wir leben wollen, müssen wir eliminieren, was unser Leben bedroht.«

Nadeschka sah ihn an. »So einfach ist das?«

»Es ist nicht einfach, aber klar. Wir oder sie. Was ist dir lieber?«

Sie blickte nachdenklich auf das Display des Laptops, die Hände dicht an der Tastatur.

»Wir müssen sie dort angreifen, wo sie es am wenigsten erwarten«, betonte Konstantin. »In ihrem Zentrum, in ihrem Herzen.«

Nadeschka verstand. »Hamburg?«

»Oskar Brois und Carolin Alberts befinden sich dort, nicht wahr? Und vielleicht auch Prometheus alias Matthias Teubner, wenn er in engem Kontakt mit ihnen steht. Du kannst dich bei ihm für das bedanken, was wir in der Filiale und in deiner Wohnung erlebt haben. Ganz persönlich bedanken.«

Nadeschkas Finger flogen plötzlich über die Tasten.

»Was machst du?«, fragte Konstantin.

Sie sprach, während sie tippte. »Noch habe ich Zugang zum Netzwerk der Agentur, aber es dauert bestimmt nicht mehr lange, bis man meinen Account blockiert oder ganz löscht. Ich lege einen neuen Account an, auf den Namen ...« Die Finger verharrten dicht über den Tasten.

»Scott Bloomgard«, sagte Konstantin. »Codename Newfire.«

Nadeschka sah ihn wieder an. »Hat der Name eine besondere Bedeutung?«

»Nein«, antwortete Konstantin. »Eine innere Stimme hat ihn mir zugeflüstert.« Newfire, dachte er. Neues Feuer. Das brauchte er, neues Feuer, noch mehr Kraft.

Nadeschkas Blick verweilte noch zwei oder drei Sekunden länger auf ihm, bevor sie sich wieder dem Display des Laptops zuwandte. »Bloomgard alias Newfire. Wird registriert. Einstufung neun, das ist die höchste.« Sie schrieb und schrieb. »Ich gebe ihm einen kurzen Lebenslauf und bescheinige ihm uneingeschränkte Zuverlässigkeit.«

»Wird man bei einer Überprüfung nicht merken, dass der Account von dir angelegt wurde?«

»Warum sollte jemand den zuverlässigen, loyalen Bloomgard überprüfen? Prometheus oder jemand in seinem Auftrag wird mich aus dem System werfen, aber Scott Bloomberg bleibt drin. Wir haben, wenn wir es geschickt anstellen, weiterhin Zugriff auf die Datenbanken und alles andere.«

Konstantin nickte zufrieden. »Mit anderen Worten: Einige der Ressourcen, die der Agentur gehören, stehen auch uns zur Verfügung.«

»Das Problem ist: Wenn wir sie nutzen, wird man uns schnell auf die Schliche kommen.«

Konstantin beugte sich ein wenig vor und legte beide Hände auf den Tisch. »Also machen wir nur dann davon Gebrauch, wenn es unbedingt notwendig wird. Bist du fertig?«

»Willst du sofort nach Hamburg aufbrechen?«

»Warum nicht?«

Nadeschka klappte den Laptop zu. »Also gut. Fahren wir los.«

Die beiden Männer am Billardtisch begannen mit einer neuen Partie. Die jungen Leute am Ecktisch plauderten und bestellten eine weitere Runde, die ihnen der Kellner brachte. Die Rothaarige hinter der Theke sah zum großen Fernseher an der Wand. Der allein sitzende Mann auf der linken Seite ließ das Buch sinken und beobachtete, wie ein Wagen den Parkplatz des Restaurants verließ.

Er holte sein Handy hervor, wählte eine bestimmte Nummer und sprach einen kurzen Bericht.

In tiefer Nacht, ein Stück östlich von Besançon, nahm Nadeschka das Gespräch wieder auf, das sie vor Saint-Cergue begonnen hatten: »Ich kenne dich, wir haben uns gut gekannt. Aber manchmal kommst du mir völlig fremd vor. Wer bist du, Robert? Wer bist du wirklich?«

»Vielleicht bin ich jetzt Bloomgard«, sagte Konstantin. Seit Stunden drehte er den einen Gedanken, den Kristallgedanken mit den scharfen Kanten, vorsichtig hin und her. Er betraf neue Wagnisse, neue Möglichkeiten, eine Niederlage, die zu einem Sieg werden konnte.

»Bist du nicht sicher?«

Konstantin sah in die Nacht und beobachtete, wie Bäume im Scheinwerferlicht erschienen und hinter ihnen wieder in der Dunkelheit verschwanden.

»Menschen ändern sich«, antwortete er schließlich. »Wir werden geboren, wir wachsen heran, die ganze Zeit über verändern sich Körper und Geist. Der Robert, den du gekannt hast, lebte vor vielen Jahren. Inzwischen ist Konstantin an seine Stelle getreten. Er teilt Roberts Erinnerungen, aber mit Erinnerungen ist das so eine Sache, auch sie verändern sich. Wie können wir sicher sein, dass all die Dinge, an die wir uns zu erinnern glauben, tatsächlich geschehen sind?«

»Weichst du mir aus?«, fragte Nadeschka. »Oder willst du über das Leben philosophieren?«

»Ich bin das Ergebnis meines bisherigen Lebens. Es hat mich zu Konstantin gemacht, und ich würde gern sehen, zu wem Konstantin werden könnte. Dafür muss ich am Leben bleiben.«

»Das klingt wieder sehr einfach«, fand Nadeschka. »Aber das ist es nicht. Und du hast mir keine klare Antwort gegeben. Wer bist du? Neben wem sitze ich hier, während wir mitten in der Nacht durch die tiefste französische Provinz gondeln?«

Sie lächelte bei den Worten. Konstantin sah es nicht, er blickte nach vorn auf die Straße, aber er hörte es.

Er blieb ernst. »Wie wär's, wenn wir gemeinsam herausfinden, wer wir sind und was wir sein können?«

»In Hamburg?«

»Nachdem wir dort fertig sind.«

Nadeschka zögerte. »Ist das ein Angebot?«

»So wie ich das sehe, haben wir eine neue Chance bekommen«, meinte Konstantin. »Wir sollten den Fehler von damals nicht wiederholen.«

»Aus Fehlern lernt man.« Nadeschka sprach leise. »Warten wir's ab. Warten wir ab, was in Hamburg geschieht.«

ZWEI JAHRE ZUVOR

157 ALEXANDER RIEKER IN GEHEIMER MISSION

Es blieb nicht bei der einen Runde durch die Stadt – die Suche nach Noah war schwieriger als die nach einer Nadel im Heuhaufen.

Harald Bargmann, Streifenpolizist und erfolgreicher Kämpfer gegen eine Versetzung ins Büro oder die Pensionierung, war immer eine gute Adresse, wenn man jemanden finden oder wissen wollte, was sich in der Stadt tat. Rieker sprach mehrmals mit ihm, doch Harry Bargmann hatte nichts anzubieten. Das galt auch für Patrik, Ilka und die anderen ehemaligen Straßenkinder, denen Rieker vor Jahren geholfen hatte. Sie alle hielten Augen und Ohren offen, ohne etwas zu sehen oder zu hören. Auch seine übrigen Kontakte, die er sich in jahrelanger Arbeit geschaffen hatte, konnten nicht weiterhelfen. Noah Gunnason war wie vom Erdboden verschluckt.

Er fragte sich, ob Gunnason überhaupt noch lebte. Niemand konnte völlig unbemerkt untertauchen, ohne früher oder später Spuren zu hinterlassen. Hatte Carolin Alberts ihren früheren Partner und Kompagnon gefunden und umgebracht?

Rieker bat Charlotte, alle Meldungen von Leichenfunden in den vergangenen Tagen und Wochen durchzugehen. Es stellte sich heraus, dass gleich mehrere Tote aus Elbe und Alster gefischt worden waren, zwei von ihnen so entstellt, dass sie sich nicht identifizieren ließen. Doch Größe und Statur passten nicht zu Gunnason. Hinzu kam ein verbrannter Leichnam –

nach den Befunden der gerichtsmedizinischen Untersuchung handelte es sich um die Reste eines recht jungen Mannes, nicht älter als zwanzig oder fünfundzwanzig. Also auch hier Fehlanzeige.

Natürlich gab es Möglichkeiten, Leichen so beiseitezuschaffen, dass sie nicht gefunden wurden, aber Rieker hielt es für wahrscheinlicher, dass Noah Gunnason die Stadt verlassen hatte. Er bat Charlotte, bei Krankenhäusern und psychiatrischen Kliniken überall in Deutschland nachzuforschen, eine Aufgabe, die sich nicht in wenigen Tagen erledigen ließ, zumal Charlotte ihre Ermittlungen verschleiern musste, denn Stobbe und Kowalski sollten nicht erfahren, dass sie Informationen für Rieker sammelte.

Abends besuchte sie ihn in seiner Wohnung, und manchmal kochte sie für ihn, wie sie es versprochen hatte. Nach und nach legte er wieder etwas an Gewicht zu, vor allem deshalb, weil er weder lief noch mit dem Rad fuhr. An eine Wiederaufnahme des Trainings war noch nicht zu denken; schon beim Treppensteigen bekam er Schmerzen in der Brust.

Bei einem der abendlichen Treffen sagte Charlotte nach dem Essen: »Was Lily betrifft …«

»Ja?«, fragte Rieker und versuchte, nicht zu hoffnungsvoll zu klingen.

»Sie befindet sich nicht mehr in Untersuchungshaft.«

Sie standen nebeneinander an der Küchenspüle, Charlotte wusch das Geschirr, Rieker trocknete ab. Er ließ den Teller sinken, mit dem er gerade beschäftigt gewesen war. »Wann hat man sie entlassen?«

Charlotte sah ihn nicht an. »Vorgestern.«

»Und das sagst du mir erst jetzt?«

»Lily wurde nicht einfach entlassen.« Charlotte legte das Besteck auf den Ablauf. »Sie wurde abgeholt. Stobbe war außer sich.«

»Abgeholt?«

»Von einem Mann namens Henning Bruckner«, sagte Charlotte. »Mit einer Sondervollmacht. Das Präsidium hatte nichts damit zu tun. Es wusste überhaupt nichts davon.«

»Charlie … Warum hast du mir das nicht sofort gesagt?«

»Weil ich Nachforschungen anstellen wollte.« Sie mied noch immer seinen Blick. »Weil ich wissen wollte, wer dieser Henning Bruckner ist und wer ihm die Befugnis gab, eine gewisse Viktoria Engel aus der U-Haft zu holen. Sie und die Sache mit Noah Gunnason … das ist kein Fulltime-Job. Stobbe hält mich mit anderen Dingen auf Trab. Und er soll ja nichts merken, oder?«

Zwei Tage. Es tat Rieker ein bisschen weh, dass Lily nicht zu ihm gekommen war oder versucht hatte, ihm eine Nachricht zu übermitteln.

»Was hast du herausgefunden?«, fragte er.

»Nicht viel«, antwortete Charlotte. »Henning Bruckners Sondervollmacht stammte offenbar vom Bundeskriminalamt, das geht aus den Protokollen hervor. Doch meine Nachfragen beim BKA haben nur ergeben, dass Lily angeblich bei dringenden Ermittlungen auf Bundesebene helfen soll. Worum es dabei geht, wollte man mir nicht sagen.«

»Da steckt einer der deutschen Geheimdienste dahinter, nicht das BKA«, murmelte Rieker.

»Sie arbeitet für den Geheimdienst?«

»Ich vermute es schon seit einer ganzen Weile. Es würde einiges erklären, aber wir haben nie darüber gesprochen.« Er sah Charlotte an. »Stobbe oder Kowalski sollten besser nichts davon erfahren. Es könnte Lily in Schwierigkeiten bringen.«

Sie wirkte enttäuscht. »Hältst du es tatsächlich für möglich, dass ich mit ihnen darüber rede?«

Kurze Zeit später ging Charlotte, ohne wie bei den anderen Besuchen auf die Einladung zu warten, die Nacht bei ihm zu verbringen. Rieker saß allein in seiner stillen Wohnung, bis er zu müde wurde, um weiterhin an Noah Gunnason und Lily zu denken.

Er schlief, während draußen die Stadt wach blieb.

158

»Hallo, Charlie«, sagte Rieker, als er am nächsten Morgen das Vorzimmer betrat.

Charlotte sah überrascht von ihrem Schreibtisch auf. »Was machst *du* denn hier?«

Er rang sich ein Lächeln ab. »Noch haben sie mich nicht ganz hinausgeworfen. Ist er da?« Er deutete zur Tür des Hauptbüros. »Der Herr Ich-weiß-alles-besser?«

»Seit zehn Minuten«, antwortete Charlotte. »Aber ich weiß nicht, ob es eine gute Idee ist, wenn du ...«

Rieker hob die Hand. »Keine Sorge.« Er ging zur Tür des Hauptbüros und sagte laut: »Nein, du brauchst gar nicht zu versuchen, mich aufzuhalten, ich weiß, dass er da ist!«

Er zwinkerte Charlotte zu, öffnete die Tür und betrat das Büro von Klaus-Peter Stobbe.

»Sie!«, entfuhr es Stobbe, der an seinem Schreibtisch saß, mit einem Cordless in der Hand.

»Freut mich ebenfalls, Sie zu sehen«, sagte Rieker herzlich. »Ich möchte Sie um einen Gefallen bitten.«

Stobbe ließ das Cordless sinken. »Das Verfahren gegen Sie läuft, Rieker. Bald werden Sie hier keinen Zutritt mehr haben.«

»Bald ist nicht jetzt, Stobbe. Ich hätte gern mein Handy zurück.«

»Ihr was?«

»Mein Handy. Das ist so eine neumodische Erfindung. Ein mobiles Telefon. Man kann es in der Hand halten, was vielleicht der Grund dafür ist, warum man es ›Handy‹ nennt.« Rieker lächelte übertrieben freundlich. »Da Ihre Hauptverdächtige im Mordfall Hannibal aus der U-Haft entlassen wurde, dürfte sich die Beschlagnahme meines Handys erledigt haben. Oder wollen Sie mir als Freund kriminalistischer Innovation Komplizenschaft mit einer Unschuldigen vorwerfen?«

Stobbe erhob sich langsam. Er klappte den Mund auf und wieder zu, zögerte einige Sekunden und erwiderte schließlich: »Ihr Handy ist Teil des Beweismaterials eines laufenden Verfahrens. Dass sich Viktoria Engel nicht mehr in Untersuchungshaft befindet, bedeutet keineswegs, dass sie unschuldig ist. Wir werden sehen.«

»Sehen kann man nur, wenn man die Augen öffnet«, entgegnete Rieker. »Aber es gibt Menschen, die sie lieber geschlossen halten.«

Er drehte sich um und ging.

159

Rieker wanderte durch die Stadt, beobachtete die Menschen und hoffte vielleicht, dass sich ihm plötzlich die Gesichter von Noah Gunnason und Lily zeigten. Beim Rondeelteich kam ihm ein junger Mann auf einem teuren Sportrad entgegen, das Rieker als sein eigenes zu erkennen glaubte, jenes, das ihm nach dem Treffen mit Gunnason gestohlen worden war.

»He!«, rief er dem jungen Burschen nach, aber es war bereits zu spät, er hatte zu langsam reagiert – der schnelle Radler verschwand hinter einer Gruppe von Jugendlichen.

Rieker setzte seine Wanderung durch Hamburg fort und hielt sie für ziellos, doch eine halbe Stunde später wurde ihm klar, dass die Beine es besser wussten. Sie hatten sehr wohl ein Ziel, es lag im Südwesten, in St. Pauli.

Er ging schneller, weil er plötzlich das Gefühl bekam, dass die Zeit drängte. Nicht weit entfernt von der Davidwache blieb er vor einem Gebäude stehen, in dem sich ein Zimmer befand, das ihm während seiner Zeit der Verbannung als Büro gedient hatte. Er blickte auf die Uhr. Gleich halb elf.

Der Durchgang neben dem Gebäude brachte ihn zum Hinterhof, wo die alte Buche stand. Die Sitzbank neben ihr, auf der von neun bis zwölf der Greis gesessen hatte, war leer.

Rieker nahm auf der Bank Platz und wartete. Eine Viertelstunde verging, dann wurde es elf, und der Alte blieb seinem Platz noch immer fern. Schließlich stand Rieker auf, ging ins Haus und klingelte an der ersten Tür. Eine Frau um die fünfzig öffnete.

»Entschuldigung, ich bin Kommissar Rieker von der Hamburger Polizei und hatte oben ein Büro ...«

»Ja?«, fragte die Frau und musterte ihn skeptisch.

»Wenn ich morgens aus dem Fenster des Büros gesehen habe, saß ein Alter auf der Sitzbank neben der Buche, jeden Tag von neun bis zwölf. Heute ist er nicht da.«

»Wenn er was ausgefressen hat, kommen Sie zu spät«, sagte die Frau. »Er starb vor einer Woche. Holger Barve, so hieß er. Wurde dreiundachtzig Jahre alt. Sie haben ihn auf dem Friedhof Ohlsdorf begraben.«

»Na so was«, murmelte Rieker, »na so was ...«

Auf dem langen Rückweg zu seiner Wohnung dachte er über den Tod des Alten nach, der viele Stunden damit verbracht hatte, jeden Tag von neun bis zwölf stumm und reglos auf einer Bank zu sitzen, umgeben von tristen Mauern.

Nach einer Weile begann es zu regnen, ein kaltes leichtes Nieseln grau wie der Hinterhof. Die Menschen auf den Bürgersteigen öffneten ihre Regenschirme und klappten die Jackenkragen hoch. Rieker stapfte unbeirrt weiter, mit einem dumpfen Schmerz in der Brust und einem zweiten tiefer in seinem Innern. Das Ende des Alten erschien ihm wie ein Symbol: Etwas, das ihm vertraut gewesen war, hörte auf, für immer, und an seine Stelle trat das Unbekannte, eine neue Welt, unerforscht und gefährlich.

Nicht an den Sieg denken, riet ihm Charlottes Karate-Weisheit, sondern daran, eine Niederlage zu vermeiden. Der Tod war die letzte, endgültige Niederlage; solange er lebte, konnte er sich zur Wehr setzen und sich für das einsetzen, das er für richtig hielt.

Als er das vierstöckige Wohnhaus mit seinem Apartment in Hamburg Neustadt erreichte, hörte es auf zu nieseln, und die Sonne kam wieder zum Vorschein.

Rieker zog die Haustür auf und hörte plötzlich, wie hinter ihm eilige Schritte durch eine Pfütze platschten. Erschrocken drehte er sich um.

Ein Mann in Regenjacke stand vor ihm, das Gesicht halb von einem wuchernden rotbraunen Vollbart bedeckt: Noah Gunnason.

160 CAROLIN ALBERTS

Carolin Alberts trug keinen gelben Schutzhelm wie die Männer und Frauen bei den brummenden Baumaschinen – zweihundert Meter von der großen Baustelle entfernt konnte ihr nichts auf den Kopf fallen.

»Es hat Ärger mit einigen Umweltschützern gegeben«, sagte Oskar Brois neben ihr. »Sie wollten den Baubeginn mit einem Eilverfahren beim zuständigen Verwaltungsgericht verhindern.«

»Wir wussten, dass es dazu kommen konnte«, sagte Carolin. »Von Großbaustellen dieser Art werden Protestler angezogen wie Eisen von einem Magneten.«

»Das Gericht hat alle Eilanträge abgewiesen«, erklärte Oskar. »Die Bauarbeiten können weitergehen. Dein neuer Firmensitz wird noch in diesem Jahr fertig.«

Carolin nickte zufrieden. Durch weitere Grundstückskäufe hatten die ursprünglichen Pläne noch einmal erweitert werden können. Die neue Firmenzentrale mit umfangreicheren Laboratorien und einer angegliederten Produktionsanlage würde fast zwanzigmal so groß sein wie das alte Gelände in Blankenese.

»Ich nehme an, das habe ich dir zu verdanken.«

Oskar Brois lächelte kurz, und seine weißen Zähne schienen dabei den Sonnenschein einzufangen. »Sagen wir so: Ich hab hier und dort ein gutes Wort für dich eingelegt.«

Es zeigte Carolin die Vorteile einer guten Verbindung zur

Politik. Mit einem kurzen Blick zur Seite musterte sie den Mann neben sich, der ganz anders war als Noah: ein Anker in der Welt, eine feste, stabile Säule, die Halt und Gewissheit bot in einer Zeit des Wandels.

»Dies ist der richtige Ort«, sagte sie.

Oskar Brois verstand sofort. »Bist du sicher?« Er sah sich um.

»Was will er?«, erwiderte Carolin. »Was wünscht sich Noah? Eine Plattform, von der aus er die ganze Welt erreichen kann. Und wenn nicht die ganze Welt, so die Öffentlichkeit in Deutschland und im Rest von Europa.«

Sie sah, wie sich ein hochgewachsener Mann von der Baustelle mit den brummenden Maschinen näherte. Er trug keinen gelben Helm, sondern einen weißen – Bauleiter Frentzen stapfte zum Parkplatz, auf dem Carolin und Oskar warteten.

»Es ist riskant«, sagte Oskar Brois.

»Nicht, wenn wir es richtig anstellen. Noah möchte seine Botschaft an möglichst viele Menschen richten, und dazu braucht er die Medien. Die bieten wir ihm. Mit einem großen Event, über das online und offline berichtet wird. Und mit deiner Anwesenheit kommt auch noch die große Politik hinzu. Der Anlass ist der Baubeginn der neuen Firmenzentrale, Thema Harmony und die Zukunft der Welt. Es werden alle eingeladen: Fernsehen, Journalisten nationaler und regionaler Zeitungen, Vertreter von Social-Media-Plattformen, Blogger und Influencer. Wir veranstalten eine große Feier, ein Fest, und wir sorgen dafür, dass es überall bekannt wird. Wo auch immer sich Noah verbirgt, er wird davon erfahren.«

»Und wenn er nicht kommt?«

»Dann haben wir ein gutes Marketing, für Harmony und für dich.« Carolin winkte dem Bauleiter zu, der den Gruß erwiderte.

»Und wenn es ihm gelingt, uns auszutricksen und mit den Journalisten und Medienleuten zu reden?«, fragte Oskar Brois.

»Noah kann uns nicht austricksen, weil wir auf alles vorbereitet sein werden. Die Falle schnappt zu, sobald er hier erscheint.«

Bauleiter Frentzen erreichte den Parkplatz und kam mit ausgestreckter Hand auf sie zu. Er begrüßte Carolin und dann Hamburgs Ersten Bürgermeister.

»Es freut mich, zu sehen, dass Sie gut vorankommen«, sagte Carolin und ließ sich von Frentzen die Fortschritte der vergangenen Tage erklären und was in den nächsten Wochen zu erwarten war.

»Wir haben noch ein kleines Projekt«, verkündete Carolin schließlich mit einem freundlichen Lächeln. »Hoffentlich passt es in die Pläne.«

»Wenn es nicht passt, wird Platz dafür geschaffen«, versprach Frentzen.

»Wir möchten hier eine Feier veranstalten, mit einem Festzelt, Pavillons und einer Bühne. Ein großes Ereignis. Die ganze Welt wird uns zusehen. Können Sie sich um den Aufbau kümmern? Ist es in einigen wenigen Tagen zu schaffen?«

Bauleiter Frentzen blickte in die Runde. »Welche Mittel stehen zur Verfügung?«, fragte er vorsichtig.

»Sie bekommen alles, was Sie brauchen.«

Frentzen überlegte kurz. »Wir könnten es in drei Tagen schaffen.«

161 BLACK LILY

»Ihre Unterlagen sind sehr interessant, Frau Masowski«, sagte der Mann auf der anderen Seite des breiten rotbraunen Schreibtischs. Er hieß Jonathan Allister, hatte in Oxford studiert und sprach fehlerfreies Deutsch. Das große Fenster hinter ihm bot Ausblick auf die Frankfurter City, durchzogen vom grünen Band der Gallusanlage. »Ich nehme an, Sie wissen, womit wir uns befassen?«

»Akzentua ist ein Thinktank«, antwortete die Frau vor dem Schreibtisch, »spezialisiert auf Themen wie Informationsverarbeitung, Bildung, Digitalisierung und die Anwendungen von künstlicher Intelligenz in Industrie und Verwaltung.« Sie war Ende dreißig, trug einen beigefarbenen Rock, nicht zu lang und nicht zu kurz, und darüber eine etwas hellere Bluse, die nicht zu knapp saß. Ihre Schuhe waren elegant, die Absätze nicht zu hoch. Spezielle Kontaktlinsen gaben ihren Augen einen blauen Ton. Die Fingernägel zeigten kein Pearl Black, sondern roten Nagellack. Irene Masowski wirkte nicht wie eine Dark Lady, vom dunklen Haar einmal abgesehen.

Der Akzentua-Direktor nickte. »Wir analysieren und bewerten. Wir gewinnen Erkenntnisse und bieten sie Industrie, Politik und Verwaltung.« Er blickte auf die Bewerbungsunterlagen. »Sie haben am Massachusetts Institute of Technology studiert und die letzten sieben Jahre in Kalifornien verbracht, im Silicon Valley. Dort haben Sie für mehrere Technologie-Firmen gearbeitet, unter anderem für das Orange Institute. Klingt spannend. Warum sind sie nach Deutschland zurückgekehrt?«

Bei den letzten Sätzen war Jonathan Allister zum Englischen gewechselt.

»Dies ist meine Heimat«, antwortete Lily in derselben Sprache, aber mit kalifornischem Akzent. »Ich wollte zurück nach Europa.«

»Nennen Sie mir einen Grund, warum wir Sie einstellen sollten, Frau Masowski«, sagte Allister.

»Ich kann Ihnen gleich mehrere Gründe nennen«, erwiderte Lily selbstbewusst. »Ich bin kryptografische Analytikerin und Spezialistin für KI-Systeme, und zwar die beste weit und breit. Ich weiß, wie man Daten sammelt und auswertet – das Ergebnis sind Informationen, die Sie verkaufen können. Ich kann entsprechende Algorithmen programmieren, die effizienter und schneller arbeiten als Ihre bisherigen Analyseprogramme. Akzentua ist erfolgreich. Mit mir wird Akzentua noch erfolgreicher sein.«

Der Direktor nickte anerkennend, nahm die vor ihm ausgebreitet liegenden Unterlagen und legte sie zurück in die Mappe. »Wann können Sie anfangen?«

Lily lächelte. »Wie wäre es mit sofort?«

162

Black Lily arbeitete sich ein. Sie schloss Bekanntschaft mit Kollegen und Kolleginnen, erzählte von ihrer Zeit im Silicon Valley und erntete gutmütigen Neid und Bewunderung. Sie gab sich höflich und freundlich, wahrte aber immer eine gewisse Distanz. Die meisten anderen Akzentua-Mitarbeiter, denen sie in den Büros und bei Besprechungen begegnete, nahmen Sleepless und luden sie zu ihren nächtlichen Aktivitäten ein, doch Lily wies darauf hin, dass sie Schlaf brauchte, was verwundertes Kopfschütteln hervorrief.

In Wirklichkeit schlief Lily nicht viel. Sie verbrachte einen großen Teil ihrer Nächte am eigenen Computer. Verbunden mit dem anonymisierenden Tor-Netzwerk überprüfte sie die aktuellen Projekte von Akzentua und nutzte dabei eine Backdoor, eine Hintertür in den Computersystemen des angeblichen Thinktanks, die sie gleich am ersten Tag installiert hatte – ein kleines Programm, das ihr erlaubte, von ihrem eigenen Computer aus auf Akzentuas Datenbanken zuzugreifen.

Sie entdeckte Verbindungen zur Grelker Immobilien AG, einer Holding, die mit den illegalen Immobiliengeschäften des damaligen Innensenators Oskar Brois in Hamburg zu tun gehabt hatte – darauf war sie bereits bei ihren Recherchen kurz vor der Entführung gestoßen. Aber sie fand auch neue, höchst interessante Informationen, vor allem für Brois' politische Gegner. Daraus ließ sich vielleicht etwas konstruieren.

Vorsichtig grub sie tiefer und entdeckte erste Hinweise auf versteckte Datenbanken. Dort gab es verborgene Wächter, die nach Eindringlingen Ausschau hielten. Doch so geschickt die kleinen Aufpasser auch programmiert sein mochten, ihre Wachsamkeit galt vor allem Versuchen, von *außen* an geschützte Informationen zu gelangen; Lily hingegen befand sich über ihre Backdoor bereits im Innern des Systems. Sie begann damit, Daten zu kopieren und über Tor in die Cloud zu schicken, zum Account eines gewissen Jaime Lorca Castillo, dreiundachtzig Jahre alt und wohnhaft in Altamira, Mexiko. Jaime Lorca Castillo existierte tatsächlich, ebenso wie die fünfundsiebzig Jahre alte Emily Whitewood, deren Cloud-Account – gehostet bei einer Serverfarm in Neuseeland – Lily gelegentlich benutzte.

In der ersten Nacht überlegte sie, ob sie Alexander eine Nachricht schicken sollte. SMS oder WhatsApp kamen nicht infrage, beides war viel zu unsicher; Dritte konnten Mitteilungen abfangen und sie mit entsprechenden Kenntnissen und den richtigen technischen Hilfsmitteln zum Absender zurückverfolgen. Eine E-Mail? Wenn sie dafür das Tor-Netzwerk oder einen fremden Account verwendete, gab es kaum eine Möglichkeit, festzustellen, woher die Mail ursprünglich kam, auch wenn Alexanders elektronischer Posteingang überwacht wurde. Selbst Geheimdienste mit ihren besonderen Ressourcen würden sich dabei schwertun.

Ihre Anweisungen waren klar: außerhalb von Akzentua Kontakt mit niemandem, abgesehen von Henning. Aber Alex war Alex, und Ausnahmen bestätigten die Regel. Lily zögerte lange, ganze fünf Minuten, dann schloss sie das bereits geöffnete E-Mail-Programm wieder. Ausschlaggebend war der Gedanke, dass sie Alex vielleicht zusätzliche Probleme bereitet hätte. Er steckte schon in genug Schwierigkeiten, und sie bedauerte sehr, ihm nicht helfen zu können.

Am dritten Tag fand Lily Gelegenheit, einen kleinen Spion, den sie in der Nacht zuvor programmiert hatte, ins »Stealthnet« zu schleusen – in einem kurzen Zwischenbericht an Henning hatte sie Akzentuas versteckten Datenbanken, die spezielle Sicherheitsschlüssel erforderten, diesen Codenamen gegeben. In der darauffolgenden Nacht gelang es ihr, sich Zugang zur ersten Datenbank des Stealthnet zu verschaffen, und sofort sprang ihr das Wort »Zeta« entgegen, gefolgt von Namen, unter ihnen Jayden de Boer, Benedikt Hoffmann, Alexandra Meidrich, Natalia Domanski, Riccardo Mancini und andere. An einer Stelle fand sie einen Hinweis auf einen gewissen Richard Mason Richardson aus Leeds, Yorkshire, mit dem Vermerk: »Unabhängiger, übernommen. Auch: Sokrates. Nf Teubner, Matthias.«

Lilys Finger verharrten über der Tastatur. Sokrates! So hatte Hannibal den Auftraggeber ihrer Entführung genannt, den alten Mann, dem sie kurz begegnet war und der nach ihrer Verbindung zum Geheimdienst gefragt hatte.

Sofort witterte Lily Gefahr. Übernommen, dachte sie und stellte sich vor, was geschehen konnte, wenn Akzentua Zugriff auf die Daten bekam, die Richard Mason Richardson alias Sokrates über eine gewisse Viktoria Engel alias Black Lily gesammelt hatte.

Sie sah auf die Uhr. Fast vier. Ihre Augen brannten, die Gedanken wurden träge – der Schlafmangel machte sich deutlich bemerkbar. Sie gab einen Befehl ein, der dafür sorgte, dass weitere Daten kopiert wurden, wieder auf den Cloud-Account von Jaime Lorca Castillo in Mexiko und mit einer sehr niedrigen Übertragungsgeschwindigkeit, um keinen Datenvolumen-Alarm auszulösen. Natürlich wurde der Datenverkehr in den Transferprotokollen verzeichnet, aber das T-Protokoll einer einzigen Nacht umfasste ausgedruckt mehr als vierhundert Seiten, denn die Computersysteme von Akzentua kommunizierten vierundzwanzig Stunden am Tag mit der ganzen Welt.

Lily kroch ins Bett, um wenigstens noch zwei oder drei Stunden zu schlafen, bevor ein neuer Bürotag für sie begann. Sie dachte an Sokrates, die beiden von ihm beauftragten Killer, die Hannibal erschossen hatten und sich noch immer in Hamburg herumtrieben, und an Alex, der beinah ebenfalls ermordet worden war. Drohte ihm noch immer Gefahr? Und wer war Mathias Teubner?

163

»Ein erstaunlich ruhiger, friedlicher Ort mitten in einer Großstadt, nicht wahr?« Henning klang zufrieden und entspannt.

Es war halb neun, der Abend dämmerte, die Tage waren bereits merklich kürzer geworden.

Sie saßen unweit der Alten Oper am Marshall-Brunnen, bei den drei Grazien, die, von Toni Stadler aus Bronze erschaffen, aus dem Wasser ragten und Anmut im Geben, Empfangen und Danken symbolisierten.

»Sie sehen müde aus«, fügte Henning hinzu.

In den vergangenen vier Nächten hatte Lily insgesamt sieben oder acht Stunden geschlafen, und das war selbst für sie sehr wenig.

»Keine Berichte mehr«, sagte sie.

Henning hob die Brauen.

»Sie kosten mich zu viel Zeit«, erklärte Lily. »Das Beschaffen der Informationen ist aufwendig genug. Die Auswertung müssen Sie übernehmen.«

Sie beobachtete, wie ein Vogel, vielleicht ein Spatz, auf dem Kopf einer der drei Bronzefiguren landete.

»Vor einer halben Stunde habe ich Ihnen eine komprimierte Datei geschickt«, sagte sie. »Die Ausbeute von gestern Nacht und heute.«

Henning nickte würdevoll. Er trug eine dunkelblaue Hose, ein weißes Hemd und darüber eine leichte Jacke. Sein Erscheinungsbild hatte etwas Lässiges und Legeres. Es deutete vielleicht darauf hin, dass es noch einen anderen Henning gab, weniger kühl und distanziert.

»Was ist ihr Eindruck?«, fragte er.

»Es ist subversiv.«

»Subversiv?«

»Akzentua ist viel mehr als nur ein Thinktank oder eine Beraterfirma«, antwortete Lily nach kurzem Überlegen. »Akzentua ist das logistische Zentrum von Zeta. Dort wird geplant, organisiert und vorbereitet. Und Zeta ist …« Sie zögerte. »Zeta ist so etwas wie die Mafia vier Punkt null, digitalisiert und globalisiert. Eine Verstrickung und Verschmelzung von Organisierter Kriminalität, Industrie, Verwaltung und Politik. Grenzen und Gesetze spielen keine Rolle, ebenso wenig wie unsere gängigen Vorstellungen von Moral und Ethik. Ein Staat im Staat wächst heran, mit eigenen Regeln und Richtlinien. Das meine ich mit ›subversiv‹.«

Henning sah sie an. »Eine neue Weltordnung?«

Lily überlegte erneut. »Darauf könnte es tatsächlich hinauslaufen. Sleepless scheint die Entwicklung zu beschleunigen, was vielleicht daran liegt, dass einige der Wachen *besonders* wach sind. Ich habe es in einem meiner früheren Berichte erwähnt.«

»Ich nehme an, Sie meinen die Veränderung des ›neuronalen Schaltplans im Gehirn‹, wie Sie es ausdrückten.«

»Es könnte etwas damit zu tun haben.« Lily erinnerte sich an ihren Besuch des Regenbogenlands, an Anamaria, die für Rieker und sie in die Zukunft gesehen hatte.

»Was ist mit der Agentur?«, fragte Henning und wandte langsam den Kopf, auf der Suche nach Beobachtern.

»Sie arbeitet mit Akzentua und Zeta zusammen, ist aber – zumindest derzeit noch – ein separater, in Eigenregie handelnder Dienstleister. Man könnte sagen, dass sie ... uns ähnelt.«

»Ein geheimer Dienst«, sagte Henning.

»Ja«, bestätigte Lily. »Nicht nur hier bei uns in Deutschland, sondern mit Zweigstellen in vielen Ländern der Welt. Hauptgeschäft ist der Verkauf von Informationen über Sachen und Personen: Insider-Infos aus Industrie, Börsenmarkt und Politik, Dossiers über Leute, die man aus dem einen oder anderen Grund unter Druck setzen will. Es werden auch Arbeitskräfte vermittelt. Nicht nur Diebe, Hacker, Auftragskiller und so weiter – der kriminellen Fantasie sind keine Grenzen gesetzt –, sondern auch Journalisten, Lobbyisten, Politiker, Blogger, Influencer ... Meinungsmacher aller Art. Sie möchten ein neues Gesetz durchsetzen oder verhindern? Wenden Sie sich an die Agentur. Sie möchten ein bestimmtes Produkt oder eine Idee lancieren? Wenden Sie sich an die Agentur. Sie möchten einen Wahlkampf beeinflussen? Wenden Sie sich an die Agentur.«

»Klingt sehr eindrucksvoll«, kommentierte Henning.

»Ist es auch. Während der letzten Jahre ist die Agentur immer mehr gewachsen und hat viele ›Unabhängige‹ übernommen, kleinere Informationsmakler wie zum Beispiel einen gewissen Richard Mason Richardson in Hamburg, der meine Entführung in Auftrag gab.«

Henning dachte darüber nach. »Könnten sich daraus Probleme ergeben?«

»Für mich oder für unsere Mission hier in Frankfurt?«

»Sowohl als auch.«

»Ich hoffe nicht«, sagte Lily.

Henning nickte langsam. »Das hier ist wichtig, aber nicht so wichtig wie Ihr Leben.«

»Freut mich, das zu hören.« Lily schwieg einige Sekunden.

»Wie ist die Lage in Hamburg? Wie geht es Rieker? Kann ich ihm eine Nachricht schicken?«

»Im Großen und Ganzen ist die Lage in Hamburg unverändert. Rieker geht es gut. Er erholt sich. Ich verstehe Ihre Sorge um ihn, und ich weiß, dass Sie ihm nahestehen. Aber ich rate dringend davon ab, ihm eine Mitteilung zu schicken oder gar direkten Kontakt mit ihm aufzunehmen. Es könnte Ihre Mission hier in Frankfurt gefährden.«

»Haben Sie Noah Gunnason gefunden?«, fragte Lily.

»Nein, leider nicht«, antwortete Henning sofort, aber etwas in seiner Stimme verriet ihn. Er log. Sollte sie ihn darauf ansprechen?

Lily entschied sich dagegen und nahm die Lüge als Mahnung daran, wie die Realität beschaffen war. Je weniger Menschen man vertraute, desto besser.

Sie kehrte zum ursprünglichen Thema zurück. »Die Situation könnte eskalieren. Wenn Zeta und die Agentur weiter wachsen und noch besser zusammenarbeiten, wenn Zeta die Agentur gar übernimmt … dann entsteht vielleicht eine kritische Masse. Wir sollten eingreifen, bevor es zu spät ist.«

Henning wölbte erneut die Brauen. »Wir beraten die Regierung. Wenn die Regierung es für notwendig hält, Maßnahmen zu ergreifen, helfen wir ihr gegebenenfalls dabei, sie umzusetzen. Unser Hauptaufgabengebiet ist und bleibt die Informationsbeschaffung.« Es klang wie aus dem Lehrbuch zitiert.

Lily seufzte. »Ich bitte Sie. Wir wissen beide, wie so etwas funktioniert.«

Henning musterte sie etwas länger. »Was Sie vorschlagen, ist ein sehr gefährlicher Weg. Wenn Geheimdienste auf eigene Faust handeln, wenn sie sich gar über geltendes Recht hinwegsetzen …«

»Es geschieht jeden Tag«, sagte Lily. »Hier und überall auf der Welt.«

»Wenn die Guten ebenso handeln wie die Bösen, was unterscheidet sie dann voneinander?«

Ein Pärchen kam Hand in Hand vorbei. Lily und Henning unterbrachen ihr Gespräch, bis die beiden außer Hörweite waren.

»Es wäre dumm, mit stumpfen Waffen in den Kampf zu ziehen«, sagte Lily. »Und es *ist* ein Kampf, er findet bereits statt, hinter den Kulissen. Die Demokratie ist in Gefahr, Zeta bedroht unsere freiheitliche Gesellschaftsordnung. Wenn die Regierung zu lange wartet, könnte es zu spät sein. Sie kann nichts mehr unternehmen, wenn sie praktisch entmachtet ist.«

»Je mehr Informationen Sie liefern, desto schärfer werden unsere Waffen.«

Lily nickte und stand auf. Es wurde Zeit. »Ich bin dabei, ich grabe noch tiefer. Morgen beim Palmenhaus?«

Auch Henning nickte. »Um acht. Wenn ich Ihnen einen guten Rat geben darf … Lassen Sie es nicht zu spät werden. Schlafen Sie.«

Lily ging und wusste, dass ihr wieder eine lange Nacht bevorstand. Scharfe Waffen schmiedete man nicht, während man schlief.

164

Am nächsten Morgen gegen zehn rief Direktor Jonathan Allister sie in sein Büro. »Ich möchte Sie jemandem vorstellen«, sagte er freundlich.

Das erstaunte Lily, denn außer ihnen beiden hielt sich niemand in dem großen Büro auf.

»Kommen Sie.« Der Direktor winkte sie näher zu seinem breiten rotbraunen Schreibtisch und drehte ein Notebook, damit sie das Display sehen konnte. Es zeigte per Videoverbindung einen etwa vierzig Jahre alten, ihr unbekannten Mann mit den aufmerksamen Augen eines Wachen.

»Ich nehme an, Sie kennen sich nicht«, sagte Allister.

»Nein«, bestätigte Lily.

»Irene Masowski«, wandte sich der Direktor an den Mann auf dem Notebook-Display. »Eine sehr tüchtige neue Mitarbeiterin, spezialisiert auf kryptografische Analysen und KI-Systeme.«

Der Mann auf dem Bildschirm nickte. »Eine solche Spezialistin habe ich gesucht. Ihre Kenntnisse wären für meine … für *unsere* Geschäfte sehr wichtig.«

»Ich bin sicher, dass Frau Masowski gern bereit ist, Ihnen zu helfen«, erwiderte Allister. Er sah Lily an und fügte hinzu: »Das ist Matthias Teubner aus Hamburg. Wir werden in Zukunft eng zusammenarbeiten.«

Lily hoffte, dass man ihr nicht ansah, wie sehr sie erschrak. Teubner, der Nachfolger von Richard Mason Richardson! Erkannte er sie als die Frau, die entführt worden und nur knapp den beiden Killern entkommen war, die Sokrates alias Richardson geschickt hatte? Sie sah anders aus, sie war keine Dark Lady mehr, und das Bild auf einem Display gab nicht so viel preis wie ein Gesicht in Fleisch und Blut. Teubners Mimik blieb unverändert, ebenso sein Blick, doch das bedeutete nicht viel. Manche Menschen trugen stets eine Maske.

Allister drehte das Notebook wieder zu sich. »Herr Teubner ist ein neuer Geschäftspartner. Ich wäre Ihnen sehr dankbar, wenn Sie ihm Ihre volle Unterstützung gewährten.«

»Selbstverständlich.«

»Das wäre alles, Frau Masowski.«

Lily ging zur Tür, noch immer mit klopfendem Herzen.

»Übrigens …«

Sie drehte sich um.

»Sie leisten ausgezeichnete Arbeit, Frau Masowski«, sagte Direktor Allister. »Ich bin froh, dass wir Sie eingestellt haben. Weiter so!«

Natürlich war Lily noch nicht mit den Zeta-Tiefen von Akzentua vertraut, nicht nach wenigen Tagen. Die Projekte, mit denen sie sich befasste, betrafen die Fassade der angeblichen Beraterfirma: die Überarbeitung von KI-Algorithmen für die Automatisierung von Marktanalysen und Machbarkeitsstudien.

Ihre Tätigkeit blieb nicht allein theoretischer Natur. Am Nachmittag erstellte sie einen Bericht für eine Firma aus Großbritannien, die ihren Sitz nach Deutschland verlegen und damit in die Europäische Union zurückkehren wollte. Rechtliche und logistische Fragen standen im Vordergrund, was nicht viel mit der Spezialisierung von Irene Masowski zu tun hatte, aber es ging auch um die Digitalisierung der Verwaltung.

Während Lily eine Übersicht zusammenstellte, der detaillierte Konzepte hinzugefügt werden mussten, kehrten ihre Gedanken immer wieder zu dem Mann zurück, den sie auf dem Display von Jonathan Allisters Notebook gesehen hatte. Die entscheidende Frage lautete: Hatte Matthias Teubner, Nachfolger von Richard Mason Richardson, sie als Black Lily erkannt? Wenn das der Fall war, saß sie wie auf einem Pulverfass, das jederzeit hochgehen konnte. Sie nahm sich vor, am Abend mit Henning darüber zu sprechen, bei ihrem Treffen am Palmenhaus.

Um fünf überraschte Jonathan Allister sie mit einem Besuch in ihrem Büro. »Freut mich, dass ich Sie noch antreffe«, sagte er. »Ich möchte Sie einladen. Heute Abend treffe ich mich bei mir zu Hause mit einigen Freunden und Geschäftspartnern, die Sie kennenlernen sollten. Sagen wir, um neun Uhr?« Er lächelte freundlich. »Ich lasse Sie abholen.«

Offenbar rechnete er nicht damit, dass sie ablehnte, denn er fügte ein fröhliches »Bis dann!« hinzu und ging.

Lily starrte einige Sekunden lang auf die geschlossene Tür, bevor sie den Computer herunterfuhr, ihre Sachen nahm und das Bürogebäude verließ.

Mit dem Rad fuhr sie zu der kleinen Wohnung, die Akzentua ihr zur Verfügung gestellt hatte, holte dort ihre Reisetasche aus dem Schrank und legte alles hinein, was sie mitnehmen wollte.

Als sie fertig war, machte sie eine Kontrollrunde durch das Apartment und vergewisserte sich, dass nichts Verdächtiges zurückblieb.

Sie öffnete ihr Notebook, entnahm dem kleinen, verborgenen Fach eine winzige SIM-Karte, steckte sie in ihr Smartphone und wählte eine bestimmte Nummer.

Nach dem dritten Klingelton ertönte ein kurzes Piepen, und Lily sagte: »Die Mission ist kompromittiert. Matthias Teubner in Hamburg hat mich während einer Videoverbindung gesehen und erkannt. Ich wurde für heute Abend zu einem Treffen mit ›Geschäftsfreunden‹, wie es hieß, eingeladen. Das soll Akzentua-Direktor Allister vermutlich Gelegenheit geben, mehr über mich und meine Auftraggeber zu erfahren.« Sie überlegte schnell. Adrenalin hielt die Müdigkeit von ihr fern. »Ich kehre nach Hamburg zurück, um meine dortigen Recherchen fortzusetzen. Ich melde mich, sobald ich kann.«

Sie unterbrach die Verbindung mit einem Druck auf die rote Taste, schaltete das Smartphone aus, entnahm ihm die kleine SIM-Karte und verstaute sie im Notebook.

Eine halbe Stunde später verließ sie Frankfurt mit einem Mietwagen, und als sie in der Nacht Hamburg erreichte, war sie wieder Black Lily.

165 ALEXANDER RIEKER

Eigentlich war der Plan einfach. Es ging darum, die Öffentlichkeit zu informieren, und das ließ sich am besten vor laufenden Kameras bewerkstelligen, die ihre Bilder auf Fernsehschirme überall in Deutschland und außerdem ins Internet schickten, wo man sie weltweit sehen konnte. Alles publik machen: die Gefährlichkeit von Sleepless, die Umtriebe von Zeta, Oskar Brois' Verwicklungen darin und Carolin Alberts' Schuld am Tod von Gilbert Fournier, ihre Skrupellosigkeit, ihr Wahn, womöglich von Sleepless ausgelöst, der sie zu einer Mörderin gemacht hatte.

»Vielleicht ist sie unzurechnungsfähig«, hatte Noah Gunnason bei den Planungen und Vorbereitungen in Riekers Wohnung gesagt. »Möglicherweise ergeht es ihr wie den anderen, die den Verstand verloren haben. Sie ist nicht mehr die Frau, die ich gekannt habe. Sie hat sich verändert, und die Veränderung hat sie zur Mörderin gemacht.«

Rieker musterte den Mann, der in einem psychiatrischen Institut gewesen und dann untergetaucht war, bis er plötzlich bei Riekers Rückkehr nach Hause vor ihm gestanden hatte. Er litt an Halluzinationen, dieser Mann, der zusammen mit Carolin Alberts Harmony geschaffen und Sleepless entwickelt hatte, um den Menschen ein besseres und längeres Leben zu geben. Und um viel Geld zu verdienen. Das mit dem Geld hatte wunderbar geklappt – Harmony war längst kein kleines Start-up mehr, sondern ein großes Unternehmen mit explosivem Wachstum. Ganz anders sah es mit dem besseren Leben für die Menschen aus.

Gunnason hatte einen Zeitungsartikel mitgebracht.

»Das ist die beste aller Gelegenheiten!«, hatte er gesagt. »Eine solche Chance bekommen wir nicht wieder!«

Die Schlagzeile lautete:

HARMONY FEIERT DIE ZUKUNFT

Ein neuer Firmensitz für Harmony im Norden von Hamburg, viel, viel größer als der alte. Eine etwas verspätete Feier zur Grundsteinlegung – die Bauarbeiten hatten längst begonnen und schritten rasch voran –, eine Möglichkeit für Carolin Alberts, ihr Unternehmen und sich selbst in Szene zu setzen. Teilnehmen würde alles, was Rang und Namen hatte. Eine Sondersendung war angekündigt, im Fernsehen und per Livestream, mit dem Titel »Ein deutsches Unternehmen verändert die Welt«. Auch Politiker sollten zu Wort kommen, unter ihnen Oskar Brois.

Deutschland und der Rest der Welt blickten nach Norderstedt. Ein größeres Publikum konnte man kaum bekommen.

»Wir treten auf die Bühne«, hatte Gunnason aufgeregt gesagt. »Wir warnen die Welt. Wir präsentieren ihr die Wahrheit.«

Und so begannen die Planungen. Stundenlang saßen sie im Wohnzimmer am Tisch und sprachen über das Wie und Wann, nur um festzustellen, dass sich immer mehr Fragen ergaben.

Mithilfe von Riekers Notebook erstellten sie erste Videopräsentationen, verwarfen sie wieder und begannen von vorn. Sie verfassten einen schriftlichen Bericht, feilten an den Formulierungen und versuchten, ihm einen eindringlichen Klang zu geben, der Rieker jedoch nicht zufriedenstellte. Schließlich kamen sie überein, einfach nur die Fakten zu präsentieren, je kürzer, desto besser. Sie wollten live sprechen, wenn das möglich war, aber dabei konnte viel schiefgehen. Deshalb die Video-Aufzeichnung, die dem Feed hinzugefügt werden sollte.

»Sicherheit«, sagte Rieker am vierten Abend. Er saß erneut am Wohnzimmertisch, Blätter mit Notizen und Listen vor sich ausgebreitet.

Gunnason hatte mit einer seiner unruhigen Wanderungen begonnen, strich sich immer wieder über Bart und Arme und klopfte gelegentlich auf seine Beine – er sah und fühlte wieder die schwarzen Käfer. Er nahm mehr Sleepless, in der Hoffnung, damit die Halluzinationen überwinden zu können, aber bisher bestand das einzige Ergebnis darin, dass sein Vorrat an grünen Pillen schneller zur Neige ging. Rieker würde ihm bald Nachschub besorgen müssen, denn Gunnason sollte die Wohnung nicht verlassen, um keine Entdeckung zu riskieren. Ein Blick in den Kühlschrank wies Rieker zudem auf die Notwendigkeit eines größeren Einkaufs hin. Der Verbrauch an Lebensmitteln hatte sich mehr als nur verdoppelt – Noah Gunnason schlief nicht, er blieb die ganze Zeit wach, sein Körper verbrannte mehr Kalorien als der eines Schläfers.

»Sicherheit?«, wiederholte Noah. Er blieb stehen und bewegte den Kopf, als wollte er Schmutz aus dem Haar schütteln.

»Der Bundeswirtschaftsminister und mehrere Staatssekretäre werden bei der Feier zugegen sein«, sagte Rieker nachdenklich. »Deshalb sind zweifellos besondere Sicherheitsmaßnahmen vorgesehen, über die wir Bescheid wissen sollten.«

Er nahm das auf dem Tisch liegende Cordless und hielt es einige Sekunden lang unschlüssig in der Hand. In den vergangenen Tagen hatte er Charlotte zweimal angerufen, ohne sie zu sich einzuladen, um ihr keine Hoffnungen zu machen, die er nicht erfüllen konnte.

Er wählte ihre Nummer, lauschte eine Weile dem Klingelsignal und wollte schon auflegen, als sie schließlich doch abnahm.

»Ich bin's, Charlie«, meldete er sich. »Ich weiß, dass es schon spät ist, aber ich brauche deine Hilfe.«

166

Es überraschte Charlotte offensichtlich, Noah Gunnason bei Rieker anzutreffen, aber für einen Moment wirkte sie auch ein wenig erleichtert – vielleicht hatte sie mit Lily gerechnet.

Im Wohnzimmer deutete sie auf den Tisch mit den Unterlagen. »Was ist das?«

»Unser Schlachtplan«, erklärte Rieker, der Kaffee aus der kleinen Küche brachte. »Setz dich, Charlie.«

»Wohnt er jetzt bei dir?«

»Seit ein paar Tagen, ja.« Rieker sank in einen Sessel.

Noah Gunnason blieb stehen, die Augen groß. Er sah aus wie jemand, der hinter jeder Ecke ein Ungeheuer vermutete.

»Er gehört in ein Krankenhaus«, sagte Charlotte und setzte sich aufs Sofa.

»Nicht zurück ins Institut«, ächzte Gunnason. »Auf keinen Fall.«

Er ging wieder auf und ab.

»Wir brauchen ihn, er ist der Hauptzeuge«, sagte Rieker. »Nach seiner Aussage sehen wir weiter. Charlie …« Er erklärte ihr den Plan.

»Klingt ziemlich verzweifelt, wenn du mich fragst«, sagte sie daraufhin. »Deine Situation, Alex, verbessert sich dadurch bestimmt nicht. Es dürfte gewissen Leuten sogar noch einen Grund mehr geben, dich rauszuwerfen.«

»Es geht nicht um mich, es geht um die Welt«, sagte Rieker.

»Das klingt ziemlich …«

»Hochtrabend? Anmaßend? Verrückt?« Rieker zuckte mit den Schultern. »Mag sein. Aber es stimmt.«

»Und ich?«, fragte Charlotte. »Welche Art von Hilfe erwartest du von mir? Soll ich dir mit Karate den Weg freiräumen?«

»Wir brauchen Informationen über die Sicherheitsmaßnahmen bei der Feier«, erklärte Rieker. »Was ist geplant? Wer passt wo auf? An welcher Stelle gibt es Lücken?«

Charlotte seufzte. »Ich soll für euch spionieren?«

»Ja. Vom Präsidium aus hast du Zugriff auf alle Daten. Wirf für uns einen Blick auf den Einsatzplan der Sicherheitskräfte.«

»Wenn sie mich dabei erwischen …«

»Du bist schlau, du lässt dich nicht erwischen.« Rieker beugte sich vor. »Hilfst du uns? Bist du mit dabei?«

Charlotte lächelte schief. »Wie könnte ich dich im Stich lassen?« Sie hob die Hand. »Aber unter einer Bedingung: Ich begleite euch!«

Damit blieb ein letzter Punkt: Sie brauchten ein Ablenkungsmanöver. Etwas, das die Aufmerksamkeit von Polizei und Sicherheitsleuten auf sich zog, das für kurze Zeit größere Lücken schuf, durch die sie schlüpfen konnten.

Rieker hatte eine Idee.

Kurz vor Mittag des nächsten Tages betrat er das »Powerhouse« in Altona, wo ihn dröhnende Heavy-Metal-Klänge empfingen. Wummernde Bässe ließen Boden und Wände erzittern.

Ein menschlicher Berg namens Billyboy »Krawallmacher« Luetken saß an seinem Lieblingsplatz zwischen mannshohen Lautsprechern, trank sein Mittagessen und spielte Luftgitarre, wenn er nicht gerade das große Bierglas hob.

Rieker trat zu ihm. »Ich brauche deine Hilfe, Billyboy.«

»Was?« Luetken ergriff sein leeres Glas, starrte an Rieker vorbei zum Wirt und rief: »Nachschub!«

»Ich hab gesagt, dass ich deine Hilfe brauche!« Rieker schrie die Worte fast.

Luetken nickte, nahm ein neues Glas entgegen und trank einen großen Schluck, der nur die Hälfte übrig ließ. »Geht alles aufs Konto, Mann. Wie beim letzten Mal. Eine neue Einzahlung.«

»Meinetwegen«, gestand ihm Rieker zu.

»Um was geht's diesmal, Herr Kommissar?«

»Um Krawall, und da dachte ich, ich wende mich an einen Fachmann. Du und deine Freunde, die Rocketeers … Darf ich euch dazu einladen, so richtig auf die Pauke zu hauen? Ich meine, so richtig ordentlich?«

Billyboy »Krawallmacher« Luetken trank erneut und knallte das Glas auf den Tisch. »Sie möchten Krawall? Da sind Sie bei mir genau richtig, Mann.« Er klopfte sich auf die Brust, und im selben Moment hallte ein Trommelschlag wie von King Kong durchs »Powerhouse«. »Krawall ist meine Spezialität. Wo soll's rundgehen?«

Rieker erklärte ihm die Einzelheiten.

167

Sie hatten sich etwas einfallen lassen, das musste man ihnen lassen. Das gepflasterte Festgelände vor der großen Baustelle präsentierte sich als Themenpark: fünf Bereiche, die den fünf Kontinenten Amerika, Europa, Asien, Afrika und Australien gewidmet waren, jeder von ihnen mit eigenen Lichtern, eigenen Großbildschirmen und eigenen Pavillons. Es gab mehrere Bühnen, die größte zentral gelegen, in der Mitte der rundum angelegten Themenparks, bestimmt für die wichtigsten Ansprachen. Hunderte, vielleicht sogar Tausende von Besuchern drängten auf den Platz, es herrschte so etwas wie Volksfeststimmung.

Die Proteste der Umweltschützer änderten daran nichts. Sie hatten sich westlich der Baustelle versammelt, riefen Parolen mit Megafonen, marschierten mit Spruchbändern und leuchteten mit Scheinwerfern. Aber sosehr sie sich auch bemühten, so laut sie auch zu sein versuchten, nur einige wenige Journalisten schenkten ihnen überhaupt Beachtung. Die Aufmerksamkeit der Medien galt vor allem dem Geschehen bei den Zelten und Pavillons. *Der nächste große Schritt in die Zukunft*, verkündeten dort Bildschirme und Lautsprecher. *Eine bessere Welt für uns alle.* Und, was Rieker besonders dumm fand: *Harmony bringt Harmonie.*

Es gab Kontrollen an den vier Zugängen zum Festplatz, aber sie schienen nicht besonders gründlich zu sein. Charlotte hatte mehr als nur gute Arbeit geleistet und ihnen Einladungskarten beschafft, mit echten Fotos, falschen Namen und einem

QR-Code, der die dazugehörigen Daten auf Scannerdisplays brachte.

Es half natürlich, dass Noah Gunnason völlig anders aussah und ohne Bart und mit kurzem Haar ein gänzlich anderer Mensch zu sein schien. Selbst jemand, der ihn gut kannte, hätte genau hinsehen müssen, um ihn zu identifizieren.

Sie mieden die Nähe der Masten, an denen nicht nur Lampen leuchteten, sondern auch Überwachungskameras installiert waren. Charlotte hatte nicht feststellen können, ob Gesichtserkennungssoftware eingesetzt wurde. Rieker hielt es für besser, davon auszugehen, deshalb nutzten sie auf ihrem Weg über das Festgelände die vorher berechneten toten Winkel. Ihr Ziel war das Mediazentrum hinter der Hauptbühne, bestehend aus zwei Übertragungswagen und einem zehn Meter langen und drei Meter breiten Tech-Container. Dort gab es von Sicherheitsleuten bewachte Absperrungen, die nur befugte Personen passieren durften, ein erlauchter Kreis, zu dem Rieker und seine beiden Begleiter nicht zählten. Um hinter die Absperrungen zu gelangen, ohne einen Alarm auszulösen, brauchten sie etwas, das die Security ablenkte.

In »Asien« blieb Rieker neben einem Pavillon stehen und sah auf die Uhr. »Noch fünf Minuten.«

Gunnason deutete nach vorn. »China hat einen eigenen Stand. Was vielleicht bedeutet, dass Carolin Zugang zum chinesischen Markt bekommen hat.«

»Nicht schlecht«, meinte Charlotte. »Wie groß ist die chinesische Bevölkerung? Etwa eins Komma vier Milliarden, glaub ich. Ein ziemlich großer Markt.«

»Der größte überhaupt.« Gunnason betrachtete den Stand. »Sleepless für China …«

»Ich schätze, dann klingeln Harmonys Kassen noch lauter.« Rieker sah sich nach Beobachtern um, doch niemand schien auf sie zu achten. Überall gingen und standen Menschen, sprachen und lachten. Es herrschte ein lautes Stimmengewirr, übertönt von Ankündigungen und gelegentlicher Musik aus den Lautsprechern. Von den Megafon-Protesten der Umweltschützer im Westen war auf dem Festplatz nichts zu hören.

»Wer kann Harmony noch aufhalten, wenn Hunderte Millionen von Chinesen damit beginnen, Sleepless zu nehmen?«, fragte Charlotte. »Harmony könnte schon bald größer und mächtiger sein als Google und Facebook zusammen!«

»Mit einer Mörderin an der Spitze.« Noah Gunnason hatte eine weitere Sleepless-Pille genommen, bevor sie aufgebrochen waren, und derzeit schien es ihm recht gut zu gehen. Er zitterte nicht und wirkte ruhiger als noch vor einigen Stunden. Offenbar blieb er von Halluzinationen verschont.

Sie gingen weiter, vorbei am chinesischen Stand und kurz darauf auch an der Hauptbühne, wo die Besucher und Festgäste dichter beieinanderstanden. Bald sollten die ersten Ansprachen stattfinden.

Rieker sah erneut auf die Uhr. »Wir sind zwei Minuten über die Zeit.«

Die Absperrungen befanden sich direkt voraus, und dahinter patrouillierten mit Bodycams und Funkgeräten ausgestattete Sicherheitsleute.

»Was machen wir, wenn Billyboy und seine Freunde nicht kommen?«, fragte Charlotte.

Rieker sah sich erneut um. »Dann greifen wir zu Plan B.«

»Und der wäre?«

»Karate.«

Ohne das geplante Ablenkungsmanöver konnten sie die Absperrungen nicht unbemerkt hinter sich bringen und in den Tech-Container gelangen. Doch nur von dort konnte ihr Video gesendet werden, sowohl über die verschiedenen TV-Kanäle als auch online im Internet. Was natürlich selbst im günstigsten Fall nicht unbemerkt bleiben würde. Sie brauchten viel, viel Glück, um das Festgelände anschließend unbehelligt und unerkannt zu verlassen. Mehr Glück, als man vernünftigerweise erwarten durfte. Daher rechneten sie nicht damit, ungeschoren davonzukommen.

Das galt auch für Charlotte. Wenn es schlecht lief, wenn es Carolin Alberts, Oskar Brois und ihren Freunden von Zeta nach der Veröffentlichung des Videos irgendwie gelang, sich aus der Affäre zu ziehen, stand auch ihr die Entlassung bevor. Doch sie war bereit, Beruf und Karriere zu opfern, und Rieker wusste, dass es ihr dabei nicht nur um Sleepless, Carolin Alberts und Zeta ging. Sie hatte vielmehr einen sehr persönlichen Grund.

Plötzlich lag ein Grollen in der Luft wie von einem heranziehenden Unwetter.

Es wurde schnell lauter, zu einem Donnern, und Rieker wusste, woher es stammte: von Dutzenden großer Motorräder. Aus dem Donnern wurde ein Dröhnen, und andere Klänge gesellten sich hinzu, von der Art, die Rieker im »Powerhouse« gehört hatte.

Eine Sirene heulte, aber nur kurz – sie verstummte fast sofort wieder.

Unruhe breitete sich auf dem Festplatz aus. Sicherheitsleute bahnten sich vorsichtig einen Weg durchs Gedränge und verständigten sich per Funk. Das Licht von Scheinwerfern wanderte über die Gäste hinweg und richtete sich auf etwas am Rand des Festgeländes.

»Billyboy und seine Kumpel sind da«, stellte Rieker zufrieden fest. »Das bedeutet für uns: Es geht los!«

168

Die Unruhe erfasste auch die Wartenden bei der Hauptbühne. Plötzlich drängten die meisten von ihnen in die Richtung, aus der der Lärm kam. Sie wollten wissen, was dort Interessantes geschah. Sicherheitsleute versuchten behutsam, Ordnung zu schaffen, und forderten Verstärkung an.

Rieker kletterte geschwind über die Absperrung hinweg, wobei ein dumpfer Schmerz in Brust und Schulter an die beiden Kugeln erinnerte, die er vor einiger Zeit im Leib gehabt hatte. Als er sich umdrehte, um Charlotte zu helfen, stand sie bereits neben ihm. Noah Gunnason brauchte nur zwei Sekunden länger und schüttelte sich kurz – vielleicht kehrten die schwarzen Käfer zurück.

Charlotte übernahm die Spitze, als sie zu den beiden Übertragungswagen und dem großen Container eilten. Ein Sicherheitsmann kam ihnen entgegen, leuchtete mit seiner Taschenlampe und versperrte den Weg.

»Hier können Sie nicht durch …«, begann er.

Charlotte zeigte ihm ihren Polizeiausweis und deutete in die Richtung, aus der sie kamen. »Die Ökos haben sich mit Rockern zusammengetan und wollen den Platz stürmen! Alle werden gebraucht!«

Eine zweite Aufforderung war nicht nötig – der Mann lief zur Absperrung.

Charlotte hatte bereits die Tür des Tech-Containers erreicht und geöffnet. Rieker und Gunnason folgten.

Zwei Techniker saßen an den Geräten. Einer von ihnen stand auf.

»Wer sind Sie?«, fragte er überrascht. »Unbefugte haben hier keinen Zutr…«

»Wir sind von der Polizei.« Charlotte zeigte erneut ihren Ausweis. »Raus mit Ihnen! Wir haben eine Bombenwarnung bekommen. Ein Sprengsatz könnte sich irgendwo hier drin befinden. Vielleicht stecken die Ökos dahinter.«

Der zweite Techniker erreichte die Tür noch vor dem ersten, und eine Sekunde später waren beide draußen.

»Geben Sie den anderen Bescheid!«, rief Charlotte ihnen nach. »Niemand soll sich nähern. Wir versuchen, die Bombe zu finden und unschädlich zu machen.«

Sie schloss die Tür.

Rieker nickte anerkennend. »Verdammt gut, Charlie, verdammt gut.«

Sie trat an ihm vorbei zu den Geräten. »Warte mit dem Lob bis später.«

Sie begannen damit, die Apparaturen zu untersuchen. Zu ihren Vorbereitungen hatten umfangreiche Recherchen im Internet gehört. Sie hatten technische Websites besucht und sich Dutzende von YouTube-Videos über TV-Studios und Sender angesehen, allerdings ohne genau zu wissen, welche Technik sie vor Ort erwartete. Kostbare Sekunden verstrichen, wurden zu einer Minute und dann zu zwei.

Einige Monitore zeigten, was draußen geschah. Von Westen her drängten die Umweltschützer auf das Festgelände zu und schienen nicht recht zu wissen, ob sie sich über die Unterstützung durch Billyboy »Krawallmacher« Luetkens Rocker freuen sollten, die mit ihren großen Maschinen vor den Zugängen des Platzes auf und ab fuhren und immer wieder die Motoren aufheulen ließen, laut genug, um die Stimmen aus den Lautsprechern und sogar gelegentliche Sirenen zu übertönen. Bei der Hauptbühne herrschte nicht mehr das dichte Gedränge von Wartenden, denn viele Gäste wollten wissen, was am Rand des Platzes geschah.

Von anderen Monitoren blickten die verwunderten Gesichter von Männern und Frauen in Sendezentralen. »Was ist los bei Ihnen?«, fragten sie immer wieder, bis Noah Gunnason den richtigen Schalter fand und den Ton ausschaltete.

»Kann man uns hören?«, fragte Rieker.

»Jetzt nicht mehr«, antwortete Gunnason. »Wahrscheinlich kann man uns auch nicht mehr sehen, aber da bin ich nicht ganz sicher.«

Plötzlich und völlig unerwartet wurde es stockfinster, und auch das Summen der Geräte fand ein abruptes Ende!

Es war nicht völlig still – der draußen herrschende Lärm kam gefiltert als dumpfes Brummen in den Container.

»Das war definitiv der falsche Schalter«, sagte Rieker, in der Hand den USB-Stick mit dem Video.

»Ich hab nichts berührt«, erklang Gunnasons Stimme aus der Finsternis.

»Ich auch nicht«, fügte Charlotte hinzu. »Ich stehe hier bei der Tür.«

Rieker hatte auf einmal einen Klumpen Eis im Bauch.

Plötzlich flammte Licht auf, eine Taschenlampe leuchtete ihm ins Gesicht und blendete ihn. Er duckte sich, schirmte mit der Hand die Augen ab und sah zwei Gestalten, zwei Männer.

Noah Gunnason sprang ihnen entgegen.

In der Dunkelheit machte es »Plopp«.

Gunnason ächzte und stürzte.

Rieker warf sich zur Seite, in die Deckung eines kleinen Pults mit einem Drehstuhl, der im Weg war. Ein heftiger Schmerz stach ihm durch die Brust, und für eine schreckliche Sekunde glaubte er, erneut getroffen worden zu sein.

»Charlie!«

Vielleicht verstand sie ihn falsch – Rieker hatte sie auffordern wollen, die Tür zu öffnen und zu fliehen. Stattdessen lief sie an den Geräten und Monitoren vorbei, den beiden Männern entgegen, zum Karatekampf bereit. Es war dumm, aber es gab nicht genug Zeit für kluge Entscheidungen. Hier handelte das Herz, nicht der Verstand.

Rieker sah es kommen – er wollte aufstehen und Charlotte beiseitestoßen, doch dazu bekam er keine Gelegenheit. Hinter dem blendenden Licht der Taschenlampe wiederholte sich der kleine Knall, und Charlotte fiel wie zuvor Noah Gunnason.

Das Licht der Taschenlampe strich über zwei reglos auf dem Boden des Containers liegende Gestalten und dann über Konsolen und Monitore. Schritte näherten sich.

Riekers rechte Hand fand etwas, einen kantigen Gegenstand, nicht zu schwer für die Verwendung als Wurfgeschoss. Als die Taschenlampe zur anderen Seite des schmalen Mittelgangs leuchtete, beugte er sich hinter dem Pult hervor und warf das Objekt.

Plötzlich vollführte das Taschenlampenlicht einen wilden Tanz.

Rieker sprang auf und versuchte, die Tür zu erreichen.

Das Licht richtete sich auf ihn.

Die Tür schwang auf.

Ein Schatten jagte herein, ein schwarzer Racheengel, eine

Dark Lady, in der rechten Hand einen Gegenstand, der blitzte und knallte, als sich Rieker so tief wie möglich duckte.

»Lily?«, brachte Rieker hervor.

»Ich glaube, ich bin gerade noch rechtzeitig gekommen.« Sie ergriff seinen Arm und zog ihn zur Tür.

Rieker wollte sich umdrehen, nicht, um nach den beiden Männern zu sehen, die versteckt im Container auf sie gewartet hatten, sondern nach Charlotte.

»Dafür haben wir keine Zeit«, zischte Lily, die ahnte, was in ihm vorging. »Wir müssen *weg!*«

Draußen, irgendwo zwischen dunkel gewordenen Pavillons und verwirrten Menschen, fragte Rieker benommen: »Ist sie tot?«

Lily zog ihn mit sich, dorthin, wo die Schatten besonders dicht und dunkel waren. Irgendwann erschien eine Absperrung vor ihnen, ein auf Betonblöcken sitzender Drahtzaun mit einem Loch darin. Lily kletterte flink hindurch, und Rieker folgte ihr.

»Ist sie tot?«, fragte er erneut. »Charlotte. Sie ist mit bloßen Händen auf die beiden Mistkerle losgegangen.«

Lily antwortete nicht und zog ihn weiter durch die Nacht. Rieker schüttelte die Benommenheit ab und ging schneller.

Als sie einige Minuten später einen Wagen erreichten, der auf einem Feldweg stand, wurde hinter ihnen die Nacht hell. Scheinwerfer vertrieben die Dunkelheit, die Lampen der Pavillons auf dem Festgelände leuchteten wieder.

Lily fuhr ohne Licht, und zwar ziemlich schnell. Schlaglöcher warfen Rieker auf dem Beifahrersitz hin und her.

»Sie ist tot, nicht wahr?«, fragte er noch einmal.

Lily sah ihn kurz an. »Du lebst.«

169

Graue Wolken hingen tief über einer Landschaft aus Wiesen und Weiden. Rieker stand am Fenster und beobachtete einige Kühe. Eine von ihnen hob den Kopf und schien seinen Blick zu erwidern.

»Wo sind wir?«, fragte er.

»An einem sicheren Ort.« Lily war gerade zurückgekehrt und stellte zwei Einkaufstüten auf den Tisch. Zuvor hatte sie sich umgezogen. Aus der Dark Lady war eine elegante Frau geworden, die offenbar grüne und blaue Töne bevorzugte.

»Ein Safe House?«

»Man könnte es so nennen.« Lily begann damit, die Lebensmittel im Kühlschrank zu verstauen.

Rieker dachte an die Fahrt. »Ich bin eingeschlafen«, sagte er. »Charlotte ist tot, und ich bin eingeschlafen.«

»Ein Schutzmechanismus des menschlichen Geistes. Du warst erschöpft und geschockt. Deshalb hat sich dein Bewusstsein für einen Shutdown entschieden.«

»Und du?« Rieker wandte sich vom Fenster ab. »Was ist mit dir? Bist du nicht müde?«

»Mir geht es gut«, sagte Lily. »Ich habe niemanden verloren, sondern einen guten Freund gerettet.«

»Das hast du. Danke dafür.« Rieker zögerte. »Es war eine Falle, nicht wahr?«

»Ich denke schon.«

»Carolin Alberts, Brois und die anderen haben gewusst, dass wir versuchen würden, die Gelegenheit zu nutzen und uns an die Öffentlichkeit zu wenden.«

»Vielleicht diente das Fest sogar dem Zweck, euch anzulocken«, vermutete Lily. »Carolin Alberts und ihre Freunde haben schlauer gedacht und besser geplant. Sie sind uns gegenüber im Vorteil.«

Das klang seltsam, fand Rieker. »Wie meinst du das?«

»Lass uns darüber reden.« Lily setzte sich an den Tisch.

Rieker nahm ebenfalls Platz und blickte in ein Gesicht, das anders wirkte als sonst. Etwas hatte sich verändert.

»Carolin Alberts und ihre Verbündeten haben mehr Zeit zur Verfügung, um sich alles gut zu überlegen und Vorbereitungen zu treffen«, erklärte Lily. »Während wir schlafen, können sie planen und organisieren. Sleepless gibt ihnen jeden Tag sechs, sieben, wenn nicht acht Stunden mehr als uns. Und denk daran, was wir über die neuronalen Veränderungen im Gehirn herausgefunden haben. Sie denken schneller und besser als wir. Wie sollen wir es mit einem solchen Gegner aufnehmen?«

»Hast du eine Antwort auf diese Frage gefunden?«

»Vielleicht.« Lily zog eine der beiden Tüten zu sich heran. »Wenn wir unseren Gegner schlagen wollen, müssen wir ebenso schnell und gut denken wie er. Und wir müssen ebenso viel Zeit haben.« Sie überlegte kurz und fügte hinzu: »Wir müssen unsere stumpfen Waffen schärfen.«

Rieker ahnte, worauf sie hinauswollte. »Lily, wenn ich dich richtig verstehe … Himmel, du weißt doch, wie gefährlich das ist!«

Die elegante Frau in Grün und Blau lächelte ein hintergründiges Black-Lily-Lächeln. »Das Leben ist riskant und endet oft mit dem Tod.«

Rieker schnitt eine Grimasse.

»Wenn wir den Kampf gewinnen wollen, müssen wir aufrüsten.« Lily griff in die Tüte und holte eine Schachtel daraus hervor. Sie wies ein grünes Streifenmuster auf, wie ein Balkendiagramm, und auf der einen Seite stand in goldenen Lettern HARMONY, mit einem grünen S darunter.

»Sleepless«, sagte Rieker. »Du hast es bereits genommen, nicht wahr?«

»Ja.«

»Das könnte ein großer Fehler sein. Denk an Noah Gunnason. Denk an Adrian Ludson, der sich einen Dolch sechzehnmal in den Körper gestoßen und ihn sich dann in die Schläfe gerammt hat.«

Lily nickte. »Daran habe ich gedacht. Die Frage lautet, wie viel wir riskieren wollen, um Carolin Alberts und Zeta zu besiegen. Wie viel willst du riskieren, Alex?«

Sie öffnete die Schachtel, holte einen Blister mit grünen Pillen hervor und drückte zwei heraus. Eine schob sie über den Tisch.

Rieker starrte darauf hinab. »Wir könnten verrückt werden.«

»Zwei Verrückte mehr in einer verrückt gewordenen Welt.« Lily stand auf, holte zwei Gläser und füllte sie mit frisch gekauftem Orangensaft. Das eine stellte sie vor Rieker auf den Tisch, das andere hielt sie in der Hand. »Carolin Alberts, Brois und die anderen sind auf dem besten Weg, den Sieg zu erringen. Die Welt wird ihnen gehören.«

Rieker sah noch immer auf die grüne Pille hinab. »Weißt du, was Charlotte mir gesagt hat? ›Denk nicht an das Gewinnen, doch denke darüber nach, wie man nicht verliert.‹ So lautet eine dieser Karateregeln. Ich weiß nicht, ob wir gewinnen können, aber wir dürfen auf keinen Fall verlieren. Das bin ich Charlie schuldig.«

Er nahm die Pille, steckte sie in den Mund und trank den Orangensaft.

HEUTE

170 KONSTANTIN VORBEREITUNG

HAMBURG

Nicht weit von St. Paulis Landungsbrücken entfernt blieb Konstantin im kalten Nieselregen stehen, den Schirm aufgespannt, und betrachtete ein großes Wahlplakat. Es zeigte einen Mann Ende vierzig mit einem strahlenden, charismatischen Lächeln. »Für eine gute Zukunft«, hieß es auf dem Plakat, und weiter unten stand: »Oskar Brois, Bund für Deutschland«.

Das war er, der Mann, der womöglich bald neuer Kanzler der Bundesrepublik Deutschland sein würde, wenn man den letzten Umfragen glauben durfte, und mit ihm bekam Zeta direkten Zugang zur politischen Macht. Doch es wurde knapp für Oskar Brois, und für ihn stand viel auf dem Spiel. Eine Niederlage bei der Wahl bedeutete für Brois einen erheblichen Verlust von Prestige und Einfluss innerhalb der Zeta-Organisation. Und darum war er bereit, alles auf eine Karte zu setzen.

Konstantin sah auf die Uhr. Es blieb noch etwas Zeit bis zum Treffen mit Nadeschka in einem Café des nahen Portugiesenviertels. Er ging weiter, zum Elbufer, blickte dort über den Fluss und beobachtete die Manöver mehrerer Schlepper, die ein großes Containerschiff durch den Hafen bugsierten.

Auch an der Promenade gab es Wahlplakate, man konnte ihnen nicht entkommen. Oskar Brois' Lächeln versprach den Menschen überall eine strahlende Zukunft. Er würde gewinnen, wenn ihm der letzte Coup gelang.

Und genau dort sah Konstantin die Chance für seine eigenen Pläne.

Über den Account von Scott Bloomberg hatte Nadeschka herausgefunden, dass Alexander Rieker, ehemaliger Kommissar der Hamburger Polizei und Erzfeind von Brois, und Viktoria Engel alias Black Lily, eine Hackerin mit Verbindung zum Geheimdienst, von Zeta entführt worden waren. Als »Ehrlich« und »Wahrhaftig« hatten Rieker und seine Freundin zwei Jahre lang eine sehr wirkungsvolle Online-Kampagne gegen Oskar Brois und Carolin Alberts von Harmony geführt: kein monatelanger, mit viel Ausdauer betriebener Shitstorm, sondern ein gut organisierter Feldzug gegen Sleepless mit dem Komplott um Harmony im Zentrum. Immer wieder waren Daten präsentiert worden, die sich kaum widerlegen ließen. Es war Ehrlich und Wahrhaftig gelungen, die öffentliche Meinung insbesondere in Deutschland so sehr zu beeinflussen, dass ein Verbot von Sleepless in der Politik tatsächlich schon fast auf der Tagesordnung stand und ein Wahlsieg des Bunds für Deutschland keineswegs mehr garantiert schien.

Rieker und Black Lily waren zwei Jahre lang auf der Flucht gewesen, doch dann hatte ihnen die Agentur in Istanbul eine Falle gestellt.

Inzwischen sollten sie in Hamburg sein – Brois und Zeta wollten sie in einem groß angelegten Medienevent als Lügner und Verbrecher darstellen, was die in wenigen Tagen stattfindenden Wahlen entscheiden würde.

Eine Chance, dachte Konstantin erneut und beobachtete die kleinen Schlepper, Zwerge im Vergleich mit dem riesigen Containerschiff. Der Nieselregen bildete einen dünnen grauen Vorhang über Stadt und Hafen.

Nach Nadeschkas Recherchen kamen drei Orte für die große Show infrage, und Konstantin hatte die vergangenen Stunden damit verbracht, sich in allen drei Fällen ein Bild von der Lage zu machen. Zwei Fernsehstudios, am Rothenbaum und in Lokstedt, und eine Villa in Hamburg-Rahlstedt, gemietet von einem gewissen Jayden de Boer aus Amsterdam, einem Mitglied des »kleinen Kreises« von Zeta.

Bei den Fernsehstudios hatte Konstantin das übliche Kommen und Gehen beobachtet. Zwar verfügten sie über alle notwendigen technischen Voraussetzungen, aber er bezweifelte, dass sie für die Pläne von Oskar Brois und seinen Freunden infrage kamen, denn dort herrschte einfach zu großer Publikumsverkehr. Die Villa erschien ihm geeigneter. Dorthin konnte man zwei Entführte bringen, ohne dass jemandem etwas auffiel. Es gab eine Hauptzufahrt, zwei Nebenwege und mehrere gut platzierte Sicherheitskameras, sodass man sich dem Gebäude nur sehr schwer unbemerkt nähern konnte.

Konstantin hatte bereits begonnen, einen Plan zu entwickeln.

Er ging ein paar Schritte, bis an den Rand der Promenade, und beobachtete eine Möwe, die weiter unten an der Wassergrenze auf einem schiefergrauen Stein landete. Sie erinnerte ihn an eine andere Möwe, die er vor zwei Jahren gesehen hatte, auf einem dunklen Straßenpoller, kaum drei Meter von den Tischen des Cafés »Le Quai du 7ème« am Alten Hafen von Marseille entfernt. Er hatte damals über ihre Größe und Furchtlosigkeit gestaunt, in der Gesellschaft eines Mannes, der ein alter Freund gewesen war und ihn verraten hatte.

Pascal »der Korse« war seit zwei Jahren tot, ebenso sein fünfjähriger Sohn Lucien, von Don Michele entführt und umgebracht. Leute wie Michele Cutri kannten keine Gnade, manchmal lösten sie ihre Opfer sogar in Säure auf – während sie noch lebten.

Diesmal hatte Konstantin kein Brot für die Möwe. Einige Sekunden lang beäugte sie ihn gleichgültig, breitete dann die Flügel aus, sprang und flog davon, dicht über die Elbe hinweg.

Konstantin drehte sich um.

Und sah den Flammenmann!

Er stand neben einem Fischbrötchen-Kiosk: eine feurige Gestalt, etwas kleiner als sonst, die knisternden, züngelnden Flammen nicht ganz so hell und heiß, die glühenden Augen nicht ganz so groß.

Fluss und Stadt wichen zurück. Der Nieselregen erreichte ihn nicht mehr, als sich Konstantin dem Flammenmann bis auf zwei Meter genähert hatte.

»Du hast mir geholfen«, sagte Konstantin. »Ich brauche noch einmal deine Hilfe.«

Jemand trat hinter dem Flammenmann hervor, ebenfalls unberührt vom grauen Nieselregen, eine Frau Anfang oder Mitte dreißig, mit schulterlangem schwarzem Haar, das ein Gesicht mit gerader Nase und grünen Augen umrahmte. Konstantin kannte sie von den Fotos, die ihm Nadeschka gezeigt hatte: Carolin Alberts, Inhaberin von Harmony und seit Kurzem die Ehefrau von Oskar Brois.

Sie kam näher, ihr Mund öffnete sich, doch es erklangen keine Worte.

»Was auch immer du mir sagen willst, ich verstehe dich nicht«, erklärte Konstantin.

Carolin Alberts, vom Flammenmann zu ihm gebracht, blieb dicht vor ihm stehen, den Blick ihrer großen grünen Augen auf ihn gerichtet. Er erkannte etwas in ihnen, tief unten, etwas, das ihm vertraut schien. Die Frau, die hier vor ihm stand, wie der Flammenmann nur für ihn sichtbar, war eine Seelenschwester.

Sie winkte, und ihre Lippen bewegten sich erneut, vielleicht sagte sie: »Wir sehen uns bald.«

Sie wich zurück und verschwand im Flammenmann, der schrumpfte und sich auflöste.

Stadt und Fluss kehrten zurück. Ein älterer Mann stand beim Kiosk, von der Markise vor dem Nieselregen geschützt, und beobachtete ihn.

»Fehlt Ihnen was?«, fragte er.

Konstantin blinzelte und hob den Schirm, den er hatte sinken lassen. Sein Haar war nass. »Nein. Ich habe mich nur an etwas erinnert.«

»Scheint keine angenehme Erinnerung gewesen zu sein«, kommentierte der Mann. »Man hätte meinen können, Sie hätten einen Geist gesehen.«

»Es ist alles in Ordnung.« Konstantin winkte wie kurz zuvor Carolin Alberts und ging in Richtung Elbphilharmonie.

171

Als sich Konstantin zwei Minuten vor drei Uhr dem »Piraten« näherte, einem Szene-Café im Portugiesenviertel, kam ihm eine Frau entgegen, die er, tief in Gedanken versunken, fast nicht wiedererkannt hätte.

Nadeschkas Haar war nicht mehr kastanienbraun und lang, sondern dunkelrot und kurz. Das früher blasse Gesicht hatte mehr Farbe, und Kontaktlinsen gaben den dunklen Augen ein helles Blau. Außerdem achtete sie darauf, sich anders zu bewegen als die Filialleiterin der Agentur aus Genf.

Konstantin blieb an der nächsten Straßenecke stehen, wie ein Tourist, der sich fragte, welchen Weg es einzuschlagen galt.

Nadeschka schritt langsam an ihm vorbei. »Wir können nicht ins Café. Dort sitzt jemand von der Agentur.«

Sie ging weiter, und Konstantin wartete zwanzig oder dreißig Sekunden, bevor er sich in dieselbe Richtung wandte und durch einen Regen schritt, der stärker wurde. Ein paar Minuten später traf er Nadeschka unter der Hochbahn beim Restaurant »Alex Überseebrücke«.

Sie standen nebeneinander wie zwei Personen, die sich zufällig begegneten und auf das Ende des Regens warteten.

»Sind wir entdeckt?«, fragte Konstantin.

»Ich glaube nicht.«

»Ein Zufall?«

»Ich denke schon, so unwahrscheinlich das auch sein mag.« Nadeschka schlug den Kragen ihrer Jacke hoch; es war kühl geworden. »Wir sind immer vorsichtig gewesen.«

»Vielleicht nicht vorsichtig genug.« Konstantin fror nicht. Er trug die Wärme des Flammenmanns in seinem Innern. »Wir befinden uns seit zwei Wochen in Hamburg und könnten jemandem über dem Weg gelaufen sein.«

»Wir haben unser Aussehen verändert. Und wir sind immer allein unterwegs gewesen, nie zusammen.«

Konstantin atmete tief durch. Zu beiden Seiten der Hochbahn fiel der Regen, ein Rauschen wie vom Meer. Auf der anderen Seite des Flusses hatte der Containerriese, von den Schleppern begleitet, inzwischen seinen Liegeplatz gefunden.

»Es ist erstaunlich«, sagte Konstantin. »Manchmal können kleine Dinge viel größere bewegen.«

Nadeschka sah ihn fragend an.

Wir müssen wie die Schlepper sein, dachte er. Wir müssen etwas bewegen, das viel, viel größer ist als wir. Und wenn wir nicht aufpassen, werden wir dabei zerquetscht.

»Solche Zufälle gefallen mir nicht«, sagte er. »Je mehr Zeit vergeht, desto größer wird das Risiko für uns. Ein geübtes Auge lässt sich nicht von Bart und neuer Haarfarbe täuschen. Von Gesichtserkennungssoftware ganz zu schweigen, und die Stadt ist voller Kameras, auf die die Agentur Zugriff hat, nicht wahr?«

»Jeder Hacker, der sein Cyberhandwerk einigermaßen versteht, kann die Datenströme der Kameras anzapfen«, entgegnete Nadeschka. »Wie dem auch sei, die Zeit des Wartens ist vorbei. Es geht los, morgen Abend.«

Morgen, dachte Konstantin. Vor dem inneren Auge sah er erneut die Frau, die mit dem Flammenmann zu ihm gekommen war. Ihre Lippen bewegten sich, und diesmal hörte und verstand er ihr Flüstern: *Morgen Abend.*

»Stimmt was nicht?«, fragte Nadeschka.

Es regnete noch immer, es war kalt, nirgends loderten heiße Flammen.

»Morgen Abend«, sagte Konstantin. »Das ist mir recht.«

172

Die Nacht brach an.

»Mach ein Foto von mir.« Nadeschka reichte ihm das Smartphone, das sie bei ihrer Ankunft in Hamburg vor zwei Wochen gekauft hatten.

Sie stand auf und stellte sich so hin, dass die gelbbraune Wandtapete des einfachen Hotelzimmers den Hintergrund bildete.

Konstantin fotografierte sie mehrmals und gab das Handy zurück.

»Wie weit bist du?«, fragte er.

Nadeschka setzte sich wieder, verband das Smartphone mit dem Laptop und kopierte die gerade gemachten Fotos. Konstantin setzte sich auf die Bettkante. Viel Platz bot das einfache Quartier in Fuhlsbüttel nicht.

»Die Agentur hat gerade eine Mitarbeiterin namens Anna Martens bekommen«, erklärte Nadeschka. »Sie sieht so aus wie ich und gehört zu den Sicherheitskräften bei dem großen Ereignis morgen Abend.«

»Was ist mit mir?«

Nadeschka tippte mit flinken Fingern. »Mal sehen, ob bei der internen Sicherheit noch ein Platz frei ist …«

Die neuesten Daten der Agentur hatten es bestätigt: Das von Brois und Zeta geplante Medienevent sollte tatsächlich in der von Jayden de Boer gemieteten Villa in Hamburg-Rahlstedt stattfinden. Nadeschka hatte eine im Internet frei verfügbare Geländeübersicht ausgedruckt, die inzwischen mit Konstantins Anmerkungen versehen war. Daraus ergab sich ein guter Lageplan.

Plötzlich zögerte Nadeschka. »Oh!«

»Was ist?«

Sie betätigte einige Tasten und schüttelte dann den Kopf. »Das System ist dicht.«

»Dicht?«

»Es hat mich rausgeworfen.« Nadeschka gab einige rasche Kommandos ein und betrachtete das Ergebnis auf dem Display. »Nichts zu machen. Ich habe keinen Zugriff mehr auf Datenbanken und Bulletins der Agentur.«

»Wurde der Account blockiert?«, fragte Konstantin. »Ist Scott Bloomgard kompromittiert?«

»Nein«, antwortete Nadeschka nachdenklich. »Nein, ich glaube nicht.«

»Aber sicher bist du nicht?«

»Nein, das bin ich nicht. Ich vermute, es ist eine Vorsichtsmaßnahme. Vielleicht befürchten Brois und Zeta Hackerangriffe aus den Reihen der Follower von Ehrlich und Wahrhaftig.«

Nadeschka zog den USB-Stecker vom Smartphone und präsentierte das Display. Es zeigte ein kleines Foto von ihr und darunter einen QR-Code.

»Damit sollte ich durch die Kontrollen kommen«, sagte sie. »Aber was ist mit dir?«

Sie berieten zwei Stunden lang, schmiedeten Pläne, verwarfen sie wieder und planten neu.

»Sobald sich Oskar Brois und Carolin Alberts in unserer Gewalt befinden, sind wir unangreifbar«, sagte Konstantin schließlich.

»Und dann?«

»Dann sehen wir weiter.«

»Klingt nach einem sehr gut durchdachten Plan«, kommentierte Nadeschka nicht ohne Sarkasmus.

»Was das ›Dann‹ betrifft, gibt es verschiedene Möglichkeiten«, führte Konstantin aus. »Eine besteht aus Kooperation.«

»Zusammenarbeit?«

»Ich könnte erklären, was es mit dem ... Disput zwischen Don Michele Cutri und mir auf sich hat. Er und ich könnten Frieden schließen. Oder Cutri wird aus der Organisation entfernt, mit allen Konsequenzen, die das für ihn und seinen Clan mit sich bringt. Wir könnten Zeta zwingen, eine solche Entscheidung zu treffen.«

»Und wie lange, glaubst du, lässt sich Zeta erpressen?«

»Bis nach der Wahl«, antwortete Konstantin sofort. »Und noch viel länger, wenn Brois die Wahl gewinnt und seine Frau bei uns bleibt. Wir nutzen die Zeit, um uns mit gut platzierten Informationspaketen abzusichern, damit uns auch ohne Oskar Brois und Carolin Alberts nichts passieren kann.«

»Pascal der Korse hatte sich auf diese Weise abgesichert«,

wandte Nadeschka ein. »Was ihn nicht vor dem Tod bewahrte, der gewissen Leuten erhebliche Unannehmlichkeiten beschert hat.«

»Er hatte sich vor anderen Personen abgesichert, nicht vor mir«, stellte Konstantin fest.

»Und ich?«, fragte Nadeschka. »Was ist mit mir?«

Konstantin wusste um die Doppeldeutigkeit der Frage. »Du bist der Agentur gegenüber immer loyal gewesen und hast dir nichts zuschulden kommen lassen. Deiner Rehabilitation steht nichts im Wege.«

»Abgesehen davon, dass ich mit dir gemeinsame Sache gemacht habe.« Sie klappte den Laptop zu und sah auf die Uhr. »Uns bleiben noch mehr als fünfzehn Stunden.«

Konstantin stand auf und griff nach seiner Jacke. »Lass uns einen Spaziergang machen.«

»Jetzt? Es regnet.«

Er zwinkerte ihr zu. »Das macht es romantischer, findest du nicht?«

Weit im Westen der Stadt, in der Nähe eines Waldstücks, fanden sie am trüben Morgen gegen neun Uhr ein Café und frühstückten.

»Du bist seltsam«, sagte Nadeschka. »Schweigst immer und grübelst. Machst du dir Sorgen wegen heute Abend?«

»Es wäre dumm, sich deshalb keine Sorgen zu machen«, meinte Konstantin und trank einen Schluck Kaffee. Sie saßen auf der überdachten Terrasse, obwohl es alles andere als warm war. Der Herbst in Hamburg schien schnell dem Winter weichen zu wollen.

Über ihre eigene Kaffeetasse hinweg richtete Nadeschka einen forschenden Blick auf ihn. »Gibt es irgendetwas, das du mir nicht gesagt hast?«

Konstantin erinnerte sich an seine Begegnung mit dem Flammenmann und Carolin Alberts.

»Nein«, antwortete er.

Nadeschka nickte langsam und sah zur Straße. »Es hat aufgehört zu regnen. Vielleicht wird das trübe Grau noch zu einem schönen Tag. Es könnte der letzte in unserem Leben sein, wenn wir Pech haben.«

»Wir werden erfolgreich sein.«

Nadeschka musterte ihn. »Du glaubst wirklich daran, nicht wahr?«

»Ich weiß es«, sagte Konstantin.

Eine Viertelstunde später legte er eine Banknote auf den Tisch, die ein großzügiges Trinkgeld beinhaltete. Sie verließen das Café, und als sie nach Süden gingen, in Richtung Fluss, klarte es auf. Die Sonne schien durch Wolkenlücken, und es wurde wärmer.

Gegen Mittag standen sie in Blankenese am Ufer der Elbe und beobachteten gleich zwei riesige Containerschiffe. Eins war in Richtung Nordsee unterwegs, das andere steuerte den Hafen an und wurde von zwei Schleppern in Empfang genommen.

»Kleine Dinge, die große bewegen?« Nadeschka holte einen Tablettenblister hervor und reichte ihn Konstantin, nachdem sie eine Pille herausgedrückt hatte.

Er nahm wieder zwei.

»Sei vorsichtig damit«, warnte Nadeschka. »Übertreib es nicht. Übrigens … heute Nacht, als du wieder so schweigsam warst, hab ich mir überlegt: Was würde geschehen, wenn Sleepless tatsächlich verboten wird? Ich meine, sieh dir die Welt an. In den vergangenen beiden Jahren hat sie sich verändert. Allein in Deutschland nehmen Millionen von Menschen Sleepless.«

»Für Oskar Brois und Carolin Alberts wäre es eine Katastrophe. Das ist der Punkt, an dem wir ansetzen.«

»Ihre Schwäche?«

»Und unsere Stärke.« Konstantin legte den Arm um Nadeschka. »Wir sind klein im großen Maßstab der Dinge, aber heute Abend beginnen wir damit, den Riesen namens Zeta in die von uns gewünschte Richtung zu lenken.«

ZWEI JAHRE ZUVOR

173 ALEXANDER RIEKER BRENNENDER HIMMEL

Die Nordsee lag grau und glatt, in der Ferne halb von Dunst verhüllt. Die Umrisse eines Containerschiffs zeigten sich am Horizont, schwebend wie eine Fata Morgana.

Lily saß auf der Bank, als Rieker vom Joggen zurückkehrte. Einige Dutzend Meter entfernt grasten Schafe am Deich.

»Wie viel hast du heute geschafft?«, fragte sie. Schwarzer Pulli, schwarze Jeans, dunkelgraue Sneakers, die Fingernägel in Pearl Black, dunkler Lippenstift – eine Dark Lady, die ihn mit einem Lächeln voller Licht empfing.

»Sieben Kilometer.« Rieker öffnete den Rucksack auf der Sitzbank, entnahm ihm trockene Sachen und zog sich um.

»Du wirst besser«, sagte Lily. »Es geht aufwärts.«

»Aufwärts, ja«, brummte Rieker. »Wie bei einem Kletterer an einem steilen Berghang. Der nächste Marathon liegt noch immer in weiter Ferne.«

»Aber Sleepless scheint zu helfen.«

»Vielleicht. Ein bisschen.« Rieker blinzelte, obwohl der Tag grau war wie die See. Lily bemerkte es.

»Wann ist es wieder so weit?«, fragte sie.

Er stand für einen Moment mit bloßem Oberkörper, in der Hand ein sauberes Hemd. »Es fühlt sich nach etwa einer Stunde an.« Während der vergangenen Wochen hatte er gelernt, die Zeichen zu deuten: das Gefühl einer kleinen Leere in der Magengrube und ein leichtes Prickeln zwischen den Schulterblättern, als befände sich dort die Tür, die gelegentlich für ihn aufschwang.

»Dann bleibt uns genug Zeit.« Lily deutete über den Deich zum kleinen Parkplatz, der bis eben leer gewesen war und auf dem jetzt eine schneeweiße Limousine stand. »Wir kriegen Besuch.«

Rieker bemerkte einen Mann, der die Treppe zum Deich hochstieg. Die Entfernung betrug noch etwa hundert Meter, aber mit seiner verbesserten Wahrnehmung sah er ihn fast so deutlich, als stünde er direkt vor ihm: Ende sechzig, das ernste Gesicht von Falten durchzogen, die Augen klar. Er war zweifellos nicht mehr der Jüngste, doch seine Bewegungen hatten etwas Kraftvolles und Elastisches, das bei anderen Männern seines Alters fehlte.

Lily sah auf die Uhr. »Das ist Henning. Pünktlich wie immer.«

»Bist du sicher, dass wir ihm trauen können?« Rieker streifte das Hemd über und knöpfte es zu.

»Er hat mich in Hamburg aus der Untersuchungshaft geholt«, antwortete Lily.

»Er hat dich auch nach Frankfurt gebracht, fort von mir.«

Sie beobachteten, wie der Mann über den Deich schritt.

»Ich kann von Glück sagen, dass du rechtzeitig zurückgekehrt bist«, fügte Rieker hinzu. »Andernfalls wäre ich ebenso tot wie Charlotte und Noah. Aber deine Rückkehr ist nicht unbedingt Hennings Verdienst, wenn ich das richtig verstehe. Er wollte, dass du in Frankfurt bleibst.«

Lily seufzte. »Es gibt noch eine Welt außerhalb von uns beiden.«

Rieker nickte. »Sie ist sogar ziemlich groß. Welcher Geheimdienst schickt ihn?« Er sah Lily an. »Für welchen arbeitest du?«

Im Lauf der letzten Wochen in ihrem »Safe House« hatte er dieses Thema immer wieder angeschnitten, meistens in einem scherzhaften Ton, damit sich Lily nicht zu sehr unter Druck gesetzt fühlte. Sie war ihm stets ausgewichen, was bedeutete:

So viel sie auch verband, es gab ein letztes Geheimnis zwischen ihnen.

»Ich habe Freunde«, sagte Lily. »Auf die noch immer Verlass ist.«

Henning Bruckner, der Mann vom Geheimdienst – von welchem auch immer –, erreichte die Bank und begrüßte sie mit einem Nicken. »Geht es Ihnen beiden gut?«

»Ja«, antwortete Lily.

»Den Umständen entsprechend«, sagte Rieker und versuchte erneut, einen Eindruck von dem Mann zu gewinnen, dem Lily offenbar vertraute. Manchmal schien es ihm, dass Sleepless kleine Fenster in seinem Innern geöffnet hatte, durch die er mehr sah, als die sogenannten Schläfer mit ihren gewöhnlichen Augen sehen konnten. Zum Beispiel die ältere Frau im kleinen Dorfladen, für die Lily eine Gothic war. Wenn er sie ansah und auch die *inneren* Augen öffnete, die Sleepless ihm gegeben hatte, glaubte er, ihre Gedanken lesen zu können wie die nicht immer deutliche Schrift eines unsauber gedruckten Buchs.

Bei Henning Bruckner erlebte er nichts dergleichen. Wenn man sein faltiges Gesicht mit einem Buch vergleichen wollte, so blieb es geschlossen und ohne Titel. Es war keine kühle, Distanz wahrende Maske. Immer wieder erschien ein freundliches Lächeln darin, aber es verriet nichts, es gewährte keinen Blick dahinter.

»Wann können wir zurück?«, fragte Rieker.

Bruckner schüttelte den Kopf. »Eine Rückkehr nach Hamburg kommt für Sie nicht infrage. Ganz im Gegenteil.« Er setzte sich neben Lily auf die Bank, öffnete seinen schwarzen Aktenkoffer, der gut zur Dark Lady neben ihm passte, und entnahm ihm einen Umschlag. »Darin ist alles, was Sie brauchen. Personalausweise. Reisepässe. Zwei Flugtickets für einen Flug von Amsterdam nach Lissabon und zwei Girokarten für den Zugriff auf ein gemeinsames Konto bei der Banco de Portugal.«

Lily nahm den Umschlag und legte ihn ungeöffnet auf ihren Schoß.

»Sind die Pässe echt oder gefälscht?«, fragte Rieker.

»Sie sind natürlich echt«, antwortete Bruckner. »Ebenso wie die Personalausweise. Ihre Daten befinden sich in allen relevanten Datenbanken. Die Bundesrepublik Deutschland hat zwei neue Bürger bekommen.«

»Ohne Geburt oder Einwanderung«, sagte Rieker. »Erstaunlich. Warum können wir nicht nach Hamburg zurück?«

»Weil Sie gesucht werden.« Henning Bruckner blickte übers Meer, wirkte ruhig und entspannt.

»Von Carolin Alberts, Oskar Brois und ihren Zeta-Freunden, nehme ich an.«

Bruckner nickte. »Und von ihren Beauftragten. Womit ich insbesondere Jascha Babić und Lukas meine, von dem wir leider nur den Vornamen kennen.«

»Lassen Sie mich raten ...« Riekers Gedanken sprangen und tanzten. »Sie sprechen von den Männern, die uns im Tech-Container auf dem Festplatz aufgelauert haben. Dieselben Männer, die Hannibal erschossen haben und es auch auf Lily abgesehen hatten.«

Bruckner nickte erneut.

»Die Agentur«, sagte Lily.

»Ja«, bestätigte der Mann neben ihr auf der Sitzbank. »Sie müssen untertauchen. Wir brauchen Sie noch.«

»Ach«, kommentierte Rieker. »Und wer ist ›wir‹?«

»Freunde«, sagte Lily.

»Freunde«, wiederholte Bruckner.

»Schön, dass es noch Freunde gibt.« Rieker stopfte seine feuchten Laufsachen in einen Beutel. »In letzter Zeit hatte ich da so meine Zweifel.«

»Die durchaus berechtigt sind«, erklärte Bruckner. »Ich fürchte, bald werden Sie noch weniger Freunde haben. Sie sind nicht mehr nur vom Polizeidienst suspendiert, sondern aus dem Beamtenverhältnis entlassen, Herr Rieker. Vielleicht wird in diesen Minuten sogar ein Haftbefehl für Sie ausgestellt.«

»Was legt man mir zur Last?«, fragte Rieker. »Noch am Leben zu sein?«

»Man bringt Sie und Frau Engel mit dem gewaltsamen Tod von Noah Gunnason und Charlotte Matthiessen in Verbindung«, sagte Bruckner. »Sie erscheinen auf Bildern von Überwachungskameras, und es gibt mindestens zwei Augenzeugen, die beobachtet haben, wie Sie vom Festplatz geflohen sind.«

»Na, das wird Stobbe freuen«, meinte Rieker. »Er hat eine Vorliebe dafür, Unschuldige hinter Schloss und Riegel zu bringen. Ist einfacher, als den wahren Schuldigen überführen zu müssen.«

Er spürte, wie sich das flaue Gefühl in der Magengrube ausbreitete und das Kribbeln zwischen den Schulterblättern zunahm. Vielleicht blieb ihm tatsächlich weniger als eine Stunde. Manchmal beschleunigten Stress und Anspannung den Übergang.

»Es sieht übel aus, nicht wahr?«, fragte Lily den Mann neben ihr.

Bruckner überlegte kurz. »Kommt darauf an, wie man die Sache sieht. Sie haben uns dabei geholfen, wichtige Informationen zu bekommen, und wir werden dort weitermachen, wo Sie aufgehört haben.« Er stand auf. »Bleiben Sie versteckt und in Bereitschaft, bis Sie von uns hören.«

»Und wann hören wir von Ihnen?«, wollte Rieker wissen.

»Es kann dauern«, entgegnete Bruckner. »Wochen oder Monate.«

»Hoffentlich nicht Jahre.«

»Haben Sie Geduld.« Henning Bruckner winkte kurz, wandte sich um und ging wie ein Spaziergänger über den Deich.

Rieker sah ihm nach und beobachtete, wie Bruckner nach hundert Metern die Treppe erreichte, auf dem Parkplatz weiter unten in seinen weißen Wagen stieg und losfuhr.

Lily blickte auf den ungeöffneten Umschlag. »Lissabon. Soll eine schöne Stadt sein. Wollte ich mir immer schon mal ansehen.«

Rieker spürte, wie ein Zittern Knie und Hände erreichte.

»Aber nicht sofort.« Er griff nach dem Rucksack. »Zuerst nach Hause. Es geht bald los.«

174

Ein schiefer, verwitterter Zaun umgab das alte Steinhaus ein Stück außerhalb des Dorfes. Er schien zu glühen, als sie das kleine Tor erreichten, und für Riekers veränderten Blick stiegen an mehreren Stellen Funken auf, emporgetragen von einem heißen Wind.

»Es ist nicht mehr als eine halbe Stunde vergangen«, sagte Lily, die die Zeichen zu deuten wusste: die plötzliche Blässe, der Schweißfilm auf der Stirn, das Zittern. »Diesmal hast du dich verschätzt.«

»Kann passieren«, ächzte Rieker und versuchte, den Übergang hinauszuzögern.

Einige Kühe auf der nahen Weide näherten sich neugierig. Rieker beobachtete, wie kleine Flammen aus ihren Augen züngelten. Eine von ihnen bekam ein menschliches Gesicht, das ihn an Charlotte erinnerte.

In ihrem kleinen Safe House brachte ihn Lily ins Wohnzimmer, wo er aufs Sofa sank

»Ich bring dir Tee«, sagte sie und verschwand in der Küche.

Rieker betrachtete den Umschlag, den Lily auf den Tisch gelegt hatte. Er verfärbte sich in der Mitte, ein brauner Fleck entstand, dehnte sich aus und wurde schwarz, als das Papier verkohlte. Rieker schloss die Augen und öffnete sie nach einigen Sekunden – Henning Bruckners Umschlag lag unversehrt da.

Lily brachte nicht nur den Tee, sondern auch Brot und Honig. Riekers Ausflüge kosteten Kraft, er brauchte Energie.

»Wie lange wird es dauern, was meinst du?«, fragte sie und sank in den nahen Sessel.

»Es fühlt sich stark an.« Rieker trank von dem Tee. »Vielleicht länger als sonst.«

»Versuch, mehr zu erkennen«, sagte Lily. »Und Kontrolle, Alex. Wenn es dir gelingt, die andere Welt zu kontrollieren …«

Ihre Stimme wurde leiser und verlor sich schnell in einem Rauschen wie von Wind oder Meer. Die andere Welt, dachte Rieker, als der Übergang erfolgte. Er fragte sich, ob es das wirklich war, eine andere Welt.

Die Decke des Wohnzimmers löste sich auf, die Wände wichen zurück, und Fliesen wurden zu Sand und Asche. Rieker stand in rotem Zwielicht, das sich auf der einen Seite mehr und mehr zu Dunkelheit verdichtete und auf der anderen den flackernden Schein von Flammen zeigte. Ein glühender, brennender Himmel wölbte sich über ihm, wie ein gewaltiger Lavastrom von unten gesehen.

Diesmal fehlten die feurigen Seen, an deren Ufern er bei seinem letzten Ausflug entlanggewandert war. Stattdessen ragten alte Mauern auf, rußgeschwärzt und brüchig, die Ruinen von Häusern, in denen einst … wer gewohnt hatte? Menschen?

Rieker setzte einen Fuß vor den anderen und hörte ein Knirschen und Zischen unter den Sandalen, die er an diesem Ort trug. Die Umrisse seiner unmittelbaren Umgebung flackerten kurz wie das Licht der Flammen einige Kilometer entfernt, und für einen Moment sah er keinen Weg aus Sand und Asche, sondern eine Straße mit Unkraut auf beiden Seiten.

Vor ihm stand eine junge Frau zwischen zwei alten Gebäuden, die Fenster leer, ohne Glas. Der Anblick schien Rieker vertraut, und dann fiel ihm ein, wo er diese Szene schon einmal gesehen hatte: auf dem Schwarz-Weiß-Foto im Besucherzimmer von Harmonys alter Firmenzentrale.

Ein neuerliches Flackern, und die junge Frau war verschwunden. Aus der Straße wurde wieder ein Weg, doch die Ruinen blieben, alte Mauern, die dem Feuer getrotzt hatten. Rauchschwaden trieben im heißen Wind und legten sich manchmal wie Schleier über die Häuserreste.

Wer hatte hier gelebt, wer war hier gestorben?, überlegte Rieker erneut, als er – in Sandalen, halblanger Hose und einem weiten, fleckigen Hemd – über den Weg schritt, angelockt von einem dumpfen Hämmern, das dann und wann im Zischen des Winds zu vernehmen war.

Kontrolle, dachte er. Ich muss versuchen, Kontrolle auszuüben.

Bleib stehen!, wies er sich selbst an.

Reglos stand er im Wind und atmete heiße Luft. Er senkte den Blick und stellte fest, dass sich die Füße nicht mehr bewegten. Rauch kräuselte von den Sandalen empor, es wurde immer heißer. Als er die Hände hob, sah er, wie sie sich rot verfärbten, wie sich Blasen auf ihnen bildeten und platzten.

»Es tut weh!«, rief Rieker in die Düsternis. »Hört mich jemand? Es tut verdammt noch mal weh!«

Er ging weiter, und die Glut verließ seine Sandalen, die Blasen verschwanden von den Händen.

Das Hämmern wurde lauter.

Rieker näherte sich einem Haus, das einigermaßen intakt geblieben war. Auch hier fehlte den Fenstern das Glas, die Tür hing schief in den Angeln, aber es gab ein Dach mit grotesk wirkenden Wasserspeiern an den Ecken. Gelbes Licht fiel aus einem der Fenster im Erdgeschoss.

Die schiefe Tür sah dünn und zerbrechlich aus, doch Rieker musste mit beiden Händen ziehen, um sie weit genug zu öffnen, damit er hindurchschlüpfen konnte. Das Hämmern wiederholte sich, ein mehrmaliges Pochen, gefolgt von einem Schnaufen.

Er trat durch den schmalen Flur und erreichte kurz darauf einen Raum, der an eine Schmiede erinnerte. Glühende Kohlen lagen in zwei offenen Kaminen, und zwischen ihnen stand jemand vor etwas, das vielleicht ein besonders großer Amboss war. Die Gestalt kehrte Rieker wie zuvor die Frau den Rücken zu, hielt in der rechten Hand einen großen Hammer und in der linken ein viel kleineres Werkzeug, einen Schraubenzieher.

»Ich bin bald fertig«, sagte der Schmied und schlug erneut mit dem Hammer zu. »Es dauert nicht mehr lange.«

Rieker trat näher. »Womit sind Sie bald fertig?«

Der Mann wich beiseite, ohne sich umzudrehen. Hinter dem Amboss stand ein Tisch und darauf ein verwirrend komplex anmutendes Konstrukt aus zahllosen unterschiedlich großen Zahnrädern, zwischen ihnen Stangen und Spiralfedern aus dünnem, golden glänzendem Draht. An einigen Stellen floss ölige Flüssigkeit durch krumme Röhren, die Zeiger mehrerer analoger Instrumente bewegten sich.

Der Schmied nahm die Stange, die er gerade fertiggestellt hatte, und fügte sie dem Gebilde hinzu, wodurch er zwei Zahnräder miteinander verband. Sie drehten sich, und sofort veränderte sich das Bewegungsmuster des ganzen Apparats.

»Das Uhrwerk der Welt«, verkündete der Mann stolz. »Es zeigt uns, wie sie funktioniert.«

Das Uhrwerk war wichtig, spürte Rieker, und sein Schmied ebenfalls.

»Wer sind Sie?«, fragte er.

Der Mann drehte sich noch immer nicht um. »Wir werden uns begegnen«, brummte er.

Rieker machte einen weiteren Schritt nach vorn, aber plötzlich zog ihm etwas den Boden unter den Füßen weg, und er fiel in dunkle Leere.

175

»Ich habe gepackt.« Lily deutete auf die beiden Reisetaschen neben der Wohnzimmertür. »Und ich habe noch einmal gekocht, zum letzten Mal in diesem Haus. Dein Lieblingsgericht, Alex. Spaghetti.«

Nicht Black Lily sprach diese Worte, sondern Viktoria Engel. Das Dunkle war verschwunden, bis auf Haar und Augen – sie trug eine gewöhnliche Jeans und darüber einen beigefarbenen Pulli.

Sie bemerkte seinen Blick. »O ja, ich weiß, du magst die Dark Lady lieber.«

»Mir ist jede recht, Hauptsache, sie ist du.« Rieker hatte auf dem Sofa gelegen, setzte sich auf und schnupperte. »Die Soße riecht sehr gut.« Ihm knurrte der Magen. »Wie lange bin ich weg gewesen?«

»Mehr als vier Stunden«, antwortete Lily. »Es ist Mittag. Wie geht es dir?«

»Gut.« Er stand auf und fühlte sich frisch. Nur ein vager Druck im Hinterkopf erinnerte an sein jüngstes Erlebnis.

Beim Essen in der Küche erzählte Rieker von seinem »Traum«.

»Das ist neu«, sagte Lily. »Bisher bist du niemandem begegnet. Wer war der Mann? Und was hat es mit dem Uhrwerk auf sich?«

»Er hat mir nicht sein Gesicht gezeigt, und was das Uhrwerk betrifft …« Rieker kaute und schluckte. »Das ›Uhrwerk der Welt‹, so nannte er es. Ich hatte den Eindruck, dass es wichtig ist.«

Lily aß langsam und stocherte immer wieder in ihrem Essen herum.

»Deine Ausflüge werden länger«, sagte sie schließlich.

»Die Zeit scheint an jenem Ort langsamer zu vergehen«, entgegnete Rieker. »Subjektiv bin ich nicht lange dort gewesen, nur zehn Minuten oder eine Viertelstunde.«

»Was ich meine, Alex …« Lily sah ihn ernst an. »Wir können es uns nicht leisten, dass du so lange abschaltest. Wir müssen einen Weg finden, die Sache zu kontrollieren.«

Seit mehreren Wochen nahmen sie beide Sleepless, obwohl sie aufgrund ihrer Recherchen wussten, wie gefährlich Harmonys Verkaufsschlager war. Wenige Tage nach Einnahme der ersten grünen Pille hatten Riekers »Ausflüge« begonnen, wie er sie nannte, seine Abstecher in die Welt unter dem brennenden Himmel.

Er leerte seinen Teller. »Was ist mit dir? Noch immer nichts?«

»Zumindest nichts, was mit deinen Erlebnissen vergleichbar wäre. Ich sehe und höre mehr, Augen und Ohren scheinen empfindlicher zu sein. Alles ist … deutlicher. Zum letzten Mal geschlafen habe ich vor zehn Tagen, nur eine halbe Stunde. Und trotzdem fühle ich mich frisch und ausgeruht.«

»Wenn es den meisten Leuten so geht wie dir … Kein Wunder, dass sich Sleepless so gut verkauft.« Rieker hatte noch immer Hunger und nahm sich die restlichen Spaghetti.

Draußen trübte sich der Tag. Der Herbst schien es in diesem Jahr sehr eilig zu haben.

Lily nickte nachdenklich. »Wir wissen, dass nicht alle von Visionen und dergleichen betroffen sind, andernfalls wäre die Welt bereits ein Tollhaus.« Sie zögerte kurz. »*Sind* es Visionen, Alex?«

»Du denkst an Noah Gunnason, der schwarze Käfer und rote Fratzen gesehen hat, nicht wahr?« Rieker ließ die Gabel sinken und überlegte. »Ich verschwinde nicht, oder? Ich bleibe hier, in dieser Welt. Aber ich sehe eine andere, und sie fühlt sich sehr real an. Ich weiß, dass sie nicht echt sein kann, aber meine Sinne sind anderer Meinung.«

»Die andere Welt scheint sich zu entwickeln, oder?« Lily wirkte noch immer sehr nachdenklich. »Diesmal bist du gleich zwei Menschen begegnet.«

»Beide habe ich nur von hinten gesehen.« Rieker aß die letzten Spaghetti. »Und der Apparat erschien zum ersten Mal.«

»Das Uhrwerk der Welt.«

Rieker legte die Gabel auf den leeren Teller. »Es könnten Metaphern sein.«

»Verschlüsselte Botschaften?«, fragte Lily. »Glaubst du, die Zukunft zu sehen, so wie Anamaria im Regenbogenland?«

»Ich zweifle noch immer daran, dass man die Zukunft ›sehen‹ kann, denn sie ist noch nicht geschehen. Vielleicht sehe ich etwas, das geschehen *könnte.*«

»Eine Welt unter einem brennenden Himmel?«, fragte Lily.

»Bei manchen Menschen kommt es zu einer Veränderung des neuronalen Schaltplans im Gehirn.« Rieker blickte auf seine Gabel. »Vielleicht gehöre ich zu ihnen. Was auch immer bei den Ausflügen mit mir passiert: Mein Hirn verarbeitet die fremdartigen Sinneseindrücke so, dass ich etwas damit anfangen kann.«

»Damit könntest du durchaus recht haben«, meinte Lily. »Leider löst es nicht unser unmittelbares Problem. Als wir auf Henning gewartet haben, hast du von einer Stunde gesprochen. Aber es war schon nach der Hälfte der Zeit so weit. Und du bist viel länger weg gewesen als sonst. Stell dir vor, so etwas geschieht in einer kritischen Situation.« Sorge erklang in ihrer Stimme, als sie hinzufügte: »Lass dich nicht ganz hinüberziehen, Alex. Bleib hier, bei mir.«

Er lächelte. »Dazu bin ich fest entschlossen.«

»Was wollen wir?«, fragte Lily. »Der Mörderin Carolin Alberts und ihren Zeta-Freunden das Handwerk legen. Aber dazu müssen wir wach und *hier* sein, Alex. Hundert Prozent Aufmerksamkeit, keine Schwäche, volle Konzentration. Sonst schaffen wir es nicht. Sonst können wir gleich aufgeben und uns irgendwo verkriechen, in Lissabon oder anderswo, in der Hoffnung, dass sie es irgendwann leid werden, uns zu jagen. Denn das werden sie, uns jagen, das ist dir doch klar, oder? Derzeit beschränken sie ihre Suche vielleicht noch auf Hamburg, aber wenn sie uns dort nicht finden, werden sie überall in Deutschland und schließlich auf der ganzen Welt nach uns suchen. Das ist der Grund, warum uns Henning die Tickets gebracht hat. Er weiß, dass uns die Agentur oder Zeta früher oder später hier finden würde. Vielleicht sind sie uns bereits auf der Spur. Was ich damit sagen will, Alex: Wir können es uns nicht leisten, dass du dich stundenlang von der Realität verabschiedest. Wir müssen dieses Problem lösen.«

»Donnerwetter, das war ein ziemlich langer Vortrag.« Rieker nahm seinen Teller und stand auf. »Wir schaffen es, Lily, gemeinsam.« Er deutete zur Spüle. »So wie wir auch den Abwasch gemeinsam erledigen.«

Eine Viertelstunde später verließen sie das Safe House und machten sich auf den Weg nach Amsterdam.

176 CAROLIN ALBERTS

»Wie geht es mir?«, fragte Carolin und zog sich an. »Ist alles in Ordnung?«

Es klang unbeschwert. Sie wusste bereits, wie die Antwort lauten würde.

Dr. Margaret Kuhler, seit vielen Jahren ihre Hausärztin, sah auf die Anzeigen von drei Monitoren. Sie ging auf die siebzig zu und wirkte sehr rüstig, was sie auch Sleepless verdankte. Sie zählte zu den Wachen – Carolin hatte es sofort in ihren Augen erkannt.

»Man kann gar nicht gesünder sein als Sie, Carolin«, antwortete die Ärztin. »Und Sie sind herrlich jung.« Sie seufzte übertrieben. »Das wird nicht immer so bleiben, meine Liebe. Nutzen Sie die Zeit, die Sie haben. Nutzen Sie sie gut.« Sie kam hinter dem Untersuchungstisch hervor. »Warten Sie noch einen Moment mit der Bluse. Die Impfung ist fällig. Ich habe alles vorbereitet.«

Carolin schnitt eine Grimasse. »Das hasse ich noch immer.«

»Ich weiß.« Die Ärztin kehrte mit einer Spritze zurück. »Ein kleiner Piks für große Sicherheit.«

Carolin kniff die Augen zu und spürte den Stich mit der Deutlichkeit von Sleepless.

»Das war's schon«, sagte die Ärztin. »Für die nächsten zwei Jahre sind Sie erneut vor allen SARS-Varianten geschützt.«

Carolin streifte die Bluse über und dachte an die Covid-19-

Pandemie zurück, von der viele Menschen geglaubt hatten, dass sie die Welt für immer verändern würde. Doch das Trägheitsmoment der menschlichen Gesellschaft hatte dafür gesorgt, dass es so weiterging wie immer, nachdem das Gröbste überstanden war. Sie erinnerte sich an Noahs Niedergeschlagenheit – er hatte sich damals, kurz vor der Gründung von Harmony, mehr Einsicht erhofft, mehr menschliche Solidarität.

Es grenzte an eine Ironie des Schicksals, dass ausgerechnet sie beide mit Sleepless die Welt mehr verändert hatten als Covid. Doch Noah konnte das nicht mehr erleben. Er war tot, erschossen von zwei Beauftragten der Agentur.

Carolin verabschiedete sich von der Ärztin, verließ die Praxis und trat nach draußen, in einen sonnigen, aber kühlen Tag, in eine Stadt voller brodelndem Leben. Sofort war ihr neuer persönlicher Sekretär zur Stelle: Sebastian, zehn Jahre jünger als sie, Anfang zwanzig, unerfahren zwar, aber sehr tüchtig. Und er lernte schnell, in jeder Hinsicht.

»Wohin jetzt?«, fragte er munter.

Carolin roch die nahe Elbe und stellte sich einen Spaziergang an ihrem Ufer vor. Doch ein Blick auf die Uhr erinnerte sie an einen wichtigen Termin.

Sie schenkte dem jungen Mann ein bezauberndes Lächeln, von dem sie wusste, dass es Hoffnungen in ihm weckte. »Ich hätte gern einen kleinen Spaziergang mit Ihnen gemacht, Sebastian, aber die Pflicht ruft. In einer halben Stunde erwarten mich zwei Herren, die den ganzen weiten Weg aus Peking gekommen sind, zu einem Gespräch in der Alsterlagune.«

»Die chinesischen Verhandlungen«, erwiderte Sebastian diensteifrig.

»Mit dem heutigen Gespräch gelingt uns vielleicht der Abschluss«, sagte Carolin. »Ich schlage vor, wir fahren sofort los. Besser ein wenig zu früh sein als zu spät.«

177

»Wie ist es gelaufen?«, fragte Oskar Brois drei Stunden später. »Mit China, meine ich.«

Sie saßen auf der Terrasse des Nobelrestaurants »Seven Seas«, mit Blick auf die Unterelbe und die Binneninsel Neßsand. Es war noch recht warm geworden an diesem frühen Herbsttag, doch im Westen zeigten sich die ersten Ausläufer einer heranrückenden Wolkenfront.

Carolin sah sich auf der Terrasse um. Nur wenige Tische waren besetzt, und keiner der anderen Gäste beobachtete sie, obwohl man sie natürlich erkannt hatte. Die meisten von ihnen waren Wache. Carolin spürte es, sie sah es mit ihren inneren Augen, als trüge jeder von ihnen ein kleines Licht.

Sie lehnte sich zurück und genoss es, sich zu entspannen. »Der Vertrag ist unterschrieben. China steht uns offen.«

Oskar Brois zeigte sein strahlendes Lächeln, nahm sein Glas Wein und prostete ihr zu. »Das ist großartig. Herzlichen Glückwunsch!«

»Sie haben auf eine staatlichen Beteiligung bestanden«, sagte Carolin. »Daran ließ sich nichts ändern. Es ist der Preis für den Zugang zum riesigen chinesischen Markt. Aber die Formel von Sleepless bleibt bei uns.«

»Sie werden versuchen, Sleepless in ihren eigenen Laboratorien nachzubauen«, sagte Oskar. »Damit musst du rechnen.«

»Das wird in vielen Laboratorien überall auf der Welt versucht, nicht nur in China«, erwiderte sie. »Bisher ist es niemandem gelungen. Außerdem haben wir ein Patent und können uns die besten Anwälte leisten. Für Nachahmer könnte es sehr, sehr teuer werden. Lizenzen kosten weitaus weniger.«

Der Kellner brachte Königskrabbe pochiert mit Melone, Eukalyptus und Koriander – eins der beiden Gerichte, die dem »Seven Seas« zwei Michelin-Sterne eingebracht hatten.

»Wie kommst du voran?«, fragte Carolin gut gelaunt.

»Bei mir läuft ebenfalls alles bestens«, antwortete er zwischen zwei Bissen. »Uns bleiben noch zwei Jahre bis zur Bundestagswahl, aber die Vorbereitungen haben begonnen. Der Bund für

Deutschland gründet überall Ortsvereine, und außerdem bauen wir ein Netz aus Bloggern und Influencern auf. Wir werden an den nächsten Kreis- und Landtagswahlen teilnehmen, um ein möglichst breites und festes Fundament für den Bundestag zu haben.«

Geld, dachte Carolin mit der Klarheit von Sleepless. Geld und Macht. Mit Geld, mit richtig *viel* Geld, konnte man sich Macht kaufen und Einfluss auf wichtige politische Entscheidungen nehmen. Noch besser war es, wenn man die Macht direkt erwarb, mit einem durch Wahlen legitimierten Mandat. Geld und Macht, eine gute Mischung, die viel ermöglichte.

Carolin hob ihr Weinglas und beobachtete, wie der Sonnenschein in der goldenen Flüssigkeit funkelte. »Wir können die Welt verändern. Die ganze Welt. Und nicht nur ein bisschen. Wir können sie völlig neu gestalten, nach unseren Wünschen. Ist das nicht der Traum der Mächtigen?«

»Bisher war es ein falscher Traum, bezahlt mit viel Blut und Tod.« Oskar sprach mit gedämpfter Stimme, obwohl der nächste besetzte Tisch mehrere Meter entfernt war. »Es war der Traum von Autokraten, Diktatoren und Kriegsherren. Wir sorgen dafür, dass es der Traum der Menschen ist, und wir werden ihn verwirklichen.«

Carolin setzte ihr Glas ab und erinnerte sich. »Noah hat von einer besseren Welt geträumt, als wir Harmony gegründet haben.«

»Vermisst du ihn?«

Carolin antwortete nicht sofort. Sie aß ein Stück von der Königskrabbe und überlegte. Manche Gefühle hatten in den letzten Wochen ihre Spitzen und Kanten verloren.

»Vielleicht vermisse ich, was er repräsentiert hat«, sagte sie schließlich. »Die Unschuld des Beginns. Eine gewisse Naivität.«

Oskar musterte sie. »Du bist nicht naiv.«

»Nein«, bestätigte sie. Carolin aß einen weiteren Bissen. »Was ist mit Rieker und seiner Freundin?« Sie sprach ebenso leise wie Oskar. »Gibt es Neuigkeiten?«

»Keine nennenswerten. Sie sind irgendwo untergetaucht.«

»Die Agentur hat noch immer keine Spur von ihnen?«

»Vielleicht bestätigt es eine Vermutung«, sagte Oskar.

»Und die wäre?«

»Dass Riekers Hacker-Freundin Verbindungen zum Geheimdienst hat. Was wiederum bedeuten würde, dass Vorsicht geboten ist. Mit dem Geheimdienst sollten wir uns besser nicht anlegen, jetzt noch nicht. Einen Konflikt mit ihm können wir uns erst leisten, wenn wir über legislative Mittel verfügen, und selbst dann wäre es besser, zu indirekten Methoden zu greifen. Soll sich die Agentur die Finger daran verbrennen. Es gibt uns vielleicht Gelegenheit, mehr über sie herauszufinden. Kurz- und mittelfristig ist die Agentur ein geeignetes Werkzeug in der Welt jenseits der Gesetze. Aber sie darf langfristig nicht unabhängig bleiben. Wir müssen sie unter unsere Kontrolle bringen.«

»Was ist mit Zeta?«

»Wir sind ein Teil davon, Carolin«, sagte Oskar Brois. »Wir steigen auf, wir arbeiten uns hoch, bis wir ganz oben sind, an der Spitze. Wir haben einen Plan, Weg und Ziel sind klar. Wir helfen uns gegenseitig, eins greift ins andere, alles ist perfekt aufeinander abgestimmt, wie bei einem … Uhrwerk.«

Carolin nickte langsam. »Findet Rieker.«

»Oh, wir werden ihn finden«, sagte Oskar zuversichtlich. »Ganz gleich, wo er sich verkrochen hat, die Agentur wird ihn aufstöbern.«

Etwas später fragte Carolin: »Kommst du heute Abend zu mir?«

Er schüttelte bedauernd den Kopf. »Geht leider nicht. Ich bin mit drei zukünftigen Landeschefs des BfD verabredet. Eine Strategiebesprechung, an der wahrscheinlich auch Jayden de Boer und Natalia Domanski von Zetas ›kleinem Kreis‹ teilnehmen werden.« Er sah sie an. »Du bist natürlich herzlich eingeladen.«

»Nein«, sagte Carolin. »Nein, lass nur. Besprecht in aller Ruhe, was es zu besprechen gibt. Ich nutze die Gelegenheit zu einer

Fototour durch die nächtliche Stadt. Dazu bin ich schon seit einer ganzen Weile nicht mehr gekommen.«

178

Carolin wanderte durchs Haus, erreichte das große Wohnzimmer, das mit seiner langen Fensterfront und den vielen Topfpflanzen einem Wintergarten ähnelte, und blieb vor dem vier Meter langen Salzwasseraquarium stehen. Eine Zeit lang betrachtete sie die bunten tropischen Fische, von denen einige in den Amphoren und beim Schiffswrack Schutz suchten. Sie versuchte, sich vorzustellen, wie sie die Welt wahrnahmen, und für einige verwirrende, desorientierende Sekunden glaubte sie, von warmem Wasser umgeben zu sein und ein großes, glattes, schuppenloses Gesicht zu sehen, das sie neugierig anstarrte.

Sie wandte sich vom Aquarium ab, ging zur Kommode aus dunklem Eichenholz, ein Erbstück ihres Großvaters, streckte die Hand nach ihrer dort liegenden Digitalkamera aus … und zögerte, als sich eine Idee in ihr entfaltete. Eine Fototour durch die Stadt war eine Methode, einen Abend und eine Nacht ohne Oskar Brois zu verbringen. Es gab noch eine andere.

Für einen Moment wog sie das Für und Wider ab, traf dann ihre Entscheidung, nahm ihr Smartphone und wählte eine bestimmte Nummer.

Sie hörte, wie es zweimal klingelte, bevor der Anruf entgegengenommen wurde.

»Hallo, Sebastian«, sagte sie samtweich. »Bitte entschuldigen Sie die Störung, aber ich hätte da noch eine Sache, die erledigt werden müsste. Könnten Sie zu mir kommen?«

179 OSKAR BROIS

Der »kleine Kreis« war größer geworden – es gab nur noch einen freien Stuhl am ovalen Tisch vor dem breiten Fenster, das Blick in den Park gewährte. Der Anwalt Antonius Jarre von Jarre & Jarre saß nicht mehr ein kleines Stück abseits, sondern mit allen anderen am Tisch, eine große Ehre für ihn, die er zu schätzen wusste.

Außer Jayden de Boer, Benedikt Hoffmann, Alexandra Meidrich, Natalia Domanski und Riccardo Mancini zählten noch zwei weitere Zeta-Gesandte zu den Anwesenden: Ethan Robinson, ein sehr freundlich wirkender Farbiger aus New York, um die vierzig, der gern lächelte; und aus Peking Chen Lu, was so viel wie Morgentau bedeutete, eine hinreißend schöne Chinesin mit langem schwarzem Haar.

Ihr Alter ließ sich schwer schätzen, aber Brois vermutete, dass sie einige Jahre jünger war als Robinson. Vielleicht hätte er sich vorgestellt, wie ihre Lippen schmeckten und wie sich Haut und Haar anfühlten, doch etwas in ihren großen Augen hinderte ihn an solchen Gedanken. Es war zu kühl, was er dort sah, zu kalt und berechnend.

Hinzu kamen ein gewisser Matthias Teubner, den Benedikt Hoffmann von Akzentua mitgebracht hatte, und mehrere Vertreter des Bunds für Deutschland, deren Aufgabe darin bestand, die neue Partei – die *Bewegung*, korrigierte sich Brois in Gedanken – auf nationaler und regionaler Ebene zu organisieren. Es galt, keine Zeit zu verlieren. Die nächsten Bundestagswahlen fanden zwar erst in zwei Jahren statt, aber vorher gab es wichtige Kommunal- und Landtagswahlen.

Wir bereiten jetzt den Boden, dachte Brois zufrieden. Wir bringen die Saat aus, und in zwei Jahren ernten wir.

An diesem Abend sprach er nicht so viel und oft wie sonst. Meistens hörte er zu, wie seine Gäste Vorschläge erläuterten, über Strategien diskutierten und Ideen präsentierten. Manchmal half er seiner Haushälterin Tamara dabei, die anderen zu bedienen, Wein oder Fruchtsaft nachzuschenken und Snacks zu servieren.

Einmal, während die anderen aßen, nahm ihn Benedikt Hoffmann beiseite und gab Matthias Teubner mit einem Wink zu verstehen, sich zu ihnen zu gesellen. Sie gingen ins Arbeitszimmer und ließen die Tür offen – die anderen sollten nicht glauben, dass geheime Dinge besprochen wurden.

»Wir haben in Frankfurt ein Problem gehabt«, erklärte Benedikt ohne Umschweife. »Riekers Freundin hat sich unter einer falschen Identität bei Akzentua eingeschleust. Unser lokaler Direktor ahnte von nichts, bis er ein Videogespräch mit Matthias hier geführt hat, der in ihr Viktoria Engel erkannte.«

Rieker, dachte Brois. »Wie viel hat sie herausgefunden?«

»Es kann nicht viel gewesen sein«, sagte Benedikt. »Sie war nur ein paar Tage dort.«

»Wo ist sie jetzt?«, fragte Brois. »Wo sind sie und Rieker?«

»Wir suchen sie«, antwortete Teubner. »Und wir werden sie finden, da bin ich sicher.«

»Matthias leitet die Hamburger Filiale der Agentur«, erklärte Benedikt.

Brois musterte Matthias Teubner und erkannte die Wachheit von Sleepless. Vielleicht war er sogar noch etwas wacher, so wie er selbst und Carolin.

»Ein tüchtiger Mann, habe ich mir sagen lassen«, fügte Benedikt hinzu.

»Stimmt es, dass Riekers Freundin, diese Viktoria Engel, Verbindungen zum Geheimdienst hat?«, fragte Brois.

»Davon gehen wir inzwischen aus.« Matthias Teubner sprach mit ruhigem Selbstbewusstsein, wie jemand, der schon lange zu der Gruppe gehörte, die sich beim neuen Ersten Bürgermeister von Hamburg traf. Es gab nicht den kleinsten Hauch von Arroganz in seinem Gebaren, vielmehr die unerschütterliche Gewissheit von jemandem, der sich auf dem Weg nach oben wusste. »Dementsprechend vorsichtig sind wir.«

Brois nickte langsam. »Sorgen Sie dafür, dass uns niemand Steine in den Weg legt.«

Sie kehrten ins Wohnzimmer zurück, die Gespräche wurden fortgesetzt. Die BfD-Repräsentanten waren die Ersten, die sich etwa zwei Stunden später verabschiedeten, und kurz darauf brachen auch die anderen Gäste auf. Die Haushälterin wollte den Tisch abräumen, aber Brois sagte: »Lassen Sie nur, Tamara, darum kümmere ich mich. Kehren Sie heim. Es ist spät für Sie.«

Die ältere Dame aus der Ukraine war eine Schläferin und nickte dankbar. »Bis morgen um acht«, sagte sie in der Haustür.

»Nein«, erwiderte Brois und gab sich gutmütig. »Nehmen Sie sich ein paar Stunden frei, Tamara. Es genügt völlig, wenn Sie mittags hier sind.«

Allein im Haus, stand Brois im Wohnzimmer und lauschte der Stille. Draußen im nächtlichen Park leuchteten einige wenige Lampen. Die Zweige naher Bäume bewegten sich in ihrem Schein, denn es war windig geworden.

Brois begann damit, den Tisch abzuräumen und in der Küche Ordnung zu schaffen. Er lächelte. Der Abend war noch nicht zu Ende, das Beste kam noch.

Wenige Minuten später klingelte es an der Tür.

Brois lächelte noch etwas mehr und öffnete.

»Hallo, Oskar«, sagte Natalia Domanski. »Ich habe etwas vergessen.«

»Na so was.« Brois ließ sie eintreten und schloss die Tür hinter ihr. »Was hast du vergessen?«

»Dies.« Sie schlang die Arme um ihn und gab ihm einen Kuss.

Natalia war um die dreißig, und ihre Augen hatten die Farbe von Gletschereis, aber der Blick war nicht kalt wie bei Chen Lu, sondern warm. Brois sah das Funkeln darin wie ein kleines Feuerwerk, als sie auf ihm saß. Er sah den Glanz ihres Lippenstifts, das Pulsieren der Halsschlagader unter glatter Haut. Weißblondes Haar fiel ihr über die Schultern, bis fast zu den Brüsten.

»Ich habe bemerkt, wie du sie beobachtet hast«, hauchte sie und bewegte die Hüften aufreizend langsam.

Brois schmunzelte. »Ich bin sicher, dass ich nicht weiß, wen du meinst.«

»Die hübsche Chinesin«, sagte Natalia. »Frau Eis aus Peking. Du hast sie beobachtet. Sie gefällt dir, nicht wahr?«

»Sie ist kalt. Du bist warm.« Brois fühlte, dass sich eine Eruption anbahnte. Er zögerte sie hinaus. Das war ein weiterer Vorteil von Sleepless – es gab kein besseres Viagra, der Ausdauer waren kaum Grenzen gesetzt. Carolin konnte gleich auf mehreren Märkten sehr erfolgreich sein.

»Aber sie hat dir gefallen.«

Tamara bewegte sich schneller. Sie spürte, wie es um ihn stand.

»Sie ist schön«, ächzte Brois.

»Und ich?«, fragte Natalia. »Bin ich hässlich?«

»Du bist die Schönste von allen!«, rief Brois, griff mit beiden Händen nach ihren Hüften und ließ den Vulkan ausbrechen.

Spät in der Nacht saßen sie im Salon, hörten sich George Bizets Carmen an und tranken Champagner. Draußen zeigten die Lampen im Park einen zarten Regenschleier.

Sie saßen vor dem Kamin, in dem kein Feuer brannte, sondern mehrere Kerzen. Manchmal flackerten ihre Flammen, und dann huschten Schatten durchs Zimmer.

»Demnächst können wir uns öfter sehen.« Brois lehnte sich in seinem kirschroten Ledersessel zurück und streckte die Füße dem Kamin entgegen. Natalia saß so nahe, dass er ihren Duft wahrnahm, der ihn an Weihrauch erinnerte. Etwas Heiliges, dachte er amüsiert. »Carolin macht eine lange Reise um die ganze Welt. Sie wird Wochen, wenn nicht Monate fort sein.«

»So lange ohne dich«, gurrte Natalia. »Wie will sie das aushalten?«

»Es wird ihr nicht schwerfallen. Vermutlich lässt sie sich von Sebastian begleiten, ihrem neuen persönlichen Sekretär.« Brois blickte in sein Sektglas und beobachtete die aufsteigenden Bläschen. »Ein junger Bursche, kaum aus den Kinderschuhen raus, aber auf Zack. Carolin hat ein Auge auf ihn geworfen. Sie glaubt, ich weiß nichts davon.«

Natalia sah ihn von der Seite an. »Carolin ist wichtig für uns.«

Brois hörte ein wenig Sorge in ihren Worten. Vielleicht befürchtete Natalia ein Zerwürfnis.

»Harmony ist wichtig für uns, nicht unbedingt Carolin«, erwiderte er. »Sleepless ist wichtig für uns, nicht wahr?«

Natalia nickte langsam. Diesmal begegnete Brois ihrem Blick und sah, dass sie zu hoffen begann, obgleich sie natürlich versuchte, sich nichts anmerken zu lassen. Etwas Sorge und eine Prise Hoffnung, genau die richtige Mischung.

»Wer weiß, wie sich die Dinge entwickeln«, fügte er hinzu.

Natalia stand auf, streifte den Bademantel ab und stand in ihrer ganzen hellen Pracht vor ihm.

»Komm!« Sie ergriff seine Hand, zog ihn aus dem Sessel und zum Schlafzimmer.

180 ALEXANDER RIEKER

Der Laserdrucker summte, und mehrere Blätter rutschten schnell hintereinander ins Ausgabefach. Die Daten stammten von einem Notebook, das neben dem Drucker auf einem einfachen weißen Klapptisch an einer schlichten weißen Wand stand. Es gab noch einen zweiten Tisch in dem großen Raum mit der hohen Decke, rund und aus hellbraunem Kunststoff, mit zwei billigen, aber bequemen Sesseln.

Seit fast vier Monaten wohnten sie in diesem Apartment, in Lissabons elegantem Viertel Chiado, nicht weit vom Largo do Chiado entfernt, wo Rieker und Lily während der vergangenen Wochen immer wieder im Schatten der Bäume gesessen hatten, beim Denkmal für den Dichter António Ribeiro. Inzwischen stand der Jahreswechsel kurz bevor, und es war noch immer warm in Lissabon.

Die Wohnung war noch immer ein Provisorium, vielleicht deshalb, weil sie gar nicht wollten, dass mehr daraus wurde, ein neues Zuhause. Der Anblick des großen, leer wirkenden Zimmers erinnerte sie daran, dass es sich nur um eine Zwischenstation handelte, einen kurzen Aufenthalt im Exil, der allerdings bereits in die sechzehnte Woche ging.

Rieker stand am Fenster und spähte durch eine Lücke zwischen den Vorhängen, die nie beiseitegezogen wurden. Niemand – weder Penthouse-Nachbarn in anderen Apartmentgebäuden noch anonyme Drohnenlenker – sollte einen Blick auf das werfen können, was Lily »Situationswand« nannte: Mehrere große, dünne Korktafeln bedeckten eine Wand des Zimmers, und dort hatte Lily mit bunten Stecknadeln Dutzende von Ausdrucken und Zetteln mit Hinweisen befestigt. Auf den ersten Blick wirkte die Anordnung wirr und konfus, doch wenn man genauer hinsah und zu lesen begann, ergaben sich Muster. Papierpfeile zwischen den Blättern und Zetteln erleichterten die Orientierung.

»Wie sieht's draußen aus?«, fragte Lily und nahm die Ausdrucke. Sie hatte weiterhin dunkles Haar und dunkle Augen, schmückte ihre Fingernägel manchmal auch mit Pearl Black, doch sie war noch nicht wieder zur Dark Lady geworden; sie blieb jemand anders.

»So wie gestern«, antwortete Rieker. »Und wie vorgestern. Niemand steht unten in einem Trenchcoat und liest Zeitung. Was lag diesmal im Postkasten?«

Einmal in der Woche schickte Henning Bruckner ein Update über die jüngsten Entwicklungen.

»Wieder ein paar Fotos und Namen.« Lily nahm einige Stecknadeln und fügte die neuen Ausdrucke der Situationswand hinzu.

»Sonst nichts?«, fragte Rieker und sah noch immer nach draußen.

Auf der gegenüberliegenden Straßenseite blieb ein älterer Mann stehen und hob den Kopf – sein Blick traf auch die Fenster der Wohnung, die von Phillip Mainer aus Nürnberg und Jessica Torres aus Berlin gemietet worden war, einem Künstlerpaar – er Schriftsteller und sie Malerin –, das an einem illustrierten Buch über Lissabon arbeitete. Nach einigen Sekunden ging der Mann weiter.

Lily zeigte auf einen der Zettel, die sie gerade der Situationswand hinzugefügt hatte. »Das hier ist interessant«, sagte sie nachdenklich. »Erinnerst du dich an Konstantin?«

»Konstantin?«

»Als wir im Regenbogenland waren«, half Lily seinem Gedächtnis auf die Sprünge. »Als wir Anamaria und Magnus besucht haben.«

»Anamaria, das Orakel«, sagte Rieker.

»Sie schrieb drei Worte für uns«, erinnerte ihn Lily. »Sleepless, Zeta und … Konstantin. Der Name hat uns damals nichts gesagt.«

»Und jetzt?«

»Er ist ein Auftragskiller, offenbar einer der besten.« Lily las vom Zettel: »Konstantin, genannt ›Kosta‹ oder ›il tedesco‹, der Deutsche. Arbeitet für den Cutri-Clan in Süditalien, in der Region um Reggio Calabria. Henning hat es aus irgendeinem Grund für angebracht gehalten, diesen Namen den anderen hinzuzufügen. Sein wahrer Name lautet Robert Bachmann, geboren in Nürnberg vor neununddreißig Jahren.«

»Was hat er mit der ganzen Sache zu tun, mit Sleepless und Zeta?«, fragte Rieker.

»Der Cutri-Clan scheint mit Zeta zu tun zu haben«, antwortete Lily und betrachtete die Verbindungen auf der Situationswand. »Er steht mit Francesco Castelli in Verbindung, dem aus Mailand stammenden Direktor der Banca Antonia in Reggio Calabria. Und mit Riccardo Mancini, Staatssekretär im italienischen Innenministerium.«

»Ein weiterer Mosaikstein für das große Bild«, kommentierte Rieker. »Zeta und das organisierte Verbrechen.«

»Anamaria hat explizit den Namen Konstantin genannt«, sagte Lily. »Vielleicht kommt ihm eine besondere Rolle zu bei dem, was geschehen wird.«

»Wie heißt es so schön? ›Prognosen sind schwierig, vor allem wenn sie die Zukunft betreffen.‹ Was gibt es sonst noch?«

»Ein paar zusätzliche Details«, sagte Lily. »Diesmal betreffen sie Hamburg, den Hafen. Er scheint weitgehend unter der Kontrolle von Zeta zu stehen.«

Rieker wandte sich vom Fenster ab. »Der Hafen, wie? Brois und seine Freunde sind ins ganz große Geschäft eingestiegen. Mit ein paar Immobilien geben sie sich nicht mehr zufrieden.«

Lily wich einige Schritte von der Situationswand zurück, um das Gesamtbild zu betrachten.

»Es sieht nicht besonders gut aus«, kommentierte sie nach einigen Sekunden.

»Kommt darauf an, wo man steht«, meinte Rieker. »Für Carolin Alberts, Oskar Brois und ihren Verein sieht alles sogar bestens aus. Wo ist sie jetzt? Ich meine Carolin.«

Lily sah auf die aktualisierte Liste. »Gestern war sie in Kuala Lumpur, der Hauptstadt von Malaysia. Heute erwartet man sie in Jakarta, Indonesien. Die Hälfte ihrer Asientour hat sie inzwischen hinter sich.«

Rieker fühlte ein Prickeln in den Fingerspitzen, als hätten sie etwas Heißes berührt. Ging es wieder los? Er horchte in sich hinein … Nein, die nächste Tür würde sich erst in einigen Stunden öffnen.

»Sie haben ein Netz um die Welt gespannt und ziehen es immer enger.« Rieker betrachtete die bunten Zettel. Die roten markierten die Länder, in denen Harmony bereits Zweigstellen besaß – eigene Forschungs-, Entwicklungs- und Produktionszentren – oder Anteile an anderen pharmazeutischen Unternehmen erworben hatte. Die Wand war voll davon; es gab kaum ein Land der Erde ohne eine Harmony-Filiale oder zumindest ein Unternehmen, an dem Harmony beteiligt war.

»Bisher waren es zwei Netze, aber beide wachsen immer mehr zusammen, zu einem globalen, feinmaschigen Gespinst.« Lily griff nach einer anderen Liste, nahm blaue Stecknadeln und begann damit, sie zu verteilen. Fast jeder rote Zettel bekam eine blaue Nadel.

»Harmony wächst enorm schnell«, erklärte Lily. »Noch schneller als Google, Amazon oder Facebook während ihrer besten Zeit. Wenn sich die Entwicklung so fortsetzt, werden Harmonys Einnahmen in wenigen Jahren die Summe des Bruttosozialprodukts der Bundesrepublik Deutschland übertreffen; von einem solchen wirtschaftlichen Kaliber sprechen wir hier.«

»Und mit Harmony wächst auch Zeta«, sagte Rieker.

Lily nickte. »Es ist eine perfekte Symbiose. Das eine Netz ist wirtschaftlicher Natur, das andere politischer und krimineller.«

»Mafia vier Punkt null, hast du es genannt«, erinnerte sich Rieker. Er ging zu Lily und betrachtete ebenfalls die Situationswand mit den vielen Blättern, Zetteln, Zeitungsausschnitten, Fotos, Papierpfeilen und bunten Nadeln.

»Inzwischen sollten wir vielleicht von fünf Punkt null sprechen«, sagte Lily. »Zeta hat mit Harmonys Hilfe eine neue Stufe erreicht, und Harmony wächst mit Zetas Unterstützung, die dafür sorgt, dass Zulassungsprozeduren verkürzt und Kartellverfahren verhindert werden. Politik und Organisierte Kriminalität erleichtern die Übernahme anderer Unternehmen und sorgen gleichzeitig dafür, dass Carolin keine Aufteilung ihres Konzerns befürchten muss. Siehst du die kleinen violetten Pfeile bei den roten Zetteln? Sie weisen auf eine besondere Form von Beteiligungen hin, die intern ›Sponsoring‹ genannt wird.«

Lily war wieder ganz Analytikerin, auf die Fakten konzentriert. Sleepless half ihr, übergangslos zwischen ihren verschiedenen Rollen umzuschalten. Mehrere Personen schienen in ihr zu stecken, jede von ihnen auf eigene Art und Weise tüchtig und kompetent. Manchmal glaubte Rieker sogar, mit seiner geschärften Wahrnehmung Nuancen bei Stimme, Tonlage, Mimik und Gebaren zu erkennen.

»Zu Zetas ›Sponsoren‹ – Unternehmen, Interessengruppen und einflussreiche Einzelpersonen mit geschäftlichen Kontakten in der einen oder anderen Form – gehören auch einige große Namen der deutschen Auto- und Maschinenbauindustrie.«

»Wissen sie, mit wem sie sich einlassen?«, fragte Rieker.

Lily dachte darüber nach. »Schwer zu sagen. Die Leute in den Führungsetagen sind nicht dumm, aber manchmal tragen sie Scheuklappen, und die setzen sie freiwillig auf, wenn es ihnen nützt.«

»Solange die Kasse stimmt.« Rieker seufzte und fühlte wieder die Unruhe, die seit einigen Tagen stärker wurde. »Worauf läuft es hinaus? Wie sind die Prognosen? Wohin führt das alles, während wir hier in Lissabon Däumchen drehen? Entsteht eine Art Weltregierung, gar mit Brois an der Spitze?«

»Die politische Entwicklung hinkt der wirtschaftlichen noch hinterher«, antwortete Lily, die Analytikerin. »Aber sie wird zu ihr aufholen, Zeta beschleunigt diesen Vorgang.« Sie sprach mit ruhiger Sachlichkeit, wie eine Professorin bei einer Vorlesung. »All die Millionen und Milliarden Menschen, die Sleepless nehmen und alles andere konsumieren, was produziert wird, Dinge ebenso wie Ideen und Meinungen – sie werden kaum merken, was hinter den vertrauten Fassaden ihrer Institutionen geschieht. Sie werden wählen gehen wie immer, ohne zu ahnen, dass sie gar keine Wahl mehr haben, dass ihre Stimmen nicht mehr zählen. Sie werden Sleepless nehmen und arbeiten, mit mehr Enthusiasmus als zuvor, in einem oder vielleicht auch zwei Jobs, um mehr Geld zu verdienen in einer Welt, die einen unglaublichen wirtschaftlichen Boom erlebt. Und nachts werden sie ihr Geld ausgeben und ihr Leben genießen, mehr und länger als jemals zuvor. Für viele Menschen verwandelt sich die Welt gerade in ein Paradies, Alex. Sie sind begeistert und wünschen es sich nicht anders.«

»Dann haben wir verloren«, sagte Rieker traurig.

»Kommt darauf an«, erwiderte Lily nach kurzem Schweigen. »Die Wahrheit hat Gewicht, immer, erst recht in diesem Fall. Henning und die anderen sind der Meinung, dass eine Art ›Club der Mächtigen‹ entsteht, den man durchaus mit einer Weltregierung vergleichen könnte. Carolin Alberts und Oskar Brois werden zu seinen Mitgliedern zählen. Es wird ein Club sein, der alle wichtigen Entscheidungen trifft. Wer auch immer irgendwo auf der Welt gewählt wird, welche neuen Regierungen sich in den einzelnen Staaten auch bilden: Sie werden ihre Anweisungen direkt oder indirekt von jenem Club empfangen. Er ist die maßgebende Instanz.«

Lily sah ihn an. »Übrigens bedeutet es auch, dass es in Zukunft keine Kriege und keine nationalen Konflikte mehr geben wird. Weil sie schlecht fürs globale Geschäft sind. Harmony und

Zeta werden die Welt befrieden und alles für den Konsum optimieren. Wie gesagt, die politische Entwicklung wird zur wirtschaftlichen aufschließen, und den Anfang macht Deutschland mit der nächsten Bundestagswahl.«

»Glaubst du, Brois könnte tatsächlich Bundeskanzler werden?«

»Carolin Alberts unterstützt seine Kampagnen, nicht nur mit Geld, sondern auch mit persönlichem Einsatz«, sagte Lily. »Ihr Wort zählt: Sie ist die Frau, die den Menschen mit Sleepless mehr Leben geschenkt hat. Ja, ich glaube, Brois schafft es zum Bundeskanzler, wenn niemand seine Pläne durchkreuzt. Und mit ihm sitzt Zeta direkt an den Schalthebeln der Macht in Deutschland und kann sich Gesetze nach Maß schaffen.«

»Du hast eben vom Gewicht der Wahrheit gesprochen«, sagte Rieker. »Wie schwer ist sie, die Wahrheit? Schwer genug, um die Waage der Gerechtigkeit in die andere Richtung zu drücken?«

Lily lächelte erneut. »Wenn wir uns ihrem Gewicht hinzufügen, wenn wir uns dazusetzen … vielleicht.«

»Wie meinst du das?«

»Wir beide sind Botschafter der Wahrheit«, verkündete Lily. »Wir sind Zeugen. Wir wissen, was geschehen ist und was hinter den Kulissen geschieht. Sleepless ist der Schlüssel. Wenn wir Carolin Alberts, Oskar Brois und ihren Verbündeten von Zeta Sleepless nehmen, bricht für sie alles zusammen. Und wir wissen, wie gefährlich Sleepless ist.«

»Wir nehmen das Zeug und leben noch«, sagte Rieker und dachte an seine Ausflüge in die Welt unter dem brennenden Himmel.

»Ja, bei uns ist alles gut gegangen«, entgegnete Lily. »Bisher. Diesen Vorteil müssen wir nutzen.«

»Das klingt nach einem Plan, mein Schatz«, meinte Rieker hoffnungsvoll.

Sie nickte. »Stell dir vor, nach der Bundestagswahl in zwei Jahren wird Sleepless verboten.«

»Das wäre ein ziemlich harter Schlag für Harmony und Zeta.

Ihre Machtbasis wäre dahin.« Rieker überlegte kurz. »Aber zu einem Verbot von Sleepless wird es nicht kommen, wenn Oskar Brois und sein Bund für Deutschland die Wahl gewinnen.«

»Also?«

»Also muss er die Wahl verlieren«, sagte Rieker. »Glaubst du, deine Freunde vom Geheimdienst unternehmen etwas, wenn wir genug Daten gesammelt haben?«

»Henning und die anderen verfügen über gewisse Ressourcen«, erwiderte Lily vorsichtig und mit ernster Miene. »Aber sie können nicht aus eigener Initiative in das politische Geschehen eingreifen.«

Rieker verzog das Gesicht. »Es wäre der erste Geheimdienst in der Geschichte der Geheimdienste, der nicht auf eigene Faust handelt.«

»Ich rede noch einmal mit ihnen, sobald ich Gelegenheit dazu finde«, kündigte Lily an.

»Andererseits … Mit den Geheimdiensten ist das immer so eine Sache«, meinte Rieker. »Da bewegt man sich auf dünnem Eis, das unversehens unter einem brechen kann. Vielleicht haben Henning Bruckner und Co eine eigene Agenda, von der wir nichts wissen. Wir täten gut daran, uns auf nichts und niemanden zu verlassen. Was es nicht einfacher für uns macht, oder?«

»Nein, es macht es tatsächlich nicht einfacher«, bestätigte Lily. »Aber auch nicht unmöglich. Wir könnten ein eigenes Netzwerk aufbauen und damit beginnen, Einfluss zu nehmen. Dabei stünden uns meine alten Kontakte zur Verfügung, ebenso die neuen, die wir von hier aus bei unseren Recherchen geknüpft haben.«

»Eine Art Gegenverschwörung?«, fragte Rieker.

»Es braucht seine Zeit, aber wir haben noch knapp zwei Jahre«, sagte Lily. »Influencer, Blogger, gezielte Online-Kampagnen. Das Internet kennt keine Grenzen …«

»Erst recht nicht für Black Lily, Queen des Darknet«, sagte Rieker liebevoll und entlockte ihr damit ein erneutes Lächeln. »Meinungsbildung und Stimmungsmache, nicht wahr?«

»Wir lassen Stimmen in den Online-Welten laut werden«, erklärte Lily angriffslustig. »Bei Facebook, Instagram und all den anderen sozialen Medien. Wir weisen immer wieder auf die Gefahren von Sleepless hin und zeigen sie anhand von Beispielen auf. Wir liefern hieb- und stichfeste Beweise anhand von bestätigten Falldaten – davon haben wir jede Menge. Wir sorgen dafür, dass überall Verbotsdiskussionen über Sleepless stattfinden. Wir heizen sie immer neu an. Wenn man es geschickt anstellt und die richtigen Online-Multiplikatoren nutzt, kann man die öffentliche Meinung in eine bestimmte Richtung lenken. Was auch immer Oskar Brois und der BfD für den Bundestagswahlkampf planen: Wir können, wenn wir klug vorgehen, das zentrale Thema des Wahlkampfs bestimmen. Das Gewicht der Wahrheit, Alex. Wir müssen, was die Fakten betrifft, unangreifbar sein. Die Wahrheit muss zu unserem Markenzeichen werden.«

»Können wir die Wahrheit schwer genug machen, um Brois' Wahlsieg zu verhindern? Kann sie schwerer sein als all die Lügen, mit denen Brois, Carolin Alberts und Zeta versuchen werden, die Wahl zu gewinnen? Und können wir sicher sein, dass die neue Regierung – eine ohne Brois – Sleepless tatsächlich verbietet?«

»Es gibt keine Sicherheit.« Lily war wieder ernst. »Es gibt nur Anstrengung und Mühe, ohne eine Garantie für den Erfolg. Wir können es versuchen, Alex. Wir haben Zeit, Tag und Nacht.«

181

Die Stadt feierte den Jahreswechsel.

Lissabons Straßen und Plätze waren voller Menschen, überall erklang Musik, es wurde getanzt und gesungen – Wache und Schläfer, vereint in einem großen Fest.

Rieker und Lily saßen in einem Café an der Uferpromenade, mit Blick auf den Tajo und die Ponte 25 de Abril, die Brücke des 25. April. Rechts, im Westen, mündete der Fluss in den Atlantik, und auf der linken Seite, im Osten, verbreiterte er sich – in der

Ferne zeigten sich dort die Lichter der längsten Brücke Europas, der Ponte Vasca da Gama.

»Dies ist der richtige Zeitpunkt für neue gute Vorsätze«, sagte Rieker nach Mitternacht. Der Schüttelfrost, der ihn bei seiner Rückkehr aus der Welt unter dem brennenden Himmel am frühen Abend begleitet hatte, war längst verschwunden. Er fühlte sich wieder gut und voller Kraft, die Ausgelassenheit der Feiernden schien ihn anzustecken; Euphorie ließ die Sorgen vergessen.

»Wir haben einen guten Vorsatz«, gab Lily zurück. »Sogar einen ziemlich großen. Und wir arbeiten daran, ihn zu verwirklichen.«

»Wie wär's mit einem kleineren?«, fragte Rieker beschwingt. »Mit einem persönlichen?«

Lily – an diesem Abend war die Dark Lady zu einer rubinroten Dame geworden – sah ihn fragend an.

»Wir könnten heiraten!« Rieker staunte über die eigenen Worte, dabei hatten sie schon lange bereitgelegen und darauf gewartet, ausgesprochen zu werden.

»Was?«

Nur einige Schritte entfernt hatte ein älterer Mann begonnen, Trompete zu spielen. Andere Musikinstrumente stimmten mit ein, ein improvisiertes Konzert begann.

Rieker beugte sich halb über den Tisch. »Ich habe gesagt: Wir könnten heiraten.«

Lily lächelte. »Heiraten ist retro.«

»Passt«, sagte Rieker. »Ich bin älter als du, einer von der alten Garde.«

»Nur damit ich es richtig verstehe.« Lily beugte sich ebenfalls vor, und ihre Nasen stießen fast gegeneinander. »Hast du mir gerade einen Antrag gemacht, Herr Kommissar?«

»Alexander hat dir einen Antrag gemacht, nicht der Kommissar. Den gibt's nicht mehr.«

Lily gab ihm einen Kuss. »Mir hat der Kommissar gut gefallen, du solltest ihn nicht so schnell aufgeben. Wer weiß? Wenn wir dies alles überstanden haben, wirst du vielleicht Polizeipräsident von Hamburg.«

»Kowalski und Stobbe wären begeistert«, murrte Rieker, musste aber grinsen. »Und Kroge ebenfalls. He, du hast noch nicht geantwortet.«

»Brauchst du wirklich eine Antwort?«

»Ich möchte es ganz offiziell. So bin ich eben, retro. Also, was hältst du davon, wenn wir heiraten?«

Die Dark Lady in Rot zeigte ihr bestes Lächeln und breitete die Arme aus. »Na klar, warum nicht?«

Stunden später, nach einer langen Wanderung durch die Stadt, kehrten sie ins Chiado-Viertel zurück, und als sie schließlich vor der Tür ihrer Penthouse-Wohnung standen, nahm Lily die übliche Kontrolle vor.

Rieker wartete geduldig.

Lily holte die kleine Stablampe aus ihrer Handtasche, kleiner als eine Zigarette, und leuchtete damit zur oberen rechten Ecke der Tür.

»Sie ist nicht mehr da«, sagte sie nach einigen Sekunden.

»Was?«, brachte Rieker überrascht hervor.

»Die winzige Nadel, die ich dort oben zwischen Tür und Rahmen gesteckt habe – sie ist nicht mehr da.« Lily schob den Schlüssel leise ins Schloss. »Wir hatten Besuch.«

182

Es hielt sich niemand in der Wohnung auf, die Zimmer waren unversehrt, die Situationswand unverändert.

»Bist du ganz sicher?«, fragte Rieker schließlich und blieb in der Mitte des großen Wohnzimmers stehen. »Vielleicht hat sich die Nadel von allein gelöst, weil sie nicht fest genug saß.«

Lily gab ihm ein Zeichen und hob den Zeigefinger vor die Lippen; er sollte schweigen. Sie klappte das Notebook neben dem Laserdrucker auf, das Display zeigte ein Anmeldefenster, und sie gab ihr Passwort ein. Tasten klickten leise unter flinken Fingern.

Rieker trat neben sie und stellte fest, dass sie einen speziellen WLAN-Sniffer benutzte, ein Programm zum Auffinden von drahtlosen Rechnernetzen. Die Kennungen mehrerer Netzwerke erschienen auf dem Display. Lily zeigte auf eine davon und vollführte dann mit dem Zeigefinger eine kurze kreisende Bewegung. Rieker verstand. Der unbekannte Besucher hatte nichts entwendet, sondern etwas gebracht, einen Mikrospion, der Ton und vielleicht auch Bilder übertrug, in einem eigenen kleinen WLAN-Netz. Seine Betriebsenergie bezog er aus einer Batterie, was bedeutete: Die Sendeleistung konnte nicht sehr groß sein, wenn der Batteriestrom länger als nur für zwei oder drei Stunden reichen sollte. Was wiederum bedeutete, dass der Empfänger nicht weit entfernt sein konnte.

Riekers Blick strich über die wie immer zugezogenen Vorhänge. Es brannte Licht – eventuelle Beobachter konnten vielleicht ihre Silhouetten erkennen, wenn sie sich bewegten.

Er sah Lily an. Während der vergangenen Wochen war nie etwas passiert, und das hatte ihnen ein falsches Gefühl der Sicherheit gegeben.

Lily fuhr das Notebook herunter, zog den Stecker und machte eine Bewegung, die Rieker mitteilte: Wir müssen die Wohnung aufgeben.

Es gab nicht viel zu packen – sie waren mit kleinem Gepäck gekommen und hatten ihm kaum etwas hinzugefügt. Den Laserdrucker mussten sie zurücklassen, er war zu schwer und zu unhandlich. Es dauerte einige lange Minuten, alle Blätter, Zettel, Fotos und Papierpfeile von der Situationswand zu entfernen. Die dünnen Korktafeln ließen sie hängen.

Das Licht im großen Wohnzimmer blieb eingeschaltet, als sie das Apartment verließen. Draußen empfing sie ein dunkler, kühl gewordener Neujahrsmorgen.

»Jemand ist uns auf den Fersen«, sagte Lily. »Von jetzt an müssen wir sehr genau aufpassen.«

EIN JAHR ZUVOR

183 CAROLIN ALBERTS WECHSELSPIELE

Dieser Abend gehörte Oskar Brois und seinem angekündigten, von niemandem ernsthaft infrage gestellten Triumph: Die Delegierten des Bunds für Deutschland hatten ihn gerade zum Kanzlerkandidaten gekürt.

Carolin beobachtete ihn auf dem Podium, wie er strahlte, Glückwünsche entgegennahm und sein berühmtes Lächeln zeigte. Ein Jahr nach seiner Wahl zum Ersten Bürgermeister von Hamburg war sein politischer Einfluss über die Grenzen der Hansestadt hinausgewachsen, und mit diesem Tag betrat er endgültig die nationale Bühne.

»Er macht eine gute Figur«, sagte Sebastian. Er saß neben ihr in dem für Ehrengäste reservierten Bereich.

»Ja, das macht er«, bestätigte Carolin nicht ohne einen gewissen Stolz. »Er wird es schaffen. In einem Jahr wird er der neue Bundeskanzler sein.«

»Trotz der Kampagnen im Internet?«, fragte Sebastian leise.

»Kleine Steine auf einem ansonsten glatten Weg«, kommentierte Carolin und fühlte eine tiefe Zufriedenheit, wie damals, als Gilbert Fourniers Existenz ein Ende gefunden und keine Übernahme durch Kruither & Voch mehr gedroht hatte.

Oskar winkte für die Kameras, Blitzlichter gleißten.

»Weiß er von uns?«, fragte der junge Sebastian. Seine Stimme klang selbstbewusst.

»Ich weiß von ihm, und er weiß von mir«, antwortete Carolin.

»Und wir wissen alles«, sagte Sebastian.

Carolin sah kurz zur Seite. Ihr persönlicher Sekretär war in den vergangenen Monaten, insbesondere nach der langen Reise um die Welt, immer selbstsicherer geworden. Er neigte inzwischen zu Hochmut. Vielleicht sah er sich bereits als eine Art Partner, der ihr auf Augenhöhe begegnete.

Da irrte er sich natürlich. Er war ein angenehmer Zeitvertreib, und mehr würde er nie sein.

Unter dem Applaus der Delegierten verließ Oskar Brois die Bühne.

Carolin stand auf. »Komm, die Pressekonferenz beginnt gleich.«

Die Sitzplätze im Konferenzsaal reichten nicht für die vielen nationalen und internationalen Journalisten. Dutzende von Kameras waren aufgebaut, alles wurde live übertragen, im Fernsehen ebenso wie im Internet.

Sebastian kannte seine Rolle gut genug, um zu wissen, dass es für ihn am Tisch auf der Bühne keinen Platz gab. Carolin saß dort neben Oskar Brois, und die Fragen der Journalisten galten nicht nur dem Kanzlerkandidaten, sondern auch ihr.

»Warum hat Harmony beschlossen, die Kandidatur von Oskar Brois zu unterstützen?«, fragte jemand aus Frankreich. »Abgesehen von den offensichtlichen persönlichen Gründen, meine ich.«

Carolin und Oskar wechselten einen Blick und lächelten beide, wie man es von ihnen erwartete.

»Mit Sleepless hat eine neue Welt begonnen«, antwortete Carolin. »Wir alle sehen die Veränderungen, jeden Tag und jede Nacht – jeder von uns führt ein besseres, längeres und intensiveres Leben. Politik und Staat stammen noch aus der Welt des Gestern, aus einer Welt, in der die Menschen sieben oder acht Stunden pro Tag an den Schlaf verloren. Die Politik muss den

Staat und seine Institutionen den neuen Gegebenheiten anpassen. Wir brauchen dringend Reformen und eine umfassende institutionelle Modernisierung, damit der Staat seiner neuen Rolle in der neuen Welt gerecht werden kann.«

»Was sagen Sie zu den immer lauter werdenden Stimmen, die ein Verbot von Sleepless fordern, weil es gefährlich ist?«, fragte eine forsche Italienerin.

»Die Stimmen werden lauter, weil Sie, die Medien, Ihnen Gehör verschaffen«, entgegnete Carolin freundlich. »Konflikte sind für Journalisten immer interessant, und wenn keine da sind, müssen welche geschaffen werden.«

Die Italienerin ließ nicht locker. »Die Stimmen von Ehrlich und Wahrhaftig finden überall auf der Welt großes Echo. Was sagen Sie zu den geposteten Daten, die angeblich die Gefährlichkeit von Sleepless beweisen? Können Sie alles dementieren?«

»Stimmen?«, wiederholte Carolin. »Ich habe bisher keine Stimmen gehört, nur viel Unsinn gelesen. Wer versteckt sich hinter den Pseudonymen ›Ehrlich‹ und ›Wahrhaftig‹? Warum bleiben die Poster anonym? Warum geben sie sich nicht zu erkennen? Warum sind sie nicht hier? Dies wäre doch eine gute Gelegenheit, sich an die Öffentlichkeit zu wenden, nicht wahr? Es hat sicher einen Grund, warum E und W im Verborgenen bleiben. Vielleicht weil sie etwas zu verbergen haben. Und was die Gefährlichkeit von Sleepless betrifft … Sehen Sie mich an. Ich habe Sleepless bereits genommen, noch bevor unser Produkt auf den Markt kam. Ich bin gesund und lebe besser als jemals zuvor. Es gibt Millionen von Menschen, die mit Sleepless ein gesundes und besseres Leben führen. Aber es gibt auch Neider, und wenn Sleepless für jemanden gefährlich ist, dann für Harmonys Konkurrenten.«

Viele der Journalisten – viele, aber nicht alle, nahm Carolin zur Kenntnis – lachten. Applaus erklang.

Die Italienerin wollte noch einmal nachhaken, aber eine andere Frau kam ihr zuvor. »Eine Frage an Sie beide, Frau Alberts und Herr Brois: Haben Sie vor zu heiraten? Und wenn ja, wann?«

Das hatte Carolin nicht erwartet. Während sie nach geeigneten Worten suchte, holte Oskar eine kleine schwarze Schachtel hervor und sprach ins Mikrofon: »Eigentlich hatte ich damit warten wollen, bis wir allein sind, aber da Sie das Thema angesprochen haben …« Er wandte sich Carolin zu und zeigte sein charismatisches Lächeln. »Liebe Carolin, willst du mich heiraten?«

Er öffnete die schwarze Schachtel, und zum Vorschein kamen zwei Ringe.

Dutzende von Journalisten waren plötzlich auf den Beinen und drängten nach vorn. Die Blitzlichter von Handys und Digitalkameras flackerten.

Carolin sah Oskar in die Augen und erkannte kühles Kalkül.

Sie erwiderte sein Lächeln, nahm einen der beiden silbernen Verlobungsringe und steckte ihn sich an den Finger. Sie hob die Hand, damit alle den Ring sehen konnten.

»Aber ja«, antwortete sie laut und gab Oskar einen Kuss.

Wieder erklang Applaus, laut und lange.

184

Im Wagen auf dem Weg zum Hotel sagte Carolin: »Du hast mich überrumpelt.«

»Habe ich, ja, ich gebe es zu«, entgegnete er. »Aber es war gutes Marketing, nicht wahr? Die Menschen dort draußen werden begeistert sein.«

»Auch deine Natalia?«

»Sie wird über die Enttäuschung hinwegkommen müssen. Ebenso wie dein Sebastian.« Er lachte. »Oskar Brois, der neue Stern am politischen Himmel, und Carolin Alberts, die der Welt Harmony gab. Das perfekte Paar für die Wähler. Uns erwartet ein Erdrutschsieg … wenn wir keine dummen Fehler machen.« Bei den letzten Worten warf er Carolin einen kurzen Blick zu.

Eine Warnung?, dachte sie lächelnd.

»Es wird eine gute Ehe sein«, fügte Oskar hinzu. »Mit Freiheiten für uns beide. Die natürlich diskret bleiben.«

Er hielt vor dem Hotel beim Münchener Olympiapark und wartete, bis die Leibwächter im zweiten Wagen den Eingang abgesichert hatten. Dann stiegen sie beide aus, betraten das Hotel und suchten ohne den Umweg über ihre Suite das Besprechungszimmer auf, wo Benedikt Hoffmann aus Frankfurt und die anderen warteten.

Applaus empfing sie.

Benedikt Hoffmann von Akzentua stand auf. »Wir begrüßen den zukünftigen Bundeskanzler«, sagte er und klatschte, womit ein zweiter Applaus begann.

Benedikt wartete, bis es wieder still wurde. »Der Heiratsantrag war exzellent«, lobte er. »Genau zur richtigen Zeit. Presse und Fernsehen werden begeistert sein. Es dürfte die nächsten Umfragewerte weiter in die Höhe treiben.«

Er sprach wie jemand, der sich noch immer in einer Führungsrolle sah, obwohl die Fäden längst in anderen Händen zusammenliefen. Die Beraterfirma Akzentua, hinter der sich das logistische Zentrum von Zeta verbarg, hatte schon vor Monaten ihre Eigenständigkeit verloren, was aber nur wenige Eingeweihte wussten. Harmony kontrollierte Akzentuas geschäftliche Verbindungen und hatte auch Zugang zu den geheimen Datenbanken. An der Fassade änderte sich nichts, doch hinter ihr entstand ein ganz neues Gebäude.

Benedikt blieb stehen und stellte die Pläne für das nächste Jahr vor.

Während er Strategie und Taktik erläuterte, strich Carolins Blick über bekannte Gesichter. Zu den Anwesenden zählten auch Natalia Domanski aus Warschau und Sebastian. Natalia lächelte freundlich. Sie war eine sehr schöne und sehr kluge Frau, natürlich eine Wache, und was auch immer ihr durch den Kopf ging, ob sie enttäuscht war oder nicht, sie gab nichts preis.

Der junge Sebastian hingegen konnte seine Enttäuschung nicht ganz verbergen, zumindest nicht vor Carolins wissenden

Augen. Er hatte geglaubt, auf einer Stufe mit ihr zu stehen, und vielleicht hatte er sich sogar Hoffnungen auf einen dauerhaften Platz an ihrer Seite und im Management von Harmony gemacht.

Oskar Brois, zukünftiger Bundeskanzler der Bundesrepublik Deutschland, saß entspannt und zufrieden in seinem Sessel, die Arme verschränkt. Er hatte sie überrumpelt, ja, und das gefiel Carolin nicht. Sie traf ihre Entscheidungen selbst, und das galt erst recht für eine Ehe. Doch er hatte ihr keine Wahl gelassen, denn ein Nein bei der Pressekonferenz wäre ein Eklat gewesen. Er hatte alles sorgfältig geplant – sie erinnerte sich an das kühle Kalkül in seinen Augen.

So etwas würde nicht noch einmal geschehen, beschloss Carolin.

Auf der anderen Seite des Tisches, ihr fast direkt gegenüber, saß Matthias Teubner, inzwischen für die Agentur Leiter der Sektion Norddeutschland. Er machte Karriere, dieser zurückhaltende, reservierte Mann, der etwa zehn Jahre älter war als sie. Er schob sich nie in den Vordergrund, suchte nie nach einem zentralen Platz auf der Bühne des Geschehens. Er war jemand, der es vorzog, im Hintergrund zu bleiben, zu beobachten und seine Schlüsse zu ziehen. Ein interessanter Mann, fand Carolin. Jemand, dessen Einfluss in der Agentur zunahm.

Für einen Moment stellte sie sich alles vereint vor: Akzentua, Zetas Zentrum, und die Agentur, unter dem Dach von Harmony. Und natürlich auch die Politik.

Etwas später fragte Alexandra Meidrich aus Berlin, zuständig für Prognosen und Sponsoren: »Was ist mit den Online-Kampagnen gegen uns, insbesondere gegen Harmony und Sleepless?«

»Was soll schon damit sein?«, erwiderte Riccardo Mancini aus Rom. »Ein Shitstorm, mehr nicht. So was geht auch wieder vorbei.«

»Unsere Berechnungen sagen etwas anderes«, widersprach Alexandra. »Es gibt eine hohe Wahrscheinlichkeit dafür, dass eine langfristige Strategie hinter den Online-Aktivitäten von

Ehrlich und Wahrhaftig und ihren Followern steckt. Darüber hinaus verfügen sie über eine erstaunliche Datenbasis. Hinter Ehrlich und Wahrhaftig und ihrer Gruppe stecken Personen, die über fundierte Informationen verfügen und sie gezielt einsetzen. Wir müssen davon ausgehen, dass noch mehr kommt, vielleicht auch … brisantere Dinge. Jemand will Ihnen schaden, Carolin. Ihnen, Oskar, uns allen.«

»Warum?«, fragte Carolin.

»Neider, Rivalen, Konkurrenten«, brummte Oskar neben ihr. »Motive und Gründe gibt es genug. Was steht uns noch bevor, Alexandra, insbesondere was den kommenden Wahlkampf betrifft? Womit müssen wir rechnen? Wie können wir diesen ›Shitstorm‹ beenden?«

Carolin hörte zu, als Alexandra Pläne für eine Gegenkampagne erklärte. Sie merkte, dass Matthias Teubner sie ansah, und sie glaubte, in seinem Gesicht und auch in den Augen etwas zu erkennen, das allein für sie bestimmt war.

Als die Besprechung eine Stunde später endete, blieb sie sitzen und beobachtete, wie alle anderen gingen, unter ihnen auch Oskar. In der Tür richtete er einen fragenden Blick auf Carolin, und sie nickte ihm kurz zu, blieb jedoch sitzen.

Oskar verließ den Konferenzraum, ohne die Tür hinter sich zu schließen. Vielleicht glaubte er, dass sie nur einen Moment brauchte, um ihre Gedanken zu sammeln.

Carolin wartete.

Eine Minute verstrich. Dann kehrte Matthias Teubner in den Konferenzraum zurück und zog die Tür hinter sich zu.

»Was haben Sie mir zu sagen, Matthias?«, fragte sie.

Er sank in den Sessel, in dem er auch vorher gesessen hatte. »Wir haben herausgefunden, wer hinter den Nicknames Ehrlich und Wahrhaftig steckt«, sagte er. »Viktoria Engel alias Black Lily und Alexander Rieker.«

Carolin nickte langsam. »Das erklärt einiges. Wo sind sie?«

»Sie waren in Lissabon.«

»Und jetzt?«

»Unsere Leute versuchen, sie zu lokalisieren«, sagte Matthias. »Früher oder später werden wir eine Spur finden. Ich bin da sehr zuversichtlich.«

»Rieker«, murmelte Carolin. »Und seine Hacker-Freundin. Nach ihnen wird seit mehr als einem Jahr gefahndet. Wegen des gewaltsamen Todes von Noah und Charlotte Matthiessen.«

»Sie sind unter falschem Namen unterwegs, mit entsprechenden Papieren – die nicht gefälscht sind«, betonte Matthias.

»Die nicht gefälscht sind? Echte Papiere, ausgestellt auf falsche Namen?«

»Ja«, bestätigte Matthias.

»Das bedeutet, sie haben Unterstützung«, sagte Carolin. »Von wem? Geheimdienst?«

»Ich denke schon. Die Hackerin, Black Lily, arbeitet vermutlich schon seit Jahren für MAD und BND, also sowohl für den deutschen Inlands- als auch den Auslandsgeheimdienst.«

»Was wollen Sie unternehmen?«, fragte Carolin sofort. Hier drohte echte Gefahr.

»Wir haben bereits Schritte eingeleitet«, antwortete Matthias ruhig.

»Wenn tatsächlich diese Lily und Rieker hinter Ehrlich und Wahrhaftig stecken und wenn deutsche Geheimdienste in diese Sache verwickelt sind … dann steckt noch viel mehr hinter der Online-Kampagne, als Alexandra vermutet hat!«

»Davon gehen wir aus«, sagte Matthias. »Und deshalb dachte ich mir, dass ich diese Information auf Sie beschränken sollte.« Er legte eine kurze Pause ein. »Wie lauten Ihre Anweisungen?«

Das gefiel Carolin. Sie wusste, dass ihr Matthias schmeicheln wollte, aber es gefiel ihr trotzdem.

»Wenn sie auf die Hilfe der Geheimdienste zurückgreifen können, nützt es nichts, der Polizei den Aufenthaltsort von Lily und Rieker zuzuflüstern. Ganz im Gegenteil. In der Obhut der Polizei wären sie weitgehend vor unserem Zugriff geschützt.«

Matthias sah sie einfach nur an und wartete auf ihre Entscheidung. Auch das gefiel ihr.

»Sie müssen zum Schweigen gebracht werden«, sagte Carolin. »Und das von ihnen gesammelte Datenmaterial muss verschwinden, endgültig.«

Matthias nickte knapp und stand auf. »Ich werde alles Notwendige veranlassen.«

Carolin erhob sich ebenfalls. »Matthias …«

Er war bereits bei der Tür, hatte sie aber noch nicht geöffnet. »Ja?«

»Sie haben ausgezeichnete Arbeit geleistet, dafür danke ich Ihnen ausdrücklich.« Carolin kam um den Tisch herum, blieb vor Matthias stehen und zeigte ihm ein sanftes Lächeln, das etwas in Aussicht stellte, ohne zu viel zu versprechen. »Was halten Sie davon, in Zukunft nicht nur für die Agentur zu arbeiten, sondern auch für mich?«

»Wie sähen die Konditionen für eine solche Zusammenarbeit aus?«

»Bestimmt finden wir in München ein hübsches Lokal, in dem wir alles besprechen können, was meinen Sie?«

185 ALEXANDER RIEKER

Eine Straße mit rissigem Asphalt erstreckte sich vor Rieker, zu beiden Seiten gesäumt von Gebäuden mit Fenstern ohne Glas und offenen Türen. Der Himmel glühte und flackerte, wie von Flammen hinter Wolken aus brennender Kohle.

Rieker ging mit langsamen Schritten und hörte, wie die Hammerschläge des Schmieds durch die heiße Nacht hallten. Auf einer Kreuzung blieb er stehen und beobachtete, wie der Wind Sand und Staub aufwirbelte. Er betrachtete seine Hände, an denen sich weder rote Stellen noch Blasen gebildet hatten. Als er die rechte Hand zur Stirn hob, berührte er trockene Haut. Er schwitzte nicht, trotz der Hitze.

»Es ist besser«, sagte er. »Es scheint tatsächlich zu funktionieren.«

»Kontrolle«, ertönte Lilys Stimme wie aus dem Nichts. »Du hast die Kontrolle. Vergiss das nie, unter keinen Umständen, was auch immer geschieht. Die Welt, in der du dich befindest, wird von deinem Gehirn erschaffen. Sie ist ein Produkt deines Bewusstseins, was bedeutet, dass du sie kontrollieren kannst.«

»Ich höre dich.«

»Gut«, sagte Lily. »Und jetzt: Sieh mich an!«

Rieker schloss die Augen, griff in die Hosentasche und fühlte den Gegenstand, den er mitgenommen hatte, einen kleinen bunten Würfel mit einer Taste, die er drückte.

Er hörte und fühlte das Klicken des Schalters, und als er die

Augen öffnete, sah er Lily neben dem Bett. Weiter hinten im Zimmer saßen ein Mann und eine Frau an Messgeräten und einem PC.

Die Jalousien des nahen Fensters waren halb zugezogen. Durch eine Lücke zwischen den Lamellen fiel Sonnenschein direkt in Riekers Augen. Er blinzelte und wusste: Ohne die Jalousien und auf dem Bett sitzend anstatt liegend hätte er den Hassan-Turm sehen können, umgeben von den Säulen der unvollendeten Moschee. Sie befanden sich in Rabat, der Hauptstadt Marokkos, in einer Privatklinik für Sleepless-Patienten, die ihnen Henning Bruckner empfohlen hatte.

Lily, in Weiß und Beige, saß direkt neben ihm. Sie lächelte zufrieden und zuversichtlich. »Du machst Fortschritte. Du siehst mich, du bist hier, obwohl es noch nicht vorbei ist. Du hast die Reise unterbrochen, weil du sie unterbrechen wolltest.« Sie beugte sich vor und legte ihm die Hand auf die Schulter. »Und jetzt … zum Schmied. Finden wir heraus, wer er ist!«

Rieker schloss die Augen, fühlte den kleinen Würfel in der Hand und drückte erneut die Taste. Die Sensoren auf seiner Brust und am Kopf schienen heiß zu werden, als er in die Welt unter dem brennenden Himmel zurückkehrte.

Der Wind legte sich, der Staub sank zu Boden, und die Hammerschläge des Schmieds wurden lauter.

Rieker verließ die Kreuzung und näherte sich dem Gebäude, aus dem das metallische Pochen kam. Am Straßenrand stand ein alter hellblauer Kastenwagen, die Seiten verbeult und voller Rostflecken. Das schmutzige Kennzeichen begann mit »674« und endete mit »5«.

Rieker trat an dem Fahrzeug vorbei, in dem niemand saß, und erreichte das große Haus mit Mauern grau wie Asche. Diesmal musste er keine dünne, zerbrechlich wirkende Tür aufziehen, um die Schmiede zu betreten – sie lag direkt vor ihm, hinter einem breiten, offenen Tor.

Der Schmied, dunkel gekleidet und mit einer Schürze aus zerkratztem Leder, kehrte ihm den Rücken zu und schlug immer wieder mit seinem Hammer. Auf dem Tisch vor ihm stand das Gebilde aus Stangen, Zahnrädern, Spiralfedern, goldenen Drähten und gebogenen Röhren, die eine ölige wirkende Flüssigkeit enthielten. Mehrere Zahnräder drehten sich, Stangen glitten wie kleine Kolben auf und ab.

Das Uhrwerk der Welt, hatte der Schmied seinen Apparat genannt.

»Es dauert nicht mehr lange«, erkannte Rieker und sprach es aus. »Du bist fast fertig.«

»Es dauert nicht mehr lange«, brummte der Schmied mit vertraut klingender Stimme. »Ich bin fast fertig.«

Rieker fiel das Atmen schwer. Vielleicht lag es an der Rauchwolke, die ihn plötzlich umgab.

»Wer bist du?«, fragte er mühsam. »Warum baust du den Apparat?«

Er ging weiter und spürte, wie seine Beine schwer wurden. Der immer dichtere Rauch schien ihm die Lunge zu verstopfen.

Nach zwei Schritten taumelte er und blieb stehen. Er sah den Schmied von der Seite – sein Profil erschien ihm ebenso vertraut wie die Stimme. Er kannte diesen Mann.

Die Knie gaben nach, Rieker konnte sich nicht mehr auf den Beinen halten und sank auf den steinernen Boden.

Der Schmied hämmerte weiter. »Ich bin bald fertig«, verkündete er erneut.

Rieker schwanden die Sinne. Auf einmal ergriff ihn Todesangst!

Und er wusste, dass diese Angst berechtigt war! Jemand … versuchte, ihn *zu töten!*

Er suchte den kleinen Würfel in der Hosentasche und fürchtete für einen Moment, ihn vergessen oder verloren zu haben. Dann fanden ihn die taub werdenden Finger und betätigten den Schalter.

Die Schmiede verschwand.

Eine Sekunde später merkte er, warum er nicht mehr atmen

konnte. Es lag nicht am dichten Rauch in der Schmiede, sondern an dem Kissen, das ihm jemand aufs Gesicht drückte.

186

Rieker griff nach den fremden Händen, aber die eigenen Hände waren schwach, das Kissen blieb auf seinem Gesicht. Er schlug und traf fremde Arme, er trat und traf leere Luft.

»Lily!«, wollte er rufen, brachte jedoch keinen Ton hervor. Mit der Klarheit von Sleepless begriff er, dass ihn nur noch wenige Sekunden vom Tod trennten.

Und plötzlich … befand er sich wieder in der Schmiede, umgeben von Rauch und Hitze, dem Apparat so nahe, dass es genügt hätte, die Hand auszustrecken, um die Zahnräder und dünnen Stangen zu berühren.

Er wankte zum Schmied.

»Deinen Hammer!«, ächzte er, sein Blickfeld wie ein langer Tunnel. »Ich brauche deinen Hammer!«

Der Mann in der zerkratzten Lederschürze hielt inne, er erstarrte, aber plötzlich hielt Rieker den Hammer in der einen Hand und den bunten Würfel in der anderen. Er drückte die Taste, er hörte das Klicken des Schalters … und fühlte den tödlichen Druck des Kissens!

Blind und mit letzter Kraft holte Rieker mit dem Hammer aus und schlug zu, einmal, zweimal, dann ein drittes Mal.

Er hörte einen Aufschrei, ein Ächzen, dann ein Poltern. Der Druck auf dem Gesicht ließ nach.

Rieker stieß das Kissen beiseite und schnappte nach Luft. Die dunklen Schlieren vor seinen Augen lösten sich auf, Licht und Farben kehrten zurück, ließen ihn die Umrisse von Gegenständen erkennen.

Neben dem Bett lag ein Mann auf dem Boden und blutete aus Nase und Ohr. Er stöhnte und zitterte, versuchte aufzustehen und kam halb in die Höhe – bevor ihn Riekers Faust traf und erneut zu Boden schickte.

»Lily!«, rief er und stand keuchend auf.

Der Mann am Boden rührte sich nicht. Mehr Blut rann ihm aus der Nase.

Rieker griff nach den Kabeln und riss die Sensoren von Brust und Kopf. Er langte nach seinem Hemd, streifte es über und sah sich vergeblich nach dem Hammer um, mit dem er zugeschlagen hatte – nirgends lag ein Objekt, das auch nur entfernte Ähnlichkeit mit einem Hammer hatte.

Eine Pistole ragte unter dem Hosenbund des Mannes auf dem Boden hervor. Rieker nahm die Waffe und hielt sie in der Hand, als die Tür aufflog.

»Alex!« Lily erfasste die Lage mit einem Blick. »Himmel, ich hätte dich nicht allein lassen dürfen, nicht für zehn Sekunden!« Hinter ihr standen der Mann und die Frau, die zuvor am PC und den Messgeräten gesessen hatten. Sie spähten erschrocken ins Zimmer.

Rieker steckte voller Adrenalin und behielt die Pistole schussbereit in der Hand. »Ist dir auf dem Weg hierher jemand aufgefallen?«

Der Mann und die Frau erschraken noch etwas mehr, als sich Rieker mit der Waffe in der Hand näherte. Sie wichen in den Flur zurück.

»Nein, niemand«, antwortete Lily schnell. »Aber das hat nicht viel zu bedeuten. Weg von hier!«

»Und zwar schnell!«

Sie liefen durch den Flur, vorbei an Besuchern, Sleepless-Patienten und Angestellten der Klinik. Draußen empfing sie der frühe marokkanische Abend mit Hitze und gleißendem Sonnenschein. Lily lief nicht mehr, ging aber mit langen, schnellen Schritten. Ihr Ziel war die nahe Altstadt mit ihren vielen schmalen Gassen. Dort konnten sie Verfolger abschütteln.

Auf der Straße herrschte dichter Verkehr. Während sie zwischen den Fahrzeugen nach Lücken suchten, die breit genug waren, um rasch hindurchzuschlüpfen, bemerkte Rieker einen in der Nähe stehenden blauen Kastenwagen. Seine Seiten waren nicht verbeult, und es fehlten auch die Rostflecken, aber das Kennzeichen begann mit »674« und endete mit »5«.

Lily war ihm einige Schritte voraus und halb an dem Wagen vorbei, als sich plötzlich die Schiebetür öffnete.

Jemand beugte sich aus dem Wagen, ergriff Lily am Arm und wollte sie ins Innere des Fahrzeugs ziehen.

Rieker blieb stehen, hielt die Pistole in beiden Händen und schoss mehrmals schnell hintereinander.

Im nächsten Moment war er bei Lily.

»Lauf!«, schrie er, um all die Schreie und das Hupen zu übertönen.

Er gab zwei weitere Schüsse ab, ungezielt ins Innere des Kastenwagens, sprinte ebenfalls los und tauchte zusammen mit Lily in die Menschenmenge.

187

Eine halbe Stunde lang flohen sie durch das Labyrinth aus Gassen, Läden und Verkaufsständen – die Pistole warf Rieker bei der ersten Gelegenheit in einen Müllbehälter, nachdem er sicherheitshalber seine Fingerabdrücke abgewischt hatte; man konnte nie wissen. Lily verstand es wie durch Magie, auch im dichtesten Gedränge geschwind voranzukommen, und Rieker folgte in ihrem Kielwasser.

Nachdem sie sich mehrmals vergewissert hatten, dass ihnen niemand folgte, kehrten sie vorsichtig zu ihrem Quartier beim Park Nouzhat Hassan zurück, nicht weit vom Sitz des Justizministeriums entfernt.

Als sie das Wohnhaus betraten, kamen ihnen mehrere Personen entgegen, doch es waren bekannte Gesichter, andere Mieter und deren Verwandte und Freunde. Lily und Rieker wechselten einige freundliche Worte mit ihnen – sie hatten in den vergangenen Monaten einige Brocken marokkanisches Arabisch gelernt –, erreichten ihre kleine Wohnung und blieben wachsam vor der Tür stehen.

Lily untersuchte sie und fand die winzige Nadel.

»Es scheint alles in Ordnung zu sein«, sagte sie leise und schob den Schlüssel ins Schloss.

Niemand lauerte auf sie, und es gab auch keine Mikrospione, wie Lily mit ihrem WLAN-Sniffer feststellte.

Trotzdem begann sie sofort zu packen.

»Ich hasse das«, brummte Rieker und half Lily, alles einzusammeln und in zwei großen Reisetaschen zu verstauen. »Wie in Lissabon. Hier hat's nur etwas länger gedauert.«

Lily holte ihr Smartphone hervor, wechselte die SIM-Karte, rief den Messenger aufs Display und begann, eine Nachricht zu schreiben.

»Was machst du?«, fragte Alex und sah sich um. Diesmal hinterließen sie keine leere Wohnung. Die alten Möbel im orientalischen Stil hatten sie beim Einzug empfangen, blieben zurück und warteten auf den nächsten Mieter.

»Ich schicke Henning eine kurze Nachricht«, antwortete Lily, »und teile ihm mit, dass wir Rabat aufgeben müssen.«

»Warte«, sagte Rieker plötzlich. Etwas Kaltes schien ihn am Nacken zu berühren. »Wer hat gewusst, dass wir uns in der Klinik befanden?«

»Niemand.«

»Abgesehen von Bruckner.«

Lily zögerte. »Wenn wir ihm nicht mehr trauen können ... Dann können wir *niemandem* trauen.«

»Genau meine Meinung«, bekräftigte Rieker. »Von jetzt an trauen wir nur noch uns beiden. Schreib ihm, dass wir Rabat aufgeben, meinetwegen, aber verrate ihm nicht, wohin wir gehen.«

Sie sah ihn an. »Wohin gehen wir?«

»Keine Ahnung. Schreib ihm ...« Rieker überlegte schnell. »Schreib ihm, dass wir nach Norden fahren, nach Tanger.«

Lily schrieb. »Ich nehme an, du hast vor, nach Süden zu fahren, ja?«

»Dich kann man nicht täuschen, mein Schatz.« Rieker trat zum Fenster und blieb dort stehen, ohne Vorhang und Gardine zu berühren. Licht und Geräusche waren gedämpft. »Wonach hätte es aussehen sollen?«

»Die Sache in der Klinik?« Lily sendete die Nachricht an Henning Bruckner und legte das Smartphone beiseite.

»Mein Tod. Mit einem Kissen erstickt. Was hätte die Untersuchung ergeben?«

»Mord, klarer Fall. Man erstickt nicht einfach so an einem Kissen.«

»Nicht einmal ein Irrer, der sich wegen Sleepless-Problemen in Behandlung begeben hat?«

Sie trat auf ihn zu – nicht dunkel, noch immer in Weiß und Beige –, legte ihm beide Hände auf die Wangen und drückte ihm einen Kuss auf die Lippen. »Du bist nicht irre.«

»Kein Unfall, sondern Mord«, sagte Rieker. »Man hätte dir die Schuld gegeben. Zwei Verrückte in einer Sleepless-Klinik, und einer bringt den anderen um. Eine elegante Lösung des Problems, nicht wahr? Du wärst in irgendeinem marokkanischen Gefängnis gelandet.«

Das Smartphone piepte. Lily nahm es und blickte aufs Display. »Das ging schnell.«

»Antwort von Bruckner?«, fragte Rieker.

»Ja.« Lily las die Nachricht. »Er will in Tanger ein Quartier für uns vorbereiten lassen. Die Adresse gibt er später durch. Wir sollen auf keinen Fall nach Deutschland zurückkehren. Dort sei es viel zu unsicher für uns.«

Lily ließ ihr Handy sinken.

»Wechsle die SIM-Karte«, sagte Rieker.

»Wenn ich die Karte wechsle, empfangen wir keine Nachrichten mehr.«

»Wenn du sie drin lässt, kann man uns orten«, mahnte Rieker.

Lily öffnete ihr Smartphone, nahm die kleine SIM-Karte heraus und legte sie auf den nahen Tisch.

Rieker ergriff die beiden Reisetaschen. »Auf geht's!«

188

Mit einem Mietwagen fuhren sie in südlicher Richtung durch die Nacht, nach Casablanca. Sie nahmen nicht die Autobahn A 1, sondern die näher beim Meer gelegene Landstraße, die durch kleinere und größere Orte führte. Eine Landstraße konnte man schnell verlassen, wenn es notwendig wurde, eine Autobahn nicht unbedingt.

»Beim ersten Mal haben sie sich auf den Versuch beschränkt, uns mit einem Mikrospion zu belauschen«, sagte Lily. »Beim zweiten Mal wollten sie uns umbringen. Oder zumindest dich.«

Rieker nickte stumm und behielt die Straße im Auge. Immer wieder kamen ihnen Fahrzeuge entgegen, manchmal wurden sie überholt.

»Es dürfte etwas mit dem Erfolg unserer Online-Kampagne zu tun haben«, sagte Lily. »Sie ist gewissen Leuten ein Dorn im Auge. Ehrlich und Wahrhaftig sollen zum Schweigen gebracht werden.«

»Was würde mit der Kampagne geschehen, wenn wir verschwinden?«, fragte Rieker und wich einem Lastwagen aus, der vor ihnen am Straßenrand hielt. »Hat sie genug Eigendynamik?«

»Nicht ohne zusätzliches Datenmaterial«, antwortete Lily. »Sie würde eine Zeit lang weitergehen, aber immer mehr an Bedeutung verlieren. Andere Themen träten an ihre Stelle.«

»Das Feuer würde erlöschen«, sagte Rieker. Die Worte brachten Erinnerungen an heißen Wind, Ruinen und einen Schmied, der am Uhrwerk der Welt arbeitete.

»Ehrlich und Wahrhaftig sind deshalb zu globalen Influencern geworden, weil sie die Dinge unverblümt beim Namen nennen und alle ihre Behauptungen mit Zahlen und Fotos belegen. Wenn wir plötzlich verstummen, werden unsere Follower einige Wochen oder Monate weitermachen, aber ihnen fehlen die Daten, über die wir verfügen.«

»Ohne uns wäre die Kampagne erledigt«, sagte Rieker.

»Mehr oder weniger«, bestätigte Lily. »Auf jeden Fall hätte sie kaum noch Einfluss auf den Wahlkampf in Deutschland.«

»Brois und Co würden die Wahl gewinnen.«

Die Lichter eines Orts blieben hinter ihnen zurück, voraus erschienen die des nächsten. Dazwischen war auf der rechten Seite das Meer zu sehen, der Atlantik.

»Ehrlich und Wahrhaftig«, brummte Rieker. »Ehrlich bringt Wahrhaftig in einer Klinik für Sleepless-Kranke um. Kann man solchen Leuten trauen, Verrückten und Mördern, die anderen Wahnsinn und Mord vorwerfen?«

Lily nickte. »Es wäre definitiv das Ende der Kampagne gewesen. Carolin Alberts, Oskar Brois und die anderen hätten aufatmen können.«

Sie schwiegen mehrere Minuten lang. Das Scheinwerferlicht anderer Fahrzeuge tauchte auf und verschwand wieder. Häuser strichen vorbei, die Fenster hell, dahinter Menschen, die ihr Leben lebten, einige ohne, immer mehr mit Sleepless. Rieker blickte immer wieder in den Rückspiegel, um festzustellen, ob ihnen jemand folgte.

»Du hast noch nicht gefragt, wie ich es geschafft habe«, sagte er nach einer Weile.

»Ach, Alex, ich bin froh, *dass* du es geschafft hast!« Lily seufzte. »Ich hätte dich nicht allein lassen dürfen, auf keinen Fall.« Sie sah zur Seite. »Wie hast du es geschafft?«

»Mit einem Hammer«, antwortete Rieker. »Ich habe den Typen, der mir das Kissen aufs Gesicht gedrückt hat, mit ein paar Hammerschlägen zu Boden geschickt. Und das meine ich nicht im übertragenen Sinne, es war tatsächlich ein Hammer, mit dem ich zugeschlagen habe. Der Witz an der Sache ist: Der Hammer existierte gar nicht. Ich hab ihn mir vom Schmied in der anderen Welt ausgeliehen. Jetzt sag mir, wie kann so etwas funktionieren? Ich war schon halb hinüber, und plötzlich hielt ich einen Hammer in der Hand, den es gar nicht gab, und der Bursche mit dem Kissen bekam ihn zu spüren.«

Lily überlegte. »Es gab da einen Zwischenfall, wenn ich mich richtig erinnere. Du hast mir davon erzählt. Er betraf Carolin Alberts und jemanden, der sie eines Morgens am Elbufer belästigt hat.«

»O ja. Martin Blacher, Architekt. Jung und sehr sportlich. Geht regelmäßig ins Fitnessstudio, um Gewichte zu stemmen. Jemand, der eigentlich viel kräftiger ist als Carolin Alberts, aber trotzdem eine Abreibung von ihr bekommen hat. Sie hat ihn niedergeschlagen, er wurde ins Krankenhaus gebracht.«

»Wie hat sie ihn überwältigen können?«, fragte Lily. »Ich meine, der Typ hat sich doch nicht einfach so von ihr ausknocken lassen.«

»Adrenalin?«, spekulierte Rieker.

»Das hätte ihr selbst literweise nichts genützt«, meinte Lily. »Die Antwort kann nur lauten: Sleepless, so wie bei dir.«

»Die grünen Pillen haben sie zu Wonder Woman gemacht? Und was ist mit mir? Wenn ich jetzt das Hemd ausziehe ... Kommt dann ein blaues Shirt mit einem großen roten S zum Vorschein?«

»Niemand erhält Superkräfte«, sagte Lily. »Aber wir wissen, dass Sleepless das menschliche Gehirn verändert, und zwar bei jedem Menschen auf eine etwas andere Art und Weise, weil sich die individuellen neuronalen Schaltpläne des menschlichen Hirns unterscheiden. Vielleicht liegt es am ›Alarmzustand‹, der Männer und Frauen für kurze Zeit sehr viel kräftiger und auch schmerzunempfindlicher macht. Dann spielt dabei Adrenalin tatsächlich eine Rolle.«

Rieker hörte aufmerksam zu. Es sprach wieder Lily, die Analytikerin.

»Vielleicht erhöht Sleepless diesen Alarmzustand«, fuhr sie fort. »Vor ein paar Tagen habe ich online den Artikel eines kanadischen Neurologen gelesen, der von ›Abkürzungen‹ im Gehirn sprach. Ähnliches geschieht bei gewissen mentalen Pathologien, wie bei Wahnsinnigen, die plötzlich große physische Kraft entwickeln ...«

»Also bin ich doch plemplem?«, fragte Rieker mit einem kurzen Seitenblick.

»Du hast etwas benutzt, das in dir steckt«, sagte Lily. »Dein verändertes Gehirn fand eine Energie, die dir normalerweise nicht zur Verfügung steht. Der Hammer war ein Symbol dafür.«

»Also doch Hammerschläge im übertragenen Sinne«, murmelte Rieker. »Metaphern, Sinnbilder.«

»Ja.«

»Und der Schmied?«

»Hast du sein Gesicht gesehen?«, fragte Lily.

»Nein, nur sein Profil, aber es wirkte irgendwie vertraut. Dann hat mich das Kissen auf meinem Gesicht zurückgeholt.«

»Jemand, den du kennst?«

»Könnte sein.«

»Wenn du seine Identität herausfindest …«, sagte Lily. »Das wäre sicher ein wichtiger Schritt für dich. Vielleicht würde es dir vollkommene Kontrolle geben.«

»Veränderungen im Gehirn«, brummte Rieker nachdenklich. »Wir stehen am Anfang, Sleepless wird erst seit einem guten Jahr verkauft. Wohin wird das alles führen?«

»Zu noch mehr Wahnsinn«, antwortete Lily. »Zu noch mehr Toten.« Sie deutete nach vorn. »Das sind die Lichter von Casablanca.«

189

Sie ließen den Mietwagen am Stadtrand zurück und nahmen ein Taxi zum Hotel Hyatt Regency Casablanca, in dem sie sich ein großes, teures Doppelzimmer nahmen. Eine halbe Stunde nach dem Einchecken verließen sie das Hotel durch den Hinterausgang, gingen einen halben Kilometer weit durch die Stadt, nahmen erneut ein Taxi und ließen sich zum Flughafen bringen.

»Wohin?«, fragte Lily. Sie standen mit ihren beiden Reisetaschen vor den Anzeigetafeln. »Abgesehen von Deutschland.«

Es war später Abend. In den Flughafenhallen hielten sich nur noch wenige Reisende auf, und die Tafeln zeigten eine knappe Auswahl an Flugzielen.

»Mit Europa sieht's mager aus«, sagte Rieker. »Wie wär's mit Dakar im Senegal?«

Lily sah ihn an. »Gäbe es dafür einen bestimmten Grund?«

»Wer auch immer uns in der Klinik gefunden hat, wird unserer Spur hierher folgen«, erklärte Rieker. »Der Mietwagen, das Taxi, selbst das Hotel ... Man muss kein Genie sein, um zu vermuten, dass wir schließlich zum Flughafen wollen, um nach Europa zurückzukehren. Deshalb Dakar. Eine weitere kleine Zwischenstation, um unsere Spuren zu verwischen. Und morgen früh geht's weiter nach ... Istanbul.«

»Istanbul«, sagte Lily. »Gibt es *dafür* einen bestimmten Grund?«

»Sogar einen sehr wichtigen. Ich wollte schon immer mal die Hagia Sophia sehen.«

Lily nickte. »Ich verstehe. Ein *sehr* wichtiger Grund. Also auf nach Dakar.«

Sie griff nach einer der beiden Reisetaschen.

»Da wäre noch eine Sache«, sagte Rieker. »Da wir schon einmal hier sind, in Casablanca ... Auf den Boden mit der Tasche.«

Lily stellte die Reisetasche ab.

»Unter anderen Umständen hätte ich gern einen Abstecher zu Rick's Café gemacht, aber dazu fehlt uns leider die Zeit.« Rieker fasste sie an den Schultern und intonierte: »Schau mir in die Augen, Kleines.«

»Humphrey Bogart.« Lily lächelte und legte die Arme um ihn. »Küss mich, als wäre es das letzte Mal.«

Er küsste sie.

»Aber ich steig nicht allein in das Flugzeug«, entschied Lily. »Du kommst mit.«

»Zu Befehl«, erwiderte Rieker.

190 CAROLIN ALBERTS

Die Suite im Fünfsternehotel Aman Venice war im venezianischen Stil eingerichtet, der Carolin so gut gefiel, dass sie beschlossen hatte, zwei oder drei Zimmer ihrer geplanten neuen Villa entsprechend zu gestalten. Sie saß an einem mehr als hundert Jahre alten Schreibtisch, im Rücken das offene Fenster mit Blick auf den Canal Grande. Italienische Stimmen und das Brummen der Vaporetti drangen herein.

Der Bildschirm des Notebooks vor ihr zeigte Carolin etwas, das sie mit tiefer Zufriedenheit erfüllte. Die Liste der in den vergangenen Tagen weltweit von Harmony übernommenen Unternehmen präsentierte einen Namen, der besondere Bedeutung für sie hatte: Kruither & Voch, übernommen von Harmony, wie sie es Gilbert Fournier gegenüber angekündigt hatte. Ich bin am Ziel, dachte Carolin.

Nein, verbesserte sie sich wenige Sekunden später. Früher wäre dies mein Ziel gewesen, jetzt nicht mehr.

Die Carolin vor Gilbert Fourniers Tod hätte sich mit dem Erreichten nicht nur zufriedengegeben, sie wäre überglücklich gewesen. Doch *diese* Carolin blickte weit über die alten Horizonte hinaus, dorthin, wo sich die neue Welt erstreckte. Sie stand nicht am Ziel, sondern am Anfang eines neuen Weges, eines weiteren Aufstiegs.

Vor dem inneren Auge sah sie sich plötzlich mit einer Krone. Sie würde die Königin der ganzen Welt sein!

Carolin lachte laut und hörte dabei einen seltsamen Unterton in ihrer Stimme, wie das leise Knacken und Klirren von sprödem Glas.

»Was ist so lustig?«, fragte Oskar Brois.

Er stand plötzlich im Zimmer – sie war so tief in Gedanken versunken gewesen, dass sie ihn nicht gehört hatte. Er trug keinen Frack, was durchaus zu Ort und Anlass gepasst hätte, sondern einen dunkelblauen Maßanzug mit roter Krawatte.

»Ich musste gerade an etwas denken«, sagte Carolin. »Es spielt keine Rolle.«

Oskar kam näher. »Gefällt er dir?«

Sie wusste, was er meinte, und hob die Hand mit dem Ehering, betrachtete den gelben Glanz des Goldes und das Funkeln der Diamanten. »Sehr hübsch.«

Oskar trat noch einen Schritt näher. »Man vermisst dich im Festsaal.«

Carolin musterte den Mann, der in wenigen Wochen die Bundestagswahl gewinnen wollte. Ihre Empfindungen für ihn waren abgekühlt, die einstige Leidenschaft existierte kaum noch; sie sah ihn immer mehr als Werkzeug, als jemanden, der nützlich sein, Hindernisse auf ihrem Weg beiseiteräumen konnte. Sie stellte sich vor, wie er ihr die Krone der Königin aufsetzte.

»Eben hast du gelacht, jetzt schmunzelst du«, sagte Oskar. »Über was freust du dich?«

»Über uns?«, erwiderte Carolin, ließ es jedoch wie eine Frage klingen. »Über unsere Ehe? Über den ganzen Rest?«

Oskars Lächeln verblasste allmählich. »Stimmt was nicht?«

Carolin verriet nicht, woran sie gedacht hatte. »Kennst du die letzten Umfrageergebnisse?«, fragte sie stattdessen.

»Wir liegen vorn«, erwiderte er.

»Es wird knapp«, sagte Carolin. »Neurologen und andere Wissenschaftler haben sich mit Ehrlich und Wahrhaftig zusammengetan. In den sozialen Medien ist immer wieder die Rede von Dingen wie ›statistische Signifikanz‹ und ›Übersterblichkeit‹. Der Einfluss der politischen Gegner von Sleepless wächst.«

»Hast du *darüber* gelacht und geschmunzelt?«, fragte Oskar.

Carolin ging nicht darauf ein. »Du gerätst bei deinem Wahlkampf zunehmend in die thematische Defensive.«

»Es wird bald eine Überraschung geben, die uns den Wahlsieg garantiert«, versprach Oskar. »Wir haben eine neue Möglichkeit gefunden, Ehrlich und Wahrhaftig zu lokalisieren, und dann werden wir sie in Gewahrsam nehmen. Wir werden sie nicht eliminieren. Ich habe mir die Freiheit genommen, den Auftrag, den du der Agentur gegeben hast, ein wenig abzuändern. Wir präsentieren sie der Öffentlichkeit als die Verbrecher, die sie sind. Wie groß ist die Glaubwürdigkeit von Verbrechern?« Oskar streckte die Hand aus. »Komm, lass uns gemeinsam in den Festsaal zurückkehren.«

Carolin blieb sitzen. »Gleich. Gib mir nur noch ein paar Minuten, ja?«

Oskar zögerte kurz, nickte dann, drehte sich um und ging.

Woher wusste er, dass sie Matthias beauftragt hatte, Rieker und seine Freundin zu finden und zu eliminieren?, fragte sich Carolin. Fast eine ganze Minute lang dachte sie darüber nach, bevor sie zu dem Schluss gelangte, dass es eigentlich keine Rolle spielte. Woraus auch immer die »neue Möglichkeit« bestand, mit der Oskar Ehrlich und Wahrhaftig aus dem Verkehr ziehen wollte, sie wünschte ihm viel Erfolg dabei.

Die Listen verschwanden vom Display des Notebooks, als Carolin eine Taste drückte. Sie scrollte durch einen weiteren Bericht … und hielt plötzlich inne, als ein Gesicht auf dem Bildschirm erschien: ein Mann, nicht mehr jung, aber auch nicht alt, mit einem Gesicht, das eine seltsame Ausstrahlungskraft hatte. Auf dem Bild sah er mit ernster Miene in die Ferne, und doch fühlte sich Carolin von seinem Blick getroffen. In den Augen, ihre Farbe eine Mischung aus Grau und Grün, lag eine besondere Tiefe, und ganz unten schien ein Feuer zu brennen.

Carolin betrachtete das Foto fasziniert. Dieser Mann hatte noch mehr Charisma als Oskar, aber auf eine andere, düstere Art, von der sie sich angezogen fühlte.

Sie las den Text unter dem Bild.

Der Mann hieß Konstantin beziehungsweise Robert Bachmann – so lautete der Name auf seiner Geburtsurkunde. Er war einundvierzig Jahre alt und arbeitete seit etwa zehn Jahren als Auftragskiller, zuletzt für die kalabrische 'Ndrangheta, für den Clan von Don Michele Cutri in Reggio Calabria. Dabei schien etwas schiefgelaufen zu sein. Er hatte nicht nur Francesco Castelli umgebracht, den Direktor der Banca Antonia, der mit Zeta in Verbindung gestanden hatte, sondern auch einen von Cutris Söhnen.

Konstantin schien auf einem Rachefeldzug zu sein, der mit Zeta kollidierte. In Rom hatte er versucht, Riccardo Mancini umzubringen, Staatssekretär im italienischen Innenministerium und Mitglied des »kleinen Kreises« von Zeta. Er war niedergeschossen worden, man hatte ihn für tot gehalten, aber wie durch ein Wunder hatte er überlebt.

Der letzte Satz unter dem Bild lautete: »Offenbar ist er auf dem Weg nach Deutschland.«

Der Bericht stammte von der Agentur, von Matthias, darum durfte sie den Angaben darin vertrauen. Allein der Umstand, dass er eine Mitteilung über Konstantin für angebracht hielt, ließ den Schluss zu, dass sich hier ein Problem anbahnte.

Carolin betrachtete erneut das Bild des ernsten Mannes, der in die Ferne sah und von dessen Blick sie sich trotzdem getroffen fühlte. Ein Problem, dachte sie. Oder neue Möglichkeiten.

191 ALEXANDER RIEKER

Flammen loderten am Himmel wie kleine orangefarbene Zungen. Rieker stand auf dem rissigen Asphalt der alten Straße, die nicht mehr durch einen Ort führte, durch eine kleine, verlassene Stadt, sondern an nur einem Gebäude vorbei, der Schmiede, aus der dumpfe Hammerschläge klangen.

Rieker trat zum offenen Eingang und sah ihn wieder von hinten, den Schmied mit seiner zerkratzten Lederschürze. Er beobachtete, wie der Mann erneut den Hammer hob und zuschlug, nicht kraftvoll und wuchtig, sondern eher sanft, gezielt.

»Wer bist du?«, fragte Rieker in Rauch und Hitze.

Der Schmied ließ seinen Hammer sinken und schien auf etwas zu warten.

Zwei weitere Schritte brachten Rieker dem Schmied so nahe, dass er ihn hätte berühren können. Er wandte sich zur Seite und sah erneut das vertraut wirkende Profil. Diesmal drückte ihm in der anderen, realen Welt niemand ein Kissen auf Mund und Nase.

Eine Erkenntnis dämmerte ihm.

»Du bist …«, begann er.

Der Schmied drehte sich langsam und zeigte ihm sein Gesicht.

»Du bist … ich«, sagte Rieker. »Und ich bin du.«

Etwas zog und zerrte an ihm, wie eine große unsichtbare Hand, die ihn packte und zum Schmied schleifte. Rieker wollte sich zur Wehr setzen und dachte sogar daran, zu Lily zurückzukehren, die in dem kleinen Istanbuler Apartment auf ihn wartete. Doch bevor er den bunten Würfel in der Hosentasche ergreifen und die Taste für die Rückkehr drücken konnte, veränderte sich plötzlich seine Perspektive.

Von einem Augenblick zum anderen stand er direkt vor dem Apparat mit seinen vielen Zahnrädern, Stangen und Federn. Die rechte Hand hielt den Hammer, mit dem er gerade eben eine weitere Stange bearbeitet hatte.

Er blickte nach rechts und links. Abgesehen von ihm befand sich niemand in der Schmiede.

Er war der Schmied.

Rieker betrachtete den Apparat, den er geschaffen hatte, das Uhrwerk der Welt, und fragte sich, was es damit auf sich hatte.

Die Antwort lag hier, aber vielleicht war sie noch nicht bereit für ihn.

Nicht jetzt, dachte er.

Er legte den Hammer beiseite, griff in die Hosentasche und drückte die Taste des Würfels.

192

»Wie schön du bist«, sagte Rieker. Er lag noch im Bett. Lily stand nackt vor dem Spiegel und kämmte sich das Haar, das er ihr zerzaust hatte. »Wie schaffst du es nur, so schön zu sein?«

Dunkel stand sie da, anmutig und prachtvoll, ganz die Dark Lady, die er so sehr mochte. Sie lächelte, nur für ihn, und er fühlte sich privilegiert.

»Schönheit liegt vor allem im Auge des Betrachters.« Sie setzte sich auf die Bettkante. Durchs offene Fenster fiel der Mondschein über dem Bosporus auf ihre Brüste. »Ich bin schön, weil du mich schön findest.«

»Wie in der Welt der Quanten«, sagte Rieker. »Wo Teilchen nur an einem bestimmten Ort sind, wenn sie der Blick eines Beobachters trifft.«

»Ich bin immer da.« Lily lächelte erneut.

»Zum Glück.«

Sie beugte sich vor und legte ihm die Hand auf die Brust. »Wie geht es dir?«

»Gut. Vielleicht sogar besser als vorher.«

»Weil du weißt, wer du bist.«

»Oh, ich habe immer gewusst, wer ich bin«, sagte Rieker. »Aber jetzt weiß ich auch, dass ich einen Apparat konstruiert habe, den mein Alter Ego ›Uhrwerk der Welt‹ nannte.«

»Was hat es damit auf sich?«, fragte Lily.

»Ich hab keine Ahnung«, antworte Rieker. Doch dann runzelte er die Stirn und fügte hinzu: »Nein, das stimmt nicht ganz. Eine Ahnung hab ich schon. Als ich zum Schmied geworden bin, als ich allein vor dem Apparat stand, mit dem Hammer in der Hand … da hatte ich das Gefühl, dass das ›Uhrwerk‹ Antworten für mich bereithielt. Und etwas in mir wollte den Hammer heben und den Apparat zerschlagen.«

»Warum?«

»Ich weiß nicht. Vielleicht erfahre ich es bei meinem nächsten Besuch in der Schmiede.«

Rieker verließ das Bett, ging zum offenen Fenster und stand in der kühlen Nachtluft. Vor ihm erstreckte sich das Häusermeer von Istanbul. Links, im Nordosten, erhoben sich die Türme der Hagia Sophia, der alten byzantinischen Kirche, die Erdogan in eine Moschee verwandelt hatte; rechts, im Südosten, lag das offene Meer. Dort zeigten sich die Lichter von Schiffen, die auf die Genehmigung warteten, den Bosporus zu durchfahren.

»Was hältst du von einem Streifzug durch die Stadt?«, fragte er plötzlich. »Es gibt immer noch Viertel von Istanbul, die wir nicht kennen.«

»Wir haben viel zu wenig von Istanbul gesehen«, sagte Lily.

Zehn Minuten später verließen sie das Wohnhaus und gingen in Richtung des Theodosius-Obelisken, eines altägyptischen, aus rosarotem Granit bestehenden Obelisken, der unter Kaiser Theodosius I. nach Konstantinopel gebracht und dort im

Jahr 390 nach der Zeitenwende im Hippodrom aufgestellt worden war.

Sie waren noch keine dreihundert Meter weit gekommen, als hinter ihnen eine Explosion die Fenster ihres Apartments im dritten Stock zerriss.

193

Rieker und Lily waren vorbereitet, sie mussten nicht improvisieren. Ihr Notquartier befand sich im Süden von Istanbul, nicht weit vom Flughafen Atatürk entfernt, eine Zweizimmerwohnung in einem alten, brüchigen Wohnhaus, das beim nächsten Erdbeben einstürzen würde – eine günstige Lage, sollte eine schnelle Flucht erforderlich werden.

Die Einrichtung bestand nur aus einem Bett und einem Schrank, der eine gepackte Reisetasche enthielt, einen Laptop mit einer exakten Kopie der Programme und Daten des Notebooks, das bei der Explosion bestimmt zerstört worden war, und ein Smartphone mit einigen wenigen gespeicherten Rufnummern. Die Pässe und das Bargeld trugen sie bei sich, das hatten sie sich längst zur Gewohnheit gemacht.

»Ich rufe ihn an«, sagte Lily.

»Henning?« Rieker nahm die Reisetasche. »Hattet ihr nicht Funkstille vereinbart?«

»Sie haben uns erneut gefunden.« Lily schaltete das Handy ein. »Und diesmal scheinen sie es *richtig* ernst zu meinen. Sie haben den halben dritten Stock des Gebäudes in die Luft gejagt, du hast es gesehen. Es hat bestimmt Tote gegeben. Die Botschaft lautet: Jetzt wird keine Rücksicht mehr genommen.«

Rieker setzte die Reisetasche wieder ab, in der Mitte des dunklen Zimmers, vor dem Bett. Licht von der Straße fiel durch die Fenster.

»Vielleicht ist es ein Zeichen unseres Erfolgs«, sagte er. »Wir haben mit der Kampagne einen kritischen Punkt erreicht, einen Tipping Point. Selbst kleine Dinge können ab jetzt den Ausschlag geben.«

»Zum Beispiel unser Verschwinden.«

»Ja.« Rieker seufzte. »Wieder eine andere Stadt, in einem anderen Land? Auf einem anderen Kontinent? Hast du Lust dazu?«

»Nein«, sagte Lily.

»Ich auch nicht. Und wenn du mich fragst: Die Zeit ist reif. Für die Rückkehr nach Deutschland. Gefährlicher kann es für uns kaum werden, und wenn wir direkt vor Ort sind, im Zentrum des Geschehens ... Das könnte entscheidend sein.«

»Henning war dagegen«, gab Lily zu bedenken. »Ich glaube, er wollte uns in Reserve halten, als letzten Trumpf sozusagen.«

»Was nützt ein Trumpf, wenn man ihn nicht ausspielt?«, entgegnete Rieker. »Bitte Henning, alles vorzubereiten. Unsere nächste Reise bringt uns zurück nach Hamburg.« Mit einem schiefen, halb bitteren Lächeln fügte er hinzu: »Wo man uns vielleicht am wenigsten erwartet.«

Lily wählte die Nummer, nahm das Handy ans Ohr, und nach etwa zwanzig Sekunden sagte sie: »Ich bin's.« Sie nannte einen Code, der ihre Identität bestätigte. »Wir sind nur knapp – nur sehr, *sehr* knapp – einem Bombenanschlag entkommen.«

Mit ein paar Worten beschrieb sie die jüngsten Ereignisse und erklärte dann, dass sie beide keinen Sinn darin sahen, die Flucht fortzusetzen. Es sei besser, die Kampagne in Deutschland weiterzuführen, ein persönliches Auftreten könne dort die Entscheidung herbeiführen.

Eine Zeit lang hörte sie stumm zu, während Henning Bruckner antwortete. Dann sah sie Rieker an. »Er kommt hierher und holt uns ab. Wo treffen wir uns?«

Rieker überlegte kurz. »Nicht hier in dieser Wohnung«, sagte er und dachte daran, dass die Handy-Signale geortet werden konnten. Ein öffentlicher Ort, nicht unbedingt in der Nähe, aber auch nicht zu weit entfernt.

»Sahet Hobbena«, sagte er. »Der halbrunde Platz am Hafen südlich des Atatürk-Flughafens.«

Lily gab es weiter und hörte noch einmal zu, bevor sie die

Verbindung unterbrach und das Handy ausschaltete. Sie steckte es in die Hosentasche.

»Morgen Mittag will er dort sein.« Sie sah auf die Uhr. »Beziehungsweise heute Mittag. Uns bleiben noch neun Stunden.« Sie ging zur Reisetasche, öffnete sie und entnahm ihr den Laptop. »Ich schätze, auf den Rest können wir verzichten.«

»Gut.« Rieker ging zur Tür. »Dann muss ich die Reisetasche nicht neun Stunden lang herumschleppen.«

Sie verließen die kleine Wohnung, für die sie viele Monate Miete gezahlt hatten, ohne einen Tag oder eine Nacht in ihr verbracht zu haben.

194

In einem Café voller junger Touristen fragte Rieker: »Wieso kommt er extra hierher? Er könnte jemanden schicken. Oder besser noch: Er könnte etwas arrangieren, einen Flug für uns buchen oder Bahntickets ordern und sie uns per Mail an dein Handy schicken.«

Lily aß ein Stück türkischen Schokoladenkuchen und leckte sich die Lippen. Ihre Umhängetasche mit Smartphone und Laptop lag auf dem Tisch. Immer wieder huschte ihr Blick unauffällig zu den anderen Gästen und zur nahen Straße, auf der selbst tief in der Nacht ebenso dichter Verkehr herrschte wie am Tag.

»Vielleicht ist es eine persönliche Sache«, erwiderte sie.

»Du meinst, er fühlt sich uns gegenüber verpflichtet?« Rieker trank Mokka. »Weil er uns ins Ausland verfrachtet hat?«

»Ich weiß nicht, was er und die anderen planen«, sagte Lily. »Darüber hat er nie gesprochen. Aber ich kann mir nicht vorstellen, dass ein Wahlsieg von Brois und Zeta in ihrem Interesse liegt. Wir haben die Kampagne ins Leben gerufen und sie zu einer mächtigen Waffe der politischen Gegner des Bunds für Deutschland gemacht. Ehrlich und Wahrhaftig sind zu einem Markenzeichen geworden. Vielleicht glaubt Henning, dass es an der Zeit ist, ihnen ein Gesicht zu geben.«

»Soll mir recht sein«, brummte Rieker. »Hauptsache, er bringt uns nach Deutschland zurück. Zwei Jahre sind vergangen. Ich kann mich kaum mehr daran erinnern, wie es in Hamburg aussieht.«

Er rieb sich den Nacken. Lily bemerkte es.

»Wann ist es wieder so weit?«, fragte sie.

»Keine Sorge, ich schalte nicht einfach ab«, sagte Rieker. »Ich habe gelernt, es zu kontrollieren; du hast mir dabei geholfen.« Er ließ die Hand sinken, und für den Hauch eines Moments glaubte er, einen Hammer darin zu fühlen.

Lily aß den Rest ihres Kuchens und legte eine Banknote halb unter den Teller. »Lass uns gehen. Wir dürfen nicht zu lange an einem Ort bleiben.«

Sie wanderten nach Osten durch eine Stadt, die nachts fast noch lebendiger zu sein schien als am Tag. In der Nähe des Großen Basars, als das erste Licht des neuen Tages über den Himmel kroch, sagte Rieker: »Wir haben noch immer nicht geheiratet.«

»Heiraten ist schwierig, wenn man auf der Flucht ist«, entgegnete Lily. »Wer soll uns trauen, wenn wir nirgends gemeldet sind?«

»Hamburg?«, fragte Rieker.

»Hamburg«, bestätigte Lily. »Wenn wir alles hinter uns haben.«

»Das ist seltsam, weißt du. Ich habe nicht das Gefühl, dass es bald zu Ende sein wird.«

Lily hakte sich bei ihm ein und schmiegte sich an ihn.

»*Das* kann ruhig lange so weitergehen«, kommentierte Rieker.

»Ich glaube, uns folgt jemand«, flüsterte Lily und hauchte ihm einen Kuss zu.

»Wer?«, fragte Rieker und gab ihr einen Kuss auf die Stirn. »Wo?« Er war nicht so dumm, den Blick zu heben und Ausschau zu halten.

»Zwei Männer, der eine etwas älter, der andere jung, wie Vater und Sohn, beide in Jeans, grau und blau, die Hemden beige und gelb.« Lily gab sich den Anschein, als flüsterte sie ihm einige zärtliche Worte zu. »Bei der Gasse, aus der wir gekommen sind. Sie stehen neben dem Kiosk.«

»Wenn ich jetzt hinsehe, verraten wir uns«, sagte Rieker mit einem Lächeln. »Dort drüben, der Springbrunnen mit der Erdogan-Statue. Wir gehen um ihn herum, dann kann ich sie sehen.«

Sie schlenderten um den Brunnen aus weißem Marmor, und von der gegenüberliegenden Seite aus konnte Rieker einen unauffälligen Blick auf die beiden Männer werfen. Sie standen im Lampenlicht des Kiosks, sprachen miteinander, gestikulierten und sahen nicht in ihre Richtung.

»Bist du sicher?«, fragte er.

»Nein, bin ich nicht«, antwortete Lily. »Aber auf dem Weg hierher sind sie mir schon zweimal aufgefallen.«

Rieker legte den Arm um sie, als sie weitergingen, in Richtung Topkapi-Palast. »Na schön, schütteln wir sie ab, wenn es tatsächlich Verfolger sind. Wir wissen beide, wie man so etwas macht, nicht wahr?«

Während der nächsten drei Stunden marschierten sie kreuz und quer durch die riesige Stadt. Manchmal trennten sie sich voneinander, setzten den Weg in unterschiedliche Richtungen fort und trafen sich zwanzig oder dreißig Minuten später an einem zuvor vereinbarten Ort. Mit Leihrädern fuhren sie nicht nur über breite, taghell erleuchtete Radwege, sondern auch durch Gassen, die dunkel blieben, bis die aufgehende Sonne ein ganzes Stück höher am Himmel stand. Sie besuchten Geschäfte und verließen sie durch die Hinterausgänge. Sie nahmen getrennt voneinander Taxis, die sie in verschiedene Stadtviertel brachten, und ließen eine ganze Stunde verstreichen, bevor sie in einem Café auf der Galatabrücke frühstückten und Bilanz zogen.

»Sie sind weg«, sagte Lily zufrieden. »Ich sehe sie nicht mehr.«

Rieker blinzelte im Schein der aufgegangenen Sonne – für einen Moment schien der Himmel im Osten zu brennen.

»Falls es wirklich Verfolger waren«, meinte er. »Aber Vorsicht ist immer besser. Ich bin ziemlich sicher, dass wir jetzt niemanden mehr an den Fersen haben.« Er sah auf die Uhr. »Es bleibt noch etwas Zeit. Was schlägst du vor?«

Lily deutete die Brücke entlang. »Zur anderen Seite, dann nach Nordwesten, über die Atatürk-Brücke zurück und zum Treffpunkt. Es macht nichts, wenn wir etwas zu früh dort ankommen. Dann können wir die Entwicklung der Dinge im Auge behalten.«

195

Ein überraschend kühler Wind wehte vom Meer, grauweiße Wolken zogen über den Himmel. Ihre Schatten strichen über den halbrunden, von Palmen gesäumten Platz, an dessen Rand Lily und Rieker auf einer Sitzbank warteten.

»Zehn Minuten nach zwölf Uhr«, sagte Lily. »Er ist spät dran.«

»Er kommt den ganzen weiten Weg aus Deutschland.« Rieker sah über den Platz und beobachtete die Spaziergänger an der Uferpromenade. »Da kann er wohl kaum auf die Minute pünktlich sein.«

»Henning schon.« Lily überprüfte ihren Laptop, klappte den kleinen Computer zu und verstaute ihn wieder in der Umhängetasche. »Nichts Neues.«

»In letzter Zeit haben wir nicht mehr viel erhalten.« Rieker beobachtete einen dunkelhaarigen Mann in mittleren Jahren, der offenbar eins der Boote bewunderte. Schon seit einigen Minuten stand er da, die Hände in den Hosentaschen. »Der größte Teil des von uns geposteten Materials stammt aus unseren Recherchen.«

»Vielleicht waren Henning und seine Freunde mit anderen Dingen beschäftigt«, spekulierte Lily. »Der Wahlkampf in Deutschland ist in seine heiße Phase getreten.«

»Aber er hat Zeit genug, von Deutschland hierher in die Türkei zu reisen, um uns abzuholen.«

Der Bootsbewunderer auf der Promenade ging weiter. Riekers Blick folgte ihm. Der Mann drehte nicht den Kopf, um in ihre Richtung zu sehen.

Jemand erschien auf der anderen Seite des Platzes zwischen den Palmen, ein Mann mit grauweißem Haar, um die siebzig, gekleidet in eine dunkelblaue Stoffhose und ein hellblaues Hemd. Er blieb neben einer leeren Sitzbank stehen und schien zu überlegen, ob er sich setzen sollte. Nach einigen Sekunden ging er weiter, schlenderte über den Platz und näherte sich langsam.

»Da ist er«, sagte Lily.

Die vergangenen beiden Jahre waren nicht ganz spurlos an Henning Bruckner vorübergegangen, die Falten hatten sich tiefer in sein Gesicht gegraben. Doch der Blick seiner schiefergrauen Augen war sehr wach und aufmerksam. Nahm er Sleepless? Hatte er schon damals, bei ihrer letzten Begegnung, Sleepless genommen?

»Es freut mich, Sie wiederzusehen«, sagte er mit der kühlen Distanziertheit, die zu seinem Wesen gehörte.

»Sie sind zu spät«, stellte Lily fest.

»Was ich sehr bedauere. Mit dem Flug war alles in Ordnung, aber es dauerte länger als erwartet, einen Wagen zu bekommen.« Bruckner sah zu den Booten. »Ist Ihnen jemand gefolgt?«

»Wir sind vorsichtig gewesen«, antwortete Rieker.

»Gut.« Bruckner nickte. »Ich schlage vor, wir machen uns sofort auf den Weg.«

Sie folgten ihm über den Platz, vorbei an den Palmen und in eine der Straßen, die nach Norden führten, zum nicht weit entfernten Flughafen.

»Wie ist die Lage in Deutschland?«, fragte Lily.

»Angespannt«, erklärte Bruckner. »Brois und sein Bund für Deutschland liegen noch immer vorn, aber nach den letzten Umfragen ist der Vorsprung geschrumpft. Zwei Lager stehen sich gegenüber: auf der einen Seite die bedingungslosen Befürworter von Sleepless, auf der anderen die Skeptiker und Mahner, die Sleepless entweder ganz verbieten oder zumindest einschränken wollen. Ihre Kampagne hatte großen Erfolg, aber es reicht noch nicht ganz. Wir haben neues Material, über Brois, Zeta, Harmony und Sleepless. Es ist alles vorbereitet. Sie beide werden die Daten in Hamburg präsentieren, live in Fernsehen und Radio und natürlich auch online als Stream. Wir hoffen, dass sich das Blatt dann endgültig wendet.«

Das waren viele Worte für einen sonst eher schweigsamen Mann, fand Rieker. Außerdem ergriff er eindeutig und unmissverständlich Partei.

Sie näherten sich einem dunkelgrauen Transporter.

»Das einzige Fahrzeug, das ich auf die Schnelle auftreiben konnte«, sagte Bruckner in einem entschuldigenden Ton. »Nicht sehr bequem, ich weiß. Aber es ist ja nicht weit bis zum Flughafen. Neue Papiere liegen im Wagen für Sie bereit.«

Wieder mehr Worte als notwendig, fiel Rieker auf.

Der Transporter stand am Straßenrand. Bruckner ging zur Beifahrertür. »Es wird ein wenig eng, aber wenn Sie zusammenrücken …«

Plötzlich öffnete sich die Schiebetür an der Seite, und zwei Männer erschienen, richteten Pistolen auf Rieker und Lily.

»Einsteigen!«, zischte einer von ihnen. Der andere ergriff Lily am Arm und zog sie mit einem Ruck ins Fahrzeug.

Es blieb Rieker nichts anderes übrig, als der Aufforderung zu folgen.

Jemand stülpte ihm eine Kapuze über den Kopf und drückte ihn dann zu Boden.

Er hörte Lilys Stimme. »Henning …«, begann sie.

»Es tut mir leid«, erwiderte Bruckner. »Einige Dinge haben sich geändert.«

Die Kapuze bewegte sich, eine Hand hob sie an und drückte Rieker etwas Kaltes an den Hals, das seine Gedanken wie in Eis erstarren ließ.

196 CAROLIN ALBERTS

»Wir haben sie!«

Carolin stand am großen Fenster des Vorraums und beobachtete die Arbeiten im neuen Hauptlaboratorium von Harmony. Dort wurde die nächste Generation von Sleepless vorbereitet, die noch vor den Wahlen auf den Markt kommen sollte. Sie würde sicherer sein und weniger Nebenwirkungen haben, ein gutes Argument für die Sleepless-Befürworter.

Oskar Brois schloss die Tür hinter sich und kam näher. Carolin drehte sich zu ihm um.

»Wen habt ihr?«, fragte sie und fühlte das Handy in ihrer Tasche vibrieren. Sie hatte es zuvor stumm geschaltet.

»Rieker und seine Freundin!« Oskar strahlte, fasste sie an den Schultern und drückte kurz zu. »Das wär's, sie sind erledigt. Man bringt sie bereits ins Studio. Das Fernsehen wird sein Programm unterbrechen und live senden. Wir werden auch im Radio und online sein.«

Es gefiel Carolin nicht, dass wichtige Entscheidungen ohne ihr Wissen und ohne ihre Mitwirkung getroffen wurden. Oskar Brois verhielt sich noch immer wie jemand, der glaubte, alle Zügel selbst in der Hand zu halten.

Trotzdem lächelte sie und sagte: »Herzlichen Glückwunsch!« Sie fragte nicht: Wie hast du das geschafft?

»Heute Abend gehen wir auf Sendung«, verkündete Brois stolz. »Willst du dabei sein?«

Carolin lächelte erneut, obwohl sie eigentlich andere Pläne gehabt hatte. »Ich werde es mir nicht entgehen lassen.«

Oskar deutete zum Fenster. »Wie kommt ihr voran?«

»Wir beginnen wenige Tage vor den Wahlen mit dem Verkauf der zweiten Sleepless-Generation«, antwortete Carolin. »Was viele Kritiker verstummen lassen dürfte. Warum das Verbot von etwas fordern, das sicher ist?«

»Wir werden sehen.« Oskar Brois rieb sich die Hände, zufrieden vor allem mit dem eigenen Erfolg. »Wir werden sehen. Ich hole dich ab. Um sechs?«

»Ich werde hier sein.«

Er gab ihr einen Kuss, dem sie am liebsten ausgewichen wäre, und ging voller Zuversicht.

Das Handy vibrierte erneut.

Carolin holte es hervor und sah aufs Display, das ihr eine wichtige Mitteilung anzeigte. Sie stammte von Matthias und lautete:

> Konstantin befindet sich in Hamburg, wir versuchen, ihn zu finden. Solange wir ihn nicht lokalisiert haben, ist Vorsicht geboten. Und Achtung, wir wissen, wer Brois' neue Helfer sind: Leute vom Geheimdienst.

Geheimdienst, dachte Carolin. Mit Verbindungen zum Geheimdienst erreichte Zetas Einfluss eine neue Stufe.

Sie blieb noch einige Minuten lang am Fenster stehen und sah den Biochemikern bei der Arbeit zu, bevor sie in ihr Büro zurückkehrte und sich noch einmal die Marketingstrategie für »Sleepless V2« vornahm. Gegen fünf sah Sebastian zur Tür herein.

»Ich habe den ganzen Tag nichts von dir gehört«, sagte er fast vorwurfsvoll. »Hast du was für mich?«

Er meinte nicht nur Aufträge für einen persönlichen Sekretär, sondern auch etwas anderes.

»Nein«, sagte Carolin. »Du kannst für heute Schluss machen.«

»Was ist mit heute Abend?«

»Hab leider einen wichtigen Termin.« Carolin gab sich beschäftigt. »Vielleicht morgen, ja?«

197 ALEXANDER RIEKER

Rieker blinzelte im blendenden Scheinwerferlicht.

»Das ist absurd«, sagte er und starrte auf die Textblätter, die jemand auf den kleinen Tisch vor ihm gelegt hatte.

»Lesen Sie«, sagte Henning Bruckner. Er stand neben der computergesteuerten Kamera, eine von mehreren Silhouetten hinter dem Licht.

»Ich soll gestehen, dass ich Oskar Brois nach dem Leben getrachtet und Beweise gefälscht habe, um Carolin Alberts die Schuld am Tod von Gilbert Fournier zu geben?« Und das war noch nicht alles. Die Kampagne, die sie vor zwei Jahren kurz nach ihrer Flucht aus Deutschland ins Leben gerufen hatten, beruhte angeblich auf falschen Daten, vertauschten Identitäten und manipulierten Statistiken.

Er sah auf. »Wo sind wir, Bruckner? In Hamburg? Und wo ist Lily?«

»Frau Engel befindet sich ganz in der Nähe.« Hinter Bruckner öffnete sich die Tür. Jemand kam herein, flüsterte ihm etwas zu und ging wieder.

»Sie hat Ihnen vertraut«, sagte Rieker. Er spürte eine seltsame Mattigkeit, vielleicht ein Überbleibsel der Betäubung. »Wo ist Lily?«

»In einem anderen Zimmer liest sie gerade einen ähnlichen Text«, erklärte Bruckner. »Ein Geständnis.«

»Sie wird sich weigern.«

»Das wäre sehr dumm von ihr. Und Frau Engel ist nicht dumm. Sie wird den Text lesen, so wie Sie den Ihren.«

»Nein«, sagte Rieker.

»Dann müssen wir Ihrer Lily wehtun«, sagte Bruckner ruhig.

Rieker versuchte vergeblich, die Gesichter der Personen hinter dem Scheinwerfer zu erkennen. Wer befand sich bei Bruckner? Vielleicht Carolin Alberts und Brois?

»Deshalb haben wir in letzter Zeit kaum mehr Daten von Ihnen bekommen«, vermutete er. »Wann ist es passiert? Wann haben Sie die Seiten gewechselt? Und warum?«

»Die Erklärung würde zu lange dauern, und Sie könnten nichts mit ihr anfangen«, gab Bruckner zurück. »Hinter den Kulissen geschieht mehr, als Sie ahnen.«

Rieker nickte. »Würde mich gar nicht überraschen.« Die Mattigkeit verflüchtigte sich allmählich, wie Nebel im Sonnenschein. Ein Hammer, dachte er. Ich brauche einen Hammer, um die Kamera zu zertrümmern, die Tür aufzustoßen und Lily zu erreichen.

Er ließ die rechte Hand sinken, tastete mit ihr nach der Hosentasche – und stellte fest, dass der kleine Würfel mit dem Schalter fehlte.

»Lesen Sie«, sagte Bruckner mit etwas mehr Nachdruck. »Lesen Sie *jetzt,* wenn Sie wollen, dass Viktoria Engel das alles unbeschadet übersteht.«

»Was würden Sie mit ihr machen?«, fragte Rieker.

»Wollen Sie das wirklich wissen? Möchten Sie, dass ich Ihnen Einzelheiten nenne?«

»Und wenn wir die Geständnisse vorgelesen haben … Was geschieht dann?«

»Wir behalten Sie noch ein paar Tage bei uns, bis nach den Wahlen, und dann kommen Sie ganz offiziell in Untersuchungshaft, bis man Sie vor Gericht stellt.«

Das war natürlich Unsinn, wusste Rieker. Wenn Lily und er ihre »Geständnisse« abgelegt, wenn sie ihren Zweck erfüllt hatten, würde Zeta dafür sorgen, dass sie nichts widerrufen konnten. Man würde sie verschwinden lassen.

Aber dies war noch nicht das Ende des Weges. Etwas würde geschehen, Rieker fühlte es, wie die Nähe des brennenden Himmels, weniger als einen Fingerbreit entfernt.

»Lesen Sie den Text, wenn Ihnen etwas an Ihrer Lily liegt!«, sagte Henning Bruckner scharf.

Rieker nahm die Blätter und begann zu lesen.

198

Henning führte Rieker durch einen Flur und blieb vor einer Tür stehen, die Hand auf der Klinke.

»Wenn Sie sich fügen, bleiben Sie am Leben«, sagte er. »Wenn Sie meinen, Ihr Geständnis widerrufen zu müssen, wenn Sie irgendwelchen Unsinn anstellen ... Dann sterben Sie und Lily mit Ihnen. Später wird es heißen, dass Sie auf tragische Weise bei einem Fluchtversuch ums Leben gekommen sind. Haben Sie verstanden?«

Rieker nickte. Er trug Handschellen, so konnte er ohnehin nicht viel ausrichten.

Bruckner führte ihn in einen Raum, der wie ein Fernsehstudio eingerichtet war, mit mehreren großen Kameras vor einer Bühne, auf der ein Dutzend Stühle an einem langen Tisch mit Mikrofonen standen. Einige bekannte Gesichter warteten dort bereits: Carolin Alberts, Oskar Brois, Simon Lennard Mierhoff, der in den vergangenen beiden Jahren noch ein paar Kilo zugelegt hatte, außerdem einige Personen, die Rieker von Fotos kannte und von denen er annahm, dass sie zu Zeta gehörten, unter ihnen Benedikt Hoffmann von Akzentua in Frankfurt.

Mehrere Techniker waren damit beschäftigt, die Kameras vorzubereiten. Andere saßen an Computern, schrieben auf Tastaturen und überprüften Internetverbindungen.

Rieker sah sich um. Es fehlten Kowalski, Kroge und Stobbe – vielleicht hatte er bisher zu hart über sie geurteilt.

Carolin Alberts stand auf, als sie sich der Bühne näherten.

»Da ist er, der Mörder von Gilbert Fournier und Noah Gunnason«, verkündete sie laut.

Mierhoff, Oskar Brois und Benedikt Hoffmann unterbrachen ihr Gespräch und musterten Rieker. Brois lächelte.

Auf der linken Seite öffnete sich eine andere Tür, und Matthias Teubner von der Agentur führte Lily herein, die ebenfalls Handschellen trug. Rieker sah die stumme Frage in ihren Augen: *Was machen wir? Wir können nicht zulassen, dass sie damit durchkommen.*

Etwas wird passieren, dachte Rieker und fragte sich für einen Moment, ob Lily die Antwort wie auch immer empfangen konnte. Sie hatten sich oft ohne Worte verstanden, vielleicht gelang ihnen das auch jetzt.

Auf der Bühne saßen sie nebeneinander. Scheinwerfer gingen an. Einige der großen Kameras wurden noch etwas näher zur Bühne geschoben. Einer der Techniker hob die Hand und sagte: »Wir sind so weit.«

Brois beugte sich vor. »Wir senden Ihre aufgezeichneten Geständnisse, und anschließend werden Sie live präsentiert, Rieker. Es ist ein großer Erfolg unseres Polizeipräsidenten, der die Ermittlungen geleitet hat.« Er deutete dabei auf Mierhoff und lächelte wieder. »Wenn wir hier fertig sind, wird die Öffentlichkeit Sie für einen gefährlichen Verbrecher und Verschwörer halten und froh sein, dass wir Sie zur Strecke gebracht haben. Sie sind erledigt, Rieker. Sie und Ihre Hacker-Freundin. Nie wieder wird Ihnen jemand ein Wort glauben.«

»Etwas wird geschehen«, murmelte Rieker.

»Wie war das?« Brois beugte sich etwas weiter vor. »Ich habe Sie nicht verstanden.«

»Sie können mich mal, Brois«, sagte Rieker

Der Mann, der vielleicht schon bald Bundeskanzler sein würde, lachte kurz und rieb sich die Hände. »Also gut, fangen wir an.«

Die Tür, durch die Henning Bruckner Rieker ins Studio gebracht hatte, öffnete sich erneut. Eine Frau führte einen Mann herein, der ziemlich mitgenommen wirkte und Mühe zu haben schien, sich auf den Beinen zu halten.

»Wir haben einen Eindringling geschnappt«, verkündete die Frau, die etwa in Lilys Alter war, vielleicht einige Jahre jünger, und kurzes dunkelrotes Haar hatte. »Raten Sie mal, wer er ist?«

KURZ VORHER

199 KONSTANTIN
EIN LETZTER TAG

»Zusammen kommen wir nicht hinein, das ist unmöglich.« Nadeschka reichte Konstantin den kleinen Feldstecher, den sie am Nachmittag gekauft hatten.

Sie standen auf einer kleinen Anhöhe, in der Nähe einer Baustelle, auf der vor wenigen Stunden reger Betrieb geherrscht hatte. Inzwischen war es dunkel geworden, und das Licht der nächsten Lampe erreichte sie nicht.

Die von Jayden de Boer gemietete Villa war etwa fünfhundert Meter entfernt. Konstantin beobachtete sie durchs Fernglas. Mehrere Fahrzeuge standen auf dem Parkplatz neben dem Gebäude, weitere rollten über die Zufahrt. Hier und dort brannte Licht im Park, der die Villa umgab. Sicherheitsleute patrouillierten.

»Ich habe es mir schlimmer vorgestellt«, sagte er. »Die Stelle, die ich mir heute Morgen ausgesucht habe, scheint tatsächlich unbewacht zu sein. Weil niemand damit rechnet, dass sich ausgerechnet dort jemand Zugang verschafft. Du wirst mich entdecken und gefangen nehmen.«

Sie sah ihn an, ihr Gesicht im Dunkeln. »Gibt es einen Notfallplan?«

»Wir brauchen keinen«, gab sich Konstantin überzeugt.

Sie überprüften noch einmal ihre Waffen – Nadeschka ihren Revolver, Konstantin seine Pistole –, dann gingen sie los.

Auf halber Strecke zur Villa trennten sie sich. Nadeschka

setzte den Weg zur Zufahrt und dem Haupteingang fort, und Konstantin wandte sich nach Norden. Er sah auf die Uhr – ihm blieben zwanzig Minuten, um zum vereinbarten Ort zu gelangen.

Zehn Minuten später erreichte er im Norden des Villa-Grundstücks ein Dickicht aus Brombeerbüschen und Brennnesseln, die eine natürliche Barriere vor dem hohen Maschendrahtzaun bildeten. Konstantin kannte die Stelle, er hatte sie am frühen Morgen besichtigt und wusste daher, was ihn erwartete. Er wusste auch, dass die nächste Überwachungskamera, an einer der Laternen im Park installiert, etwa siebzig Meter entfernt war. Sie war nicht auf den Bereich ausgerichtet, wo er sich befand, sondern ein Stück weiter nach Westen, und ihre Sensoren würden erst reagieren, wenn er sich bis auf zwanzig Meter näherte. Das gab ihm genug Spielraum.

Noch neun Minuten.

Konstantin trat langsam und vorsichtig durch das Gestrüpp. Er hielt die Hände über den Kopf und versuchte, sein Gesicht mit den Armen zu schützen, was im Dunkeln nur wenig half. Nach einigen schwierigen Schritten durch das Dickicht zog er die Jacke aus und hielt sie wie einen Schutzschild vor seinen Leib und vor allem vors Gesicht, was jedoch nicht verhinderte, dass er mehrmals an den Brombeerdornen festhing. Sie rissen ihm das Hemd auf, Brennnesseln berührten die Haut.

Noch sieben Minuten. Inzwischen war es stockdunkel geworden.

Konstantin bahnte sich vorsichtig einen Weg durch das Gestrüpp. Geduckt setzte er langsam einen Fuß vor den anderen und achtete darauf, leise zu sein. Am Zaun hielt er inne, lauschte und hörte Stimmen in der Ferne, beim Licht an der Zufahrt, aber keine nahen Schritte. Zwischen den Bäumen und Sträuchern hinter dem Zaun blieb alles still.

Noch vier Minuten.

Er zog die Drahtschere aus der Tasche und begann damit, eine Öffnung zu schaffen, die groß genug für ihn war.

Als ihm noch zwei Minuten blieben, hörte er etwas auf der anderen Seite des Zauns und duckte sich zwischen die Brennnesseln. Jemand näherte sich, eine Silhouette zwischen den Bäumen, größer als Nadeschka. Eine Taschenlampe leuchtete auf, und ihr Licht strich über das Gebüsch einige Meter weiter links. Konstantin lag mit dem Gesicht nach unten, hielt den Atem an und rührte sich nicht.

Fast eine Minute verging. Der Sicherheitsmann machte einige Schritte, blieb wieder stehen und leuchtete erneut mit seiner Lampe, zum Glück nicht dorthin, wo Konstantin lag und kaum zu atmen wagte. Schließlich ging der Wachmann weiter und verschwand hinter den Bäumen.

Konstantin wartete eine weitere Minute, bevor er erneut die Schere ansetzte und den Draht durchschnitt. Die Zeit war um, er musste sich beeilen.

Schließlich hielt er die Öffnung für groß genug, um hindurchzukriechen. Mit zerrissenem Hemd und schmutziger Hose erreichte er die andere Seite des Zauns, robbte weiter und richtete sich im Schutz eines Baums auf. Ein rascher Blick auf die Uhr teilte ihm mit, dass er zwei Minuten zu spät war.

Er huschte zum nächsten Baum, schob sich behutsam zwischen zwei Büsche und blickte zur Laterne mit der nächsten Überwachungskamera.

Eine kleinere Silhouette bewegte sich in den Schatten hinter ihr und geriet ins Licht – Nadeschka alias Anna Martens, von der Agentur dem Sicherheitsdienst bei der Villa zugeteilt.

Konstantin trat am Rand des Laternenscheins aus dem Gebüsch, der Überwachungskamera so nahe, dass sie ihn erfassen musste. Zweifellos löste sie einen Alarm aus.

Laute Stimmen tönten von der Zufahrt.

Nadeschka lief auf ihn zu, mit dem Revolver in der Hand.

»Stehen bleiben!«, rief sie so laut, dass die Leute auf der Zufahrt und am Haupteingang der Villa sie hören mussten. »Keine Bewegung!«

Konstantin hob die Arme.

»Die Hände auf den Rücken!«, herrschte sie ihn an. Konstantin kam der Aufforderung nach, und sie schlang ihm ein Plastikband um die Handgelenke, eine Einweghandfessel, allerdings so locker, dass er sich jederzeit befreien konnte. Konstantin hoffte, dass die anderen Wachmänner es nicht für notwendig hielten, sie zu kontrollieren.

Mehrere von ihnen näherten sich mit gezückten Waffen, unter ihnen vielleicht auch der Mann, der ihn vor wenigen Minuten fast entdeckt hatte.

Nadeschka packte Konstantin am Arm und zog ihn mit sich zum Gebäude.

200

»Das hier ist Konstantin!«, verkündete Nadeschka voller Stolz. »Ich bringe ihn zu Brois.« Als sich ihr einige der anderen Sicherheitsleute anschließen wollten, fügte sie hinzu: »Vielleicht ist er nicht allein gekommen. Suchen Sie überall im Park!«

Die Männer und Frauen stoben auseinander.

Konstantin hatte den Geruch von Feuer in der Nase, als Nadeschka ihn zum Haupteingang der Villa brachte. Er stolperte und wankte, gab sich angeschlagen, doch tief in seinem Innern brodelte Kraft.

Natürlich war alles sehr riskant, zumal sie nicht wussten, was sie im Innern der Villa erwartete. Es genügte, dass jemand von der Agentur die vermeintliche Anna Martens als Nadeschka Saizewa erkannte. Oder dass jemand bemerkte, dass die Handfesseln viel zu locker saßen, und Verdacht schöpfte. Der Plan sah vor, ins Gebäude zu gelangen, dort Oskar Brois und Carolin Alberts ausfindig zu machen und sie in ihre Gewalt zu bringen.

Sie waren davon ausgegangen, dass Konstantin irgendwo in einem leeren Zimmer oder in einer dunklen Ecke Gelegenheit finden würde, das Plastikband abzustreifen, doch es schien keine leeren Zimmer und dunklen Ecken zu geben. Überall brannte Licht, Techniker verlegten Kabel oder trugen Scheinwerfer und Geräte durch die Flure. Die Umstände zwangen Konstantin, in der passiven Rolle des Gefangenen zu bleiben.

»Die beiden Techniker dort mit den Mikrofonen und Kabeln«, zischte er leise.

Nadeschka hatte bereits entschieden, ihnen zu folgen, durch einen auf zwei Ebenen angelegten Salon mit einem großen Kamin auf der einen Seite. Dort stand ein junger Mann in einem mausgrauen Anzug, der sich mit langen, energischen Schritten näherte, als er sie bemerkte.

»Ist das der Eindringling?«, fragte er und richtete einen durchdringenden Blick auf Konstantin.

»Ja«, bestätigte Nadeschka und wollte an dem Mann vorbeigehen, doch der versperrte ihr den Weg.

»Überlassen Sie ihn mir. Sie sind …?« Er sah Nadeschka an.

»Tut mir leid«, erwiderte Nadeschka. »Ich soll ihn zu Oskar Brois bringen.«

»Wer hat Ihnen diese Anweisung gegeben?«, fragte der Mann.

»Er selbst. Wenn Sie gestatten …« Nadeschka wollte den Weg fortsetzen.

»Na schön«, sagte der junge Mann, der sich vielleicht in seiner Autorität herausgefordert fühlte. »Ich bringe Sie zu ihm.«

Er führte sie durch einen nahen Flur zu einer Tür, vor der er sich ihnen zuwandte. »Sie warten hier. Ich gebe Brois Bescheid.«

Er öffnete die Tür und schloss sie hinter sich, ohne dass Konstantin mehr als einen kurzen, flüchtigen Blick in den Raum werfen konnte. Er schien eingerichtet wie ein Fernsehstudio, und das bedeutete: Sie waren am Ziel.

Eine Frau in mittleren Jahren stand wenige Meter entfernt in der offenen Tür eines anderen Raums und beobachtete sie. In ihrem Gesicht veränderte sich etwas, und sie wich ins Zimmer zurück, geriet dadurch außer Sicht.

»Die Frau eben!«, stieß Konstantin hervor. »Sie hat uns erkannt!«

»Welche Frau?« Nadeschka drehte sich um.

»Spielt keine Rolle mehr! Wir gehen rein!«

Sie stellte es nicht infrage, reagierte sofort und öffnete die Tür.

Konstantin folgte ihr in das improvisierte Fernsehstudio und sah mehrere große Kameras vor einer Bühne, auf der ein Dutzend Stühle an einem langen Tisch mit Mikrofonen standen. Die beiden Entführten saßen dort, Alexander Rieker und seine Freundin, die Hackerin Black Lily – beide trugen Handschellen.

Sie befanden sich in der illustren Gesellschaft von Oskar Brois, Carolin Alberts, Simon Lennard Mierhoff, Polizeipräsident von Hamburg, und einiger weiterer Personen.

Konstantins Blick verharrte bei Carolin Alberts, die einige Worte mit Brois wechselte, dann den Kopf drehte und in seine Richtung sah. Der Geruch von Feuer wurde stärker, und für einen Moment glaubte er, den Flammenmann zu sehen, direkt hinter ihr.

Nadeschka trat vor. »Wir haben einen Eindringling geschnappt«, verkündete sie laut. »Raten Sie mal, wer er ist.«

Konstantin, das Hemd zerrissen und die Hose schmutzig, streifte die Einweghandschellen ab.

»Ich bin Konstantin!«, rief er und hielt plötzlich eine Pistole in der Hand.

Für eine Sekunde herrschte Stille. Es war ein Moment der Unentschiedenheit, des Schwankens zwischen den Möglichkeiten.

Dann bewegte sich jemand auf der linken Seite der Bühne, ein Mann um die vierzig, der auf der Straße vielleicht unauffällig gewesen wäre. Doch Konstantin erkannte ihn von den Fotos, auf die Nadeschka bei ihren Recherchen gestoßen war: Matthias Teubner alias Prometheus, neues Oberhaupt der Agentur.

Er hob eine Pistole und schoss.

Der Knall zerriss die Stille.

Plötzlich brach die Hölle los.

HEUTE

201 ALEXANDER RIEKER IN FEUER VEREINT

Der Schuss krachte laut wie ein Donnerschlag, und die Frau neben Konstantin kippte zur Seite.

Von einem Augenblick zum anderen ging es drunter und drüber.

Weitere Schüsse knallten, Scheinwerfer zerbarsten, es wurde dunkler.

Lily stand plötzlich und zerrte an den Handschellen – vielleicht erwartete sie von Rieker, dass er ihr half. Aber er blieb sitzen, in Armen und Beinen ein plötzliches Zittern und im Nacken das vertraute Stechen. Er sah noch, wie eine Kamera umstürzte, auf einen Techniker, der nicht mehr rechtzeitig beiseitespringen konnte, dann saß er nicht mehr auf der Bühne – sondern stand als Schmied mit langer Lederschürze vor dem Apparat!

Tausende von Zahnrädern, große wie kleine, drehten sich mit einem Geräusch, das lauter wurde, wie das Zischen und Rauschen eines heranziehenden Sturms. Kleine Stangen pumpten wie Kolben oder rotierten wie Wellen, Flüssigkeit gluckerte und strömte in Röhren.

Rieker – der Schmied – betrachtete den Apparat, das Uhrwerk der Welt, und für einen Sekundenbruchteil, für den Hauch eines Augenblicks, verstand er, was es bedeutete:

Eine Maschine, um die Welt zu verstehen und alle ihre Ereignisse zu betrachten, in Vergangenheit und Gegenwart ebenso wie in der Zukunft. Und wenn man *hier* ein Zahnrad anhielt und *dort* eine Pleuelstange bewegte, konnte man Einfluss nehmen. Eine Maschine, die Antwort auf alle Fragen geben konnte, die kleinen wie die großen, ein Quell des Wissens und ein Instrument der Macht.

Metaphern, dachte Rieker. Sinnbilder und Symbole. Er hatte die Maschine nicht erfunden, er hatte sie – in dieser anderen Welt jenseits der vertrauten Horizonte – nur zusammengesetzt, nach einem ewig existierenden Bauplan, zu dem ein Teil seines Geistes Zugang gehabt hatte.

Nein, begriff er plötzlich, das stimmte nicht ganz. Nicht er allein war der Schmied gewesen, nicht er allein hatte das Uhrwerk konstruiert, sondern all jene, die in ihrem Innern über eine von Sleepless geöffnete Tür verfügten, über eine Möglichkeit, diese besondere Welt zu erreichen.

Ein kleiner Teil des Apparats stammte vielleicht von Anamaria im Regenbogenland, andere von Carolin Alberts, Oskar Brois und jenen Menschen, die durch Veränderungen des neuronalen Schaltplans ihres Gehirns einen Weg hierher gefunden hatten. Bisher konnte niemand das volle Potenzial des Apparats für sich nutzen, aber es war nur eine Frage der Zeit.

Die Zukunft gestalten wie eine Knetmasse, der man beliebige Form geben konnte. Rieker dachte daran, was geschehen konnte, wenn Carolin Alberts, Brois und ihre Verbündeten von Zeta ein solches Machtinstrument erhielten.

Dazu durfte es nicht kommen.

Rieker griff nach dem Hammer, fühlte ihn schwer – aber nicht zu schwer – in der Hand. Er hob ihn, die Entscheidung getroffen, und schlug zu, hörte das Brechen von dünnen Stangen und das Splittern von Röhren. Zahnräder griffen plötzlich nicht mehr ineinander und drehten sich schneller. Goldene Drähte rissen, ölige Flüssigkeit tropfte aus offenen Leitungen.

Ein Schrillen hallte und heulte durch die Welt unter dem brennenden Himmel.

Rieker drehte sich um und sah nicht die alte Straße, den rissigen Asphaltstreifen mit Unkraut an seinen Rändern, sondern ein Fernsehstudio mit umgestürzten Kameras, zerschossenen Scheinwerfern und offenen Türen.

Er war noch immer der Schmied, der keine Handschellen trug.

»Lily!«, rief er, stapfte los und schwang den Hammer.

202

Menschen schrien, Schüsse krachten, Kugeln zischten an Rieker vorbei – er glaubte, sie zu hören und sogar zu sehen, wie in einer zeitlich gedehnten Bullet-Time-Szene. Er stellte nichts infrage, er dachte nicht nach, er schwang den Hammer, sein Symbol für Kraft, und schlug zu, wenn sich ihm jemand in den Weg stellte.

Stühle zerbrachen unter seinen Hieben, blutige Gesichter verschwanden aus seinem Blickfeld. Manchmal traf ihn etwas, Fäuste und Gegenstände, die er kaum spürte – den Kugeln wich er aus.

»Lily!«

Plötzlich sah er sie vor einer Tür liegen, noch immer mit Handschellen gefesselt. Jemand beugte sich über sie, ein Mann mit einer Pistole. Rieker erkannte Henning Bruckner.

Es lenkte ihn ab, für einen Moment passte er nicht auf, und eine der Kugeln streifte sein Ohr. Er fühlte den Schmerz, ein kurzes Stechen, und merkte, wie der Hammer in seiner rechten Hand kleiner und leichter wurde.

Ein weiteres Gesicht erschien vor ihm und verschwand nicht wie die anderen. Es gehörte dem Mann, der zuvor seinen Namen genannt hatte: Konstantin. In seinen graugrünen Augen sah er etwas, das ihn an den brennenden Himmel erinnerte.

Der Mann richtete seine Waffe auf ihn.

203 KONSTANTIN

Für Nadeschka war es tatsächlich der letzte Tag ihres Lebens. Konstantin konnte es nicht verhindern.

Der schnelle, unerwartete Schuss, der vielleicht für ihn gedacht war, traf sie. Die Kugel zerriss ihr Herz, und sie war sofort tot, ohne einen letzten erstaunten Blick. Sie fiel neben ein Bündel aus dünnen schwarzen Kabeln, die zu den Fernsehkameras vor der Bühne führten, auf denen Oskar Brois, Carolin Alberts und die anderen wie in Zeitlupe aufsprangen.

Erst Ellen, dann Nadeschka, dachte Konstantin in einem kurzen Anflug von Trauer zwischen zwei Momenten. Dann begann sein Tanz, den Ellen und Nadeschka beobachtet hatten, angetrieben von der Kraft des inneren Feuers, als hätte er sich selbst in eine Flamme verwandelt, die mal in diese Richtung züngelte und mal in jene.

Er duckte sich und schoss auf den Mann, der Nadeschka auf dem Gewissen hatte. Er sprang zur Seite und schoss erneut. Kugeln zerfetzten Fleisch und durchschlugen Knochen, Menschen schrien und fielen, andere flohen. Tische und Stühle stürzten um. Türen wurden aufgerissen.

Konstantin tanzte durch das Chaos, und als er sich der Bühne näherte, auf der Carolin Alberts hinter einem Tisch in Deckung gegangen war, bemerkte er einen zweiten Tänzer: den ehemaligen Kommissar Alexander Rieker.

Irgendwie hatte der sich von den Handschellen befreit und

versuchte, Viktoria Engel – Black Lily – zu erreichen, die vor einer der Türen lag, die Hände noch immer auf dem Rücken gefesselt. Jemand beugte sich über sie, ein Mann mit einer Pistole. Fäuste trafen Rieker, hielten ihn jedoch nicht auf. Er schwang etwas, ein Objekt, das Konstantin nur als Schemen sah, vielleicht ein Hammer.

Stühle zerbrachen unter Riekers Hieben. Mehrmals wurde auf ihn geschossen, aber die Kugeln verfehlten ihn, bis auf eine – sie streifte sein Ohr, vielleicht deshalb, weil er für einen Moment nicht aufpasste.

Sie begegneten sich in der Mitte des großen Raums, umgeben von einem wilden Durcheinander. Konstantin richtete seine Pistole auf ihn.

»Sie werden mich nicht erschießen«, sagte Rieker. Blut tropfte von seinem Ohr.

»Woher wollen Sie das wissen?«, fragte Konstantin und fühlte: Diese kostbaren Sekunden gehörten allein ihnen.

»Ich habe es gesehen«, antwortete Rieker. »Ich weiß es.«

Konstantin begriff plötzlich, was ihn mit diesem Mann verband, der zwei Jahre lang auf der Flucht gewesen war. »Sie kennen den Flammenmann. Sie haben ihn berührt.« Er sah sich um. »Er ist hier.« Er hob die freie Hand und streckte sie aus, und ein kleines Feuer brannte darin. »Unsere Kraft, unsere Energie. Man muss vorsichtig damit sein, denn sonst verbrennt man sich, sonst zerfällt man selbst zu Asche.«

Er ließ die Pistole sinken und lief an Rieker vorbei zur Bühne. Dort angelangt schoss er auf jemanden, der mit einer Waffe vor ihm erschien, schlug einen anderen Mann nieder, ergriff Carolin Alberts am Arm und zerrte sie hinter dem Tisch hervor.

Er hielt ihr die Pistole an den Kopf, und ein neuer Tanz begann, langsamer als der erste: herunter von der Bühne, durch das Studio, an Nadeschkas Leiche vorbei, durch Tür, Flur und Salon. Männer und Frauen starrten und wichen zurück.

Carolin Alberts gab keinen Ton von sich und versuchte nicht, Widerstand zu leisten.

Draußen, im Schein der Laternen, warnte Konstantin die Sicherheitsleute: »Wer auch immer auf mich schießen will, sollte sich fragen: Bleibt ihm Zeit genug, den Abzug zu drücken?«

Konstantin sah sich um, als er mit Carolin Alberts über den Parkplatz vor der Villa ging. Feiner Kies knirschte unter seinen Sohlen.

»Nicht schießen!«, rief die Frau an seiner Seite. »Nicht schießen!«

Vorn stand ein silbergrauer Mercedes. Konstantin führte Carolin zur Beifahrerseite. »Wer hat den Schlüssel?«, fragte er laut genug, damit ihn alle hörten.

Niemand antwortete. Niemand rührte sich.

»Den Schlüssel!«, wiederholte Carolin Alberts laut.

Ein junger Mann näherte sich. Er trug einen mausgrauen Anzug, und Konstantin erkannte ihn wieder – sie waren sich im Salon begegnet.

»Ich wusste, dass etwas nicht stimmte«, zischte der Mann, legte einen schwarzen Funkschlüssel auf den Kofferraumdeckel und wich zurück. »Und weiter? Wie wollen Sie einsteigen und dabei die Pistole auf Frau Alberts gerichtet halten?«

Konstantin nahm den Schlüssel, öffnete die Beifahrertür und zog sie ganz auf.

»Noch etwas zurück!«, befahl er.

Der junge Mann wich zwei weitere Schritte vom Wagen fort.

Konstantin musterte ihn. »Sie sehen aus wie jemand, der zu Dummheiten bereit ist, weil er sich davon Aufstieg und Karriere erhofft. In Ihrem Alter hat man manchmal solche Gedanken. Sie führen oft zu einem schmerzhaften Ende.«

Er zog Carolin näher zu sich heran und sank in den Beifahrersitz, wobei die Pistole auf sie gerichtet blieb.

»Und jetzt?«, fragte die Frau. Es klang nicht besorgt oder furchtsam, nur neugierig.

»Sie klettern über mich hinweg zur Fahrerseite«, sagte Konstantin.

Carolin Alberts war so agil, wie er es von ihr erwartet hatte, und die Limousine bot genug Platz. Wenige Sekunden später saß sie am Steuer und startete den Motor. »Wohin fahren wir?«

Konstantin schloss die Beifahrertür und behielt die Sicherheitsleute im Rückspiegel im Blick. Der junge Mann im mausgrauen Anzug hatte sich nicht von der Stelle gerührt. Vielleicht war er doch nicht so dumm.

»Irgendwohin«, sagte Konstantin, die Pistole im Schoß. »Weg von hier.«

Carolin Alberts fuhr los.

204 ALEXANDER RIEKER

Der glühende Himmel, unter dem Rieker gestanden hatte, wich einer Zimmerdecke, die Wände kehrten zurück und mit ihnen die umgestürzten Tische und Stühle und die zwischen ihnen liegenden Menschen.

Rieker stand mit leeren Händen, in ihnen ein Zittern, und beobachtete, wie Konstantin Carolin Alberts am Arm packte und sie zu einer der offenen Türen zog.

Die Starre fiel von Rieker ab. Er lief los, erreichte Bruckner, riss ihn fort von Lily und schlug ihm die Pistole aus der Hand.

»Nein, nein!« Lily – unverletzt und inzwischen ohne Handschellen – zwängte sich zwischen ihn und Bruckner. »Er ist auf unserer Seite, Alex!«

Bruckner hob seine Pistole auf. »Ich erkläre Ihnen alles, sobald das hier vorbei ist, Rieker.«

Rieker blickte draußen auf den toten Brois hinab. Er lag im Gras, die Augen halb geöffnet, ein Loch in der Stirn und ein zweites im Hals.

»Wer hat ihn erschossen?«, fragte er.

Lily stand neben ihm, herrlich lebendig und unverletzt. Einsatzfahrzeuge der Polizei und Krankenwagen jagten über die nahe Straße heran und hielten vor dem offenen Tor. Der Schein von Taschenlampen strich durch die Nacht.

»Schwer zu sagen«, antwortete Henning Bruckner. »Es hat

ein ziemliches Durcheinander geherrscht. Ich schätze, Genaueres erfahren wir erst bei einer gründlichen ballistischen Untersuchung.«

»Vier Tote, unter ihnen Brois, und gut zehn Verletzte, die Hälfte von ihnen schwer«, stellte Rieker fest. »Da wartet viel Arbeit auf Kroge und Maria und Josef.« Er bemerkte Bruckners fragenden Blick und fügte hinzu: »Ich meine Marianne Süder und Joris Goverts von der Spurensicherung.«

Er schlang den Arm um Lily. Sie lehnte sich an ihn.

»Es ist vorbei«, sagte sie. »Endlich.«

»Noch nicht ganz«, widersprach Bruckner. »Vorbei ist es erst, wenn Sie die ganze Geschichte erzählt haben, von Anfang an. Wenn die Öffentlichkeit über alles Bescheid weiß, über Carolin Alberts, den Aufstieg von Harmony und das Komplott um Brois und Zeta. Wir bereiten für morgen eine internationale Pressekonferenz vor.«

»Der Bund für Deutschland wird die Wahlen verlieren«, sagte Lily.

Bruckner nickte bedächtig. »Davon gehen wir aus. Nach der Pressekonferenz wird sich die Stimmung im Land verändern.«

»Sie hatten das alles geplant, nicht wahr?«, wandte sich Rieker an ihn.

»Nicht alles, aber einen großen Teil. Lily hat wertvolle Hilfe geleistet.«

Rieker sah sie fast vorwurfsvoll an. »Hast du davon gewusst?«

»Nein, sie hat nichts gewusst«, kam ihr Bruckner zuvor. »Sie hielt mich ebenfalls für einen Verräter, für jemanden, der die Seiten gewechselt hat.«

»Sie haben uns als Köder benutzt«, sagte Rieker und beobachtete, wie Polizisten und Sanitäter mit Bahren durchs Tor eilten.

»Es musste alles echt wirken«, betonte Bruckner. »Niemand durfte Verdacht schöpfen, bis die Falle zuschnappte.«

»Und doch wäre es fast schiefgegangen«, entgegnete Rieker. »Weil jemand erschien, mit dem niemand gerechnet hat.«

»Konstantin.«

Rieker sah sich um. »Wo ist er?«

»Er hat sich auf und davon gemacht, vielleicht mit Carolin Alberts als Geisel.«

»Vielleicht?«

Bruckner zuckte mit den Schultern. »Wir werden es herausfinden.«

Ein junger Mann in Jeans, Hemd und Anzugjacke eilte in Begleitung von zwei Polizisten in Uniform über den Rasen und deutete auf Rieker und Lily. »Sie sind verhaftet!«

Rieker schüttelte den Kopf. »Sie machen schon wieder einen Fehler, Stobbe. Warum haben Sie es immer auf Unschuldige abgesehen?«

Die beiden Uniformierten holten Handschellen hervor. Lily wich einen Schritt zurück. »Von den Dingern habe ich genug«, sagte sie.

Rieker zeigte seine Hände mit den Resten der letzten Handschellen. »Bei mir nützen sie nicht viel. Übrigens muss ich mich bei Ihnen entschuldigen, Stobbe. Eine Zeit lang habe ich Sie für einen der Verschwörer gehalten, aber ich hätte es natürlich besser wissen müssen. Für so etwas mangelt es Ihnen an Intelligenz.«

»Sie können Mierhoff festnehmen.« Bruckner deutete zum Haus. »Er befindet sich noch dort drin, bewacht von meinen Leuten.«

»Mierhoff?«, wiederholte Stobbe verblüfft.

»Er meint den Polizeipräsidenten«, half ihm Rieker auf die Sprünge.

»Sie halten den Polizeipräsidenten fest?«, wandte sich Stobbe ungläubig an Bruckner. »Wer sind Sie überhaupt?«

Henning Bruckner holte einen Ausweis hervor. »Ich bin Sonderbeauftragter des Innenministeriums. Hiermit mache ich von meinen Vollmachten Gebrauch und übertrage Kommissar Alexander Rieker die Ermittlungen in dieser Angelegenheit.« Er unterstrich seine Worte mit einer Geste, die Garten, Haus und dem Rest der Welt galt.

»Rieker ist nicht mehr Kommissar«, widersprach Stobbe trotzig. »Seit zwei Jahren steht er wegen Beihilfe zum Mord auf der Fahndungsliste!«

»Beschweren Sie sich beim Innenminister, wenn Sie möchten«, sagte Bruckner gelassen. »Morgen erfährt die Welt die Wahrheit, und ich kann mir gut vorstellen, dass Alexander Rieker anschließend neuer Polizeipräsident von Hamburg wird.«

HEUTE

205 CAROLIN ALBERTS WAS SEIN WIRD

Carolin Alberts betrachtete den Mann, der sie gerettet oder entführt hatte – sie konnte noch immer nicht genau zwischen beiden Möglichkeiten entscheiden.

»Sie haben ihn erschossen, ich habe es gesehen«, sagte sie.

»Brois?«, erwiderte Konstantin und trank einen Schluck von dem Kaffee, den er gerade gekocht hatte. Vor ihm stand ein eingeschaltetes Notebook auf dem Tisch. »Er hat ohnehin nicht zu Ihnen gepasst.«

Sie saßen im kleinen Wohnzimmer einer sehr schlichten Wohnung mit so dünnen Wänden, dass man die Stimmen der Nachbarn hörte, wenn sie etwas lauter sprachen. Das Mietshaus befand sich in Brüssel, im Viertel Molenbeek, wo man nicht viele Fragen stellte.

»Und Sie?«, fragte Carolin. »Passen Sie besser zu mir?«

Als er sie ansah, schienen sich in seinen Augen Abgründe zu öffnen. Carolin blickte in ihre Tiefen … und fühlte sich angezogen.

»Wer weiß?«, erwiderte er. »Es wird sich zeigen.«

Carolin musste sich zwingen, den Blick von Konstantin abzuwenden. Sie sah sich im Wohnzimmer um. Bis auf ein verstaubtes Bild, das eine Wiesenlandschaft zeigte, waren die Wände kahl.

»Ich habe mir meine Zukunft anders vorgestellt«, sagte sie.

»Ohne mich säßen Sie jetzt im Gefängnis«, stellte Konstantin fest.

»Ich habe alles verloren«, sagte Carolin.

»Sie werden alles bekommen, es ist nur eine Frage von Zeit und Geduld.« Konstantin deutete auf das Notebook. »Wir haben, was wir brauchen.« Er sah sie erneut an. »Was wird geschehen?«

»Die neue Regierung wird Sleepless verbieten, das hat sie bereits angekündigt«, antwortete Carolin. »Die EU wird mit entsprechenden Verordnungen folgen, anschließend vielleicht die ganze Welt.«

»Und dann?«, fragte Konstantin. »Was geschieht dann?«

»Harmonys Umsätze werden einbrechen«, sagte Carolin düster. »Es könnte das Ende der Firma sein.«

»Es *wird* das Ende Ihres Unternehmens sein«, bekräftigte Konstantin. »Harmonys Tage sind gezählt.«

Der Ruin ihres Lebenswerks. Carolin hätte traurig und bestürzt sein müssen, doch stattdessen fühlte sie den Beginn von Aufregung und sogar Hoffnung. Sie ahnte etwas.

»Millionen von Menschen nehmen Sleepless und werden nicht darauf verzichten wollen«, sagte Konstantin. »Viele von ihnen *können* gar nicht darauf verzichten. Denken Sie daran, was in den USA ab 1920 geschah, als die Prohibition in Kraft trat. Der Alkoholkonsum sank nicht, er *stieg*. Es begannen goldene Jahre für Produzenten und Schmuggler.«

Konstantin lehnte sich zurück. Für einen Moment glaubte Carolin, die Hitze eines nahen Feuers zu spüren und den Widerschein von Flammen zu sehen. Sie blinzelte verwundert, und sofort waren die Hitze und das Flackern verschwunden.

Er deutete auf das Notebook. »Mithilfe Ihrer Zugangscodes ist es uns gelungen, alle relevanten Daten aus den Harmony-Computern zu kopieren. Wir haben die Formel, wir können Sleepless produzieren, und uns erwartet ein riesiger Absatzmarkt. Wir werden die Einzigen sein, die liefern können. Was auch immer die Regierungen entscheiden und verfügen, die

Welt will nicht mehr schlafen. Sie will wach sein und leben. Und wir geben ihr, was sie braucht.«

Konstantin lächelte. Es war nicht das strahlende Zahnpastalächeln von Brois, aber Carolin fühlte sich wie gefangen davon.

»Das ist nicht das Ende, sondern ein Anfang«, sagte Konstantin. »Wir haben nicht verloren, wir haben gewonnen.«

EPILOG

Rieker und Lily verließen das Standesamt, er ganz in Weiß, sie wieder eine Dark Lady in einem oberschenkellangen schwarzen Kleid, schwarzen Strümpfen und glänzenden schwarzen Schuhen mit hohen Absätzen, die Fingernägel – und auch die Fußnägel, wie Rieker wusste – in Pearl Black lackiert. Die Lippen waren ebenfalls dunkel, passend zu Augen und Haar, aber ihr Lächeln schien heller zu strahlen als die Sonne.

Eine Schar aus Freunden und Bekannten hatte sich eingefunden, unten ihnen Clemens Kowalski, Leiter der Mordkommission, der Rechtsmediziner Professor Doktor Doktor Konrad Kroge, der dem Hochzeitspaar gönnerhaft zunickte, der junge Klaus-Peter Stobbe, der inzwischen tatsächlich pensionierte Harald »Harry« Bargmann, Marianne Süder, Joris Goverts und andere. Glückwünsche wurden gerufen, Applaus erklang, Journalisten drängten nach vorn – der neue Polizeipräsident von Hamburg heiratete die Queen des Darknet, das gab eine gute Schlagzeile.

Nur der beauftragte Fotograf wirkte niedergeschlagen und schüttelte den Kopf. »Mit den Farbfotos wird's diesmal schwierig«, klagte er.

Rieker küsste die Braut, ganz offiziell für die klickende Kamera des Fotografen.

Ein Brummen tönte von der Straße. Vier Motorräder näherten sich, eins von ihnen größer als die anderen drei, auf ihm ein

Riese, ein menschlicher Berg. Billyboy »Krawallmacher« Luetken hielt an, stieg von seiner Maschine und stapfte über den kleinen Platz vor dem Standesamt. Die Leute schufen eine Gasse für den Neuankömmling, der alle anderen weit überragte.

Billyboy Luetken nahm seinen Helm ab, und zum Vorschein kam blondes Haar, zu zwei langen Zöpfen geflochten. Er trug ein eng anliegendes rotes Kleid, das seine gewaltige Körpermasse mehr als deutlich zur Geltung brachte und ihm bis zu den Oberschenkeln reichte. Die krummen, haarigen Beine steckten in Netzstrümpfen, die Füße in ebenfalls roten High Heels von der Größe neunundvierzig. In seinen Pranken hielt Billyboy einen Blumenstrauß.

Alle starrten.

»Was ist denn mit dir passiert?«, entfuhr es Rieker.

Billyboy »Krawallmacher« Luetken grinste. »Ich bin die Brautjungfer!«, rief er und warf den Blumenstrauß in hohem Bogen über die Schulter.

Rieker beugte sich zur Seite, blickte an Luetken vorbei und sah, dass Kroge den Blumenstrauß fing.

»Sie stehen in meiner Schuld, Mann!«, dröhnte Luetken mit der Lautstärke eines Stadion-Lautsprechers. »Erinnern Sie sich?«

»Und ob ich mich erinnere, Billyboy«, bestätigte Rieker. »Du hast mir mehrmals geholfen.«

»Dafür erwarte ich jetzt eine Gegenleistung, Mann!«, grollte Luetken.

»Und die wäre?«, fragte Rieker.

»Freibier, Mann! Für mich und meine Freunde!«

Rieker blickte zu den Motorrädern auf der Straße. »Meinetwegen, einverstanden. Freibier für dich und deine Freunde, Billyboy.«

Luetken balancierte geschickt auf seinen hohen Stöckelschuhen, als er sich umdrehte und winkte. Einer der drei anderen Motorradfahrer hob die Hand zum Mund und pfiff.

Ein Donnern erklang, wie von einem Gewitter, das ganz

plötzlich herangezogen war. Es wurde lauter, und Dutzende von Motorrädern kamen aus einer Seitenstraße. Sie hielten vor dem Standesamt, und Luetkens Freunde stiegen ab.

Luetken hob die Arme. »Es gibt Freibier für alle!«, rief er.

Die Rocketeers jubelten und klatschten.

»Das wird teuer«, sagte Lily.

»Und wenn schon«, entgegnete Rieker. »Ein Polizeipräsident verdient etwas mehr als ein Kommissar.«